实用急诊科

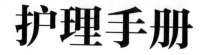

护理手册

SHIYONG JIZHENKE HULI SHOUCE

赵伟波 苏 勇 主编

U0212001

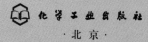

化学工业出版社

·北京·

本书详细介绍了急诊科的护理管理、护理技术、疾病护理、常用药物、护理操作，并介绍了急诊科常用治疗及监护设备的使用方法。本书内容丰富，理论与实践相结合，注重临床实用性和可操作性。可供临床护理人员、护理专业学生及临床医师参考阅读，也可作为护理管理、护理教学和护士继续教育用书。

图书在版编目（CIP）数据

实用急诊科护理手册／赵伟波，苏勇主编 . —北京：化学工业出版社，2018.5（2023.6重印）

ISBN 978-7-122-31850-3

Ⅰ.①实… Ⅱ.①赵…②苏… Ⅲ.①急诊－护理－手册 Ⅳ.① R472.2-62

中国版本图书馆 CIP 数据核字（2018）第 058876 号

责任编辑：赵兰江	装帧设计：张　辉
责任校对：宋　玮	

出版发行：化学工业出版社
　　　　　（北京市东城区青年湖南街13号　邮政编码100011）
印　　装：涿州市般润文化传播有限公司
710mm×1000mm　1/32　印张24¼　字数633千字
2023年6月北京第1版第3次印刷

购书咨询：010-64518888　　售后服务：010-64518899
网　　址：http://www.cip.com.cn
凡购买本书，如有缺损质量问题，本社销售中心负责调换。

定　　价：89.00 元

编写人员名单

主　编　赵伟波　苏　勇

副主编　齐壮丽　李　莉　吕文景　陈紫叶

　　　　　韩丽娜　井少玲　张琳苑

编　者　赵伟波　苏　勇　齐壮丽　李　莉

　　　　　吕文景　陈紫叶　韩丽娜　井少玲

　　　　　许　静　庞玉灵　于　婷　张浩熙

　　　　　王　莎　谷晓旭　顾海英　孙　林

　　　　　苗　苗　支　娜　焦占涛　高　原

　　　　　潘彗雪　牛会勉　胡波涛　张　曼

　　　　　马永振　王　莉　张　琳　李琳熠

随着急诊医学的发展，急诊护理也日益壮大：从无到有，从弱到强，20余年过去了，急诊护理的发展已具规模。但随着急诊诊疗技术的发展，如何培养高素质的急诊护理人才投身于急诊护理实践，开创新的急诊护理模式，为更多急诊患者提供护理支持，已成为新时期面临的新课题。

鉴于我国目前急诊护理学仅作为选修课或作为内科护理学的一个分支内容，现有急诊护理教材内容的专业特色不鲜明，没有统一的急诊护理教材。急诊护士岗前培训、继续教育的内容、方式和时间也是五花八门、良莠不齐。无明确的"急诊医护法规"和"急诊行业规范"来有效提高急诊护理质量和管理行为，无专业的急诊护理流程引导急诊从业护士的护理行为。为此，我们组织有丰富临床经验的急诊科护士编写了《实用急诊科护理手册》一书。本书介绍了急诊科的护理管理，常见病的护理，护理技术，常用药物及护理操作。本书全面系统地介绍了急诊科护理工作需要的知识，是提高广大急诊护理人员护理技能的实用工具书。

参编本书的作者均来自临床一线，同时还有多名专家对书稿进行审校，力争为临床护士提供切实可行的指导，使急诊各项护理操作更加科学、规范、安全，从而更好地做好急诊临床护理工作。

本书可作为护理人员、高等护理院校学生的参考书，由于编者水平有限，疏漏之处在所难免，恳请广大读者和护理界的同仁提出宝贵的建议和意见，以便不断改进。

编　者
2017年12月

第一篇　护理组织与管理

第二篇　急诊科护理技术

第三篇　疾病护理

第四篇　常用药物

第五篇　护理操作

第一篇
护理组织与管理

第一章　护理人员职责

第一节　岗位设置

自2011年9月卫生部发布《关于确定护士岗位管理试点医院及有关工作的通知》以来，关于实施护士岗位管理，科学设置护理岗位的要求至今已在全国范围内展开，实施护士岗位管理越来越受到卫计委以及各级医院的重视，成为今后医院护理管理的重大趋势。

一、以护士分层管理为切入点，科学合理设置护理岗位

2004年，作者所在医院在充分借鉴国外护士分层管理相关理论和实践的基础上，结合医院实际情况对护士进行分层管理。作者所在医院结合护士职称体系，以护士能力为主要评价指标，参考护士的工作年限与学历水平，将临床护士分成N1～N4层，并由此将临床护理岗位细化为N1～N4岗，为每个岗位的任职资格进行了清晰界定。N1岗位定位在成长期护士，N2岗位由熟练期护士承担，N3岗位则主要定位在主管护师层面，N4岗位是临床护理岗位的最高层级，由临床护理专家承担。

二、急诊科护理岗位设置

伴随急诊患者就诊量的日益增多，急诊科作为医院抢救急、危、重症患者的第一线，以及作为衡量医院服务质量的重要窗口，其护理人力资源的管理尤显重要。急诊护理工作涵盖了所有临床专科的急症护理，同时又有自身的中毒急救、灾难急救、心肺脑复苏等急救护理工作。临床实际工作表明，急诊护理质量的

高低与急诊护理人力资源管理有直接相关性。对急诊护理人员的合理配置尤为重要。急诊科护理岗位设置，包括护理管理岗位和临床护理岗位。护理管理岗位是指从事医院护理管理工作的岗位；临床护理岗位是护士为患者提供直接护理服务的岗位。

①临床护理岗位设置：一层急诊区域，包括急诊分诊、急诊抢救室和急诊治疗室。二层急诊区域包括留观和观察病房，三层包括急诊监护病房及急诊国际医疗部区域。岗位职责细化为，各个区域分别有护士长、区域主管、护士，护士则分为N1～N4岗。

②护理管理岗位：即护理行政管理者，包括总护士长、护士长、教学老师，区域主管，责任护士。科学设置护理岗位，明确护士的岗位职责和任职条件，建立岗位责任制度，实行按需设岗、竞聘上岗、按岗聘用。该政策将对深入持续开展优质护理服务工作起到积极的推动作用，推动护理事业再上一个新的台阶。

第二节　岗位职责

为了使岗位管理真正落实到位，以护士岗位设置为基本框架，修订N1～N4岗位护士工作职责，将责任制整体护理的理念贯穿于各层级护士的岗位职责中。以患者为中心制订的岗位职责，不仅体现出了不同岗位护士的工作差异和工作重点，利于护士工作价值的体现和科学绩效考核的实现，而且符合人力资源管理中能级对应的原则，保障了患者安全。

一、护理管理岗位职责

（1）急诊护士长职责

①在护理部、总护士长和科主任的领导下，负责急诊科的护理行政管理和护理业务工作。

②组织安排急诊抢救工作，督促检查护理人员配合医生诊治情况。经常了解急诊患者的病情，指导护士严格遵医嘱进行治

疗与护理。做好各种记录和交接班工作。

③ 督促护理人员认真执行医院各项规章制度和技术操作规范，严防差错事故发生。

④ 制定工作计划，检查各项护理工作完成情况，保证护理质量。

⑤ 负责督促检查抢救药品、器材、被服及各种所需物品的使用、保管情况，做到计划请领，及时维修和报损。

⑥ 加强对护理人员的业务技术能力训练，不断提高业务水平。

⑦ 负责组织护理科研、护理经验总结和技术革新。

⑧ 督促护士、护理员、保洁员经常保持急诊区域清洁、整齐、安静，做好消毒隔离工作，预防交叉感染。

⑨ 做好护理计划、质控考核和工作总结，按要求定期上报各种统计表。

（2）临床护理教学老师职责

① 在护士长领导下，负责病房临床护理教学及科研工作的管理和实施。

② 负责制定和实施本病房内各层次实习护生和护理进修人员的实习计划，并及时与护理部及学校联系。

③ 组织并参加具体的教学活动，如：病房小讲课、操作示范、病历讨论、教学查房、临床带教、阶段考核、出科考试及总结评价等。

④ 针对不同层次实习护生，安排相应带教资格的护士带教，并检查教学计划的落实情况，及时给予评价和反馈。

⑤ 关心实习护生的心理及专业发展，帮助学生尽早适应临床环境，及时发现实习中的问题并给予反馈。

⑥ 负责病房带教护士的培训，与护士长一起定期对带教护士进行考核。

⑦ 负责本病房在职护士继续教育工作，认真记录、审核各类继续教育学分情况，配合护理部完成每年的学分审核工作。

⑧ 带领或指导护士开展护理科研，积极撰写并发表护理论文。

⑨ 协助护士长做好病房管理工作，护士长不在时，代理护士长工作。

（3）区域主管职责

① 在护士长领导下及主任（副主任）护师指导下工作。

② 对本科室护理质量负有责任，发现问题及时解决，把好护理质量关。

③ 解决本科室护理业务上的疑难问题，指导危重、疑难患者的护理。

④ 负责指导本科室护理查房和护理会诊，对护理业务给予具体指导。

⑤ 对本科室发生的护理差错、事故进行分析，提出防范措施。

二、急诊护理岗位职责

（一）急诊责任护士职责

① 在急诊科主任、总护士长和护士长的指导下进行护理工作。

② 严格遵守医院和科室的各项规章制度，不迟到、不早退，准时交接班，坚守岗位，对工作认真负责。

③ 仪表端庄，着装整齐，态度和蔼热情。

④ 对患者具有高度的责任心，严格执行三查七对制度，严格无菌操作，掌握配伍禁忌，根据医嘱合理用药。工作中做到迅速、准确，既要减少患者等候时间，又要防止差错发生。

⑤ 热情为患者服务，耐心解答问题，杜绝冷、硬、推、拖。

⑥ 熟练掌握各种抢救技术及各项基础护理操作技能。

⑦ 配合医生完成危重患者的抢救工作。

⑧ 做好各种抢救物品、药品的准备和管理工作。

（二）分诊护士岗位职责

① 分诊护士要仪表端庄，坚守岗位，对患者热情接待，耐

心解释。

② 护士要及时接诊患者，为就诊患者测生命体征，并录入到计算机系统中，按照急诊科的分诊标准，将患者按病情分诊，危重患者直接送入抢救室。

③ 每天2次呼叫、核对各专科值班医生，确认并留下去向和联系电话。有医疗需求呼叫专科值班医生时，要求5分钟内回电话，10分钟内到达急诊。如值班医生未按时到达，护士要及时呼叫其上级医生，必要时可向医务处、院总值班寻求帮助。

④ 遇突发事件，患者集中到达时，除通知急诊总值班、主任、护士长外，应及时报告医务处；遇烈性传染病，要及时向院感染办公室报告。

⑤ 对各诊室就诊的患者定时巡视，发现患者病情有变化时，及时通知医生并采取急救措施。

⑥ 配合各科医生工作，维护就诊秩序，保证诊室设备良好，补充各诊室物品。节假日负责擦拭分诊台监护仪袖带、冲洗口腔科治疗椅。

⑦ 清点无菌物品（包括无菌柜内物品、诊室内的物品器械）并记录，及时检查消防包和急救包内的物品，如有缺损，及时送修补齐。

⑧ 定时巡视诊室，保持诊室干净整洁。检查督促导医和护理员工作，协助维护诊区的环境卫生。

⑨ 负责协调各诊室和治疗科室工作，遇到问题，商量解决，互相帮助，共同完成本职工作。

（三）抢救室护士岗位职责

① 抢救室护士必须坚守岗位，不得擅离职守。

② 一切抢救药品、物品、器械、敷料等均须放在指定位置，并有明显标识，不得随意挪用或外借。经科主任协调必须借出时要做记录，并及时催还。

③ 每班护士接班时要清点检查抢救药品、器材、一次性物品，做到数目相符、性能完好，并签字记录。

④ 药品、一次性物品使用后要及时补充，器材使用后必须放回原处，及时充电备用。

⑤ 无菌物品须注明灭菌日期，不得过有效期。

⑥ 抢救单位使用后要及时整理、清洁、消毒，为下一个抢救患者做准备。

⑦ 护士应熟练掌握各种抢救仪器的使用及各种抢救技术，积极主动配合抢救，做好护理记录，同时做好基础护理工作。

⑧ 白班做好探视前、中、后的相关工作。

（四）治疗室护士职责

① 认真清点核对所负责患者药物和治疗单，交接清楚方可离开。

② 负责随时收取患者送来的药物，并予以核对药品，如果药物核对有问题，要及时与大夫、药房及患者沟通，及时解决。

③ 严格遵守药品核对制度，遵医嘱为患者进行抽血、输液等各种治疗和护理，对于输液室患者的用药情况，做到心中有数。

④ 按时更换无菌盘内的治疗巾。

⑤ 检查冰箱内胰岛素、血标本是否过期。记录冰箱温度，登记患者冰箱存药表格。

⑥ 督促护理员、保洁员工作，及时清理治疗车上的垃圾，巡视区域环境，保证本区域内环境清洁、整齐。

⑦ 保证标本正常送检。

⑧ 随时和分诊台保持联系，遇到特殊情况，及时沟通，互相帮助，保证本区域的治疗工作按时完成。

⑨ 遇到患者病情突然发生改变，要及时通知主管医生，并协助测量生命体征，必要时将患者送至抢救室。

（五）急诊综合病房护士职责

1. 病房主管护士职责

① 在护士长领导下，参与病房全面管理，督促检查各班护理人员认真贯彻岗位职责及各项规章制度。

② 负责安排新入院、转入患者的床位，办理相关入院（科）手续。整理出院、转出、死亡患者的病历，办理出院（科）或死亡相关手续。

③ 负责医嘱的处理、核对和打印工作。掌握患者的病情，每天书写病室报告。

④ 协助护士长检查各班执行医嘱情况及表格书写的质量。

⑤ 负责指导疑难重症患者护理，并开展护理新技术新业务。

⑥ 协助护士长解决护理工作中出现的紧急情况，参加危重患者的抢救工作。

⑦ 负责管理口服药、注射药、静脉溶液、外用药物、毒麻限剧药和贵重药物。

⑧ 每天清点基数药品数量、定期检查有效期并记录，妥善保管。及时给患者办理退药。保证药柜、药车清洁、整齐。

⑨ 负责抢救车物品和药品的清点与准备，检查急救物品处于完好状态。

⑩ 负责患者会诊、检查、转科安排及督促各种检查通知单的外送工作。

⑪ 负责落实各种特殊化验或检查的联系、带药、容器准备等，并协助责任护士向患者做好宣教。

⑫ 负责消毒隔离和无菌物品管理，做到无菌物品每天清点数量及有效期并记录，保持无菌物品的清洁整齐。与消毒供应中心交换消毒物品，检查数量及消毒日期。每周清理冰箱，定期进行冰箱化冰。

⑬ 保持办公室及护士站的物品到位、清洁、整齐以及表格的准备。

⑭ 负责并指导护生和进修护士的带教工作。

⑮ 护士长不在时代理护士长工作。

2. 病房责任护士职责

（1）责任护士为患者提供基础护理、病情观察、治疗、沟通和健康指导等系统全面的护理，且护士与患者相互知晓责任对应关系，体现护理服务连续性和全程化。①负责接待新入院患者，做好入院宣教和身体评估，了解患者病情，掌握护理重点，填写各项护理表格。②负责患者服药、各种注射、治疗及专科护理。③完成基础护理，做到患者"六洁"，定期更换被服，床单位整洁规范。④协助患者进食，了解饮食情况。⑤定时巡视患者，做好病情观察和记录。按时收集各种标本。⑥做好患者的健康宣教及出院指导工作。⑦经常与患者交流，做好患者心理护理，帮助患者树立战胜疾病信心。

（2）掌握所管患者的病情，包括姓名、年龄、诊断、治疗、异常检查化验、心理状况、健康指导、观察及护理要点。

（3）定期参加查房，了解所负责患者的病情状况和治疗进展。

（4）责任护士在护理患者过程中发现有任何难点和疑问，应及时请教更高能级的责任护士或护士长，保证护理措施实施到位。

（5）病室定时通风，做好传染病患者的消毒隔离。

（6）负责出院、转科、死亡患者的单位处理和终末消毒。

（7）承担实习护生和进修护士的临床带教工作。

（8）责任护士负责的患者数量、患者病情轻重程度及岗位风险与责任护士所属能级相对应。

（六）国际医疗部急诊分诊护士工作职责

① 分诊护士要仪表端庄，坚守岗位，对患者热情接待，耐心解释。

② 护士要及时接诊患者，为就诊患者测生命体征，并录入到计算机系统中，按照急诊科的分诊标准，将患者按病情分诊，危重患者直接送入抢救室。

③ 配合各科医生工作，维护就诊秩序，保证诊室设备良好，补充各诊室物品。

④ 定时巡视诊室，保持诊室干净整洁。检查督促导医和护理员工作，协助维护诊区的环境卫生。

⑤ 负责急诊流水患者各项治疗。做好急诊需要区域抽血室的登记工作，如有需要传送的标本通知外勤运送标本。清点无菌物品及仪器，保证在有效期内完好备用。

（七）国际医疗部急诊留观护士工作职责

① 提前10分钟接班，听取交班，阅读交班联络本。

② 清点无菌物品、抢救车及仪器，保证在有效期内完好备用，与交班护士共同清点患者用药。

③ 负责接收留观患者，办理开始留观、结束留观手续。

④ 负责留观患者的各种治疗及护理。全面了解当天急诊留观患者的情况，对所有留观患者要做到床头交接，对特殊检查、治疗等交接清楚。

⑤ 留观患者的责任护士，应参与医生查房，了解治疗方案，定时巡视留观患者，严密观察患者的病情变化，负责留观患者的所有治疗。护理工作（包括生活护理）、并能够准确、详细记录，对所负责患者能够准确交接班。

⑥ 留观患者需要转科时，责任护士准备好需要交接的物品（病历、药品、物品、交接记录单），并转送患者。负责留观患者的健康宣教、出院宣教，对新患者的介绍环境、制度和责任护士。

⑦ 了解熟悉各种突发事件的应急流程。负责组织抢救及应对突发事件：如遇抢救患者时，应及时调整人员进行抢救。并对抢救后的各项事宜起到监督负责的事件（抢救物品、药品的补充、整理等）。

⑧ 交班前清理各班所用物品，添加各种一次性使用物品，保证治疗室及抢救室的清洁整齐。

⑨ 保证无菌盘、无菌溶液、开启的无菌物品无过期。

⑩ 每天晨起负责留观患者的常规采血。

（八）EICU护士岗位职责

① 每班必须按时交接班。接班护士提前5～10分钟到病房，了解所管患者病情，在接班时重点掌握所管患者的病情变化及

治疗。

②医护床头交接班，对患者的病情、用药治疗做到心中有数。护士床头交接班，对于重点护理项目（神志、皮肤、管路、引流等）——交清。

③完成本班的治疗及护理，并指导、督促、检查本班护士工作。

④巡视病室，了解患者的病情、治疗、护理及皮肤情况；随时观察病情变化；填写护理记录，每天记录一次生命体征，有病情变化随时记录。

⑤为患者做好晨晚护工作。晨护内容：口腔护理、会阴护理、全身擦浴。晚护内容：口腔护理、更换被服、为患者摆舒适体位。

⑥整理床单位和病室环境，理清患者用物。家属探视期间，责任护士应守候患者床旁，耐心解答家属对患者护理有关的疑问，探视结束后，整理病室环境。

⑦熟悉掌握各种抢救技术，主动配合医生完成各项抢救工作，熟悉抢救车上的药品及用物，用后及时补齐。

⑧每天清点病房内患者当天用药、毒麻药品、一次性物品是否完备并记录。

⑨整理临时医嘱和长期医嘱，写病室报告、交班记录本，准备交接班。

第三节 岗位任职条件

一、急诊护士长任职条件

①教育水平及工作经验：国家认可护理专业毕业，大专以上学历，护师以上职称，从事临床护理工作6年及以上。

②专业背景：护理专业。

③资格证书：护士执业资格证书。

④培训经历：管理培训，法律知识学习，人际沟通培训，

专业业务培训。

⑤ 外语水平：中级以上水平。

⑥ 计算机水平：熟练掌握常用计算机办公系统。

⑦ 其他能力：具有良好的人际沟通及协调能力，具有一定的教学科研能力。

二、N4责任护士任职条件

① 教育水平及工作经验：国家认可护理专业毕业，4年及以上主管护师或副主任护师，从事临床护理工作10年及以上。

② 专业背景：护理专业。

③ 资格证书：护士执业资格证书，专科护士资格证书。

④ 培训经历：继续教育学分25分，且Ⅰ类学分10分，Ⅱ类学分15分；临床教学和科研培训，参与专业学术交流，专业培训或资格认证。

⑤ 外语水平：中级以上水平。

⑥ 计算机水平：熟练掌握常用计算机办公系统。

⑦ 其他能力：业务工作能力，沟通与协作能力，护理质量管理、临床护理教学及科研能力。

三、N3责任护士任职条件

① 教育水平及工作经验：国家认可护理专业毕业，4年及以上护师或3年及以下主管护师，从事临床护理工作6年及以上。

② 专业背景：护理专业。

③ 资格证书：护士执业资格证书。

④ 培训经历：继续教育学分25分，且Ⅰ类学分10分，Ⅱ类学分15分；临床教学和科研培训，参与专业学术交流，专业培训或资格认证。

⑤ 外语水平：中级以上水平。

⑥ 计算机水平：熟练掌握常用计算机办公系统。

⑦ 其他能力：业务工作能力，沟通与协作能力，护理质量管理、临床护理教学及科研能力。

四、N2责任护士任职条件

① 教育水平及工作经验：国家认可护理专业毕业，4年及以上护士或3年及以下护师。

② 专业背景：护理专业。

③ 资格证书：护士执业资格证书。

④ 培训经历：参加护理业务培训，完成继续教育学分25分，且Ⅰ类学分10分，Ⅱ类学分15分，参与专业学术交流、专业培训。

⑤ 外语水平：初级以上水平。

⑥ 计算机水平：熟练掌握常用计算机办公系统。

⑦ 其他能力：业务工作能力，沟通与协作能力，突发事件应变能力、健康教育能力、临床护理教学能力。

五、N1责任护士任职条件

① 教育水平及工作经验：国家认可护理专业毕业，3年以下护士。

② 专业背景：护理专业。

③ 资格证书：护士执业资格证书。

④ 培训经历：院内护理业务培训。继续教育学分25分。

⑤ 外语水平：初级以上水平。

⑥ 计算机水平：可操作常用计算机办公系统。

⑦ 其他能力：业务工作能力，沟通与协作能力，突发事件应急能力，健康教育能力。

第四节　能级管理使用与培训

护士能级管理模式有利于提高护理质量和患者满意度。护理工作是一项高风险的服务性工作，无论对患者入院评估、治疗、护理、危重症抢救及护理文件的书写等，每项护理活动无不潜在着法律问题。实施护士能级管理模式后，我们将各级护士所在岗位的技术含量和职业风险与其综合实力相匹配，使护理人力资源从结构上能够满足临床护理实际需要和保障患者的合法权益。

在此基础上组织各级护士的质量督查活动，通过自查自纠，找出现存问题，积极采取应对措施，使护士变被动检查为主动参与质量管理，从而激发了护士的主观能动性，充分体现护理质量的持续改进，注重及时、准确地反馈信息，坚持护理质量讲评，提出下一步改进措施，实现了全员、全过程和全方位的质量管理。由于严格的岗位能级划分，使各级护士职权明确，既保证了工作的顺利进行，又能够体现对患者的高度负责，有效提高了工作效率、护理质量及患者满意度。

一、临床能级岗位设置

1. 工作职责

（1）N1级

① 按照护理工作流程、标准、技术规范完成患者基础护理和一般专科护理工作。

② 承担轻患者的护理，包括评估患者、实施护理措施和评价护理效果。

③ 按要求做好病情观察及护理记录。

④ 参与重症患者护理配合。

⑤ 提供患者及家属健康指导。

⑥ 参与患者及病房管理。

（2）N2级

① 按照护理工作流程、标准、技术规范完成患者特殊专科护理工作。

② 承担较重患者的护理，包括评估患者、实施护理措施和评价护理效果。

③ 按要求做好病情观察及护理记录。

④ 承担急、危重症患者抢救及配合。

⑤ 提供患者及家属健康指导。

⑥ 参与患者及病房管理。

⑦ 参与护生的临床带教工作。

（3）N3级

① 承担危重症患者的护理，包括评估患者、实施护理措施和评价护理效果。

② 按要求做好病情观察及危重症护理记录。

③ 承担急、危重症患者抢救及配合。

④ 提供患者及家属健康指导。

⑤ 协助护士长进行病房质量检查。

⑥ 协助教学老师组织临床教学与考核。

⑦ 开展护理科研项目研究工作。

⑧ 指导下级护士工作。

（4）N4级

① 承担危重症患者的护理，包括评估患者、实施护理措施和评价护理效果。

② 开设专科护理咨询或专科护理门诊。

③ 承担院内会诊，提供临床专科指导。

④ 主持危重症及疑难病例讨论，指导下级护士工作。

⑤ 承担临床护理教学和带教工作。

⑥ 开展专科护理研究工作。

⑦ 协助护士长进行病房日常管理、护理质量管理和持续改进。

2. 任职资格

（1）N1级

① 1～3年护士。

② 新护士转正考核合格。

③ 通过护理部N1级别的理论和操作考试。

④ 经科室对自身素质、工作能力和工作态度等方面考核合格。

（2）N2级

①4～6年护士、1～3年护师。

②通过护理部N2级别的理论和操作考试。

③经科室对自身素质、工作能力和工作态度等方面考核合格。

（3）N3级

①4年以上护师、1～3年主管护师。

②通过护理部N3级别的理论和操作考试。

③经科室对自身素质、工作能力和工作态度等方面考核合格。

（4）N4级

①4年以上主管护师、副主任护师。

②获得专科护士资格。

③通过护理部N4级别的理论和操作考试。

④经科室对自身素质、工作能力和工作态度等方面考核合格。

3．培训

（1）N1级

①完成新护士培训计划。

②完成专科轮转与定期考核，组织专科疾病护理训练。

（2）N2级

①完成专科技能的系统培训和重症护理训练。

②参加院外专业学术交流和专科培训活动。

（3）N3级

①组织临床教学及科研能力训练。

②参加专业资格认证培训、学术交流及参观考察。

（4）N4级

①组织管理和科研能力训练。

②参加院外专业培训及专业资格认证。

二、考核指标

1. 考核指标

（1）N1级

① 临床能力：轻患者护理。

② 教学能力：患者及家属健康指导。

③ 行政能力：参与病房物资管理。

④ 通用能力：沟通能力、协作能力、突发事件处理。

⑤ 工作态度：工作态度、工作责任心。

（2）N2级

① 临床能力：轻重患者护理。

② 教学能力：A. 患者及家庭健康指导。B. 护生临床带教。

③ 行政能力：参与病房质量管理。

④ 通用能力：沟通能力、协作能力、突发事件处理。

⑤ 工作态度：工作态度、工作责任心。

（3）N3级

① 临床能力：疑难危重症患者。

② 教学能力：A. 患者及家属健康指导。B. 各级人员临床带教。C. 指导下级护士工作。

③ 行政能力：参与病房质量、教学管理。

④ 通用能力：沟通能力、协作能力、突发事件处理。

⑤ 工作态度：工作态度、工作责任心。

（4）N4级

① 临床能力：疑难危重症护理、专科护理。

② 教学能力：A. 患者及家属健康咨询及专科门诊指导。B. 临床教学授课、各级人员带教。C. 指导下级护士工作。

③ 行政能力：参与疾病质量、教学和科研管理。

④ 通用能力：沟通能力、协作能力、突发事件处理。

⑤ 工作态度：工作态度、工作责任心。

2. 认定方式

（1）N1级：理论操作考试、临床工作考核。

（2）N2级：理论操作考试、临床工作考核。

（3）N3级：理论操作考试、临床工作考核。

（4）N4级：实践能力考试、临床工作考核。

3. 认定负责人

（1）N1级：护士长、总护士长。

（2）N2级：护士长、总护士长。

（3）N3级：护士长、总护士长。

（4）N4级：护士长、总护士长、护理部。

第二章　护理科室管理

第一节　急诊环境管理

急诊环境管理做到各诊室、抢救室、辅助间及走廊清洁、整齐、安静。室内布局合理，物品陈设规范。严格执行消毒隔离制度，防止院内感染。

一、急诊科的环境设置

① 急诊科与门诊应分别单独设置，不应交叉重叠，互为利用。

② 急诊科应在医院的中心位置，并在交通便利处，方便车辆进出、转运患者方便、并应设置无障碍通道和救护车专用通道及停放位置。

③ 为社会车辆配备停放位置。为急诊患者缩短就诊时间、争取抢救时间。

④ 急诊科按国际标准区域划分应有红区、黄区、绿区、黑色（死亡）区。

⑤ 急诊科病情较急、较重者，有条件的医院急诊科应设置谈话间，便于医护人员与患者或家属沟通，减少医患、护患矛盾。

⑥ 急诊科应设置宽敞明亮的候诊大厅，平时可给患者或家属提供候诊及等候检查结果，遇到紧急突发事件时可作为临时病区为紧急突发事件（如群体伤等）中的患者提供空间和场所。

⑦ 急诊科各区通道应互通，便于抢救处理患者并与住院部、手术室、辅助部门、门诊相连。

⑧ 急诊科所有区域的门应适当加高加宽，便于病床和推床进出方便，减少障碍。

⑨ 急诊科及各区域和医技辅助部门应相近而邻，并有明显的标识，方便患者检查，缩短院内诊治时间，减少滞留时间。

⑩ 急诊科各区域的分区要体现各分区的功能和满足患者的需要，如预检分诊处要有完善的分诊台和通信设备；分诊大厅应有推床、轮椅提供急诊患者使用；抢救区要具备抢救的器材和设备；在患者易集中的分诊处、抢救区、急诊监护室、收费处和药房应分开并分流，减少患者和家属的聚集。

二、急诊科的环境要求

到急诊科就诊的患者，大多是急危重症患者，在环境设置与功能布局上、在医疗诊治与护理工作中应突显出"急"，故设置要从紧急、急救方面考虑。

① 急诊科的入口最好是2个入口。第一入口，应设紧急通道入口，便于急危重症患者转送、转运，最好是感应门。第二入口，应设普通患者就诊入口，为步行或一般急症患者就诊通行进出。急诊门前应设置可容纳2～4辆救护车辆的停车场，便于转送、转运患者。

② 急诊科各区域及房间应建筑合理、光线充足、空气流通、布局协调，整个设施应符合医院感染控制要求；急诊科的空调供暖设置最好与住院部隔离，单独进行，避免交叉感染和混合

感染。

③ 急诊科建筑和周围应有路标和醒目的标识；夜晚有灯光照明，便于急诊工作人员进行夜间工作和患者就诊。在急诊窗口应设急救绿色通道，抢救患者优先。先抢救，后补办手续。

④ 规范的急诊科应设医疗区和辅助区。医疗区包括分诊区、候诊区、特殊隔离区、抢救区。辅助区包括挂号处、收费处、药房、中央运输岗、各类医技辅助检查部门、保卫岗等。医疗区和辅助区应当合理布局，有利于缩短急诊检查和抢救距离半径。

⑤ 急诊科的设施配置除了能满足医疗护理工作以外，还要兼顾急诊患者的要求，如洗漱间、杂用间、污染间、谈话间。

三、急诊科的功能布局

（1）分诊台　设在急诊大厅的中心及醒目的区域，能满足预检分诊的工作空间和使用面积，就诊登记记录实行计算机和信息网络化管理，按照五级分诊制度进行分诊。即患者通过分诊台登记注册后，全科计算机联网可查到该患者的就诊记录与诊疗后患者的信息。在分诊台应备扩音器、呼叫号系统、电话、各种医疗检查用品，如血压计、体温表、氧饱和度监测仪、听诊器、手电筒等。

（2）普通诊室　如内科、外科、眼科、耳鼻喉科、口腔科、皮肤科、神经内科、妇产科、儿科，并配置各相关诊室的器械，如眼科配置裂隙灯、外科配置无影手术灯，并在相邻处设置清创手术间、检查床等。儿科应有独立的空间，应与成人就诊相对分开。推荐电子信息在急诊中的运用，特别就诊卡的使用，将会大大提高工作效率，减少家属等候时间，也减少了姓名、床号错误及缴费排队等候时间，有利于医护人员对患者全面信息的掌握。

（3）抢救室

① 抢救床：依据2009年卫生部《急诊科建设与管理指南（试行）》要求规定，每床净使用面积应≥12m²。总之，抢救室

应有足够的空间、充足的照明、良好的通风设施，能够接受和完成各种大型抢救任务。

② 抢救室：设有中心供氧、中心负压吸引器，抢救床与床之间应有隔帘滑动轨道，便于抢救工作进行。

③ 抢救室设备：抢救室内备齐各种抢救物品及设备（如除颤仪、心电监护仪、心电图机、呼吸机、床旁B超机、颈托、脊柱板、抢救车、注射泵、输液泵、快速血糖监测仪、各种无菌用品及物资、常用抢救药物、氧饱和度监测仪、便携式呼吸机、便携式吸痰装置等），可提高诊断抢救的效率，缩短急救时间。

（4）急诊治疗室　治疗室应通风，室内有无菌柜，柜内存放医疗用品及一般物品、无菌物品及器械、护士操作平台、锐器回收盒等。为一般急诊患者进行输液治疗的场所，常见的多为输液椅。

（5）观察区　经急诊抢救区处理后，如仍需继续观察治疗的患者，可转入观察区。常规设置10～50张床位或更多床位，根据卫生部要求按医院内正规病房设置及管理，设置正规床位、床号固定、床与床单位之间安置可滑动的隔帘，保护患者隐私、男女患者分区域留观。观察区有单独的医护办公室、治疗室、配药室、无菌物品柜、冰箱、杂用间、抢救车、多功能监护仪等。观察区和其他区域是相互协调、联动的，护理工作程序与院内普通病房有相同之处但应有所差别，更多地体现在急危重症患者的观察处理和病情发生变化时的抢救处理方面。

（6）急诊监护室（EICU）　EICU位置应选在急诊科较为中心的位置或相对独立的单元，抢救处理后可直接将患者推入EICU。

① EICU的床位：一般为科室床位数的10%或更多；房间的设置可为扇形、圆形、长方形或U形布局等。

② EICU工作站：包括医生工作站、护士工作站，配备冰箱、无菌物品柜若干，便于储放医疗用品及无菌物品及器械。

③ 设置中央监护站：能监护到EICU所有患者，病床排列应

符合监护床位要求，床间距离大于 1 ~ 1.5m，床位之间有滑动隔帘相隔，其设备原则是便于抢救监护工作，减少感染和保护患者隐私。

④ 监护及抢救的仪器及设备：应有床旁B超机、多功能监护仪、有创呼吸机、无创呼吸机、除颤器、心电图机、中央供氧及负压吸引装置、可移动的床旁消毒机、各种抢救药品和物品。

⑤ EICU通道：EICU应设2条通道，工作人员进出通道应与患者通道分用。

（7）辅助医技部门的环境布局要求　急诊科的辅助设施主要有急诊挂号室、急诊收费处、急诊药房、急诊检验室、急诊超声室、急诊影像室（包括X线室、CT室）应围绕急诊科患者就诊而设置，国内很多医院进行了计算机系统上线，患者持有就诊卡，可减少急诊患者就诊、挂号、交费、取药、检查的等候滞留时间，使流程更加合理、快捷。

第二节　急诊物品管理

医院物品管理是医院为完成医疗、教学、科研等工作，对所需各种物品进行计划、采购、保管、供应、维修等各项工作的组织管理。所以，急诊科的物品管理就是对急诊科所需物品的领取、储备、使用和维护等进行计划和控制。急诊科物品管理的目的是为了保证医疗护理活动的顺利开展、避免物品浪费流失等。

急诊科的物品管理经历了一个从无到有，从分散管理到集中管理的发展过程，是随着急诊科的发展、急救护理的发展而发展起来的。要给患者提供良好、优质的医疗护理服务，除了要有高尚的医德医风、精湛的医疗护理技术外，各种物品配备齐全、各种设备功能完好是其基本保障。急诊科的物品管理主要包括：库房管理、物品分类、日常物品管理、特殊物品管理、贵重物品管理等。

一、库房的一般管理要求

① 室内温度保持在 5～35℃，湿度保持在 45%～55%。

② 经常打扫，保持清洁，物品摆放整齐美观。

③ 做到防盗、防爆、防潮、防鼠，严禁烟火。

④ 各类物品分类存放，并离地 15cm。比如，无菌库、文具库、被服库。

二、急诊科物品种类

医院物品的分类方法有很多，可按物品的用途分类、按物品的价值分类、按物品本身及原材料的自然属性分类、按物品所处的流通状态分类。目前，医院物品的分类通常根据物品的用途和价值来分类。由于急诊患者病种广泛，涉及各学科、各专业，因而所需要的物品种类也较多、较杂，涉及医院的绝大部分物品。

（1）根据物品价值分类

① 固定资产：是指单位价值在规定标准（专用设备 500 元，一般设备 200 元）以上，耐用时间在 1 年以上的各类财产。包括医疗仪器、办公家具、通讯设备等，其特点是在医疗活动中可较长期发挥效能而不改变原有的物品形态。

② 低值易耗品：凡不同时具备固定资产两个条件的物品作为低值易耗品管理。低值易耗品包括医疗用品、办公用品、其他（如小型手术器械等），其特点是易于损耗，更换频繁，且有的在使用中需要经常维修。

③ 高值耗材：指直接作用于人体的，对安全性有严格要求，生产、使用必须严格控制，且价值相对较高的医用耗材。应加强对高值耗材的采购、保管、发放、使用、效果评价、不良事件报告等环节的控制，鼓励临床合理使用高值耗材，保证医疗质量和医疗安全。

（2）根据物品用途分类

① 医疗用品：听诊器、输液用物、注射用物、气管插管用物、体温计、砂轮等。

② 办公用品：各种纸张、硒鼓、垃圾袋、各种标签、资料册、文件袋以及小到指甲刀、火柴之类的用品等。

三、急诊日常物品管理

1. 日常物品管理原则与方法

（1）量出为入 根据就诊统计计划耗材用量。在一次性消耗用品的管理方面，主要根据的是"量出为入"的原则，即需要多少，领取多少，使用多少。急诊患者的不规律性导致了在物品准备上的不确定性，每个区域需要的物品固定一定的数量，每天早晚清点，使用多少，补充多少。

（2）"有分有合" 区域化管理与科室统筹相结合。实行"有分有合"，区域化管理与科室统筹相结合的管理，主要是明确管理的责任和体现管理的灵活性。即每个区根据功能的不同，配备不同的设备种类和数量，这些设备均注明明显的区域标识。患者转运之后，及时收回各自的仪器，同时严格交接班制度，如仪器有损坏或遗失，责任到人。当然，急诊科是一个整体，当某区突然患者增多或仪器需求增多时，值班医疗组长或值班护士长在其他区域调用。

（3）贵重精密物品专项管理 贵重物品的管理也是急诊科物品管理的重要环节之一，它包括价格昂贵的物品和患者抢救过程中不可或缺的用物，例如，呼吸机、心电监护仪、除颤仪、心电图机、氧饱和度监测仪等，这些物品都是急诊工作中必不可少的、随时都可能要用的用物，因此交由各区域各班严格交接班，不但要保证物品都在，还要保证这些物品处于良好备用状态，仪器有专人定期维修。为了保证急危重症患者的抢救所需，所有贵重、抢救物品原则上一律不准外借。护士长要对贵重物品随时进行检查，并于每月底由各区域护士长统计这些物品的数量、使用状态。

（4）定期维护检测 急诊的仪器、设备数量多、使用频繁，因而需要经常维修。各区域设备、仪器出现故障时，应与设备维修科联系维修。设备维修科定期到临床科室巡查，发现一些小问题时，及时现场维修。

（5）厉行节约，物尽其用　在物品管理过程中，要经常强调节约意识，改变大家只使用、不节约、不保养的错误意识，养成不浪费的好习惯。同时，注重细节管理，对容易出现浪费、流失的物品制定使用规章制度。

2. 日常物品发放流程　有专人负责日常物品的发放与管理。

（1）各区域每天清理各区所需物品，填报物品领取清单领取物品。

（2）每周根据各个区域需求及时请领补充库房所缺物品，满足全科物品的使用。

3. 急诊科物品的领取计划

（1）医疗用品和办公用品每周计划，由器材处按计划发送。

（2）用量少、价格贵的一次性用品定期检查数量，做好储备，不足时及时通知器材处购买。

第三节　药品管理制度

一、基数药管理

① 根据专科疾病特点和需要，确定基数药品种类，包括口服药、注射药、外用药、抢救药和毒麻药等，并在中心药房备案。

② 基数药品有专人管理，负责领药、退药和保管工作。

③ 设有专用清点本，每天清点记录并有签名，检查药品数量和质量，防止积压、变质，如发现有沉淀、变色、过期、标签模糊时，立即停止使用并重新请领补齐基数。

④ 所有基数药品，只能供住院患者按医嘱使用，其他人员不得私自取用。

⑤ 基数药使用后要及时补充，保证使用。

⑥ 无外包装的口服药，从领取时日起在病房口服药瓶中保存最长1年时间，确保药品在有效期之内。口服药有效期标记为"有效期至××××年××月××日"，并贴标签正上方，药瓶颈部下缘。

⑦ 定期与药房核对，并根据临床需要增减基数药的种类和数量。

⑧ 中心药房对科室内存放的药品要定期检查，并核对药品种类、数量是否相符，有无过期、变质现象。

二、基数药存放要求

① 基数药分类存放在药柜中保存，药柜保持清洁、整齐、干燥。药品按有效期时限的先后，有计划使用，定期检查，防止过期和浪费。药品标签上注明药名、浓度、剂量和数量，要求字迹清晰、标识明显。凡药品名称不清、过期、破损、变色、混浊等均不能使用，需及时更换。

② 内用药与外用药分开放置，静脉用药与胃肠药品分开放置。

③ 内服药（包括口服片剂、胶囊、丸剂、散剂、溶液、酊剂和合剂等）和注射针剂为蓝框黑字标签或蓝色电脑刻字。

④ 外用药（包括药膏、搽剂、洗剂、栓剂等）、滴剂和各种消毒剂为红框黑字标签。

⑤ 外观相似、药名相近的药品分开放置，同种药品但不同规格的分开放置。按要求粘贴"易混淆药品"标识。

⑥ 属于多种类别的药物，按照"毒、麻、精、放、危"顺序，张贴靠前的一个标识。例如：某药既是麻醉药又属于高危药品，仅贴"麻药"标识即可。

⑦ 高浓度电解质制剂（包括15％氯化钾、磷酸钠、10％氯化钠等）、肌肉松弛药与细胞毒化等药品为蓝框红字标签或红色电脑刻字；并粘贴"高危药品标识"。

⑧ 毒麻药为黑框黑字标签。并粘贴"麻药"标识。

⑨ 存放毒麻药的保险柜外左上角请张贴"高危药品"标识。

⑩ 患者的药物专药专用，单独存放并注明床号、姓名，停药后及时退药。

⑪ 抢救药放在抢救车内，每天清点记录并有签名，用后补齐，便于紧急时使用。封闭管理的抢救车按照《抢救车封闭管理规定》进行清点签字。

三、特殊药品存放要求

① 易氧化和需避光的药物应放在阴凉处避光保存。如维生素C、氨茶碱、硝普钠、肾上腺素等。

② 易燃、易爆的药品或制剂置在阴凉处，远离明火，加锁保存，如过氧乙酸、乙醇、甲醛等。

③ 需要冷藏的药品（如：胰岛素、疫苗、皮试液、肝素等）要放在冰箱冷藏室内，以保证药效。

四、贵重药管理

① 贵重药应单独存放并加锁保存。

② 每班清点交接。

③ 患者停药后如有退药要及时退掉。

五、胰岛素保存及使用规定

① 未开启的胰岛素放冰箱冷藏室保存。

② 胰岛素第一次开瓶使用时要注明开启日期及时间，在未被污染的情况下使用有效期为4周。

③ 胰岛素开封后可在室温下（不超过25℃）存放。若存放于冰箱冷藏室，需在室温环境中放置30～60分钟再进行注射使用。

④ 使用时查看有效期和开启日期；有一项过期均不得使用。

六、药品请领要求

① 病房主管护士每天登录电子医嘱系统，申请当日病房所用药品。

② 药房打印出双份单据，发药时给予病房复印件。

③ 药房人员送药到病房，主管护士与药房人员需认真交接药物，避免差错。

④ 送回的药品按规定分类保管，及时补充基数药物，做好登记。

⑤ 停医嘱后，多余药物应及时退回药房。

⑥ 夜间领药需使用临时借药单，项目填写齐全，请领护士签全名。

七、发药及用药要求

① 按医嘱规定的时间给药，严格执行药物现用现配原则。

② 给药时严格三查八对，准确掌握给药剂量、浓度、方法和时间。认真核对患者姓名、床号、药物名称，必要时让患者自己说出名字。

③ 口服药做到发药到口，及时收回空药杯。

④ 注射及静脉药物应在抽好的注射器上注明患者姓名、床号、药物名称和剂量。

⑤ 用药后应观察药效和不良反应。如有过敏、中毒等反应，立即停用，并报告医生，必要时做好记录、封存及检验等工作。

⑥ 做好用药知识的健康宣教。患者应知道药物名称、作用及注意事项，掌握正确的用药方法。

八、毒麻药管理规定

① 病房毒麻药只能供住院患者按医嘱使用，其他人员不得私自取用、借用。

② 毒麻药存放于保险柜中，专人管理，钥匙随身携带。保险柜外左上角粘贴"高危药品"标识。

③ 毒麻药按需保持一定基数。

④ 毒麻药应使用原包装盒或在现用的硬盒盖正面中央位置粘贴黑标签，注明药品名称、剂量、数量，标签印有"麻"标识。

⑤ 设有专用毒麻药登记本，交接时必须双方当面清点并签全名，每次交接之间时间要连续，交接班后出现问题由接班者负责。

⑥ 医生开具医嘱和毒麻药专用处方，护士见医嘱后给患者使用，使用后保留空安瓿。

⑦ 毒麻药使用后在处方上登记毒麻药批号，在毒麻药登记本上记录患者姓名、床号、药名、剂量、日期、时间，使用护士签字。若整支剂量未全部使用，应清晰记录余量数值和余药处理方式，使用者和核对者双人签字。

⑧ 主管护士持医生处方及空安瓿到药房请领，补充基数后在毒麻药登记本背面"今日主管护士"处签字。

九、抢救药品、物品管理制度

① 抢救车清洁、规范、整齐，放置于固定位置。

② 抢救仪器设专人管理，定期保养，每周清洁、检查并有记录。

③ 所有药品及一次性使用医疗用品无过期。

④ 抢救药品、物品由专人请领、保养及保管。

⑤ 抢救药品应在抢救车内定量、定位放置，保证基数，标签清晰，无过期。

⑥ 抢救物品如舌钳、开口器等需高压灭菌后备用。

⑦ 抢救药品及物品用后及时补充，便于紧急时使用。

⑧ 设有专用清点本，每天清点抢救药品和抢救物品数量、有效期及包装完好性，并登记签字。

⑨ 抢救车只能用于抢救使用，不能用于物品周转车使用。

⑩ 封闭管理的抢救车按照《抢救车封闭管理规定》进行清点签字。

⑪ 护士长定期检查抢救药品和物品并记录。

十、抢救车封闭管理规定

① 各科室根据本科抢救车使用频率情况，可以使用一次性

锁或贴封条（统一使用红框标签）方式对抢救车进行封闭管理。

② 抢救车必须经清点、检查处于完好备用状态方可进行封车。

③ 用签字笔在封条上注明封闭起止日期（×年×月×日～×年×月×日）和封闭人姓名；若使用一次性锁，在锁上贴红色自粘性标签纸，注明起止日期和上锁人姓名。

④ 每天由专人检查抢救车封闭情况，一次性锁或封条是否处于完好状态，并记录签字。

⑤ 抢救车封闭周期不得超过1个月。每月必须开封、清点、检查车内药品、物品数量、有效期及完好状态后再封闭。

⑥ 抢救车一旦开启使用后，应由专人重新清点、补充抢救物品、药品后再封闭，保证抢救车内药品、物品的数量准确及完好备用。

⑦ 护士长定期对抢救车封闭、检查和清点情况进行抽查，发现问题及时整改并记录。

第四节　护理人员管理

根据卫生部2009年《急诊科建设与管理指南（试行）》，急诊科应有固定护士，且不少于在岗护士的75%，护士结构梯队合理。急诊护士应当具有3年以上临床护理工作经验，经规范化培训合格，掌握急救、危重患者的急救护理技能，常见急救技术的配合及急诊护理工作内涵与流程，并定期接受急救技能的培训。急诊护士面对的是急危重症患者，护士应具有大专以上学历，对急危重症病例需要有较强的专科护士的资质。

一、急诊护士工作能力要求

① 预检分诊能力：作为预检护士应有强烈的急诊意识，监测生命体征，能熟练准确地按照5级分诊制度进行准确、快速的分诊。

② 急诊抢救技能：急诊护士应严格执行急诊抢救制度及操作规程，严格遵循时间第一、生命第一的抢救原则，严格履行抢救岗位职责，具有熟练、准确的专科技能，如CPR术、气管插管、人工呼吸、除颤术等，保证急诊抢救的医疗质量，防范医疗护理的安全风险。

③ 急诊监护能力：急诊护士不仅应具备较强的医学护理知识及理论，又要具有专业知识及丰富的临床经验，且要熟练掌握多种操作技能。对收治的各种患者洞察力要强，还应有爱伤观念、耐心细致的服务和关怀的理念，要有感染控制意识，提高危重病患者抢救的成功率、治愈率，降低发病率和病死率。

④ 观察病情能力：急诊护士面对急诊患者时，必须要通过急诊理论及知识，从患者言谈举止行为中发现病情及变化。患者出现异常时及时给予抢救处理。

⑤ 承担协调组织管理、强调团队精神：面对突如其来的灾害、面对应急突发事件时，急诊护士应责无旁贷地站在第一线，组织抢救，调动一切可以调动的力量投入抢救，并立即通知护士长、主任及医院相关领导，并保证急危重症患者得到及时有效的抢救处理。

二、急诊护士培养

急诊的专科知识与操作是急诊护士职业生涯的一个重要部分。急诊专科护士的培养已成为国际护理发展的趋势，美国、加拿大、英国、新加坡、日本以及中国的香港和台湾地区都开展了专科护士培训，《中国护理事业发展规划》（2005～2010年）已经把急诊纳入了5个专业培训之一。

（1）制订培训计划　根据护士职称、工作年限、所在区域专科性质、学历、带教能力等综合素质，拟定专科理论题目及专科操作项目，将工作1～3年的护士分为三个年级进行培训，每个年级均有1名班主任负责，实行年级制培训模式，全科室护理培训由教学护士长负责。

（2）培训内容　　以《危急重症护理学》、《急救护理学》、《急诊护理常规》、《急危重症护理学题集》、《现代心肺复苏》等理论书籍作为教材，依据卫生部《医院护理管理规范》、《护理技术操作规范》并结合本科室实际情况拟定急诊科理论学习及操作内容题目。

（3）培训目的

① 熟悉创伤急诊和非创伤急诊的抢救及护理。

② 熟悉急诊各区域临床护理工作。

③ 能完成并承担相应的临床教学工作。

④ 熟悉灾难性大型抢救组织原则。

⑤ 能完成应急突发事件的物品、药品及器械设备的物资准备工作。

（4）培训方式

① 专科理论学习。

② 专科技能训练。

③ 讨论与评价。

（5）培训管理

① 急诊护理骨干担任并参与完成理论授课、专科技能操作。

② 参加人员，除了值班，不得无故缺席迟到，全体参加并签字。

③ 每月进行两次理论学习及专科操作一次。

④ 每半年全科完成急救护理理论考试一次，成绩计入年终考核。

（6）组织实施形式

① 每周固定时间进行全科集中式培训。

② 专业理论由高年级或主管护师、护士长、科护士长讲授，每次半小时或1小时。授课者均准备多媒体，授课后现场提问。

③ 操作培训　　主要是专科操作培训项目，每个层次均应有示范操作护士，先由专科操作项目护士提前做好操作准备，包括物品准备、操作的目的及注意事项。

（7）考核形式　由教学护士长和技术操作能手组成考核小组，对护士分别进行理论、单项操作两个部分的考核，理论考核内容为培训过的基础理论和专科理论知识及教材内容；单项操作考核为培训过的操作项目，以卫生部制定的护理常规为考核标准，按照护理技术操作评分进行操作考核标准打分。

三、护理人员轮转管理

1. 轮转安排内容　急诊科护士长每年定期召开科务会拟定当年轮转人员名单，与各区域主管共同协调安排，每期各岗轮转护士2～3名，轮转时间为3～6个月。每年新入职护士在岗位轮转前均参加全院新护士统一的培训，包括静脉输液、真空采血等16项基础操作和基础护理知识培训。科室集中考核，根据考核结果，拟定轮转线路。

2. 新护士岗位轮转　如何使新入职护士在最短的时间内适应急诊科工作，熟练掌握急救知识和操作技能，考虑到急诊护理人员在入职后不能迅速建立急救思维，如安排在抢救室或监护室等区域，往往不能独立应对危重患者的抢救和突发事件的处理，也不符合护理部能级管理的需求，对3年以下护士固定轮转路线，详细路线如下。

（1）在治疗室担任辅助治疗工作

① 轮转目的：熟悉治疗室环境、设备使用及工作流程，掌握急救护理的基本理论知识、技术和技能，培养爱岗敬业精神和严谨的工作态度。

② 理论要求：以基础知识为主，包括岗位职责、核心制度、输液故障排除、配伍禁忌、常用抢救药物、消毒隔离、护理安全等。

③ 操作要求：以基础操作为主，包括输液输血、皮下注射、皮内注射、肌内注射、导尿备皮、简易呼吸器使用、CPR、真空采血等。

（2）在综合病房担任巡回、治疗和辅助抢救配合工作

① 轮转目的：熟悉急诊普通病房的环境、设备使用及工作流程，能独立正确进行急诊科各项基础护理操作，进一步提高专业护理理论、技术和技能，培养团队协作精神和独立工作能力。

② 理论要求：急诊患者护理、呼吸机患者护理、病情观察、岗位职责、护理文件书写等。

③ 操作要求：气管切开护理、呼吸机吸痰、注射泵、输液泵、监护设备的使用等。

（3）抢救室、监护病房担任抢救配合工作及危重患者护理

① 轮转目的：培养急诊急救专业素质，全面掌握专业护理理论、技术和技能，培养组织、协调和指挥急诊抢救的能力。

② 理论要求：沟通技巧、应急预案、抢救配合、危重症患者专科护理。

③ 操作要求：CPR医护配合、除颤、洗胃、插管医护配合、中心静脉压医护配合、有创血流动力学监测医护配合、床旁血液净化医护配合等。

针对工作3年以上护士，根据岗位需要、个人能力、身体情况等方面综合考虑，具体轮转路线可灵活调整，保证每人每岗轮完即可。在工作中如遇能力较好、身体素质好的护士，可以考虑提前轮转较高一级的岗位。这样不仅可调动护士工作和学习的积极性，而且可保障急诊工作完成的高质量。

3. 轮转中的带教　每区域均配备一名区域主管，区域主管由具有10年以上工作经验、5年以上临床教学经验、专科以上学历、主管护师以上职称的急诊专科护士担任。工作中由主管指定1名高年资护士一对一带教，护士长和主管按护士情况和学习情况不定期在早交班后小讲课中进行临床考核，考核结果直接与绩效相关。

第五节　院前急救的管理

院前急救服务即对在院前发生的各种急症的诊断与处理。院

前急救医务人员常是最先到达现场的，也是最先对急症患者实施救治的人员。因此，对急症患者的正确诊断和紧急救治是非常重要的。院前急救的反应时间、抢救设施、急救水平，不仅关系到患者的生死存亡，而且反映出一个国家或地区的总体医疗水平和社会的发展以及社会对人权价值的态度。

一、院前急救的重要性和必要性

欧洲心脏病学会在急性心肌梗死再灌注治疗策略指南中指出：在冠状动脉完全闭塞后30分钟之内，不管采用什么方法开通闭塞血管，都可以阻止心肌梗死的发生。急性心肌梗死症状发生2小时内，是治疗的黄金时间。院前溶栓开始时间比入院后溶栓平均提前约1小时，病死率降低17%。对猝死患者在3分钟之内开始抢救，不仅复苏成功率可以达到50%以上，而且复苏成功后不易留下严重脑损伤后遗症；4～6分钟开始复苏有10%可以救活，但复苏成功后多留有神经系统后遗症；6分钟开始复苏存活率仅4%；10分钟开始复苏者存活可能性极低。超过30分钟开始复苏者，基本上无存活的可能。

对于各种原因所致的休克，尤其是过敏性休克和出血性休克、急性心脏填塞、急性心肌梗死、张力性气胸、严重开放性骨折或外伤、上呼吸道堵塞、高血压急症、急性左心衰、主动脉夹层、上消化道出血、癫痫持续状态、脑水肿、严重支气管哮喘、产后大出血等危及生命的急症，若在社区内就给予正确的治疗，则有可能使患者转危为安，而延误抢救或转送患者，则有可能延缓抢救的最佳时间窗口，甚至使患者死于转送途中。

为了更好的掌握临床各种急症的诊断与处理，社区医护人员必须掌握好各种常见急症的病因、发病机制、临床表现、诊断与鉴别诊断以及紧急救治等有关内容。这样才能以最快的速度、在最短的时间内使急症患者得到合理的治疗，以最大限度的挽救患者的生命和减少并发症或后遗症。

二、院前急救的主要任务和内容

（1）院前急救的主要内容有三大项

① 对于可能危及患者生命的急症给予初始急救处理，避免病情进一步恶化而导致患者失去最佳抢救时间。例如：外伤动脉出血的患者给予有效止血；休克的患者给予紧急补液和使用升压药物；猝死的患者立即给予心肺复苏和电复律；严重支气管哮喘的患者立即给予糖皮质激素和扩张支气管药物；过敏性休克的患者主要给予肾上腺素和糖皮质激素；急性左心衰竭的患者立即吸氧、取坐位、静脉注射呋塞米，根据病因和病理生理改变给予血管扩张药和相应强心药等。

② 紧急对症处理，减少患者痛苦或避免病情进一步恶化。如急性心肌梗死患者立即予心电图、吸氧、止痛和溶栓治疗；心绞痛患者立即含化硝酸甘油；高血压急症患者立即含化卡托普利等予以适当降压；痰液堵塞气道患者，立即予以吸痰；鼻腔、咽喉或眼部异物立即取出；外伤出血患者立即予以包扎；四肢骨折患者立即予以固定；安眠药或有机磷农药中毒患者，立即给予洗胃和相应处理（如有机磷农药中毒患者给予阿托品和碘解磷定）；脑水肿患者给予脱水剂；中暑患者予以降温、补液等。

③ 参与灾难性事故急救，如协助110、120、119、122等政府急救部门做好火灾、地震、中毒、台风、水灾、海啸、车祸、房屋倒塌或塌方等重大事故的抢救。

（2）在院前急救服务工作中可能遇到的急症

① 呼吸内科急症：如重度支气管哮喘、气胸、急性呼吸窘迫综合征（ARDS）、急性肺栓塞等。

② 心血管内科急症：如心搏骤停、急性心肌梗死、不稳定型心绞痛、急性左心衰竭、高血压急症、主动脉夹层、动脉瘤、心律失常、休克（失血性、失水性、心源性、感染性、创伤性、过敏性）等。

③ 内分泌代谢急症：如低血糖症、糖尿病酮症酸中毒、高渗性非酮症糖尿病昏迷、甲状腺危象、肾上腺危象等。

④ 脑血管病急症：如脑出血、蛛网膜下腔出血、短暂性脑缺血发作、脑血栓形成、脑栓塞等。

⑤ 外科急症：如胸部创伤、重型脑创伤、多发伤、烧伤、四肢伤、脊柱与脊髓损伤、腹部损伤、急性阑尾炎、胃肠穿孔、肠梗阻、急性胰腺炎、胆结石、尿路结石、肝肾脾破裂等。

⑥ 小儿及妇产科急症：如小儿惊厥、意外情况下分娩、重度妊娠高血压综合征（先兆子痫及子痫）等。

⑦ 中毒：如河豚中毒、毒蛇咬伤、蝎螫伤、急性植物性毒素中毒、细菌性食物中毒、急性有机磷农药中毒、一氧化碳中毒、急性安眠镇静药物中毒等。

⑧ 意外伤害：如淹溺、中暑、电击伤、冻僵等。

⑨ 五官科急症：如眼外伤、鼻出血、咽外伤、喉切伤（刎颈）、自缢、急性会厌炎、小儿急性喉炎、呼吸道异物、颌骨骨折等。

⑩ 急性症状：如心悸、头痛、恶心、呕吐、高热、胸痛、呼吸困难、腹胀、腹痛、腹泻、昏迷、抽搐、癫痫持续状态、咯血、上消化道出血等。

（3）由于院前急救医护人员是在最前沿的一线工作，因此院前急救医护人员可能是第一位首次接触急症患者和对急症患者进行现场救护的医务工作者。这就要求院前急救医务工作者熟练掌握对上述急症的诊断、鉴别诊断和就地紧急救护，同时迅速正确判断病情，及时将患者护送到有条件的医院进一步诊治。

三、院前急救的常用抢救技术、器械和药品

（1）必须掌握的现场急救技术　必须掌握的现场急救技术是指那些在急救现场立即实施急救就有可能挽救患者生命的抢救技术，这些抢救技术包括：胸外心脏按压、口对口人工呼吸、心脏电除颤和电复律术、吸氧术、简易呼吸器操作技术、气管插管术、气管切开术、吸痰术、现场外伤急救技术、皮下、肌内和静脉注射技术、消毒隔离技术等。达到条件者可开展急性心肌梗死溶栓术、洗胃术等。

（2）应备的急救器械和设备　为了更好的救治社区内的急

危重症患者，应在120救护单元配备必要的诊断和治疗设备。例如：听诊器、血压计、体温计、叩诊锤、心电图机、电除颤仪、气管插管、喉镜、简易呼吸器或呼吸球囊、吸痰器、手电筒、压舌板、舌钳、开口器、固定夹板、颈托、穿刺针、血糖仪、各种型号的输液器、静脉切开包、胸穿包、腹穿包、导尿包、简易产包、环甲膜穿刺针、氧气、止血带、三角巾、清创缝合包、无菌纱布、脱脂棉、口罩、医用消毒手套等。要掌握好这些医疗器械的操作方法，要能识别危及生命的心律失常和急性冠状动脉综合征（不稳定型心绞痛、ST段不抬高的急性心肌梗死、ST抬高的急性心肌梗死、心室颤动或扑动、电机械分离、心脏静止）的心电图表现等。

（3）必备的抢救药品　　正确使用抢救药品在急救工作中起着至关重要的作用，有时甚至是急救成败的关键。所以，一定要备齐相关的急救药品，以备急救时使用。这些急救药品包括：①肌内及静脉注射用药：止血药、抗休克药、强心药、抗心律失常药、降压药、血管扩张药、解毒药、中枢兴奋药、子宫收缩药、拟肾上腺素类药、拟胆碱类药、抗过敏药、支气管解痉药、局麻药、脱水药、调节水电解质和酸碱平衡类药、羟乙基淀粉等。其中，肾上腺素、异丙肾上腺素、多巴胺、多巴酚丁胺、氨茶碱、呼吸兴奋药、利多卡因、维拉帕米、胺碘酮、普罗帕酮、硝酸甘油、去乙酰毛花苷、呋塞米、阿托品、碘解磷定、止血药、抗过敏药、氢化可的松、葡萄糖酸钙、生理盐水、葡萄糖注射液、甘露醇、低分子右旋糖酐等，应为常备药品。有条件开展溶栓治疗的要备用溶栓药。②口服药：抗生素、解热止痛药、消化系统用药、地高辛、利尿药、抗过敏药和晕动药、防治心绞痛药、止咳平喘祛痰药、镇静催眠药、抗癫痫药等。③外用药：医用酒精、碘酊或聚维酮碘、氯己定液、创可贴、好得快、冰袋等。适时增加消毒剂如过氧乙酸、过氧化氢等。

（4）车辆装备

① 救护车必须保证运行良好，确保出车通畅，并能及时更

新和维修。

② 救护车标识规范，车载通讯设备性能良好。

③ 救护车内有车载氧气瓶、移动式担架床、铲式担架、软担架及反光背心、救生绳索、头盔等防护装备。

第三章　急诊科专科护理工作

第一节　急诊分诊与分级

一、分诊目的

① 快速辨认患者是否有紧急或危及生命的情况。

② 评估患者目前疾病的严重程度。

③ 指引患者到适当的医疗区。

④ 让正确的患者在正确的时间、正确的地点接受适当的治疗。

二、分诊护士的作用

分诊护士对就诊患者的病情进行早期、有效、快速、简明的分区，有重点地依据病情危重情况作为诊治先后缓急的依据，使抢救工作及时有效。

三、急诊患者的分级

（1）Ⅰ类（危急）

① 患者情况：生命体征不稳定，须立即进行抢救治疗；心跳呼吸骤停；有或紧急需要气管插管；休克；昏迷（GCS＜9）；惊厥；复合伤；急救车转来明确心肌梗死；血糖＜3.33mmol/L。

② 处理：立即安排患者进入抢救室。

（2）Ⅱ类（危重）

① 患者情况：生命体征不稳定，有潜在生命危险状态；内脏性胸痛，气促，含服NTG不缓解；ECG提示急性心肌梗死；呼吸窘迫，非慢性阻塞性肺疾病（COPD）患者SpO$_2$＜90％；活动性出血。

② 处理：立即监护重要生命体征，安排患者优先就诊（＜10分钟）。

（3）Ⅲ类（紧急）

① 患者情况：生命体征稳定，有状态变差的危险，如急性哮喘，血压、脉搏稳定；剧烈腹痛。

② 处理：安排急诊流水优先诊治（＜30分钟）。

（4）Ⅳ类（普通）

① 患者情况：有急诊情况但病情稳定，生命体征稳定。

② 处理：安排急诊流水顺序就诊（2小时内）；护士每30分钟评估候诊患者病情。除非病情变化，否则候诊时间较长。

（5）Ⅴ类（非急诊）

① 患者情况：患者的医疗问题不属于真正的急诊范畴，可在其他医疗场所包括社区医院、门诊等解决，如慢性背痛、月经不调、慢性皮科情况、更换敷料等。

② 处理：患者无须急诊处理。如需求在急诊处理，可等待就诊。

第二节　急诊绿色通道

一、建立急诊绿色通道的目的

系统的规范急性危重患者的接诊、分诊、检查、诊断、抢救全程医疗服务行为，使急性危重患者得到及时、规范、高效、周到的医疗服务，提高抢救成功率，减少医疗风险。

二、管理范畴

需要进入急救绿色通道的患者是指在短时间内发病，所患疾病可能在短时间内（＜6小时）危及患者生命，这些疾病包括但不限于：

① 急性创伤引起的体表开裂出血、开放性骨折、内脏破裂出血、颅脑出血、高压性气胸、眼外伤、气道异物、急性中毒、电击伤等及其他可能危及生命的创伤。

② 急性心肌梗死、急性肺水肿、急性肺栓塞、大咯血、休克、严重哮喘持续状态、消化道大出血、急性脑血管意外、昏迷、重症酮症酸中毒、甲亢危象等。

③ 异位妊娠大出血、产科大出血。

三、急诊绿色通道范围

1. 院外急救按"急诊院前抢救制度"进行必要处理，尽快转运回医院，在转运过程中告知医院要求会诊的医生、仪器设备、药物的准备。

2. 院内抢救

① 患者到达急诊科，分诊护士将患者送入抢救室，并在5分钟内完成患者合适体位的摆放、吸氧、监护、建立静脉通路、采取血液标本（全血细胞分析、生化、凝血、感染四项和交叉配血标本）备用，建立患者抢救病历。

② 首诊医生询问病史，查体，迅速判断影响生命的主要因素，下达抢救医嘱、会诊医嘱、检查医嘱、手术医嘱。所有医嘱可暂时下达口头医嘱，由护士记录并复述，医生确认后执行。抢救后6小时内由抢救医生完成急诊抢救病历和补记口头医嘱。

③ 专科医生在到达急诊科进行会诊时，急诊医生负责和专科医生就患者的情况进行口头沟通，专科医生应对患者进行快捷有效地查体，并向急诊科医生说明专科处理意见，确定转专科诊治患者，由急诊科医生负责将患者转送到如手术室、ICU或病房。

④ 经急诊科外科医生评估，病情危重，需要紧急试行抢救

手术的患者，如肝、脾破裂、异位妊娠破裂大出血等，在快速做好术前准备的同时，急诊科医生通知专科医生直接到手术室，并电话通知手术室做好急救手术准备。急诊科医生将患者送到手术室，交接后由专科医生完成治疗和手术。术前必须有书面的手术通知单，写明术前诊断、手术名称及患者基本信息。

⑤ 多发性损伤或多脏器病变的患者，由急诊科主任或在场的最高行政主管或在场的最高医疗技术职称人员主持会诊，会诊召集相关专业科室人员参加，根据会诊意见，有可能威胁到患者生命最主要的疾病所属专业科室接收患者，并负责组织抢救。会诊记录由急诊科完成，符合进入ICU标准的患者应收入ICU。

⑥ 所有急性危重患者的诊断、检查、治疗、转运必须在医生的监护下进行。

3．急诊绿色通道的要求

（1）进入急性危重抢救绿色通道的患者必须符合本规范所规定的疾病情况。

（2）在确定患者进入绿色通道后，凡不属于本专业授权范围的抢救要尽快请相应专业医生紧急会诊。接到会诊通知，医生尽快到达现场，如有医疗工作不能离开者，要指派本专业有相应资质的医生前往。

（3）进入绿色通道的患者医学检查结果报告时限：①患者到达放射科后，平片、CT 30分钟内出具检查结果报告（可以是口头报告）。②超声医生在接到患者后，30分钟内出具检查结果报告（可以是口头报告）。③检验科接收到标本后，30分钟内出具常规检查结果报告（血常规、尿常规等，可电话报告），60分钟内出具生化、凝血结果报告，配血申请30分钟内完成（如无库存血，则60分钟内完成）。④药房在接到处方后优先发药。

（4）手术室在接到手术通知后，立即准备好手术室及相关物品，并立即通知手术相关人员到场。急诊抢救手术要求在患者到达急诊科后1小时内开始。

（5）患者的病情、各种检查和治疗方案等根据医院规定完成知情同意，如患者没有家属和委托人，可由两名主治医生以上职称的医生签署知情同意书，并报告科主任或总值班批准、签名。

4. 报告和会诊　确定患者进入绿色通道后，接诊医生及时报告专业负责人，同时报告医院相关部门，共同组织和协调抢救工作，总值班在抢救患者指挥有困难时可请示主管院长、医务处长。

5. 举例说明心肌梗死急诊绿色通道工作流程

（1）10分钟内

① 分诊护士：A. 胸痛患者病情评估：测量血压、心率、血氧饱和度、18导联ECG。B. 通知急诊二线。C. 明确急性心肌梗死的患者直接入抢救室。

② 抢救室医生：询问病史，判断病情，给予常规化验及初步处理，请心内科（白天）、内科总住院（夜间）会诊。A. 常规化验：心肌梗死3项、血常规、肝功肾功、凝血等，并及时送检，同时电话告知检验科。B. 初步处理：吸氧、监护、静卧、硝酸甘油50mg＋生理盐水40ml静脉泵入、阿司匹林300mg嚼服、硫酸氢氯吡格雷300mg或600mg，如需要，吗啡3mg静脉注射。

③ 抢救室护士：建立静脉通路，完成抽血。

（2）30分钟内

① 心内科、内科总住院医师会诊：根据病情，迅速评价溶栓、PCI指征与禁忌证。

② 无条件在90分钟内进行PCI的ST段抬高心肌梗死患者，30分钟内开始溶栓治疗。

③ 呼叫PCI团队，同时办理住院。

（3）60分钟内

① 心内科医师：拟行急诊PCI治疗者，向患者家属交代病

情，签署知情同意书。

②完成术前准备，送心内科导管室。

（4）90分钟内　完成球囊扩张，术后转入CCU病房继续治疗。

第三节　急诊诊室及物品管理

急诊科是医院医疗前沿和面对患者的重要窗口之一，急诊科医务人员必须具有高度的责任感和事业心，主动热情、及时迅速、准确无误地处理每一个急诊患者。

一、人员管理

急诊实行首诊负责制，由分诊台护士指定就诊科室，各科医师不得拒诊。有争议时，由急诊科主任和医务处行使决定权。各科急诊接诊实行24小时负责制，派往急诊科的医师必须具有三年以上临床经验，在急诊科工作至少固定2个月以上，进修医师、实习医师以及实习护士不得派到急诊科单独值班。未设置日常急诊接诊室的其他科室有医疗任务时由急诊分诊台呼叫应诊，随叫随到，任何科室或个人不得以任何理由或借口拒收急、重、危症患者。

二、物品管理

急诊科的急救器材、设备和药品等一律不外借，特殊情况须经科主任签字同意方可借出并及时追回。

诊室内各种抢救药品、仪器设备应当定人、定位保管，配备齐全，每班定时检查，使之处于完好备用状态，药品在有效期内。对陈旧、磨损的设施使用不便，必须报废的，科主任或护士长应向设备科申请报废、更新。

诊室内随时保持清洁，如遇患者呕吐、外伤等，呼叫保洁员及时清理。

护士长每周进行一次设施、器械的检查，护士每班当面清点交接，发现问题及时请维修工修理，发现遗失，当班护士应立即向科主任、护士长汇报。

第四节　危重症患者转运

一、患者转运前的准备

① 再次核对转科医嘱，填写危重症患者转运交接单并整理好患者病历。

② 通报病情：转运前由医生向患者家属及有关人员交代病情及转运过程中可能发生的意外，在征得患者或患者家属理解和同意后履行签字手续。

③ 与接收科室的沟通：转运前先电话通知接收科室，与主管护士确认转运患者姓名、年龄、性别、诊断、神志、特殊管路及特殊用药、所需准备急救物品与设备。

④ 人员准备：转运途中，应由有执业医师和具备执业资格的护士护送。

⑤ 患者准备：转运患者前，护士应再次核对转运患者信息，保证各管路的通畅，妥善固定各种管路及各种导管，药品的标识明显，检查患者皮肤情况，评估患者生命体征，评估气道情况，做好护理记录。

⑥ 物品准备：整理患者资料，评估患者病情，根据病情需要选择合适的转运方式，备齐转运途中所需急救物品、药品、器械、设备等。检查急救设备处于完好备用状态。

⑦ 电梯准备：使用转运患者专用电梯，确保患者在最短时间内转运。

二、患者转运中的工作

① 转运过程中：给患者安置合适的转运体位。

② 转运过程中应保持患者头部在前，上、下坡时保持头高位，注意观察患者胸廓起伏、神志、面色，有无躁动，气管插管

与呼吸器的连接是否完好，各种引流管等避免脱管、堵管，密切观察患者的心率、血压、血氧饱和度情况，做好应急处理。

③ 严密观察患者意识、生命体征的变化，有效的保证呼吸道的通畅，有效的氧气吸入及保持静脉通路的通畅，保证各种管路的通畅并妥善固定，严防滑脱。

④ 在转运途中，遇患者突发病情变化时，应随机应变，将患者推至就近科室并给予初步的抢救。

三、患者转运后的安置

① 到接收科室后，与接收科室主管护士进行床头交接班，交清患者的病情，皮肤、特殊管路、特殊治疗、特殊用药、护理记录单情况，双方确认无误后在危重症患者转运交接单上签字。

② 交接过程中遇有疑问时，请示双方护士长。

第五节　急诊抢救室封闭式管理

一、抢救室管理制度

① 急诊抢救室为封闭式管理，抢救室内环境整洁明亮，做到按时通风，护理员专人负责，每天按要求清洁消毒抢救室。

② 急诊抢救室工作人员统一着装，未按要求着装者不得进入抢救室工作区域。

③ 急诊抢救室是独立科室，由专职医生和护士对患者进行24小时的监护治疗和护理。工作人员必须坚守岗位，认真履行交接班制度，严格执行各项操作技术规程。

④ 当急诊抢救室内突发或涉及重大抢救事宜时，需立即报告急诊二线医生，报请科主任，并报医务处及有关院领导。

二、工作要求

① 急诊抢救室工作由急诊科主任全面负责，日常工作听从二线医生的指挥，抢救室护士由急诊科护士长负责管理，主管医生和护士之间互相协作，团结配合。

② 急诊抢救室采取封闭式管理，由抢救室医生对患者进行每日查房和开医嘱等医疗性工作。

③ 急诊抢救室医生在急诊二线医生和主管医生的带领下，每天参加早查房，根据患者病情需要及时制定、修改医嘱，并联系相关科室进行多科会诊工作。

④ 急诊抢救室主管医生负责早查房后与患者家属的沟通，交代患者病情。

⑤ 在急诊抢救室工作的护士，必须满足在院工作三年，轮转过急诊其他区域，能够熟练掌握抢救设备和仪器的使用，取得考核合格后方可进入抢救室工作。

⑥ 急诊抢救室一切急救物品做到四定：定数量、定位置、定人管理、定期检查、消毒及维修。

三、抢救室探视制度

① 急诊抢救室患者进入抢救室后由护士协同家属一同为患者更换病员服，同时床旁确认患者皮肤情况，为保证抢救室良好的工作环境，防止交叉感染，抢救室不留家属陪护，家属可留电话，保持联络。

② 急诊抢救室护士应主动与患者家属沟通，收集病史，掌握患者既往状态，主动介绍抢救室规章制度，入院须知，取得家属的理解和配合。

③ 要求急诊抢救室护士在及时完成抢救治疗的前提下，要主动周到细微的关注患者的生活护理和心理护理，多与患者沟通，加强巡视。

④ 急诊抢救室患者家属的探视时间为：每天下午3：00～3：30，探视时间半小时，每位患者允许两位家属同时进行床旁探视，探视者需穿隔离衣。

⑤ 在探视过程中，急诊抢救室医生护士应加强对患者的巡视工作，于患者床旁，及时听取解决患者及家属的疑虑，取得患者及家属的满意。

第六节 急诊留观室管理工作

一、留观室患者出入管理

（1）办理留观手续

① 医生根据患者病情安排留观患者，并在 HIS 留观系统提交留观申请。

② 值班护士根据床位情况在 HIS 留观系统中同意患者留观，并通知患者或家属持有效身份证件、社保卡及押金到收费处办理留观手续，并由患者或家属妥善保管押金条。

③ 患者办理好留观手续后，由值班护士在 HIS 留观系统中接收患者，并根据医生要求将患者信息安置到相应的床位（监护床或普通床）。

（2）患者入（转入）留观

① 当患者到达留观室，由护士核对患者身份、佩戴好腕带，将患者及家属带到留观床，对家属及患者进行入留观室宣教，带领患者或家属熟悉留观环境，并在入室须知中签字，同时通知值班医生。

② 对患者初步评估病情；监护床患者要记录急诊科护理记录，遵医嘱及时为患者进行治疗。

③ 对于新入室患者要认真评估患者是否存在跌倒（坠床）危险因素，并仔细检查皮肤及管路情况并填写相应的表格。

④ 接待转入患者时要与转运护士认真交接皮肤、管路、输液情况及特殊用药。

⑤ 从手术室直接转入的患者，值班护士应了解患者手术名称、麻醉方式及术中情况，并认真记录在护理记录上。

⑥ 协助患者整理携带用物，多余物品请家属带回，保持病室内整齐清洁的环境。

⑦ 加强巡视，新入室及特殊患者要重点交班。

（3）办理结束留观

① 由主管医生根据患者病情决定其出院时间。

② 出院当天由主管医生告知患者，并向患者交代病情及出院后注意事项。

③ 检查患者是否有未做的检查或未使用的药物，与医生沟通后为其办理退费和退药手续。

④ 医生开完出院带药及出院证明后，值班护士检查需关注医嘱，并执行或与医生沟通后撤销，在HIS留观系统中为患者结束留观。

⑤ 书写及整理各种评估表及护理记录。

⑥ 家属持押金条直接到收费处办理出室手续。

⑦ 家属办理出室手续后，护士帮助患者整理物品，剪掉腕带后恭送患者及家属离开留观室。

（4）患者转病房

① 病房主管医生通知护士转病房的患者。

② 留观护士为患者办理结束留观手续，书写整理各种评估表及护理记录。

③ 转出前，护士认真评估患者，若患者转入监护病房，需填写《重症患者转科交接记录单》。

④ 协助患者及家属整理物品，通知接诊室将患者送至新病房。危重症患者需由医生和护士同时护送。

二、留观病区及患者管理

① 留观室在科主任领导下，护士长负责管理，并与主治医生密切协作。

② 保持留观室整洁、舒适、安全，避免噪音，工作人员做到走路轻、关门轻、说话轻、操作轻。

③ 统一留观室陈设，室内物品和床位要摆放整齐，固定位置。随时检查物品家具是否完好，定期维护并及时修理。

④ 病室走廊清洁，无多余物品。禁止随便粘贴宣传画、广告画、告示、通知及便条等。

⑤ 病室内床单位无杂乱物品，无悬挂衣物；桌面、窗帘保持清洁，无破损，无污迹；床号标识清晰。

⑥ 护士站台面、水池及周围环境干净、整齐，无食物及私人用品。各抽屉、柜内物品按要求放置，干净、整齐。

⑦ 护理人员必须按要求着装，佩戴名牌上岗。

⑧ 护士应主动向新入室的患者介绍医院的有关制度和病室环境，进行入院评估，了解患者的要求，使他们尽快适应环境，接受治疗。

⑨ 治疗护理中，严格执行各种操作流程，耐心细致解释，必要时应用隔离帘遮挡患者。

⑩ 患者入室后佩戴腕带，备少量必要的生活用品放入床头柜。多余物品尽量不放在病房内，保持整齐。

⑪ 患者被服、用具按需发放使用，出院时清点回收。

⑫ 严格执行病室的消毒隔离制度，护理用具定期清洁消毒。

⑬ 入室时及定期对患者进行健康宣教，个别走访患者及家属，征求意见或调查满意度并有记录，持续改进护理工作。

⑭ 医护人员注意保护性医疗制度，有关病情恶化、预后不良等情况，由负责医师或上级医师向患者进行解释。

⑮ 严格管理陪伴、探视人员。禁止闲散人员进入病室。保障病室安全，病室内严禁患者使用非医院配置的电器，确保安全用电。

⑯ 病室作息时间为上午6:00开灯，夏季晚上10:00熄灯，冬季晚上9:00熄灯。

⑰ 护士长做好病室财产和仪器设备的保管，指派专人管理，建立账目，定期清点，如有遗失及时查明原因，按规定处理。精密贵重仪器要有使用要求，不得随意变动。管理人员调动时，要办好交接手续。

三、留观室患者健康教育

为患者和家属提供健康教育，有助于患者更好地参与治疗和护理，有助于患者提高自我护理能力并保证患者的安全。护理人员定期以多种形式向患者及家属进行健康教育。

1. 健康教育形式

① 个别指导：内容包括患者异常的皮肤护理、特殊的管路护理及保护、简单的急救知识等。可在护理患者时，结合病情、患者自身情况和家属的经济状况进行具体指导。

② 文字宣传：入室宣教时，发放入室须知让患者及家属阅读，内容要通俗易懂。

③ 宣传展板：用文字和图片做成宣传栏，内容应定期更换。

④ 示范教育：如教会患者如何注射胰岛素、如何有效排痰、如何帮助卧床患者叩背、为患者翻身等。

⑤ 视听教材：利用录像在家属等候区域反复播放进行宣传教育。

2. 健康教育内容

（1）入室患者健康教育的主要内容

① 医院规章制度：如查房时间、探视制度、陪护制度、擅自离院管理规定。

② 病室环境：作息时间、卫生间位置、贵重物品的保管及安全注意事项、预防跌倒知识、呼叫器的使用等。

③ 相关疾病知识宣教：相关检查、治疗、用药知识介绍指导，各种管路的重要性及如何保护、压疮的预防及护理。

④ 医疗设备安全使用：如患者使用的留观床。

（2）治疗护理时的健康教育内容

① 用药的目的、药物作用和不良反应。

② 皮肤异常的护理和观察。

（3）出院指导

① 异常病情变化的紧急处理。

② 皮肤及管路的家庭护理。

3. 健康教育流程

（1）评估健康教育对象的学习需要及接受能力。

（2）制定相适应的教育目标。患者、家属与护士的教育目标是一致的。

（3）拟定适宜的健康教育内容。

（4）根据教育对象选择健康教育的形式。

（5）要反复强化：急诊留观患者病情急，家属及患者容易厌烦，特别是安全方面宣教要在治疗护理的同时反复强化，同时注意观察患者的意识、表情，来判断患者及家属是否明白。

（6）对健康教育结果进行评价。

（7）记录对患者的健康教育。

第七节　综合病房管理工作

一、病房管理制度

为促进患者早日康复，使医疗护理工作有秩序地进行，减少院内交叉感染，要尽可能减少陪伴。学龄前儿童不得带入病房探视或陪伴。

（1）探视陪伴时间　为每天上午11：00至下午1：30，下午3：00至次日上午8：00。探视时间内每床每次探视家属不超过两位，如家属多，可轮流探视。如有特殊危重症患者，所住病房限制探视人数，探视人员须服从医护人员及保安管理。

（2）医生查房及护理治疗时间　为上午8：00～11：00，无特殊情况不接待探视，如需办理出入院手续或其他事情，家属接到通知后可以有1人进入病房。

（3）陪伴条件　各种疾病导致多脏器损害，病情严重，且不在专科监护室监护者；病情有可能突然变化，发生严重并发症者；疾病诊断不清或病情反复、发展等情况而致生活不能自理者；各种原因造成的精神异常、意识障碍者；大手术、复杂的介入治疗后患者；语言沟通障碍、失明及失聪者；有自杀倾向者；高龄、行动不便的患者或年幼无行为能力的患儿；医生认为需要家属陪伴的特殊情况。

（4）陪伴人员要求

① 与医护人员密切配合，加强与患者沟通，共同促进患者早日康复。自觉遵守医院各项规章制度，不随地吐痰，不在病室或楼道内吸烟，不串病房，不在病房里洗澡、洗头、洗衣服和蒸煮食物，不得自带行军床、躺椅等。保持病房安静和清洁卫生。

② 陪伴人员要节约水电，爱护公物，损坏公物须照价赔偿。不能随意调节患者使用的各种医疗仪器和设备，不得翻阅患者医疗护理文件，不得私自将患者带出院外。

③ 陪伴只限1人，尽量安排同性别家属陪住。有事离开患者时，必须通知医护人员。如患者有不适及时呼叫值班医护人员。

④ 陪伴人员如违反院规或影响医院治安，经说服教育无效者，可停止其陪伴，并与有关部门联系处理。

二、消毒隔离制度

（1）护理人员进行无菌操作必须严格执行无菌操作规程。洗手、戴好帽子、口罩。

（2）保持治疗室清洁。每季度做空气净化效果监测及医务人员手卫生监测，检测结果存档保留。

（3）病室基本消毒隔离措施

① 病室各房间应每天定时通风。晨晚间护理用湿布套扫床，一床一套；每天擦小桌，一桌一布；扫床套及小桌布均浸泡消毒后清洗晾干。

② 每周至少更换1次被服，并根据情况随时更换。脏被服应放在污衣桶中，禁止放在地面、楼道的扶手上等。隔离患者用过的被服单独放入双层黄塑料袋并注明"隔离"字样。

③ 对转科、出院及死亡患者的床及床周围物体表面进行清洁消毒。

（4）公共护理用具消毒

① 采集血标本时，实行一人一针一巾一止血带，使用过的棉签、棉球集中回收处理，以免污染环境。用过的止血带用

500mg/L含氯消毒液浸泡消毒30分钟后清洗干净，晾干备用。

② 体温表（腋下）一人一支，每次使用后浸泡于75%乙醇中。专人负责每周清洗消毒体温表并检测其准确度。酒精每天更换1次。

③ 血压计、听诊器、手电筒每周清洁消毒1次。血压计袖带若被污染应在清洁的基础上使用500mg/L含氯消毒液浸泡消毒30分钟后清洗干净，晾干备用。听诊器、手电筒在清洁的基础上用75%乙醇擦拭消毒。

④ 使用呼吸机治疗时，气道湿化必须使用灭菌注射用水。呼吸气囊用后用500mg/L含氯消毒液擦拭消毒，球囊内有可疑污染时应拆开浸泡消毒30分钟后清洗干净，晾干备用。金属气管套管、舌钳、开口器等应高压蒸气灭菌处理后备用。

⑤ 可重复使用的各种医疗器械经初步处理，由消毒供应中心统一回收处理。

⑥ 墩布要有标识，按规定在不同区域内使用。用后消毒、洗净、悬挂晾干备用。

（5）单位隔离措施

① 隔离患者有条件时住单间或相对独立区域，病室内或病室门口要备隔离衣，悬挂方法正确。隔离单位门口备一次性医用手套、速干手消毒剂。

② 隔离患者专用体温表、血压计、听诊器。用1000mg/L含氯消毒液30分钟浸泡消毒或擦拭消毒处理。隔离患者使用一次性药杯、餐具和便器，使用后集中回收处理。

③ 若使用重复性器械，放入双层黄色垃圾袋，注明"隔离"字样，由消毒供应中心统一处理。隔离的被服单独放入双层黄色垃圾袋并注明"隔离"字样，由洗衣房统一处理。

④ 对转出、出院或死亡的传染病患者进行床单位终末消毒。

（6）医用垃圾处理规定

① 医用垃圾必须放置在黄色垃圾桶、袋内。废弃的注射器针头、输液（血）器针头、各种穿刺针、采血针、玻片、安瓿及

带血的注射器等均放入锐器盒内。使用后的输液（血）器管道、注射器、尿袋、一次性引流袋、引流管、一次性吸痰管、手套、肛袋、窥具、敷料、绷带、棉球、棉签、纱条、压舌板等，均放入黄色垃圾袋内统一回收处理。

② 特殊感染性物品：如气性坏疽、铜绿假单胞菌感染、破伤风、艾滋病等患者用过的废弃物，放入双层黄色垃圾袋后结扎开口处，袋外标注"隔离"二字，统一回收处理。

③ 医用垃圾桶需贴医疗废物标签并标注区域、类别、日期、科室。锐器盒应标注起止日期、时间、科室。

三、患者出入院护理

（1）办理入院手续

① 医生根据病房床位及患者病情安排并通知新患者入院。

② 患者接到入院通知后，持有效身份证件、住院证、医疗保险证明、押金及生活必需品到住院处办理入院手续。就诊卡可在住院期间作为饭卡使用，在住院处充值。

③ 患者办理好住院手续后到接诊室领取病员服和身份识别腕带，再由工作人员送入病房。

④ 患者及家属要保存好押金收据、医疗保险证明、就诊卡等，以备出院时使用。

（2）患者入院（转入）护理

① 病房接到接收新（转入）患者通知后，根据患者病情需要准备好床单位。危重症患者还需要准备抢救物品。

② 值班护士主动热情迎接新（转入）患者并做自我介绍，核对患者身份、佩戴好腕带后陪同患者至指定的床位。核对患者姓名，插好诊断牌。填写新患者病历记录表格。

③ 病情轻的患者嘱其休息，将随身携带物品妥善放置，贵重物品妥善保管；病情重的患者协助安排卧位，初步评估患者病情；通知医生，遵医嘱及时进行治疗。

④ 接待转科患者时要与转科护士认真交接皮肤、输液情况

及特殊用药。从手术室直接转入的患者，值班护士应了解患者手术名称、麻醉方式及术中情况，并认真记录在护理记录单上。

⑤ 新患者如暂时不能安排床位时，应耐心向患者讲明原因并给予妥善安置。

⑥ 责任护士为患者测量生命体征，完成新患者的入院评估、风险评估、日常生活自理能力评估等，并输入电脑。带领患者熟悉病室环境及讲解病房管理制度，耐心解答患者及家属提出的问题。协助患者整理洗漱用物，多余物品请家属带回，保持病室内整齐清洁的环境。

⑦ 患者及家属阅读《患者入院须知》、《住院患者跌倒/坠床温馨提示》，填好空项并分别签字、保存。

⑧ 通知主管医生接收新（转入）患者。根据患者需要通知配膳员为患者订餐。遵医嘱及时给予患者各种治疗。加强巡视，重点交班。

（3）患者出院护理

① 由主管医生根据患者病情决定其出院时间。出院前1天由主管医生告知患者，并向患者交代病情，出院后用药须知及注意事项。出院带药由外勤人员送至病房，责任护士为患者做出院指导。

② 医生开具出院医嘱，主管护士见医嘱后办理相应的出院手续。病房接到住院处办理出院手续通知后，主管护士通知患者家属到住院处办理出院手续。

③ 家属办理出院手续后，将病员服退给病房护士。护士帮助患者整理物品，剪掉腕带后恭送患者离开病房。

（4）患者转科护理

① 病房主管医生根据患者病情决定转出患者。

② 主管护士见到转出医嘱后，通知责任护士，将患者所有病历按转出要求书写、登记、整理，办理转出手续。

③ 转前，责任护士认真评估患者，书写转科患者交接记录或使用《转科患者交接记录单》。协助患者和家属整理物品，

将患者送至新病房。危重症患者需由医生和护士同时护送。

④ 转入新病房后，与新病房护士逐项交接药品、物品、患者皮肤、输液、引流、用药及护理记录等。

（5）死亡患者护理

① 患者呼吸心跳停止由医生做出死亡诊断，并告知家属。护士应安抚家属，满足家属合理要求，劝慰家属可暂时离开病房等待。

② 按照护理操作规范认真做好尸体料理。家属自愿参与逝者的清洁工作。协助家属整理逝者所有的私人物品。若家属不在场，由两人共同清点，写出清单，交护士长保存。

③ 做好终末消毒工作，加强病室通风。如遇传染病患者，严格按照传染病消毒技术规范处理。

④ 告知家属办理结账手续流程。

⑤ 6小时内据实补记护理记录，详细记录抢救经过及用药，与医生核对患者呼吸心跳停止时间并记录。

四、患者膳食管理

① 患者的膳食种类由医生根据病情决定。医生开具或更改膳食医嘱后，护士应及时通知营养部和配膳员，并填好膳食牌。

② 开饭前协助卧床患者如厕、洗手，安排舒适卧位，备好床上饭桌，并保持室内清洁、整齐，以增进患者食欲。注意食品保温，及时准确地将饭菜送到患者床旁，保证患者吃到热饭菜。

③ 住院患者须订营养配餐，如因特殊情况患者家属送饭，护士应对患者及家属进行膳食指导。对食用治疗膳食的患者，要讲清目的，以取得患者合作。

④ 观察患者进食情况，必要时协助患者进食，注意饮食习惯。对食欲不佳的患者适当鼓励进食，以增加营养。

⑤ 公共餐具要每餐消毒，传染病患者须使用一次性餐具。

五、病室规范要求

① 病室保持空气新鲜，安静整洁，优雅美观。病室床单位

无多余杂物，无悬挂衣物；桌面、窗帘保持清洁、无破损、无污迹；床号、门号按规定位置粘贴。禁止随便粘贴宣传画、广告画、告示、通知及便条等。

② 各室内家具摆放整齐、固定、整洁无灰尘。垃圾筐周围应保持干净及时清理，避免垃圾外溢。护士站台面、水池及周围环境干净、整齐，无食物及私人用品。各抽屉、柜内物品按要求放置，干净、整齐。

③ 办公室干净、整齐，台布、窗帘无破损、无污迹。治疗室、药疗室、处置室、换药室及杂用室物品按要求放置，做到干净、整齐。配膳室水池中不要堆放饭盒、碗筷，工作人员的水杯及饭盒应放在碗柜中。

④ 病房走廊清洁，不要放置多余物品。紧急通道及公共阳台不要堆放杂物。

六、病房安全管理

① 病室通道要通畅，禁止堆放各种物品、仪器设备等，保证患者通行安全。各种物品、仪器、设备固定放置，便于清点、查找及检查。

② 病房应按要求配备必要的消防设施及设备。消防设施完好、齐全，上无杂物。防火通道应畅通，不堆、堵杂物。病房内一律禁止吸烟，禁止使用电炉、蜡烛及点燃明火，使用微波炉时按操作规范执行，工作人员不能离开，以防失火。

③ 加强对陪住和探视人员的安全教育及管理。告知患者贵重物品自己妥善保管。严格控制探视时间，探视结束及时请探视人员离开病区。

④ 加强巡视，如发现可疑人员，及时通知保卫处。

七、护士的巡视

① 护理人员接班时应详细了解患者的生命体征及病情状况。按时巡视各种管路是否通畅，固定是否妥善，观察引流液性质、颜色及量，并及时记录；如有异常及时通知主管医生。

② 对卧床、皮肤营养状况差、恶病质等患者，定时翻身并观察皮肤受压情况，保持皮肤清洁、干燥。

③ 及时观察用药及输液局部情况，认真观察、询问有无不良反应及不适主诉；对于有刺激性的药物及特殊药物，应在认真阅读使用说明后按要求使用，并加强对输液部位的检查。

④ 当发现患者病情危急时，护士应立即通知医生，同时为患者实施必要的紧急救护，及时记录护理记录。

⑤ 加强安全隐患的巡查，杜绝安全事件的发生。

第八节　急诊科国际医疗管理工作

一、商业保险患者就诊管理

① 值班人员应熟记与本医院签约的保险公司名称，并对签约公司的各种保险卡卡样有所了解。分清直赔与先行垫付的区别，避免使医院发生损失。

② 熟练掌握各个保险公司的理赔业务及理赔要求，针对各公司要求，请患者提供如身份证、护照、驾照等能够证明患者身份的有效证件并认真核对患者身份，仔细检查保险卡是否在有效期内。并复印有效证件、保险卡及就诊卡留档保存。若遇到婴幼儿就诊，在无法提供有效身份证件（如出生证明、户口本等）的情况下，可提供直系亲属的证件，标注二人关系并签字。避免骗保的事情发生。

③ 为使用商业保险的患者建立病历并留档保存，以便于日后保险公司的核查。

④ 根据保险公司理赔要求填写理赔单。就诊科室与理赔单要保持一致。

⑤ 请患者认真填写商保理赔单，并签字，对于不能签字的患者，可让其直系亲属代签，但要标明两者关系，并复印代签人身份证件；督促医生及时并完整地填写商保理赔单，内容要求与病历一致。

⑥ 对于未带保险卡、保险卡过期但已续保或保险卡丢失的签约保险公司的患者，请患者提供有效身份证件，自行或帮助其联系商业保险公司，核对身份无误后，请保险公司发送保险担保函进行理赔。担保函要看清被保险人姓名、性别、年龄、疾病、就诊医院、就诊电话、就诊日期、理赔金额等，核实无误后方可理赔。

⑦ 了解门急诊及住院患者保险的不同要求。针对需要急诊住院的患者，主动联系该患者的保险公司，核对身份，并根据保险公司要求，提供有效的医疗资料、诊断证明等，待保险公司同意理赔后催促其尽快并及时的发送担保函。在审核患者信息与担保函信息一致后，以最快的速度帮助患者办理住院手续。

⑧ 对于持有未签约保险公司保险卡的患者，尤其是外籍患者持有的国外保险公司保险卡，可耐心与之解释，让其先行垫付，就诊完毕后，医院可出具医疗诊断证明，让其持发票、病历及诊断证明等回保险公司理赔。若患者执意要求使用商业保险卡，可让其自行联系保险公司，让其保险公司联系与医院签约的并愿意为其担保理赔的保险公司。待后者发送保险担保函，值班人员认真审核，确认无误后方可理赔。

⑨ 对于需要抢救的危重症患者，秉持"一切以患者为中心"的理念，及时抢救患者生命，待病情平稳后，联系保险公司进行理赔（同⑥、⑦条）。

⑩ 对于个别保险需要患者承担部分费用时，及时告知患者，认真履行告知义务。

⑪ 发生特殊情况，及时与保险公司联系，若本班完成不了，及时并详细清楚地交班。

⑫ 设立商业保险办公室及负责人，负责人24小时开机，随时沟通，及时帮助患者解决保险相关问题。

二、急诊国际患者健康教育

为国际患者和家属提供健康教育，有助于患者更好地参与治疗和护理，有助于患者提高自我护理能力并保证患者的安全。护理人员定期以多种形式向患者及家属进行健康教育。在进行健康教育的同时，要充分了解各个国际及民族的生活习惯及禁忌。

1. 健康教育形式

① 个别指导：内容包括患者异常的皮肤护理、特殊的管路护理及保护、简单的急救知识等。可在护理患者时，结合病情、患者自身情况进行具体指导。

② 文字宣传：入室宣教时，发放中英文的入室须知供患者及家属阅读，内容要通俗易懂，重点介绍诊疗护理及留观费用、保险理赔、留观费用结算手续（包括境外银行卡使用）等相关内容。

③ 宣传展板：将就诊须知制成中英文展板，摆放在分诊台。用文字和图片制成宣传栏，内容应定期更换。

④ 示范教育：如教会患者如何注射胰岛素、如何有效排痰、如何帮助卧床患者叩背、为患者翻身等，特殊患者将面临家庭中使用各种治疗仪器，如营养泵，可教会患者如何正确使用并会处理异常情况。

⑤ 视听教材：利用中英文录音录像在家属等候区域反复播放进行宣教。

2. 健康教育内容　将患者日常治疗、护理及检查相关注意事项等内容分别制成对话卡，包括法、俄、德、日、马来西亚、西班牙、葡萄牙、阿拉伯、希腊、朝韩等语言，便于与各国患者交流，促进患者及家属理解，保证健康教育准确、有效。

（1）入室患者健康教育主要内容

① 医院规章制度：如查房时间、探视制度、陪护制度、擅自离院管理规定。

② 病室环境：配膳间位置、微波炉使用注意事项、介绍病房内环境、卫生间的使用、储物柜及陪伴沙发的使用及管理、呼叫器的使用、贵重物品保管及安全注意事项、预防坠床或跌倒、并进行消防安全知识培训。

③ 相关疾病知识宣教：结合患者病情进行相关检查、治疗、用药知识介绍指导，强调各种管路的重要性，防范管路滑脱，压疮的预防及护理。

④ 医疗设备的安全使用：如留观床的安全使用。

（2）治疗护理时的健康教育内容　包括：用药的目的、药物作用和不良反应、皮肤异常的护理和观察。

（3）出院指导　异常病情变化的紧急处理；皮肤及管路的家庭护理。

3. 健康教育流程

① 评估健康教育对象的学习需要及接受能力以及语言沟通的情况。

② 制定相适应的教育目标。患者、家属与护士的教育目标是一致的。

③ 拟定适宜的健康教育内容。

④ 根据教育对象选择健康教育的形式。

⑤ 反复强化：安全方面宣教要在治疗护理的同时反复强化，过程中注意观察患者和家属的表情及肢体语言，以此来判断患者及家属是否理解、接受。

⑥ 对健康教育结果进行评价。

⑦ 记录对患者的健康教育。

三、急诊国际留观室管理

① 国际部急诊留观病房在科主任的领导下，护士长负责管理，并与主治医生密切协作。

② 保持留观病房的整洁、舒适、安全，避免噪音，工作人员要做到走路轻、关门轻、说话轻、操作轻。

③ 统一病房陈设，室内物品和床位要摆放整齐，固定位置。注意防火防盗及用电用水安全。

④ 护理人员必须按要求着装，佩戴名牌上岗。

⑤ 患者可着舒适、安全的衣裤或根据病情需要穿着，留观

病房也为患者准备了一些病员服，方便患者急需时更换。备必要的生活用品放在储物空间内，多余物品尽量不放在病房内，保持整齐。提醒患者妥善保管贵重物品。

⑥ 患者被服、用具按需发放使用，出院时清点回收。

⑦ 留观患者入室前，须签订"留观协议"并口头告知患者国际部相关费用；入室后，由值班护士携带"留观患者入室须知"至患者床前，给患者及家属讲解须知内容，并双方签字；患者办理离院手续后，将协议及须知回收至统一文件夹内并存档保留，以减少纠纷的发生。

⑧ 及时征求患者对病房及相关人员的意见或调查满意度并有记录，持续改进病房护理工作。

⑨ 严格管理家属陪伴，每位患者留 1～2 名家属陪伴，避免交叉感染，减少探视人员人数。

⑩ 做到随手关门，进出留观病房大门刷卡。禁止闲散人员进入病区。保障病区安全。

⑪ 严禁在病房及公共区域吸烟。

⑫ 根据季节及天气，为患者调节病室内及公共区域的温度。及时增减及更换被褥，晚间暗化病室，注意患者休息情况。

⑬ 护士长协助科主任做好病房财产和仪器设备的保管。交接班需清点、交接清楚。若发生仪器设备故障，及时上报及维修，避免耽误正常使用。若发生丢失，及时上报。

第九节　急诊工作制度

（1）急诊科工作制度

① 具有高度责任心，认真严肃，迅速准确，避免发生科室间互相推诿现象。

② 急诊用品行"五定"制度，即定数量、定位置、定人管理、定期消毒灭菌、定期检查维修。

③ 工作人员必须坚守岗位，随时做好抢救准备，如需暂时

离开，应将去向通知值班护士。

④ 护士应严格执行查对制度，按照医嘱用药，严防差错事故发生。

⑤ 做好急诊科各项统计工作。

（2）预检分诊制度

① 由熟悉业务、责任心强的护士担任预检分诊岗位。

② 坚守工作岗位。

③ 热情接待患者，对婴幼儿及老年人酌情照顾。

④ 掌握就诊范围，做好解释工作。

⑤ 优先安排危重者诊治，急危者先抢救后挂号。

⑥ 对危重者边紧急处理边通知医务人员抢救。

⑦ 遇严重工伤事故或成批伤员，通知科主任及医务科组织抢救。

（3）首诊负责制度

① 对急诊就诊患者要有高度责任心，仔细问诊，认真检查，诊断治疗精心，解答问题耐心，让患者及家属放心。

② 对来急诊已经挂号的急诊患者首诊医师均不得拒诊。对边缘性疾病患者，首诊医师负责诊疗。必要时可请有关科室医生会诊，严禁相互推诿。

③ 对非本专业疾病患者，应详细询问病史，进行必要的体格检查，认真书写病历，并耐心向患者介绍其病种及应去就诊的诊室。

（4）急诊抢救制度

① 设备齐全，制度严格，随时投入抢救。抢救中有关科室必须积极配合。患者需转入病房时，应及时收容，严禁推托。

② 保证各类仪器性能良好，随时备用，护士每班交接有记录。急救室物品不得外借。

③ 抢救时严肃认真，动作迅速准确。抢救指挥者应为在场工作人员中职务最高者，各级人员必须听从指挥，明确分工，密切协作。指挥者应负指挥责任。

④ 诊断、治疗、技术操作等遇有困难，及时请示上级医生，迅速解决。做好抢救记录，要求准确、清晰、扼要、完整，注明执行时间。

⑤ 医护密切配合，口头医嘱要求准确、清楚，尤其药名、剂量、给药时间、途径等，护士在执行前要复述，并及时记录于病历上，事后由医生补写医嘱，及时补开处方。

⑥ 急救用过的空安瓶、输液瓶、输血袋等集中存放，以便统计与查对，避免医疗差错。

⑦ 大批需抢救的患者同时就诊时，应立即报科主任及院领导，以便及时组织抢救。

⑧ 抢救后，根据情况留患者在监护室或观察室进一步处理，待病情稳定送有关科室继续治疗。

⑨ 非工作人员未经许可不得进入抢救室。抢救室物品用后及时清理、补充。

（5）急诊留观制度

① 需收住观察室的患者，由接诊医师通知观察室护士和医师。对危重患者，接诊医师应当向观察室护士和医师详细交代病情。

② 留观患者必须建立病历，负责观察室的医师应及时查看患者，下达医嘱，及时记录病情变化及处理经过。

③ 护士及时巡视病房，按医嘱诊疗护理，记录病情变化，随时向值班医师报告。

④ 值班医师或负责观察室的医师应及时向危重患者家属交代病情，必要时请家属签字。

⑤ 值班医师或观察室的医师、护士下班前应巡视患者，做到床头交班，写好交班记录。

（6）急诊监护室工作制度

① 保持室内清洁、肃静，非有关人员未经批准不得入内。

② 按操作规程使用急救仪器、监护设备。操作前要熟悉仪器性能、注意事项，用后整理放回原处，关掉电源。

③ 贵重仪器要建立使用登记卡，遇故障速报护士长及科主任，并通知专业人员检修。

④ 严格按照医嘱对危重症患者监护并详细填写护理记录。

⑤ 监护人员工作时应集中精力，不得擅离职守，如需暂时离开，则应有人代替。

第四章　突发事件的急救与应对

第一节　概　　述

突发公共事件是指突然发生，造成或者可能造成重大人员伤亡、财产损失、生态环境破坏和严重社会危害，危及公共安全的紧急事件。在我国，根据突发公共事件的发生过程、性质和机制，突发公共事件主要分为：自然灾害、事故灾难、公共卫生事件和社会安全事件等四类。上述各类突发公共事件往往是相互交织和关联的，某类突发公共事件可能和其他类别的事件同时发生，或引发次生、衍生事件，应当具体分析，统筹应对。

一、突发公共卫生事件的基本概念和特征

《突发公共卫生事件应急条例》将突发公共卫生事件定义为"突然发生、造成或可能造成社会公众健康严重损害的重大传染病疫情、群体性不明原因疾病、重大食物和职业中毒以及其他影响公众健康的事件"。突发公共卫生事件具有以下特征：

① 突发性：突发公共卫生事件都是突然发生、突如其来的。一般来讲，突发公共卫生事件的发生是不易预测的，但突发公共卫生事件的发生与转归也具有一定的规律性。

② 公共属性：突发公共卫生事件所危及的对象，不是特定

的人，而是不特定的社会群体。所有事件发生时在事件影响范围内的人都有可能受到伤害。

③ 危害的严重性：突发公共卫生事件可对公众健康和生命安全、社会经济发展、生态环境等造成不同程度的危害，这种危害既可以是对社会造成的即时性严重损害，也可以是从发展趋势看对社会造成严重影响的事件。

突发公共卫生事件对公众健康的影响表现为直接危害和间接危害两类。直接危害一般为事件直接导致的即时性损害。间接危害一般为事件的继发性损害或危害，例如，事件引发公众恐惧、焦虑情绪等，对社会政治、经济产生影响。

二、突发公共卫生事件的分级

根据突发公共卫生事件性质、危害程度、涉及范围，突发公共卫生事件划分为特别重大（Ⅰ级）、重大（Ⅱ级）、较大（Ⅲ级）和一般（Ⅳ级）四级。

（1）特别重大突发公共卫生事件（Ⅰ级） 有下列情形之一的为特别重大突发公共卫生事件：

① 肺鼠疫、肺炭疽在大、中城市发生并有扩散趋势，或肺鼠疫、肺炭疽疫情波及2个以上的省份，并有进一步扩散趋势。

② 发生传染性非典型肺炎、人感染高致病性禽流感病例，并有扩散趋势。

③ 涉及多个省份的群体性不明原因疾病，并有扩散趋势。

④ 发生新传染病或我国尚未发现的传染病发生或传入，并有扩散趋势，或发现我国已消灭的传染病重新流行。

⑤ 发生烈性病菌株、毒株、致病因子等丢失事件。

⑥ 周边以及与我国通航的国家和地区发生特大传染病疫情，并出现输入性病例，严重危及我国公共卫生安全的事件。

⑦ 国务院卫生行政部门认定的其他特别重大突发公共卫生事件。

（2）重大突发公共卫生事件（Ⅱ级） 有下列情形之一的为

重大突发公共卫生事件：

① 在一个县（市）行政区域内，一个平均潜伏期内（6天）发生5例以上肺鼠疫、肺炭疽病例，或者相关联的疫情波及2个以上的县（市）。

② 发生传染性非典型性肺炎、人感染高致病性禽流感病例。

③ 腺鼠疫发生流行，在一个市（地）行政区域内，一个平均潜伏期内多点连续发病20例以上，或流行范围波及2个以上市（地）。

④ 霍乱在一个市（地）行政区域内流行，1周内发病30例以上，或波及2个以上市（地）。

⑤ 乙类、丙类传染病波及2个以上县（市），1周内发病水平超过前5年同期平均发病水平2倍以上。

⑥ 我国尚未发现的传染病发生或传入，尚未造成扩散。

⑦ 发生群体性不明原因疾病，扩散到县（市）以外的地区。

⑧ 发生重大医源性感染事件。

⑨ 预防接种或群体预防性服药出现人员死亡。

⑩ 一次食物中毒人数超过100例并出现死亡病例，或出现10例以上死亡病例。

⑪ 一次发生急性职业中毒50例以上，或死亡5例以上。

⑫ 境内外隐匿运输、邮寄烈性生物病原体、生物毒素造成我境内人员感染或死亡的。

⑬ 省级以上人民政府卫生行政部门认定的其他重大突发公共卫生事件。

（3）较大突发公共卫生事件（Ⅲ级） 有下列情形之一的为较大突发公共卫生事件：

① 发生肺鼠疫、肺炭疽病例，一个平均潜伏期内病例数未超过5例，流行范围在一个县（市）行政区域以内。

② 腺鼠疫发生流行，在一个县（市）行政区域内，一个平均潜伏期内连续发病10例以上，或波及2个以上县（市）。

③ 霍乱在一个县（市）行政区域内发生，1周内发病

10～29例，或波及2个以上县（市），或市（地）级以上城市的市区首次发生。

④ 一周内在一个县（市）行政区域内，乙、丙类传染病发病水平超过前5年同期平均发病水平1倍以上。

⑤ 在一个县（市）行政区域内发现群体性不明原因疾病。

⑥ 一次食物中毒人数超过100例，或出现死亡病例。

⑦ 预防接种或群体预防性服药出现群体心因性反应或不良反应。

⑧ 一次发生急性职业中毒10～49例，或死亡4例以下。

⑨ 市（地）级以上人民政府卫生行政部门认定的其他较大突发公共卫生事件。

（4）一般突发公共卫生事件（Ⅳ级） 有下列情形之一的为一般突发公共卫生事件：

① 腺鼠疫在一个县（市）行政区域内发生，一个平均潜伏期内病例数未超过10例。

② 霍乱在一个县（市）行政区域内发生，1周内发病9例以下。

③ 一次食物中毒人数30～99例，未出现死亡病例。

④ 一次发生急性职业中毒9例以下，未出现死亡病例。

⑤ 县级以上人民政府卫生行政部门认定的其他一般突发公共卫生事件。

三、突发公共卫生事件分类

（1）以事件的表现形式分类 根据事件的表现形式可将突发公共事件分为以下两类：

① 在一定时间、一定范围、一定人群中，当病例数累计达到规定预警时所形成的事件。例如：传染病、不明原因疾病、中毒（食物中毒、职业中毒）、预防接种反应、菌种等，以及县以上卫生行政部门认定的其他突发公共卫生事件。

② 在一定时间、一定范围，当环境危害因素达到规定预警

值时形成的事件，病例为事后发生，也可能无病例。例如：生物、化学、核和辐射事件。

（2）以事件的成因和性质分类　根据事件的成因和性质，突发公共卫生事件可分为：重大传染病疫情、群体性不明原因疾病、重大食物中毒和职业中毒、新发传染性疾病群体性预防接种反应和群体性药物反应，重大环境污染事故、核事故和放射事故、生物、化学、核辐射恐怖事件、自然灾害导致的人员伤亡和疾病流行，以及其他影响公众健康的事件。

第二节　突发事件的急救原则

一、预防为主，常备不懈

要提高全社会防范突发公共事件对健康造成影响的意识，落实各项防范措施，做好人员、技术、物资和设备的应急储备工作。对各类可能引起突发事件并需要卫生应急的情况，要及时进行分析、预警，做到早发现、早报告、早处理。

二、统一领导，分级负责

根据突发公共事件的范围、性质和对公众健康危害程度，实行分级管理。各级人民政府负责突发公共事件应急处理的统一领导和指挥，各有关部门按照预案规定，在各自的职责范围内做好卫生应急处理的有关工作。各级各类医疗卫生机构要在卫生行政部门的统一协调下，根据职责和预案规定，做好物资技术储备、人员培训演练、检测预警等工作，快速有序的对突发公共事件进行反应。

三、全面响应，保障健康

突发公共事件卫生应急工作的重要目标是为了避免或减少公众在事件中受到的伤害。突发公共事件，涉及人数众多，常常遇到的不单是某一类疾病，而是疾病和心理因素复合危害，而且还有迅速蔓延的特点，所以在突发公共事件处理中，疾病控制、医疗救治等医疗卫生机构需要在卫生行政部门的协调下，在其他部门的支持、配合下，协同开展工作。其目标是最大限度地减少事件带来的直接伤亡和对公众健康的其他影响。

四、依法规范，措施果断

各级人民政府和卫生行政部门要按照相关法律、法规和规章的规定，完善突发公共事件卫生应急体系，建立系统、规范的突发公共卫生事件卫生应急处理工作制度，对突发公共卫生事件和需要开展卫生应急的其他突发公共事件做出快速反应，及时、有效开展监测、报告和处理工作。

五、依靠科学、加强合作

突发公共事件卫生应急工作要充分尊重和依靠科学，要重视开展突发公共事件防范和卫生应急处理的科研和培训，为突发公共事件卫生应急处理提供先进、完善的科技保障。

第三节 突发事件的急救流程

为做好应对社会各种突发事件工作，确保在突发事件发生时，能够迅速、高效、有序地进行处理，保障人民群众生命安全，结合我院的实际情况，制定本预案。医院成立"急诊突发事件应急救治医疗队"，负责院内急诊救护工作的组织、协调和指挥。

上述人员的联系电话在急诊预检处备案，保证随时联系，接到通知后尽快赶到急诊科，并负责科内人员的协调。突发事件发生后，根据医院突发事件领导小组要求迅速启动护理应急预案，采取紧急措施。

各应急小组应当根据各自职责要求，服从突发事件应急领导小组的统一指挥，立即到达规定岗位，履行职责。参加突发事件应急处理的医护人员，应当按照突发事件的要求，采取防护措施，并在专业人员的指导下进行工作。遇突发事件抢救时或医院难以承担的重大医疗救护任务时，应及时向院办、医务处、护理部或总值班汇报，安排人员抢救或转院进行医疗救护。

随季节变化，依照上级指令，做好各种应对措施。

一、突发、群发事件预检分诊

① 预检分诊工作由有经验的高年资护士担任，护士须在5分钟内对患者进行处置，判断病情危重程度并确定相应首诊科室，安排患者挂号或进入抢救室，及时通知有关医师尽快接诊。

② 遇到大批伤病员或突发灾难时，应立即报告科主任、医务处、护理部或总值班等协同抢救。

③ 为及时有效控制和消除突发、群发事件的危害，要做到统一指挥、规范有序、科学高效，保障患者身心健康和生命安全。

④ 预检首先要问清病史，根据患者主诉、症状、体征，初步确定病情危重程度，按病情程度分为轻、中、重三类，危重患者送入抢救室，中、轻度分别安排到各诊室。急诊急救领导小组根据患者人数和病情合理分工，分成若干抢救小组，责任到人组织抢救。尽快疏散抢救室其他患者，集中力量进行抢救工作。

⑤ 病情紧急程度分级 Ⅰ级——危重；Ⅱ级——重症；Ⅲ级——非重症；来诊死亡。

⑥ 颜色标识 Ⅰ级——红色；Ⅱ级——黄色；Ⅲ级——绿色；来诊已死亡——黑色。

⑦ 分配治疗区 急诊科内区域相对分区：Ⅰ类，Ⅱ类，Ⅲ类；院内分流：手术室、ICU、骨科病房、太平间等。

⑧ 提供病历，无名氏者编号，为每位患者佩戴腕带并编写数字作为患者名字。

二、突发、群发事件的抢救工作

（1）接到突发、群发事件抢救通知后，立即上报急诊科主任、护士长。

（2）迅速做好人员、环境及物品准备工作。

① 人员准备：护士长根据需要，及时科内调配护理人员，必要时上报护理部，由护理部主任全院调配护理人员。

② 环境准备：护士协助医生做好现有轻患者转运及出院工作，为突发、群发事件抢救预留足够的床位，并且集中留置。

③ 物品准备：护士根据通知做好抢救物品、药品及仪器的准备工作，如有必要可从其他区域协调调配抢救仪器。

（3）患者到达后，即启动突发事件应急包，为患者做好心电监护、吸氧等工作。做好患者身份安全识别制度。一患一护，保证患者护理安全。

（4）根据患者病情，遵医嘱为患者除颤、洗胃或输血等各项护理工作。

（5）要求护士沉着冷静，团结协作，一切以患者为中心，不慌不忙做好抢救工作。

（6）严格准确记录患者病情及抢救过程、时间及所用的各种抢救药物。

（7）原则上不执行口头医嘱，紧急情况下如执行口头医嘱，需两人核对，经医生核对无误，方可执行，并保留空瓶留作记录。

（8）做好抢救后的清理、补充和患者家属的安抚工作。

（9）做好患者的病情监测和记录工作。

第四节　突发事件的应对物资管理与准备

一、应急物资

应急物资是指在事故即将发生前用于控制事故发生，或事故发生后用于疏散、抢救、抢险等应急救援的工具、物品、设备、器材、装备等一切相关物资。

二、储备卫生应急物资是突发公共卫生事件应急处理工作顺利进行的重要保证

储备物资种类包括药品、疫苗、医疗卫生设备、快速检验检测技术、器材和试剂、传染源隔离、防护用品及应急设施等。

三、应急物资储备的管理与协调

应急物资储备是一项复杂、动态的系统工作，涉及卫生、发展改革和财政等多个部门，部门协调配合十分重要。各级人民政府的卫生行政部门应根据本地区突发公共事件的特点和应急处置的实际需要，分类提出应急物资储备目录和储备计划，由财政部门保证物资储备资金，发展改革部门负责组织应急储备物资的生产、储备和调用，保证供应，维持市场秩序。

（1）仪器类：急诊科配备应有多功能抢救床、心电图机、除颤监护仪、呼吸机、洗胃机、输液泵、吸引器、输氧装置、心电监护仪、气管插管设备，以及各科治疗包、穿刺包、导尿包等。

（2）药品类：抢救车内能保障对外伤、出血、休克、心衰、呼衰、急性肾衰竭、肝衰竭、脑卒中等相应急诊抢救的药品供应，并保持相对恒定数目，如储备的抢救设备和药品不能满足需要，由院总值班负责调配。

四、加强医疗物资的储备

充足的物资储备是突发公共卫生事件成功实施应急预案的先决条件和基础，只有保证齐全、充足的应急物资才能满足应急救治工作的需要。医疗物资尤其是急救物品和设备要做到集中放置，能够随时调用，这就要求平时及时对药品数量进行清点，定期对医疗设备进行检查和维修，从而保证在突发情况下可以及时调用。

五、应急物资的储备管理

应急储备仓库必须由专人负责管理，仓库员须掌握应急物资使用的常识，熟悉物资储备情况和操作规程，具备一定的应变能力，具有高度的责任心，忠于职守。

① 制订卫生应急物资储备的长远规划和年度计划，编制物资储备目录和配置方案。

② 根据"安全第一，常备不懈，定额储备，及时调度，满足急需"的原则，对药品、疫苗、医疗卫生设备、快速检验检测器材和试剂、传染源隔离等卫生应急储备物资实行分类管理，落实岗位责任制。

③ 建立管理责任制，确定专人负责卫生应急储备物资的调用、补充、调整和更新管理，保证应急物资足量储备、满足卫生应急物资采购、入库、储存、出库、回收、维护保养、定期检查、处置等方面的管理制度和台账记录。

④ 应符合物资储存的具体条件和要求，要避光、通风良好，有防火、防盗、防潮、防鼠、防污染等措施。对需低温保存的，应在符合温度控制要求的冷库、冷藏柜、冰柜中保存。

⑤ 调用出库的卫生应急物资使用后，对可重复使用的，负责回收和维护保养；对已消耗或不可回收的，应填写耗损管理相关记录并说明情况，报院领导批准后做耗损处理。对使用有效期较短、市场供应充分且在日常应急工作中经常使用的卫生储备物资，可以实行动态储备管理，按照"用旧补新、先进先出、等量更替"的原则调出使用，同时补充相同数量的新物资进行储备，避免浪费。

第五节　突发事件的应对人员管理与培训

一、建立突发事件的应急预案

为了保证急诊科在现有条件基础上，发掘资源，最大限度地抢救治疗。突发事件应急预案包括的人员梯队如下：

一线人员：为在岗的值班人员。

二线人员：为在岗的急诊总值班。

三线人员：为急诊科主治医师、副教授。

四线人员：为急诊科主任、副主任。

附加人员：临时组织参加急救的人员，由组织联络小组应急调配。

二、对护理应急队的要求

① 由护理部统一领导，长期设置，人员相对固定，并有后备力量。

② 保证应急队人员通讯联络畅通。

③ 遇有突发事件或重大疫情时，要求第一时间到达指定地点。

④ 负责现场的紧急救治及消毒隔离处理。

⑤ 定期进行实战演练，做到有备无患，常备不懈。

⑥ 应急队成员组成，应为各科护理骨干，并具有丰富的抢救技能和抢救经验。

⑦ 了解抢救物品、药品及防护用品放置位置，定期检查清点，用后及时补充，保证各种物品齐全，仪器设备处于完好状态，随时方便使用。

三、各组职责

（1）人员培训组

① 设专人专项管理。

② 负责全院护理人员相关知识的培训工作。

③ 负责急救小组应急能力及抢救技能操作的培训。

④ 负责全院护理人员应对各类新型传染病防护知识的培训。

（2）人力调配组

① 掌握全院护理人员配置状态，组织形式，应对突发事件

的临时梯队人员。

②根据突发事件患者的数量、病情，及时合理调配护理人员，保证一线护理人员的数量和质量。

③随时了解梯队人员的思想状态，做好梯队人员思想动员工作。

（3）质量管理组

①负责制定相关工作制度、人员职责、工作流程及考核标准。

②检查指导各项工作落实，定期组织护理查房，保证护理质量。

③落实消毒隔离及个人防护要求，防护交叉感染。

④定期检查、考核护理质量，及时修改补充工作制度及工作流程，持续提高护理品质。

（4）物资保障组

①掌握各项物品供应渠道，协调相关科室关系。

②了解突发事件的物品需求。

③及时组织供应一线所需的各类物品。短缺物品应做少量储备。

（5）信息管理组

①负责收集相关信息，做好预警工作。

②及时传达上级有关文件精神。

③深入一线了解突发事件工作的相关信息，总结报道好人好事，激励一线人员士气。

④及时向突发事件护理小组反馈救治工作及护理人员的各项问题及意见。

（6）指挥联络组　由院领导、中心主任、护士长负责指挥救护工作。进行全院范围内的调度，通知有关科室腾出床位，调集人员、担架，推车到医院门口，血库、手术室、化验室、放射科做好应急准备，以便伤员到达后能得到及时有效的救治。

第五章　护理记录单书写

第一节　体温单

体温单用于记录患者体温、脉搏、呼吸及其他情况，内容包括患者姓名、科室、入院日期、住院病历号（或病案号）、日期、手术后天数、体温、脉搏、呼吸、血压、大便次数、出入液量、体重、住院周数等。主要由护士填写，住院期间体温单排列在病历最前面。

一、体温单的书写要求

① 体温单的眉栏项目、日期及页数均用蓝黑或碳素墨水笔填写。各眉栏项目应填写齐全，字迹清晰，均使用正楷字体书写。数字除特殊说明外，均使用阿拉伯数字表述，不书写计量单位。

② 在体温单40～42℃之间的相应格内用红色笔纵式填写入院、分娩、手术、转入、出院、死亡等项目。除手术不写具体时间外，其余均按24小时制，精确到分钟。转入时间由转入科室填写，死亡时间应当以"死亡于×时×分"的方式表述。

③ 体温单的每页第1天应填写年、月、日，其余6天不填年、月，只填日。如在本页当中跨越月或年度，则应填写月、日或年、月、日。

④ 体温单34℃以下各栏目，用蓝黑、碳素墨水笔填写。

⑤ 住院天数应自入院当天开始计数，直至出院。

⑥ 手术后天数自手术次日开始计数，连续填写14天，如在14天内又做手术，则第2次手术天数作为分子，第一次手术天

数作为分母填写。如第1次手术1天又做第2次手术即写1（2）、1/2、2/3、3/4……10/11，连续写至末次手术的第14天。

⑦ 患者因做特殊检查或其他原因而未测量体温、脉搏、呼吸时，应补填并填入体温单相应栏内。患者如特殊情况必须外出者，须经医师批准书写医嘱并记录在交接班报告上（或护理记录单），其外出期间，不测试和绘制体温、脉搏、呼吸，返院后的体温、脉搏与外出前不相连。

⑧ 体温在35℃（含35℃）以下者，可在35℃横线下用蓝黑或碳素墨水笔写上"不升"两字，不与下次测试的体温相连。

二、体温、脉搏、呼吸、大便的记录

（1）体温的记录

① 体温曲线用蓝色笔或碳素墨水笔绘制，以"×"表示腋温，以"○"表示肛温，以"●"表示口温。

② 降温30分钟后测量的体温是以红圈"○"表示，再用红色笔画虚线连接降温前体温，下次所测体温应与降温前体温相连。

③ 如患者高热经多次采取降温措施后仍持续不降，受体温单记录空间的限制，需将体温单变化情况记录在体温记录栏中。

④ 体温骤然上升（≥1.5℃）或突然下降（≥2.0℃）者要进行复试，在体温右上角用红笔划复试标号"√"。

⑤ 常规体温每天15：00测试1次。当天手术患者7：00、19：00各加试1次。手术后3天内每天常规测试2次（7：00、15：00）。新入院患者，即时测量体温1次，记录在相应的时间栏内。

⑥ 发热患者（体温≥37.5℃）每4小时测试1次。如患者体温在38℃以下者，23：00和3：00酌情免试。体温正常后连测3次，再改常规测试。

（2）脉搏的记录

① 脉搏以红点"●"表示，连接曲线用红色笔绘制。

② 脉搏如与体温相遇时，在体温标志外画一红圈。如

"×"、"◎"、"⊙"。

③ 短绌脉的测试为两人同时进行，一人用听诊器听心率，另一人测脉搏。心率以红圈"○"表示，脉搏以红点"●"表示，并以红线分别将"○"与"●"连接。在心率和脉搏两曲线之间用红色笔画斜线构成图像。

（3）呼吸的记录

① 呼吸的绘制以数字表示，相邻的两次呼吸数用蓝黑或碳素墨水笔，上下错开填写在"呼吸数"项的相应时间纵列内，第1次呼吸应当记录在上方。

② 使用呼吸机患者的呼吸以®表示，在"呼吸数"项的相应时间纵列内上下错开用蓝黑笔或碳素笔画®，不写次数。

（4）大便的记录

① 应在15:00测试体温时询问患者24小时内大便次数，并用蓝黑或碳素墨水笔填写。

② 用"*"表示大便失禁，用"☆"表示人工肛门。

③ 3天以内无大便者，结合临床酌情处理。处理后大便次数记录于体温单内。

④ 灌肠1次后大便1次，应在当天大便次数栏内写1/E，大便2次2/E，无大便写0/E。11/E表示自行排便1次，灌肠后又排便1次。

三、其他内容记录

① 出量（尿量、痰量、引流量、呕吐量）、入量记录：按医嘱及病情需要，用蓝黑或碳素墨水笔如实填写24小时总量。

② 血压、体重的记录：血压、体重应当按医嘱或者护理常规测量并用蓝黑或碳素墨水笔记录，每周至少1次。入院当天应有血压、体重的记录。手术当天应在术前常规测试血压1次，并记录于体温单相应栏内。如为下肢血压应当标注。入院时或住院期间因病情不能测体重时，分别用"平车"或"卧床"表示。

第二节 医嘱的处理要求

医嘱是指医师在医疗活动中下达的医学指令。医嘱单分为长期医嘱单和临时医嘱单。

① 医嘱由医师直接书写在医嘱单上或输入微机，护士不得转抄转录。

② 长期医嘱单内容包括患者姓名、科别、住院病历号（或病案号）、页码、起始日期和时间、长期医嘱内容、停止日期和时间、医师签名、护士签名。临时医嘱单内容包括医嘱时间、临时医嘱内容、医师签名、执行时间、执行者签名等。

③ 医嘱内容及起始、停止时间应当由医师书写。医嘱内容应当准确、清楚，每项医嘱应当只包含一个内容，并注明下达时间，应当具体到分钟。医嘱不得涂改。需要取消时，应当使用红色笔标注"取消"字样并签名。

④ 一般情况下，医师不得下达口头医嘱。因抢救急危患者需要下达口头医嘱时，护士应当复诵一遍。抢救结束后，医师应当即刻据实补记医嘱。

第三节 护 理 记 录

一、护理文书书写对象

凡是诊断尚未明确的患者（如：腹痛查因）、高热患者（如：高热抽搐）、阑尾炎、脑血管意外、昏迷患者、头部重度损伤有可能引起颅内出血的患者、中毒患者、中重度输液反应等。

二、护理文书书写要求

① 一般患者每小时记录"巡视患者"一次，生命体征正常者每4小时记录一次生命体征，如有病情变化随时记录，危重病患者使用监护仪每小时记录一次生命体征，有病情变化或特殊情

况随时记录。

② 护理记录使用24小时制，具体按新的护理文书书写要求执行，吸氧患者请注明吸氧方式（鼻导管、面罩等）、吸氧流量及单位，退热药、止痛药等用后要记录效果。何时给患者做检查、治疗、护理等均应写清楚时间，重症患者应有生命体征。

③ 护理文书书写遇房颤患者时，需同时记录 P 、HR，经处理后是否转律（包括其他心律失常患者）都要交待处理后心律情况。

三、急诊科护理记录书写样例

（1）头部外伤患者　观察神志、瞳孔、受伤史、头部外伤病情记录、相关检查、相关治疗及生命体征。

（2）脑血管意外、脑梗患者　记录神志、瞳孔、面部表情、临床表现、四肢肌力、肌张力、既往史、生命体征。

（3）肌力及肌张力的区别　肌力是指肌肉收缩的力量，是人的机体或机体的某一部分肌肉工作（收缩或舒展）时克服内外阻力的能力。肌肉静止松弛状态下的紧张度称为肌张力。肌张力是维持身体各种姿势以及正常运动的基础，并表现为多种形式。肌张力高的时候肢体发僵，很紧，肌张力低的时候，肢体很松，检查时无任何抵抗。

肌力的分级：

0级：肌肉完全麻痹，触诊肌肉完全无收缩力。

Ⅰ级：肌肉有主动收缩力，但不能带动关节活动，可见肌肉轻微收缩。

Ⅱ级：可以带动关节水平活动，但不能对抗地心引力。肢体能在床上平行移动。

Ⅲ级：能对抗地心引力做主动关节活动，但不能对抗阻力。肢体可以克服地心吸收力，能抬离床面。

Ⅳ级：能对抗较大的阻力，但比正常者弱。肢体能做对抗外界阻力的运动。

Ⅴ级：正常肌力。肌力正常，运动自如。

（4）留观患者八知道

①姓名；②诊断；③主要病情（症状、体征、目前主要阳性检查结果、睡眠、排泄）；④心理状况；⑤治疗（手术名称、主要用药的名称、目的、注意事项）；⑥饮食；⑦护理措施（护理要点、观察要点、康复要点）；⑧潜在危险及预防措施。

（5）洗胃　洗胃的患者请记录开始洗胃时间，洗胃结束时间。洗胃过程顺利，共用温开水、生理盐水洗胃的量，洗出液体的颜色，有无气味。

（6）急性脑血管意外　主诉：左侧肢体乏力17小时，患者神志清楚（神清），痛苦面容，面色红润，双侧瞳孔等大等圆，直径3mm，对光反射灵敏，口角歪斜，伸舌左偏，左侧肢体乏力Ⅲ级，四肢肌张力正常，既往有高血压病史，诉头昏，立即双侧予鼻导管给氧，5L/分，建立静脉通道，心电监护等处理。

（7）外伤　主诉：车祸伤及头部伴疼痛流血10分钟。患者神志不清，呼之不应，双侧瞳孔等大等圆，直径2mm，对光反射存在，前额有一长约8cm的不规则伤口，有活动性出血，呼出气味可闻及酒精味，立即予伤口包扎止血，双侧予鼻导管吸氧3L/min，建立静脉通道。

（8）颅脑外伤　主诉：骑摩托车摔伤头部伴流血（量不祥）约30分钟。患者神志清楚，右侧瞳孔直径3mm，对光反射灵敏，左侧因受伤无法观察瞳孔，左前额处可见皮肤裂伤3cm×3cm×8cm，伴流血不止，左上睑裂伤少许，后枕部可见皮肤裂伤少许（因太少无法测量），立即予包扎止血，建立静脉通道。

（9）慢性肺源性心脏病　主诉：反复咳嗽、咳痰再发加重10小时。患者神志清楚，痛苦面容，不能平卧，面色苍白，口唇发绀，桶状胸，胸廓左侧较右侧饱满，心率快，律齐，两肺可闻及干性啰音，即予半卧位，低流量双侧鼻导管吸氧2L/min，遵医嘱予生理盐水100ml+氨茶碱0.25g静脉滴注，地塞米松10mg

静脉推注，病情仍无缓解送内科住院治疗。

（10）急性左心衰、慢性支气管炎、肺气肿、肺心病　主诉：呼吸困难3小时。患者神志清楚，急性病容，口唇发绀，呼吸气促，双肺闻及哮鸣音及湿啰音，律齐，既往有慢性支气管炎、肺气肿病史，双下肢水肿，即予半卧位，双侧鼻导管吸氧2L/min，心电监护，建立静脉通道等以上处理。

（11）冠心病　主诉：头晕、胸闷5小时，无恶心、呕吐、抽搐。患者神志清楚，面色口唇稍苍白，脉搏细弱，稍活动后即感不适，有既往病史，即予双侧鼻导管吸氧3L/min，建立静脉通道。

（12）慢性支气管炎加重期　患者神志清楚，呼吸气促，口唇发绀，颈静脉怒张，不能平卧，腹部稍膨隆，腹肌稍紧张，下肢水肿（轻、中、重），既往病史，即予双侧鼻导管吸氧2L/min，建立静脉通道。向家属讲解疾病的危重，家属表示理解，并以签字为证（一般拒绝住院或转上级医院时要签字），生命体征汇报医生，嘱继续观察。

（13）高热抽搐　主诉：家属发现患儿发热39℃约10分钟，抽搐3～5分钟。患儿意识模糊，双侧瞳孔等大等圆，直径2.5mm，对光反射存在，四肢抽搐，双眼向上凝视，面色口唇轻度发绀，立即遵医嘱予面罩给氧6L/min，建立静脉通道，静推地西泮5mg，地塞米松3mg，静脉滴注生理盐水100ml+赖氨匹林0.45g。1分钟后患儿抽搐停止，意识转清楚。

（14）上消化道大出血　患者神志清楚，体质消瘦，重度贫血貌，口唇甲床苍白，腹平软，无压痛、反跳痛（观察有无腹膜刺激征），既往有胃病史5年，诉轻度头晕，立即遵医嘱予双侧鼻导管吸氧3L/min，建立静脉通道，心电监护等以上处理，生命体征异常向医生汇报，嘱继续观察。

（15）冠心病、脑梗　主诉：右侧肢体无力，气促半天。患者神志清楚，呼吸气促，不能平卧，口唇肢端发绀，脉搏短绌，P80次/min，HR108次/min，右侧上下肢体乏力0级，即予鼻导管吸氧3L/min，建立静脉通道，半卧位等处理。

（16）电击伤　致伤主诉：患者电击伤后呼之不应约20分钟。患者意识丧失，全身皮肤发绀、湿冷，双侧瞳孔散大固定，心跳、呼吸停止，左侧大鱼际肌有2cm×3cm的皮肤焦痂，即予心肺复苏，报告医生，建立静脉通道，心电监护，心电示波呈一直线。遵医嘱用药，医生向家属口头解释病情后，予经口气管插管，插管深度22cm，听诊双肺呼吸音对称，接呼吸机辅助呼吸，模式为"机控"，设置潮气量450ml，呼吸12次/min，呼吸比，氧浓度40%。记录医生予患者行床边心电图呈一直线的时间。持续心肺复苏，心电监护等抢救1小时10分钟，患者心跳、呼吸仍未恢复，医生宣布临床死亡。

（17）猝死抢救记录　患者处于昏迷状态，双侧瞳孔散大到边缘，直径5mm，对光反射消失，全身冰冷，大动脉搏动未触及，无自主呼吸。就诊后立即予胸外心脏按压，吸氧，心电监护，浅静脉留置针输液，经口气管插管，插管深度24cm，负压吸痰，使用呼吸机sime辅助控制通气，参数调节如下：T 0.4L，14次/分，PEEP 5cmH$_2$O，PSV 13cmH$_2$O，FiO$_2$ 85%，SaO$_2$波动在50%～60%之间，遵医嘱予肾上腺素1mg静脉推注。患者仍无自主呼吸，心跳未恢复，持续胸外心脏按压及呼吸机辅助通气抢救30分钟，患者仍无自主呼吸及心跳，心电图呈一直线，无大动脉搏动，医生宣布临床死亡。

（18）猝死查因　陪人代诉：呼唤患者不应约20分钟，送入我院，07:55生命体征（T、P、R、BP）：患者意识丧失，全身皮肤重度发绀，冰冷，颜面颈部有散在性丘疹，双侧瞳孔散大固定，对光反射消失，颈动脉搏动消失，心音消失，呼吸停止，即予报告医生，心肺复苏，吸痰，吸出黄色液体20ml，建立静脉通道，心电监护，心电示波一直线。医生口头向陪人解释病情后，即经口气管插管。电话请麻醉科值班医生、院长会诊，插管过程顺利，插管深度22cm，听诊双肺呼吸音对称，接呼吸机辅助呼吸，模式为"机控"，记录设置参数，吸痰时间，吸出黄色样液约20ml，记录医生予患者行床边心电图呈一直线。持续心肺复苏，心电监护等抢救1小时，记录患者心跳、呼吸仍未恢复时间，医生宣布临床死亡时间。

（19）昏迷查因

① 旁人代诉：患者昏倒在地约5分钟。患者呈深昏迷状态，左前额有皮肤擦伤痕迹，双侧瞳孔等大等圆，直径3mm，对光反射迟钝，口唇及全身皮肤重度发绀，四肢冰冷，心音弱，血压测不到，小便失禁，汇报医生，立即予吸氧，建立静脉通道，心电监护，即予心肺复苏等抢救。

② 昏迷查因：陪人代诉：头痛5天，昏迷1小时。患者处于深昏迷状，双侧瞳孔等大等圆，直径2.5cm，对光反射迟钝，脸色苍白，全腹瘀斑，呼吸微弱，既往有急性淋巴细胞性白血病，就诊后遵医嘱予鼻导管吸氧3L/min，浅静脉留置针输液，心电监护等对症治疗。几点钟，患者自主呼吸丧失，心音逐渐消失，即行心肺复苏，予简易呼吸气囊接高流量氧气辅助通气，胸外心脏按压，遵医嘱用药，记录行床边心电图呈一直线时间，持续心肺复苏，心电监护、输液等抢救1小时，记录患者心跳、呼吸仍未恢复时间，予行床边心电图呈一直线，医生宣布临床死亡时间。

第四节　护理日夜交接班报告

护理日夜交接班报告用于记录护士在值班期间病房情况及患者的病情动态，以便于接班护士全面掌握、了解病房和患者情况、注意事项及应有的准备工作。

（1）白班用蓝黑或碳素墨水笔填写，夜间用红色笔填写。内容全面真实、简明扼要、重点突出。

（2）眉栏项目包括当天住院患者总数、出院、入院、手术、分娩、病危、病重、抢救、死亡等患者数。

（3）书写顺序为出科（出院、转出、死亡）、入科（入院、转入）、病重（病危）、当天手术患者、病情变化患者、次日手术及特殊治疗检查患者、外出请假及其他有特殊情况的患者。

（4）书写要求

① 出科患者：记录床号、姓名、诊断、转归。

② 入科患者及转入患者：记录床号、姓名、诊断及重点交接内容。其重点内容为主要病情、护理要点（管道情况、皮肤完整性、异常心理及其护理安全隐患等）、后续治疗及观察。

③ 病重（病危）患者：记录床号、姓名、诊断。病情变化等记录在病重（病危）患者护理记录单上。

④ 手术患者：记录手术名称、回病房的时间、当班实施的护理措施、术后观察要点及延续的治疗等。

⑤ 病情变化的患者：记录本班主要病情变化、护理措施及下一班次护理观察要点和后续治疗。

⑥ 次日手术的患者：记录术前准备，交代下一班次观察要点及相关术前准备情况等。

⑦ 特殊治疗检查的患者：记录所做治疗的名称、护理观察要点及注意事项。

⑧ 特殊检查的患者：记录检查项目、时间、检查前准备及观察要点等。

⑨ 外出请假的患者：记录去向、请假时间、医生意见、告知内容等。

⑩ 其他：患者有其他特殊及异常情况时要注意严格交接班，如情绪或行为异常、跌倒、摔伤等不良事件等。

（5）护理日夜交接班报告至少在科室保存1年，不纳入病案保存。

第二篇
急诊科护理技术

第六章　急诊抢救技术

第一节　心肺脑复苏术

一、概论

心肺复苏（CPR）是针对呼吸、心跳停止的患者所采取的抢救措施，即用心脏按压或其他方法形成暂时的人工循环，恢复心脏的自主搏动和血液循环，用人工呼吸代替自主呼吸并恢复自主呼吸，达到恢复苏醒和挽救生命的目的，而其最终目的是脑功能的恢复，故心肺复苏现已发展成心肺脑复苏（CPCR）。

（一）基础生命支持

基础生命支持（BLS）是对发生呼吸、心跳骤停患者实施心肺复苏急救的初始技术，目的是能够维持人体重要脏器的基本血氧供应，直至延续到建立高级生命支持或恢复自主心跳和呼吸。

1. 立即识别心搏骤停并启动急救系统　判断和避免各种存在和潜在的危险之后，判断患者反应，确认后立即启动急诊医疗服务系统（EMS）。

2. 置患者于复苏体位　将患者仰卧、平放于硬质平面上。

3. 胸外心脏按压

① 体位：患者必须平卧，背部置于硬物上。

② 部位：胸骨中下1/3交界处。

③ 姿势：将一手掌根部置于按压点，另一手掌根部覆于前者之上，手指向上方翘起，双臂伸直，凭自身重力通过双臂和双手掌，垂直向下按压。

④ 按压深度大于或等于5cm。

⑤ 按压与放松时间为1∶1。

⑥ 频率大于100次/分。

⑦ 按压与人工呼吸比例30∶2。

4. 开放气道　目的是维持呼吸道通畅，保障气体自由出入，是成功实施人工呼吸的基础。方法包括畅通呼吸道和开放气道。畅通呼吸道方法为迅速清除患者口鼻内异物及分泌物，有假牙者应取出。

5. 人工呼吸

① 吹气约持续1秒。

② 应避免过度通气，潮气量400～600ml。

6. 电击除颤　除颤指征为心电图提示心室颤动（VF）或无脉性室性心动过速（VT）患者。

（1）电除颤时双相波和单相波的能量选择

① 成人：双相波形电击的能量设定相当于200J，单相波形电击的能量设定相当于360J。

② 儿童：首剂量2J/kg，后续电击能量级别应至少为4J/kg，并可使用更高能量级别，但不超过10J/kg或成人最大剂量。

（2）电极板放置位置

① 前侧位：一个电极板放置在左侧第五肋间与腋中线交界处，另一电极板放置在胸骨右缘第二肋间。

② 前后位：一个电极板放置胸骨右缘第二肋间，另一电极板放置在左背肩胛下面。

7. 心肺复苏的四个早期

① 提倡早期除颤：如果在室颤发生的最初5分钟内进行电除颤，并随机进行有效CPR，将使复苏成功率成倍提高。

② 有效不间断地心脏按压：从意外发生即可就开始进行CPR，按压应有力、迅速，每次按压后胸廓应充分复位，尽量保持按压的连续性。

③ 有效人工呼吸。

④ 建立紧急医疗服务系统。

（二）高级生命支持

高级生命支持（ALS）是在BLS的基础上应用特殊仪器及技术，建立和维持有效的呼吸和循环功能，通过ECG的监护和心电图判断识别及治疗心律失常，建立有效的静脉通路，改善并保持心肺功能及治疗原发病。

1. 人工气道的建立与呼吸支持

① 气管内插管。

② 可选择的先进气道技术，如喉罩、食管-气管联合导管、咽气管道管。

③ 人工机械通气与氧疗。

2. 静脉通道的建立与药物治疗

① 给药及时，给药时不中断CPR。

② 熟知常用抢救药物种类和方法。

3. 脏器功能监测　应用12导联心电图、无创多功能监护、动脉血气分析、血流动力学监测及肝肾功能测定来进行监测。

（三）持续生命支持

持续生命支持是指建立与维持更有效的通气和血液循环后，使用药物、设备和其他手段维持机体内环境稳定，改善各器官的功能，维持各器官的功能，维持生命，最大限度加速神经系统功能的恢复，使患者重新获得生活和工作的能力。

1. 持续生命支持主要技术

① 脑复苏、药物治疗、温度控制。

② 维持循环功能。

③ 维持呼吸功能。

④ 纠正酸中毒和电解质紊乱。

⑤ 抗感染治疗。

⑥ 防治肾衰竭。

⑦ 严密观察患者的症状和体征。

2. CPCR五个重要环节

① 立即识别心搏骤停并启动急救系统。

② 尽早进行心肺复苏，着重于胸外按压。

③ 快速除颤。

④ 有效的高级生命支持。

⑤ 综合的心搏骤停后治疗。

成人、儿童和婴儿的关键基础生命支持步骤的总结见表6-1。

表6-1 成人、儿童和婴儿的关键基础生命支持步骤的总结

内容	建议		
	成人	儿童	婴儿
识别	无反应		
	没有呼吸或不能正常呼吸（或仅仅是喘息）	不呼吸或仅仅是喘息	
	对于所有年龄，在10秒内未扪及脉搏		
程序	C-A-B		
按压速率	每分钟至少100次		
按压幅度	至少5cm	大约5cm	大约4cm
胸廓回弹	保证每次按压后胸廓回弹，医务人员每2分钟交换		
按压中断	减少胸外按压的中断时间（控制在10秒以内）		
气道	仰头抬颏法（医务人员怀疑有外伤用推举下颌法）		
按压通气比率	30：2	30：2单人施救者 15：2两名施救者	
通气	在施救者未经培训或经过培训但不熟练的情况下单纯胸外按压		
使用高级气道通气	已经气管内插管，人工呼吸频率8～10次/分，可不考虑与心脏按压同步		
除颤	尽快连接并使用AED，尽可能缩短电击前后的胸外按压中断，每次电击后立即从按压开始心肺复苏		

二、单人心肺复苏技术

（一）心肺复苏技术适应证

由于外伤、疾病、中毒、意外、低温、淹溺和电击等各种原因，导致呼吸、心搏骤停者。

心搏骤停的标志如下。

① 突然意识丧失。

② 颈动脉搏动不能触及。

③ 呼吸停止，瞳孔散大。

④ 皮肤黏膜呈灰色或发绀。

（二）目的

开放气道，重建呼吸和循环，达到恢复苏醒和挽救生命的目的。

（三）操作标准

1. 操作前准备

（1）准备

① 个人准备：仪表端正，服装整洁。

② 物品准备：模拟人一个、硬板一块、纱布、治疗碗、弯盘、手表、抢救记录单、笔。

（2）评估患者

① 判断意识：轻拍、摇动或大声呼唤患者无反应。

② 判断呼吸：直观胸部有无起伏，将面颊部贴近患者口鼻感觉有无气体溢出，判断时间为10秒。

③ 判断心跳：急救者示指和中指指尖触及患者气管正中部（相当于喉结的部位），旁开两指，至胸锁乳突肌前缘凹陷处，触摸患者颈动脉有无搏动。判断时间为10秒。

（3）呼救并记录时间。

2. 操作步骤

（1）胸外按压

① 体位：卧硬板床，头颈、躯干无扭曲，两臂放于身体两

侧。背部垫木板或平卧地上解开衣领腰带，暴露胸部。

② 定位：胸骨中下 1/3 交界处。快速定位为胸骨正中双乳头之间胸骨上，手掌根部为按压区。

③ 手法：右手重叠在左手背上，十指相扣，手心翘起，手指离开胸壁。实施有节律的胸外心脏按压。

④ 姿势：急救者上半身前倾，双臂绷直，双肩位于双手的正上方，垂直向下用力按压。按压深度大于或等于 5cm，按压与放松时间为 1∶1，频率大于 100 次/分。

（2）开放气道　检查口鼻清除分泌物，有假牙者取下假牙，仰面举颏法打开气道。解除气道梗阻，保持气道通畅。

（3）口对口吹气

① 取单层纱布覆盖患者口部，口对口吹气 2 次。吹气有效，口鼻无漏气，胸廓隆起。

② 按压/通气比为 30∶2，反复进行。潮气量 400 ～ 600ml，吸呼比为 1∶1。

（4）判断效果　操作 5 个循环后判断心肺复苏效果。如已恢复，进行进一步生命支持；如未恢复，继续上述操作 5 个循环后再次判断，直至高级生命支持人员及仪器设备到达。每次按压前均重新定位，检查瞳孔、面色、甲床、呼吸、颈动脉搏动及血压情况。

（5）整理患者用物，洗手记录。详细记录心搏骤停的时间，抢救过程和心肺复苏成功的时间。

（四）注意事项

（1）急救者正常呼吸，将口罩住患者的口，将气吹入患者口中，每次吹气时间应持续 1 秒以上，应见胸廓起伏（潮气量500 ～ 600ml），吹气后注意放开捏鼻子的手。

（2）胸外心脏按压只能在患者心脏停止跳动下才能施行。

（3）口对口吹气和胸外心脏按压应同时进行，吹气和按压的次数过多和过少均会影响复苏的成败。

（4）胸外心脏按压的位置必须准确，需保证按压后胸廓回弹，按压的力度要适宜。

（5）尽可能减少胸外按压中断，将中断控制在10秒以内。

（6）施行心肺复苏术时应将患者的衣扣及裤带松解，以免引起内脏损伤。

（7）心肺复苏有效的体征

① 触及颈动脉或股动脉搏动，收缩压≥60mmHg。

② 自主呼吸恢复，皮肤颜色由发绀转为红润。

③ 瞳孔缩小，有时可有对光反射。

④ 室颤波由细小转变为粗大，甚至恢复窦性心律。

三、多人心肺复苏术

（一）操作标准

1. 操作前准备

（1）准备

① 个人准备：仪表端正，服装整洁。

② 物品准备：模拟人一个、硬板一块、纱布、治疗碗、弯盘、手表、抢救记录单、笔。

（2）责任护士评估患者

① 判断意识：轻拍、摇动或大声呼唤患者无反应。

② 判断呼吸：直观胸部有无起伏，将面颊部贴近患者口鼻感觉有无气体溢出，判断时间为10秒。

③ 判断心跳：急救者示指和中指指尖触及患者气管正中部（相当于喉结的部位），旁开两指，至胸锁乳突肌前缘凹陷处，触摸患者颈动脉有无搏动。判断时间为10秒。

（3）责任护士呼救并记录时间。

2. 操作步骤

（1）责任护士胸外按压

① 体位：平卧硬板床，头颈、躯干无扭曲，两臂放于身体两侧。背部垫小板或平卧地上解开衣领腰带，暴露胸部。

② 定位：胸骨中下1/3交界处，手掌根部为按压区。快速定

位为胸骨正中双乳头之间胸骨上。

③ 手法：右手重叠在左手背上，十指相扣，手心翘起，手指离开胸壁。实施有节律的胸外心脏按压。

④ 姿势：急救者上半身前倾，双臂绷直，双肩位于双手的正上方，垂直向下用力按压。按压深度大于或等于5cm，按压与放松时间为1：1，频率大于100次/分。

（2）辅助护士开放气道　检查口鼻清除分泌物，有假牙者取下假牙，仰面举颏法打开气道。解除气道梗阻，保持气道通畅。

（3）辅助护士口对口吹气

① 取单层纱布覆盖患者口部，口对口吹气2次。

② 按压/通气比为30：2，反复进行。

③ 必要时配合医生予患者气管插管。吹气有效，口鼻无漏气，胸廓隆起，潮气量400～600ml，吸呼比为1：1。

（4）第三护士通知医师及准备用物药品

① 第三护士及时通知医师患者需要抢救，备好抢救用物及药品。

② 及时建立静脉通道，遵医嘱应用抢救药品。口头医嘱执行时严格查对，用药后保留安瓿及时记录，安瓿待双人核对后方可弃去。

（5）第三护士准备除颤仪涂导电糊，调节参数遵医嘱选择能量，充电，除颤。需要时进行除颤。

① 均匀涂抹导电糊，打开除颤器电源；

② 调节除颤器能量并充电；

③ 嘱所有人离开床旁，医生除颤。

（6）责任护士判断效果　操作5个循环后判断心肺复苏效果。如已恢复，进行进一步生命支持。如未恢复，继续上述操作5个循环后再次判断，直至高级生命支持人员及仪器设备到达。每次按压前都重新定位，检查瞳孔、面色、甲床、呼吸、颈动脉搏动及血压情况。

（7）整理患者用物，洗手记录　心搏骤停的时间，抢救过程和心肺复苏成功的时间详细记录。

（二）多人心肺复苏要求

① 闭式循环交流。

② 清楚提示信息。

③ 明确分工和职责。

④ 知道自己的局限性。

⑤ 知识共享。

⑥ 重新评估和总结。

⑦ 相互尊重。

第二节　气管插管

一、定义

紧急气管插管是各种急危重症患者抢救过程中的一项非常实用而重要的技术。要求在短时间内完成气管插管，建立人工气道，迅速恢复患者的通气与供氧，是逆转急危重症患者病情和预后的关键。

二、目的

建立有效通畅的气道的目的：①促使高浓度氧气的吸入；②保护气道；③有利于吸引；④提供复苏时另一给药途径。

三、适应证

① 心搏骤停患者自主呼吸心跳突然停止，使用简易呼吸器通气无效。

② 呼吸衰竭：严重的呼吸衰竭和急性呼吸窘迫综合征，不能满足机体通气和供氧的需要。

③ 上呼吸道阻塞：自主清理呼吸道无效或有误吸的危险。

④ 上呼吸道损伤存在上呼吸道损伤通气受阻。

⑤ 手术需要。

四、禁忌证

① 咽喉部急性症状和疾病：急性喉炎、喉头水肿、咽喉部肿瘤、烧灼伤等。

② 胸动脉肿瘤。

③ 下呼吸道梗阻。

五、插管用物的准备

插管之前应充分做好准备工作。插管所需用具如下：喉镜、气管导管、导丝、压舌板、面罩、简易呼吸器、听诊器、注射器（5ml）、口咽通气道、负压吸引设备、吸痰管、生理盐水、气管插管固定寸带、气囊压力表、布胶布、康惠尔泡沫敷料（10cm×10cm）、吸氧设备、备用电池两节和相关急救药物，一般护理记录单，呼吸机、灭菌注射用水、可调节输液器。

六、气管插管的配合

① 插管前准备：插管时需要医生护士配合共同完成。护士戴手套；取下患者枕头，患者呈仰卧位，肩背部垫高，头尽量后仰，使患者口、咽、喉成一直线；用吸痰管吸净口鼻、咽喉部分泌物、血液或胃反流物；取下义齿，检查有无牙齿松动，松动明显可拔除，松动不明显用外科缝线拴牢以防插管时脱落坠入。根据患者年龄、性别遵医嘱选择合适的气管导管，一般男性7～8.5mm，女性7～8mm，插管前必须检查气管插管套囊是否松动、漏气。将导丝插进气管导管床旁备用。

插管前，检查气管插管所需用物是否齐全，特别是喉镜光源是否明亮。根据患者具体情况遵医嘱使用相应镇静药和肌松药，与此同时使用简易呼吸器面罩加压给氧2～3分钟，使血氧饱和度保持在95%以上，由医生判断患者意识、镇静程度，符合插管条件立即行气管插管术。插管过程医护需高度配合，医生右手持气管导管，对准声门，插入3～5cm（气囊越过声门即可）。立即拔出导丝，向导管气囊内注入空气5～7ml。

② 插管后观察导管是否有气体随呼吸进出，或用简易人工呼吸器压入气体观察胸廓有无起伏，或听诊两肺有无对称的呼吸音以确定导管已在气管内。

③ 用胶布把气管导管与口咽通气道固定在一起，必要时在双颊垫上康惠尔泡沫敷料，并牢固固定于口部四周及面颊皮肤，再用寸带进行进一步固定并预留两指的空隙。

七、插管后注意事项

① 观察病情：注意观察患者神经精神症状及体征，注意观察血压和周围循环情况，注意体温、呼吸、尿量变化。

② 体位：患者头部位置稍后仰，以减轻插管对咽后壁的压迫，并定时左右转动头部以变换导管压迫点，防止局部损伤。

③ 使用呼吸机的监护：全面掌握呼吸机的性能，如呼吸机的声音、节律是否异常，发现异常及时调节或更换。注意观察患者胸廓起伏、神志、面色、周围循环，观察有无自主呼吸，是否与呼吸机同步，否则应设法调整。注意避免脱管、堵管及气胸的发生，意识清醒或躁动者用约束带固定手脚。

④ 保持呼吸道通畅：吸痰是气管插管后，保持呼吸道通畅的主要措施。如操作不当可致缺氧或低氧血症，吸引时间过长压力过高或吸痰管太粗等都可能导致肺不张、气管痉挛、心律失常、血压变化、颅内压增高和气道损伤。因此，护士要掌握吸痰的技巧及吸痰的时机，呼吸时导管内传出响声，表示气管内有不易咳出的分泌物，需吸痰。吸痰应严格无菌操作，先吸导管内后吸口鼻分泌物，吸痰前后高浓度吸氧1～2分钟，每次吸痰不超过15秒，吸引负压不要太大，吸痰管要插入气管内，边旋转、边吸引向上提，动作一定要轻柔。注意观察痰量、颜色、黏稠度。

⑤ 呼吸道湿化：气管插管后，患者原有湿化功能丧失，加上通气又会使气道水分丢失，导致气道干燥，痰液干结，形成痰阻气道而造成患者窒息。因此呼吸道湿化是气管插管中不可忽视的环节，湿化方法有：a. 雾化器雾化，是应用气体射流原理，

将水滴撞成小颗粒，输入呼吸道，对下呼吸道和支气管的分泌物有更好的稀释作用。b. 湿化器湿化，呼吸机湿化器湿化起到一个人工鼻的作用，它包含一个可自动控温加热装置，可将湿化器中的蒸馏水加热，改善气流的湿度和温度，并能直接供给患者蒸发丢失的水分，温度34～35℃。

⑥ 气管导管要固定牢固，并保持清洁，胶布每天更换1次。插管深度经医生确认后方可固定。导管固定不牢时可出现移位，当下移至侧主支气管时可致单侧通气，若上移至声门外即可丧失人工气道的作用。因此，要随时观察固定情况和导管外露的长度。

⑦ 口腔护理：插管刺激口腔黏膜，可使分泌物增多，因此要加强口腔护理，保证每天1～2次，依据患者情况可适当增加。

八、气管插管的并发症

① 操作粗暴可致牙齿脱落，或损伤口鼻腔和咽喉部黏膜，引起出血，造成下颌关节脱位。

② 浅麻醉下进行气管插管可引起剧烈咳嗽、憋气或支气管痉挛。有时由于迷走神经过度兴奋而产生心动过缓、心律失常，甚至心搏骤停。

③ 导管过细、过软易变形，使呼吸阻力增加，甚至因压迫、扭曲而使导管堵塞。导管过粗、过硬，容易引起喉头水肿，甚至引起喉头肉芽肿。

④ 导管插入过深误入支气管内，可引起缺氧和一侧肺不张。

第三节 电除颤

一、定义

心脏电复律是指在严重快速性心律失常时，使外加的高能量脉冲电流通过心脏，致全部或大部分心肌细胞在瞬间同时除极，造成心脏短暂的电活动停止，然后由最高自律性的起搏点（通常为窦房结）重新主导心脏节律的治疗过程。心室颤动时的电复律治疗也常被称为电除颤。按电复律时发放的电脉冲是否与心电图R波同步，可分为同步与非同步。

二、目的

用较强的脉冲电流通过心脏来消除心律失常，使之恢复窦性心律。

三、适应证

1. **非同步电除颤** 心室颤动、心室扑动，此时心脏无整体有效的收缩，血液循环停止，是电复律的绝对指征，应立即予以非同步电除颤。

2. **同步电除颤**

（1）室性心动过速 其中非阵发性室速心室率常在100次/分左右，不影响血流动力学改变，不必复律。一些洋地黄中毒引起的室速也不宜复律。而对于一些反复发作、持续时间长、心室率快，且用药物不易控制者，应尽早进行电复律。

（2）阵发性室上性心动过速 一般首先使用刺激迷走神经的方法及使用药物治疗，如疗效不显著，又无起搏设施且心率快、影响心功能者，有电复律的指征。

（3）心房扑动 电复律可作为治疗心房扑动的首选措施，且成功率高。但房扑若伴有病态窦房结综合征或完全性房室传导阻滞者，则不宜做电复律。

（4）心房颤动 为目前使用电复律最多的心律失常。伴有下述情况的房颤应考虑电复律的治疗。

① 心房颤动时室率过快，药物控制室律不满意或伴有心绞痛频繁发作或心力衰竭，电复律后有希望改善者。

② 房颤持续时间不足1年，心脏无显著增大者。

③ 近期有栓塞史者。

④ 去除基本病因后房颤仍持续，如甲状腺功能亢进症治愈后，心脏瓣膜病或缩窄性心包炎术后4～6个月仍为房颤者。

四、禁忌证

① 风心病严重瓣膜病和巨大左心房、心脏增大明显、心功能极差者，转复率低且复律过程中出现并发症的机会多。

② 心房颤动持续5年以上者，转复率低，且所需复律功率高，并发症亦多。

③ 冠心病、心肌病的心室率缓慢者（小于60次/分）或有房室传导阻滞者。完全性房室传导阻滞，有时会发生室速而诱发阿-斯综合征。在有安装起搏器的条件下才能复律。

④ 病态窦房结综合征除非发生异常快速的心律失常，才考虑电复律，但必须在有预先安装好起搏器的条件下进行。

⑤ 洋地黄中毒引起的心律失常，或严重水与电解质紊乱、酸碱中毒等，特别是低血钾都不宜电复律。

⑥ 病毒性心肌炎的急性期以及风湿活动时伴发快速心律失常者。

五、患者评估

① 了解患者的病情状况、意识、合作程度、心电图情况。

② 除颤部位皮肤情况及是否装有起搏器。

六、操作过程

1. 非同步电除颤

（1）场景描述：抢救室内有一名心搏骤停正在行CPR的患者，遵医嘱立即除颤。

（2）患者体位：患者复苏体位（去枕仰卧于硬板床上，除去金属物），充分暴露胸壁，左臂外展。

（3）评估：评估患者心电图情况，心律失常类型，检查皮肤有无异常，有无植入起搏器，保持除颤部位皮肤干燥。环境无尘、患者周围无导电物接触、地面无潮湿。

（4）准备用物：除颤仪、导电糊或盐水纱布（6～8层）、手消、护理记录单、医用及生活垃圾桶。

（5）除颤前准备：电极板均匀旋转涂抹导电糊，或垫盐水纱垫。

（6）开机，选择能量：成人心室颤动或无脉室性心动过速使用单相波的能量为360J，双相波为150～200J。

（7）电极板安放位置：①患者右上胸壁（锁骨下方）。②左乳头外侧，上缘距腋窝7cm左右，电极板贴紧患者皮肤。

（8）再次观察心电示波器，确认需要除颤。

（9）充电：术者拇指按压充电钮。

（10）放电：操作者两臂伸直固定电极板，自己身体离开床边，确认充电至所需能量，双手同时按压放电按钮。除颤三部曲：①我准备好了。②大家准备好了吗？③我除颤了。

（11）放电后立即开始从胸外心脏按压开始的5周期CPR。

（12）评价：心电示波恢复窦律。

（13）继续心电监护，密切观察患者病情变化，给予进一步生命支持。

（14）安置患者：擦拭患者身上的导电糊，检查皮肤有无红肿、灼伤；为患者摆舒适体位。

（15）整理仪器及用物：擦净电极板上的导电糊，仪器及用物长期置于完好备用状态。

（16）洗手，记录。

2. 同步电除颤

① 患者平卧于木板床上，或背部垫木板，空腹或术前排空小便，建立静脉通路。予以患者心电监护，记录12导联心电图以了解心律失常和ST段情况。

② 选择R波较高的导联进行观察，测试同步性能，将电钮放于同步位置，则放电同步信号应在R波降支的上1/3。除颤电极板的放置位置和方法同前。

③ 常用地西泮或丙泊酚麻醉。缓慢推注地西泮20～30mg，同时嘱患者报数"1、2、3……"直至患者入睡，睫毛反射消失。

④ 按充电按钮，根据不同心律失常类型选用不同能量充电。

⑤ 所有工作人员离开床边，放电方法同前，但应持续按压

放电按钮，待放完电后再松手。

⑥ 首次电复律失败后间歇 5 ~ 10 分钟后进行第 2 次放电，若再不行可第 3 次电击。一般来说，择期电复律一天内不超过3 次。

⑦ 复律后密切观察患者的生命体征直到患者清醒。清醒后观察患者四肢活动情况，观察有无栓塞现象。术后给予维持剂量的抗心律失常药物，可继续服用 3 ~ 6 个月，也可用几年。

七、注意事项

① 除颤前要确定患者除颤部位无潮湿、无多毛、无敷料。若患者带有起搏器，电极板须离起搏器至少10cm。操作者手上、电极板之间的胸壁上、电极板手柄上切勿粘有导电糊。确定所有人员与患者无直接或间接接触。

② 涂搽导电糊切记两个电极板相互摩擦。

③ 电极板位置放置正确，左、右手切勿拿反，两电极板之间距离至少10cm，已充电的两电极板绝对不能对碰。

④ 消瘦且肋间隙明显凹陷而致电极与皮肤接触不良者，宜用多层盐水纱布，改善皮肤与电极的接触。

⑤ 两个电极板之间要保持干燥，避免因导电糊、盐水或汗水相连造成短路。

⑥ 除颤时电极板紧贴皮肤，施加 10 ~ 12kg 的压力，保证导电良好及除颤效果，防止电灼伤。操作者身体不能与患者及病床接触，更不能与金属物品接触，双手、脚下保持干燥。

⑦ 抢救后清洁电极板，并使除颤仪处于完好备用状态。

⑧ 复律后患者应绝对卧床 1 ~ 2 天，清醒后 2 小时内避免进食。

八、并发症及处理

（1）皮肤灼伤　多由于电极板按压不紧或导电糊涂抹不均匀或太少所致。可清洁局部皮肤后外涂烫伤油，保持皮肤清洁干燥，避免摩擦，防止皮肤破损。

（2）心肌损伤　由于电击时电流对心肌的直接作用，少数患者可造成不同程度的心肌损伤，心电图上可见ST-T变化，可持续数天，多在5～7天后恢复，无须特殊处理。

（3）高钾血症　电击可造成肋间肌的电损伤，可释放钾，导致高钾血症。

（4）低血压　使用高能量放电时容易出现，不需要特殊处理，可平卧休息数小时后自行恢复。

（5）心律失常　以各种早搏最多见，历时短暂，一般不需要处理；若为严重的室性期前收缩并持续不退者，应用抗心律失常药物治疗。若出现一度房室传导阻滞预后良好，多可自行恢复；窦性停搏、窦房阻滞、二度房室传导阻滞历时较长时，可给阿托品、异丙肾上腺素等药物提高心室律、改善传导；如果有阿-斯综合征发作、三度房室传导阻滞，则需起搏治疗；若为室性心动过速或室颤，即刻再行电除颤。

（6）急性肺水肿　多发生于左心功能不全者，按急性左心衰处理。

（7）栓塞　因心腔内新形成的栓子脱落造成，多在电除颤24～48小时或2周后发生。对症治疗。

第四节　创伤患者止血、包扎、固定及搬运

一、止血

（一）适应证

凡是出血的伤口都需止血。根据损伤血管不同，外伤出血大致可分为：

① 动脉出血：出血压力高，可随心脏搏动从伤口向外喷射，呈鲜红色，如在短时间内出血量大，可危及生命。

② 静脉出血：血液缓慢持续从伤口流出，暗红色，一般可找到出血点。

③ 毛细血管出血：多看不清明显伤口，量较少。

（二）操作前准备

根据出血性质不同，就地取材，采用不同止血措施。止血可用的器材很多，现场抢救中可用消毒敷料、绷带，甚至干净布料、毛巾等进行加压止血；充气止血带、止血钳等专用止血器械是较可靠的止血方法。

（三）操作步骤

1. 加压包扎法　适用于创口小、毛细血管或较小静脉的出血。局部可用生理盐水冲洗，然后消毒盖上无菌纱布，再用绷带、三角巾或布带加压扎紧，包扎范围应该比伤口稍大。

2. 指压止血法　适用于动脉位置表浅且靠近骨骼处的出血。止血方法为用拇指压住出血的血管上端（近心端），血流被阻断。

① 面部出血：在下颌角前约15cm处压迫颌下动脉，大出血时往往同时压住两侧颌下与颞动脉。

② 颞部出血：对着下颌关节压住颞动脉。

③ 用拇指和示指分别压迫手指两侧的指动脉，阻断血流；一侧肘关节以下部位的外伤大出血，用一只手的拇指压迫上臂中段内侧，阻断肱动脉血流，另一只手固定伤员手臂；手部大出血，用两手的拇指和示指分别压迫伤侧手腕两侧的桡动脉和尺动脉。

④ 下肢出血：一侧下肢的大出血，用两手的拇指用力压迫伤肢腹股沟中点稍下方的股动脉，阻断股动脉血流，伤员应该处于坐位或卧位；一侧足部的大出血，用两手的拇指和示指分别压迫伤侧足背中部搏动的胫前动脉及足跟与内踝之间的胫后动脉。

3. 填塞止血法　适用于伤口较深的出血，可用消毒的棉垫、纱布填塞伤口，再用绷带、三角巾等包扎。

4. 抬高肢体法　适用于临时应急措施，不适用于动脉出血。

5. 屈肢法　适用于肘或膝关节以下，在肘窝、腘窝处放上纱布卷、棉垫卷，然后用绷带把肢体弯曲，使用环形或8字形包扎，但方法复杂，一般不采用。

6. **止血带法** 适用于四肢大出血而其他止血法不能止血时。

（1）橡皮止血带法 左手在离带端约10cm处由拇指、示指和中指紧握，使手背向下放在扎止血带的部位，右手持带中段绕伤肢一圈半，然后把带塞入左手的示指与中指之间，左手的示指与中指紧夹一段止血带向下牵拉，使之成为一个活结，外观呈A字形。

（2）气囊止血带法 适用于肘或膝关节以下，常用血压计袖带，把袖带绕在扎止血带的部位，然后打气至伤口停止出血。

（3）应用止血带注意事项

① 位置要适宜：离出血点不能太远，有衬垫，以防产生多部位的组织缺血，上臂宜在上1/3处，大腿宜在上2/3处，寒冷季节不超过半小时。

② 时间要恰当：护士在医师协助下扎止血带，原则上要尽量缩短时间，每30分钟至1小时放松1次，每次2～3分钟，在放松时改用其他止血措施，常用手指按压止血法。

③ 止血带松紧要合适：以出血停止、远端摸不到脉搏为合适。

④ 掌握禁忌证：前臂及小腿双骨部分不可扎止血带，对伤口远端肢体明显缺血或肢体严重挤压伤者禁用。

⑤ 密切观察肢体运动和末梢血液循环情况，尽快送医院行彻底止血。

⑥ 在转送的途中要做好心理指导，清醒患者往往会非常恐惧，旁人情绪紧张，这些都会影响急救工作的进行。

（四）护理注意事项

（1）止血带止血 抢救大血管损伤的重要手段，但使用不当，也可出现严重的并发症，如肢体坏死、急性肾衰竭，因此使用时必须注意。

① 部位：止血带要缠在伤口的上方，尽量靠近伤口处，止血带不能直接缠在皮肤上，必须用三角巾、毛巾、衣物等垫在皮肤上，上臂避免扎在中1/3处，以免损伤神经。上肢应扎在上1/3

处，下肢应扎在大腿中部。

② 止血带的选择：气性止血带最好，因其压迫面积大，可以控制压力，定时放松也方便，对组织损伤小。另外常用的有橡皮管、带类，严禁使用电线、铁丝、绳索等止血。

③ 标准：止血带的标准压力上肢为250～300mmHg（33.3～39.9kPa），下肢为400～500mmHg（53.3～66.7kPa），无压力表时以刚好止住动脉出血为宜。不要过紧，以免压迫神经、血管、肌肉和皮肤；过松则不能阻断动脉，静脉又不能回流，反而加重出血，并可造成骨筋膜间隙综合征。

④ 使用时间：为防止远端肢端缺血坏死，一般使用止血带时间不超过3小时，每30～60分钟缓慢放松1次，时间为1～2分钟。如若需要再止血，必须在另一稍高平面绑扎，在放松止血带期间须用其他止血方法止血。

⑤ 做好标记：使用止血带的患者应配戴使用止血带卡，注明开始时间、部位、放松时间，便于照护者或转运时了解情况。

⑥ 保暖：使用止血带的患者，要注意肢体保暖，冬季更应该防寒。因肢体阻断血流后，抗寒能力下降，容易发生冻伤。扎止血带处，不可覆盖，便于随时观察出血的情况。

⑦ 止血带的停用：停用止血带时应缓慢松开，防止肢体突然增加血流，伤及毛细血管及影响全身血液的重新分布，甚至使血压下降。取下止血带后应轻轻抚摩伤肢，缓解冰冷、麻木等不适的感觉。在松解止血带前，要先输液或输血，补充有效血容量，准备好抗休克及止血器材。如肢体严重损伤，应在伤口上方绑扎，不必放松，直至手术截肢。

⑧ 伤肢远端明显缺血或有严重挤压伤时禁用此法。

（2）使用加垫屈肢止血法应注意

① 有骨折和骨折可疑或关节损伤的肢体，不能用加垫屈肢止血以免引起骨折端错位和剧痛。

② 使用此法时，要经常观察肢体远端的血液循环。如血液循环完全被阻断，要每隔1小时左右慢慢松开1次，观察1～2

分钟，防止肢体坏死。

（3）抬高肢体止血法　四肢有骨折时禁忌抬高；脊髓损伤时严禁抬高。

（4）加压包扎止血　对于伤口有碎骨时，禁止用此法。

二、包扎

（一）定义

包扎是创伤急救技术中最常见的方法之一，用于各种创伤术后伤口的缚扎、固定敷料、引流、固定及制动骨折部位，避免进一步损伤神经、血管及组织。保护伤口，减少污染。减轻疼痛，提高舒适度。

（二）适应证

各部位的伤口。

（三）操作前准备

包扎材料有多种，常用的有绷带、纱布、多头带、棉垫等。也可利用现场的毛巾、布类等。

（四）操作步骤

（1）环形包扎法　是绷带包扎的基础，最简单、最常用，用于各种包扎的起始和结束处，常用部位为额、腕、指、踝等处。具体操作步骤：

① 右手握绷带卷，将起始端留出10cm左右，由左手拇指及其余指牵拉，平放于包扎部位。

② 滚动绷带卷，环形缠绕包扎部位，每1周完全覆盖前1周。包绕层数根据需要但不少于两层。

③ 将绷带末段毛边折下，用胶布或安全别针固定，注意避开损伤区域。

（2）斜形包扎法　用于临时性包扎或固定夹板时用。操作程序：

① 环形包扎2周。

② 右手将绷带斜形约30°向上缠绕，每周互不重叠，中间

留有空隙。

③ 环形包扎2周。

④ 将末端毛边反折，用胶布固定，或将绷带尾端纵形撕开（长度视包扎部位而定）分别包绕肢体后打一活结。

⑤ 螺旋包扎法用于直径大小差异不大的部位，如上臂、手指、大腿、躯干等。

⑥ 螺旋反折法是先由细处向粗处缠绕，每缠1周反折1次，并覆盖前周的1/3，多用于肢体粗细不均匀的部位，如小腿等。

⑦ "8"字形包扎法是用绷带重复以"8"字形来回缠绕，常用于固定肩、肘、膝关节等处。

⑧ 蛇形包扎法与螺旋法相似，但每周相互不覆盖，常用于简单夹板固定。

（五）护理注意事项

① 根据受伤部位选择合适的包扎用物和包扎方法。包扎前注意创面清理、消毒。

② 包扎时要使患者处于舒适体位，四肢包扎注意保持功能位置。

③ 包扎顺序原则上为从下向上、从左向右、从远心端到近心端。

④ 包扎四肢时，应将指（趾）端外露，以便观察血液循环。

⑤ 对于外露骨折或内脏器官，不可随便回纳。包扎出血伤口，应用较多无菌敷料覆盖伤口，再加适当压力包扎，以达到止血目的。

三、固定

（一）适应证

所有的四肢骨折、脊柱骨折等。

（二）操作前准备

木制夹板、钢丝夹板、充气夹板、负压气垫，塑料夹板、绷带、棉垫，其他材料如特制的颈部固定器、股骨骨折的固定架、紧急时就地取材的竹棒、木棍、树枝等。

（三）操作步骤

① 上肢固定法：固定前包扎伤口，临时固定用的夹板要超过断骨两端的关节。

② 下肢固定法：自体固定法是将伤肢固定于健肢。夹板固定法同上肢固定法，但要求有足够长度，并应注意伤肢的骨隆突处加厚垫，以防止摩擦和压疮。

③ 颈部固定法：颈椎骨折患者取仰卧位，枕后垫一小软枕，头的两侧各垫一软枕（或沙袋、衣物等）固定，限制头部前后或左右晃动。

④ 胸腰椎固定法：患者平卧于硬木板或硬质担架上，伤处垫软枕，另用布带等将患者固定于担架或木板上，以防患者躯体晃动。

（四）护理注意事项

① 应先处理危及生命的伤情、病情，如心肺复苏、止血包扎等，然后才是固定。

② 固定的目的是防止骨折断端移位，而不是复位。不要尝试矫正拉直畸形的受伤部位。

③ 固定肢体时应做到固定牢靠，松紧适当。一般可用预制的夹板，固定伤肢的上下关节，现场急救可就地取材，如木板、树枝等，上肢可贴胸固定，下肢可采用健侧下肢固定患侧下肢等。

④ 固定应包括骨折处上下关节，固定作用可靠，利于搬运和转送伤员。在运送途中，如条件允许可适当定时抬高患肢，以利于肢体血液回流，减轻疼痛与肿胀。

四、搬运

（一）适应证

① 交通意外事故现场人多，不利于急救，必须马上把受伤者转移到安全地方处理。

② 火灾和煤气中毒现场，温度高和温度低对受伤者影响较大，易使病情恶化，也必须马上转移到能进行急救处理的

地方。

③ **紧急转送医院手术或抢救治疗**：1小时内需施行手术抢救的危重患者，如严重的胸部损伤、严重出血、严重烧伤、伴有昏迷的颅脑损伤等。以及可暂缓数小时手术的紧急病例，如不严重的烧伤、不伴有昏迷的颅脑损伤。

（二）操作前准备

救护人员进入灾害性现场发现伤者后，应迅速携带伤者脱离充满毒气的房间、失火的楼房或即将倒塌的建筑物等危险现场。

（三）操作步骤

在搬运过程中，掌握正确的救护方法既可保证救护人员的生命安全，也可避免因搬运造成伤者更大的损伤。下面介绍几种搬运伤者的方法：

① **徒手搬运**：救护人员不使用工具，只运用技巧徒手搬运伤病员，包括背负法、抱持法、拖拉法、双人搬运椅托法、双人拉车法等。

② **脊柱损伤搬运法**：对于损伤严重的患者，加头颈部骨折、脊柱骨折、大腿骨折、开放性胸腹外伤等，必须有多名救护人员协同参加并应用器械，才能防止因搬运不当而造成的伤残或死亡。对疑有脊柱骨折的伤者，均应按脊柱骨折处理。脊柱受伤后，不要随意翻身、扭曲。正确的搬运方法：先将伤者双下肢伸直，上肢也要伸直放在身旁，硬木板放在伤者一侧（用于搬运伤者的必为硬木板）。至少3名救护人员水平托起伤者躯干，由一人指挥整体运动，平起平放地将伤者移至木板上。在搬运过程中动作要轻柔、协调以防止躯干扭转。对颈椎损伤的患者，搬运时要有专人扶住伤者头部，使其与躯干轴线一致，防止摆动和扭转。伤者放在硬木板上后，可将衣裤装上沙土固定住伤者的颈部及躯干部，以防止前往医院转运过程中发生摆动，造成再次损伤。对有大腿骨折的伤者，要先将肢体用木板固定后再行担架搬运，以防止骨折断端刺破大血管加重损伤。其他一些较严重的损伤也要使用担架搬运，以减轻伤者的痛苦。

③ 火灾现场的搬运法：在浓烟密布的火灾现场，或充满一氧化碳的房间内，救护人员要用湿毛巾捂住口鼻匍匐进入，发现被浓烟毒气熏倒的伤者后，应迅速将伤者的前臂重叠捆绑套在救护者的颈部迅速将伤者拖出危险之地。

（四）护理注意事项

① 搬运时注意患者的安全，动作要轻稳，不可触及患部；伤（病）员抬上担架后必须扣好安全带，以防止坠落；上、下楼梯时应保持头高位，尽量保持水平状态；担架上车后应予固定，伤（病）员保持头朝前脚向后的体位；对不同病情的伤（病）员要求不同的体位，使其舒适。

② 密切观察生命体征，保持各种管道通畅，较长时间和远距离的运送应定时翻身，调整体位，协助大小便、饮食等。

③ 受伤者及正在使用的抢救仪器、设备须与担架固定牢固，必要时行心肺复苏术。在转运过程中，无论用汽车、船还是飞机，应防止途中颠簸、摆动造成的损害。同时密切注意伤者的面色、呼吸、心搏，出现异常立即抢救。对扎止血带的伤者，每隔30～60分钟放松1次，每次1～2分钟。抽搐的伤者上、下牙齿间垫多层纱布防止咬伤舌部。危重伤者要做好明显的伤情标志，以便入院后尽快抢救。在等待转运的过程中，原则上不要给予伤者任何饮料和食物，最好经过详细检查后再做决定。特别是神志不清的重伤者，如果强行给予饮料，可能会因吞咽困难，呛入气管而发生窒息。头、胸、腹或四肢受到严重创伤需要手术治疗的伤者，也不要给予饮料和食物。

第五节　穿刺技术及配合

胸腔穿刺术

一、适应证

① 大量胸腔积液或积气压迫导致呼吸循环障碍者：如气胸

或胸腔积液导致肺部压缩出现胸闷、气促等压迫症状，需及时排气、排液减压。

② 抽取液体明确诊断：胸腔脏器损伤导致胸腔积血可穿刺出不凝血液。脓胸患者抽取液体进行细菌培养及药敏试验。

③ 注射治疗性药物：如某些化疗患者，需配合全身性治疗。

二、操作前准备

① 用物准备：无菌胸腔穿刺包（内有12号或16号胸腔穿刺针、注射器及针头、小药杯、药碗、玻璃接头、血管钳、巾钳、纱布等）、酒精灯、无菌手套、无菌试管、1%～2%普鲁卡因溶液（或2%利多卡因溶液）及所需治疗性药物、靠背椅、1%肾上腺素针。

② 患者准备：操作前应向患者说明穿刺目的，解释操作过程中可能出现的不适，消除顾虑；精神紧张者可于手术前予以镇静止痛治疗。

三、操作步骤

（1）体位

① 骑跨坐位：病情较轻或能下床活动者骑跨于椅子上，面对椅背，两前臂置于椅背上，前额伏于前臂上，暴露穿刺部位。

② 端坐卧位：适用于不能下床者，可将一矮桌置于床上，桌上置一薄枕，患者双前臂放于桌面枕上，头伏于双前臂，暴露穿刺部位。

③ 半坐卧位：适用于不能坐起的患者，患侧前臂上举抱于枕部。

（2）选择穿刺部位

① 排气：患侧锁骨中线第2～3肋间。

② 排液：穿刺选在胸前叩诊实音最明显部位进行，一般常取肩胛线或腋后线第7～8肋间或腋中线第6～7肋间或腋前线第5肋间肋骨上缘为穿刺点，如包裹性积液可结合X线或B超检查确定，可用甲紫棉签在皮肤上作标记。

③ 常规消毒穿刺部位皮肤，戴无菌手套、铺无菌洞巾。

④ 1%～2%普鲁卡因或2%利多卡因局部浸润麻醉。

⑤ 术者以左手手指与中指绷紧固定穿刺部位的皮肤，右手将穿刺针三通活栓转到与胸腔关闭处，持穿刺针在麻醉处缓缓刺入，当阻力感突然消失后，打开三通活栓，抽吸注射器，若有气体或液体抽出，证明穿刺成功。

⑥ 助手用血管钳协助固定穿刺针，以防针刺过深损伤肺组织，注射器抽满后，转动三通活栓使注射器与外界相通，将液体或气体排出。

⑦ 抽吸完毕，拔出穿刺针，盖以无菌纱布，稍用力压迫穿刺部位片刻，用胶布固定后嘱患者卧床休息。

四、护理注意事项

① 如使用普鲁卡因做局部浸润麻醉应先做皮肤过敏试验。

② 对患者解释争取配合，局部浸润麻醉应充分，避免穿刺过程中因转动、咳嗽等所引起的意外，躁动患者可给予镇静。

③ 穿刺过程中应严密观察患者的反应，如出现头晕、心悸、面色苍白、出汗、胸部压迫感甚至晕厥等胸膜过敏反应，或出现连续性咳嗽，咳泡沫痰等现象时，应立即停止操作，并皮下注射0.1%肾上腺素0.5mg，吸氧、平卧及抗过敏处理。

④ 抽吸过程中应观察液体的色泽、性质，记录抽吸量，必要时用无菌试管留取标本，以备实验室检查。

⑤ 一次抽液不宜过多、过快。诊断性抽液50～100ml即可；减压抽液，首次不超过600ml，以后每次不超过1000ml；脓胸抽液应每次尽量抽净。

⑥ 穿刺部位应正确，应避免在第9肋间以下穿刺，以免穿透膈肌损伤腹腔脏器。注射治疗性药物之前应确保穿刺在胸腔内。

⑦ 气胸抽吸不完时，应做胸腔闭式引流。

⑧ 操作过程中应严格遵守无菌操作原则，防止继发感染。

⑨ 操作过程中要防止空气进入胸腔，始终保持胸腔负压。

腹腔穿刺术

一、适应证

① 腹腔脏器损伤导致腹腔内积血：经腹膜腔穿刺后可抽出不凝血液以协助诊断。

② 腹部感染性疾病：如结核性腹膜炎导致腹水者、化脓性腹部感染等，抽取腹腔积液；肝脓肿患者进行脓肿穿刺抽取液体以便实验室检查，查找病原菌或药敏试验等。

③ 各种疾患导致大量腹水引起腹部胀痛或呼吸困难者：抽取腹水以减轻压迫症状，如肝腹水或肿瘤患者所致大量腹水等。

④ 某些化疗患者或其他：需向腹腔内注射药物的疾病以联合全身治疗。

二、操作前准备

① 用物准备：无菌腹腔穿刺包（其中物品同胸腔穿刺包）、无菌手套、清毒盘、酒精灯、无菌试管、1%～2%普鲁卡因溶液（或2%利多卡因溶液）及所需治疗性药物，0.1%肾上腺素针，20～40cm长胶管及可夹于胶管上的调节夹。

② 患者准备：操作前向患者说明穿刺目的，解释操作过程中可能出现的不适，消除顾虑；精神紧张者可手术前予镇静或止痛，嘱患者排尿以防穿刺损伤膀胱。

三、操作步骤

（1）体位 神志清者取坐位，衰弱者可取半卧位、平卧位或侧卧位等舒适体位。

（2）选择穿刺点

① 左下腹脐与左髂前上棘连线中、外1/3交点，此处不易损伤腹壁动脉。

② 脐与耻骨联合连线中点上方1cm，偏左或偏右1.5cm处，此处无重要器官且易愈合。

③ 侧卧位时，在脐水平线与腋前线或腋中线相交处，此处

常用于诊断性穿刺。

④ 少量积液，尤其有包裹性分隔时，须在B超指导下定位穿刺。

（3）常规消毒，戴无菌手套，盖消毒洞巾，自皮肤至腹膜壁层以1%～2%普鲁卡因或利多卡因做局部麻醉。

（4）术者左手固定穿刺部皮肤，右手持针经麻醉处垂直刺入腹壁，待针锋抵抗感突然消失时，说明针尖已穿过腹膜壁层，即可抽取腹水，并抽样送检，诊断性穿刺可直接用20ml或50ml注射器及适当针头进行；大量放液时，可用8号或9号针头，并与针栓接一橡皮管，助手用消毒血管钳固定针头，并用夹子夹住胶管，调整速度，将腹水引入容器中，记录量并送检。

（5）放液后拔出穿刺针，覆盖消毒纱布，以手指压迫数分钟，用胶布固定。大量放液后，需要以多头腹带固定，以防因腹压骤降内脏血管扩张而引起血压下降或休克。

四、护理注意事项

① 手术过程中应密切观察患者，如出现头晕、恶心、心悸、气短、脉搏增快及面色苍白等应立即停止操作，并做适当处理。

② 一次放液不宜过快、过多，肝硬化患者一次放液一般不超过3000ml，过多的放液可诱发肝性脑病和电解质紊乱，或腹压骤然下降而引起血压下降或休克。

③ 放液前、后均应测量腹围、脉搏、血压，检查腹部体征，以观察病情变化。

④ 放腹水时若流出不畅，可将穿刺针稍做移动或稍变化体位。

⑤ 术后嘱患者平卧，使穿刺孔位于上方，以防腹水漏出。对腹水较多者，穿刺时应注意勿使自皮肤至腹膜壁层的针眼位于同一直线上，以防腹水漏出。

⑥ 注意遵守无菌操作原则，防止继发感染。

后穹窿穿刺术

一、适应证

① 盆腔积液、积脓经后穹窿穿刺取液送检。

② 异位妊娠或盆腔脏器损伤，可经后穹窿穿刺出不凝血液。

二、操作前准备

① 用物包括无菌垫巾、扩阴器、络合碘、长短棉签、无菌棉球、持物钳、无菌扩阴器、10ml或20ml注射器及适当针头，无菌试管。

② 操作前向患者解释手术穿刺目的、过程及手术中可能出现的不适，消除顾虑及取得配合。

三、操作步骤

① 将床头摇高20°～30°或使用专用的妇科诊断床，铺无菌垫巾于患者臀部。

② 取截石位，患者褪去一侧裤腿仰卧于床上，将双脚分开撑起或将双腿置于妇科诊断床尾的脚托上，暴露会阴部。

③ 用持物钳夹沾有消毒液的棉球清洗消毒外阴。

④ 术者戴无菌手套后，用扩阴器缓慢插入阴道口，然后撑开暴露宫颈。

⑤ 用络合碘长棉签消毒后穹窿。

⑥ 取无菌注射器及针头从后穹窿最薄处刺入，突感阻力消失后抽取液体，置于无菌试管送检。

四、护理注意事项

① 术中密切观察患者神志、面色，如出现头昏、心悸、面色苍白等现象后立即停止操作，并做相应处理。

② 注意穿刺方向应稍向上，防止损伤直肠。

③ 要认真追问婚史。

④ 注意遵守无菌操作原则，防止继发感染。

第六节　溶栓与护理

一、定义

纤维蛋白是血栓的主要成分，目前各种溶栓方法都是通过药物把血栓中的纤维蛋白溶解。心肌梗死血栓阻塞冠状动脉后超过20～30分钟，心肌细胞开始发生坏死，随着时间的延长，坏死由心内膜向心外膜扩展，因此溶栓治疗越早越好。

常用的溶栓方法有静脉内溶栓和冠状动脉内溶栓。冠状动脉内给药的疗效高于静脉内给药，但静脉内给药可在发病后较早给药，且方法简便，更易于被接受。目前使用的溶栓剂分两大类：一类为"纤维蛋白选择性"溶栓剂，包括rt-PA和pro-UK；另一类为"非纤维蛋白选择性"溶栓剂，包括SK、UK。

二、适应证

① 持续性胸痛超过半小时，舌下含服硝酸甘油症状不缓解。

② 相邻2个或更多导联ST段抬高，在肢体导联＞0.1mV，胸导联＞0.2mV。

③ 发病6小时内。

④ 若患者来院时已是发病后6～12小时，心电图ST段明显抬高，伴有或不伴有严重胸痛者。

⑤ 年龄＜70岁。70岁以上的高龄AMI患者，因人而异慎重选择。

三、操作步骤与护理配合

（1）溶栓前物品准备　准备的物品有：心电监护仪、除颤器、临时起搏器、输液泵、主动脉气囊反搏装置、急救药品等。

（2）患者准备

① 做好患者和家属的解释工作。

② 溶栓前检查血常规、血小板计数、出凝血时间及血型。

③ 嘱患者嚼服阿司匹林。

④ 建立有效的静脉输液通道，以便术中用药。

四、用药方法及护理

① 尿激酶：150万U或2.2万U/kg用生理盐水10ml溶解，再加入5%～10%葡萄糖100ml中，30分钟内静脉滴入。

② 链激酶：150万U用生理盐水100ml溶解，再加入5%～10%葡萄糖100ml中，60分钟内静脉滴入。

③ 心电监护，注意心律、心率的变化。

④ 溶栓开始后每10分钟测血压1次，连续3小时，血压平稳后可延长时间。

⑤ 观察药物反应及患者主诉，了解疼痛缓解情况。

⑥ 并发症的观察和护理。

五、护理注意事项

① 持续心电监测及血压的观察，全程心电图记录。

② 经常询问患者疼痛缓解的程度。

③ 注意有无出血倾向。

④ 监测心肌酶的变化，监测凝血时间及肝素的应用。

第七节　射频消融与护理

一、定义

射频消融术（RFCA）是一种新兴的介入性治疗措施，是利用射频电流的电脱水作用全部或部分地阻断心肌传导系统，从而达到治疗各种顽固性心动过速的新技术。射频电流是许多电流形式中的一种，可因输出方式、输出能量和输出波形的不同，而对机体组织产生电切割、电凝固、电脱水3种生物物理效应。通过经皮穿刺送入电极心导管，将射频电能输送至心内拟治疗的靶点并将其损毁，以治疗快速心律失常。

二、适应证

① 预激综合征。

② 房室结折返性心动过速。

③ 某些类型的室性心动过速如束支折返性室性心动过速、右室流出道室性心动过速、维拉帕米敏感性间隔性室性心动过速。

④ 顽固性快速心房扑动或颤动。

⑤ 异位房性心动过速。

以上患者接受射频消融的条件是：严重心律失常药物治疗无效；药物治疗不能耐受或为禁忌证；曾发生威胁生命的心律失常；不愿终生药物治疗而要求根治的年轻人。

三、操作步骤与护理配合

（1）物品准备　射频消融治疗所需的仪器、心脏复苏设备、急救药品、氧气等。

（2）患者术前准备

① 术前征得患者和家属的同意，做好解释工作。

② 术前停用抗心律失常药物，停用时间为所用药物的5个半衰期以上。

③ 检查血常规、血小板、出凝血时间、心肌酶谱。

④ 常规心电图记录。

⑤ 做抗生素及普鲁卡因皮试。

⑥ 双侧腹股沟、前胸、颈部、肩及上臂部清洁备皮。

⑦ 手术当日晨禁食，术前肌内注射地西泮，使患者镇静。

⑧ 排空大小便。

四、操作方法

① 建立静脉通道，配制肝素盐水供冲洗导管用。

② 静脉插入标测导管。

③ 进行标测定位：体表心电图 I、aVF 及 V_1 导联和心内电图同步记录于多导生理仪上。分别在窦性心律或心房、心室连续递增和程序期前刺激作标测定位。

④ 射频电消融：成功电生理标测后释放射频电流。

五、护理要点

① 拔管后按压血管穿刺部位，局部加压 12 ～ 24 小时，注意肢端供血及脉搏情况。

② 心电监护，观察有无心律失常的发生，同时监测生命体征，每天描记 12 导联心电图。

③ 常规应用抗生素 3 ～ 5 天，注意药物反应。

④ 监测心肌酶谱的变化。

⑤ 因患者曾肝素化，术后 24 小时内尽量避免肌内或静脉注射。注意有无出血现象。

⑥ 并发症的观察：并发症很少，少数患者可有心肌酶谱升高。偶见并发症有周围血管损伤或出血、心包填塞、主动脉瓣损伤等。

第八节　环甲膜穿刺术及 Heimlich 手法

一、适应证

① 在咽喉部梗阻时，无经口气管插管设备或插管困难的紧急情况下采用环甲膜穿刺术，为气管插管或气管切开赢得时间。

② 采集未被咽部细菌污染的痰标本。

③ 患者痰咳不出，通过穿刺吸痰。

④ 注射治疗药物。

⑤ Heimlich 手法应用于成人、婴幼儿被食物和异物卡喉。

二、操作前准备

用物准备：皮肤消毒剂、孔巾、手套、16 号粗针头、10ml 注射器。

三、操作步骤

（1）环甲膜穿刺术

① 向患者说明目的，消除患者的顾虑。

② 患者取仰卧位，尽可能使颈部后仰。

③ 术者用左手示指摸清甲状软骨与环状软骨间的环甲膜，消毒皮肤。

④ 术者右手将16号粗针头在环甲膜上垂直刺入，通过皮肤、筋膜及环甲膜，进入呼吸道，此时术者可感觉到落空感，患者有反射性咳嗽。

⑤ 挤压双侧胸部，发现有气体自针头逸出或用空针抽吸时很容易抽出气体，即穿刺成功。

（2）Heimlich手法

① 应用于成人：急救者站在患者的背后，用两手臂环绕患者的腰部；一手握拳，将拳的拇指一侧放在患者胸廓下和脐上的腹部；用另一手掌压住拳头，快速向上冲击压迫患者的腹部，不能用拳击和挤压，不要挤压胸廓，冲击力限于手上，不能用双臂加压；重复之，直到异物排出。

② 应用于婴儿：使患儿平卧、脸向上，躺在坚硬的地平面或床板上，抢救者跪下或立在其足侧，取坐位并使患儿骑坐在两大腿上，抢救者两手的中指和示指放在患儿胸廓下和脐上的腹部，快速向上冲击压迫，但动作要轻柔，重复之，直到异物排出。

③ 自救：可采用上述用于成人的四个步骤中2、3、4三点，或稍稍弯下腰去，靠在一固定的水平物上（如桌子边缘、椅背、扶手栏杆等），对着边缘压迫上腹部，快速向上冲击，重复之，直至异物排出。当异物卡喉时，若有人在场，可用手势表示Heimlich征象，以示救援。

④ 应用于无意识患者：使患者仰卧，抢救者面对患者，骑跨在患者的髋部，用一手置于另一手上，将下面一手的掌根放在胸廓下和脐上的腹部，重复之，直到异物排出。

四、护理注意事项

① 环甲膜穿刺仅仅是呼吸复苏的一种急救措施，不能作为

确定性处理。因此，在初期复苏成功后应改做正规气管切开或做异物摘除等处理。

② 个别情况下环甲膜穿刺部位有较明显的出血时应注意止血，以免血液反流入气管内。

③ 清除呼吸道异物、解除呼吸道梗阻过程中，如果患者发生心搏骤停，应立即进行心肺复苏。

第九节　心脏电复律与心脏起搏术

电复律

一、定义

心脏电复律是用电来治疗异位快速心律失常、使之转复为窦性心律的方法，具有操作简单、安全、迅速和高效的优点。所用的仪器称为电除颤器。

二、适应证

异步电除颤绝对适应证是心室颤动（简称室颤）。室颤可由多种原因引起，如在呼吸和循环功能尚正常的情况下对原发室颤及时处理，除颤成功率较高。同步电除颤适用于快速型心律失常，尤其是心房颤动。

三、操作前准备

心脏电复律器、盐水纱布或导电糊。

四、操作步骤

1. 首先通过心电监护或心电图确认患者存在心室扑动或颤动。

2. 打开电复律器电源开关，选择按钮置于"异步"。

3. 电极板上涂上导电糊或裹上4层盐水纱布。

4. 连接电极板与电复律器。

5. 按下"充电"按钮，将电复律器充电到所需水平。

6. 安放电极板

（1）经胸壁电复律，可采用下述2种电极安放法

① 心尖心底位：2个电极分别放在胸骨右缘第2肋间和左侧腋前线第5肋间。

② 前后位：电极分别放在胸骨左缘3～4肋间和左背肩胛下角处。

（2）直接行胸内电复律时，将用温盐水纱布包好的电极板轻压于心脏的两侧。

7. 按紧"放电"按钮，当观察到电复律器放电后再放开按钮。

8. 放电后立即通过电复律上的示波器观察电复律是否成功，并决定是否需要再次进行电复律。

9. 记录电复律前后的心电图，以供日后参考。

10. 电复律完毕，关闭电复律器电源，擦干电极板备用。

五、护理注意事项

（1）在行电复律治疗时任何人不能接触患者及床沿，施术者不要接触盐水纱布或将导电糊涂在电极板以外的区域，以免遭电击。

（2）术后心电监护，密切观察血压、心律、心率、呼吸及神志改变，随时了解有无心律失常的发生，以便及时处理。

（3）患者绝对卧床休息2～3天，做好生活护理。

（4）给予高热量、高维生素、易消化的饮食，避免便秘。

（5）电复律时，应保持呼吸道通畅，呼吸停止者应持续人工呼吸和胸外心脏按压，必须中断时，时间不应超过5秒钟。

（6）胸外电复律需要电能较高，可自150～200J开始，一次未成功可加大能量再次电复律或用肾上腺素0.5～1mg静脉推注后使室颤由细颤变为粗颤再次电复律，电复律最大能量可用至

360J。

（7）胸内电复律时，可自10～20J开始，若未成功每次再增加10J，但不能超过60J。

（8）电复律并发症的观察和处理

① 低血压：多见于电复律能量较高者（＞300J），如患者情况良好，可不必处理，多数在4小时内恢复。在护理观察中加强血压、心电监护监测。

② 心律失常：电击后常有短暂心律失常，个别室颤复律后出现频发多源性室性早搏者，有再发室颤的可能，应提高警惕，加强监护。

③ 肺水肿：及早给予强心利尿剂治疗。

④ 心肌损伤：多见于高能量电击，可监测心肌酶谱、心电图。多为一过性，亦可持续数月。

⑤ 皮肤灼伤：见于电极板与皮肤接触不良及电极板间产生弧光，或反复电复律者，一般不需处理。

心脏起搏

一、定义

人工心脏起搏器由脉冲发生器、导线和电极组成。它是利用脉冲电流刺激心脏，以替代心脏起搏点引起心脏搏动的治疗方法。

二、适应证

1. 临时心脏起搏器的适应证

（1）急性心肌梗死，并伴有以下情况之一。

① 心搏骤停。

② 高度房室传导阻滞。

③ 右束支传导阻滞伴左前分支阻滞或左后分支阻滞。

④ 左束支传导阻滞。

⑤ Ⅱ度Ⅱ型房室传导阻滞。

⑥ 严重窦性心动过缓（＜40次/分），阿托品治疗无效，且有临床症状者。

（2）急性心肌炎，主要为暴发型病毒性心肌炎。

（3）严重电解质失衡。

（4）药物过量中毒。

（5）外科手术前后的"保护性"应用。

2. 永久性心脏起搏的适应证　适用于严重的缓慢心律失常且内科治疗无效者。

三、操作前准备

抢救设备，如抢救车、人工呼吸机、除颤器、心电示波记录仪、氧气等。备齐抢救药品，包括肾上腺素、利多卡因、阿托品、异丙肾上腺素、地塞米松等。

四、操作步骤

1. 术前准备

① 向患者及家属介绍操作过程及预后和危险，取得理解和同意。

② 术前通知导管室做好器械准备。

③ 术前1天做青霉素、普鲁卡因皮试，并做好记录。

④ 复查血常规、电解质、血清肌酐、凝血试验、X线胸片以及心电图。

⑤ 术前备皮，安装永久起搏器患者的备皮范围上及下颌、下及肋缘，内至胸部正中线、外至腋中线及双侧腹股沟、会阴部。

⑥ 术前禁食6～8小时。

2. 术中配合

（1）术前半小时注射地西泮。

（2）建立良好的静脉通道，以保证术中给药。

（3）常规给予吸氧。

（4）严格掌握无菌操作技术，专人进行心电监护。密切观察患者的面色、呼吸、血压及心电图波形的变化，如有异常情况立即通知手术者，积极配合抢救。

（5）患者仰卧，皮肤消毒，局麻，插管处静脉切开或穿刺。

① 临时起搏用双极导管经周围静脉（常用股静脉或颈内静脉及锁骨下静脉）送至右心室，心尖部电极接触心内膜，起搏器置于体外而起搏，但放置时间不能太久，一般2～3周。

② 永久性起搏用单极导管从头静脉、锁骨下静脉、颈外静脉送到右心室或右心房，接触心内膜，起搏器埋藏于胸大肌皮下。

（6）手术结束时，切口处用75%乙醇消毒，圈垫或纱布覆盖，护送回病房详细交班。

3. 体表起搏注意事项

① 起搏功能不良可能与电极的位置、电极与患者的接触、干扰或患者自身等有关。

② 大量心包积液或心包填塞，需增加起搏能量输出以带动心脏。

③ 桶状胸和大量气胸患者，因空气导电性差可能会导致难获得。

④ 当胸壁上贴有起搏电极而患者需除颤时，除颤电极板应离开起搏电极2～3cm，以防止电弧形成。

五、护理注意事项

（1）术后将患者安置在监护室，连续心电监护，值班者需了解术中情况，了解起搏器的类型和起搏阈值，以便于观察和护理。

（2）切口处用沙袋压迫24小时，以防血肿形成，严格无菌操作，预防感染。

（3）术后取平卧位，绝对卧床休息3～5天，防止经常翻身和安装起搏导线的肢体活动，以避免电极脱位使起搏失灵。

（4）根据医嘱应用抗生素预防感染。

（5）严密观察心律、心率变化，并描记心电图，了解起搏器的工作情况。

（6）每天查血常规，定时测体温、心率、脉搏、血压并记录，连续3天。

（7）密切观察有无人工心脏起搏器的并发症如感染、心肌穿孔、导管电极脱位、起搏阈值增高、起搏器综合征等。

（8）注意周围环境对起搏器可能造成的危险。

（9）出院指导

① 安装永久性起搏器的患者要填好起搏器卡片，并随身携带，以备必要时使用。

② 教会患者如何数脉搏，以便在家中监测起搏器的功能。

③ 不要过度抬高上肢，以免牵拉起搏导线，使其脱位导致起搏失灵。

④ 嘱患者勿做理疗或接近强的电磁场，如电吹风、手持电话等，可能会抑制起搏器发放电脉冲，干扰起搏器的工作。

⑤ 定期门诊复查。

心电监护

一、定义

心电监护是长时间显示和（或）记录患者的心电变化，及时发现和诊断临床心律失常的一种方法。它是临床危重症监护的主要监测内容之一。与临床上检测和诊断心律失常的其他方法相比，心电监测具有实时性、长时间性、可干预性、自动性与适应性等特点。

二、适应证

① 各种心血管疾病的患者，如急性心肌梗死、心律失常，心肌病等。

② 其他脏器病导致急性循环衰竭者，如严重创伤、感染、

大量失血、电解质紊乱引起的急性脏器衰竭。

三、操作前准备

心电监护仪、一次性贴付电极、必要时备75%乙醇棉球。

四、操作步骤

（1）选择模拟导联 一般选用胸前综合导联，该导联记录的心电图图形比较清晰，受肢体活动干扰少。临床上心电监护仪的导联装置有3导联装置和5导联装置2种。

（2）清洁局部皮肤 为了保证心电图的记录质量，必须尽可能地减少皮肤阻力，最好用丙酮或乙醚-乙醇混合液轻擦皮肤。胸壁长毛者应尽量剃毛，然后用75%乙醇脱脂。

（3）放置电极 日常用一次性使用的电极，使用时揭去后盖，直接粘贴于局部皮肤，接上导联线即可。

（4）固定导线 电极导线应妥善放置，以防拉脱、折断等情况的发生。

（5）观察心电图，选择合适的导联 ①心脏无器质性病变的患者，应选择显示明显P波的导联；②心脏有器质性损害的患者，应以全导心电图为基础，选择最佳监护导联；③任何监护导联的PRS波振幅足以触发心率计数。

（6）设置报警范围。

五、护理注意事项

① 注意安全，接好地线。

② 胸前综合导联所描记的心电图不能按常规心电图的标准去分析ST-T改变和QRS波形形态。

③ 安装电极时要使皮肤脱脂干净，尽可能降低皮肤电阻，避免QRS波振幅过低或干扰变形。电极应与皮肤紧密接触，出汗时随时更换。为使在需要时便于除颤，必须留出并暴露患者的心前区。

④ 一旦仪器出现故障，必须与专职维修人员取得联系，切勿擅自打开机盖或机壳。

第七章　体内置管与护理

第一节　外周静脉置管与护理

一、目的
减少患者的痛苦，保持静脉通畅，以便于抢救。

二、操作步骤护理配合
① 用物准备：静脉留置针、肝素帽、透明敷料，余同静脉输液。

② 选择血管：选择柔软富有弹性且行走较直的静脉。

③ 扎止血带、消毒。

④ 准备肝素帽，透明敷料，选择套管针（成人输液 22～20G，成人输血20～18G，儿童输液、输血24～22G）。

⑤ 旋转松动外套管，以消除套管与针芯的粘连。

⑥ 若为封闭式套管针应先将输液器和套管针连接，然后排气，再进行穿刺。

⑦ 左手绷紧皮肤，右手拇指与示指握住套管针针尾，以 15°～30°角进针。

⑧ 进针速度要缓慢，见回血后压低角度再进0.2cm。

⑨ 送管方法：方法一：左手固定针芯，以针芯为支撑，右手将外套管送入静脉内；方法二：将针尖部退入导管内，借助针芯导管与针芯一起送入静脉。

⑩ 松止血带，以左手无名指按压导管尖端处静脉，抽针芯，连接肝素帽，再连接输液器。

⑪ 固定透明敷料，注明穿刺时间。

⑫ 调节滴速，安置患者，整理用物。

三、护理注意事项

① 严格无菌操作。

② 严密观察，及时发现早期静脉炎的征象，并及时处理。

③ 保持穿刺点无菌，3 ～ 5 天更换透明敷料 1 次。

④ 留置针保留时间最好不超过 1 周。

⑤ 封管时注意将软管充满封管液，以防止堵管或血栓性静脉炎。

第二节　中心静脉置管与护理

一、适应证

① 需长期输液、化疗、频繁留取血标本者。

② 周围循环衰竭的危重患者。

③ 各种休克患者。

④ 心肺功能不全，需监测中心静脉压者。

⑤ 静脉内高营养治疗，需快速输血、输液，输注刺激性溶液者。

⑥ 置入肺动脉导管、安装心脏起搏器等患者。

二、用物

输液盘，中心静脉导管穿刺包 1 套。5ml 无菌注射器，2% 利多卡因、生理盐水各 1 支。

三、穿刺途径及操作方法

（一）颈内静脉穿刺置管术

颈内静脉位置固定，在休克的情况下不易塌陷。右侧颈内静脉与右心房几乎成一直线。

1. 颈内静脉的解剖位置　颈内静脉起自颅后窝后部，最初在颈内动脉外侧行走，然后转至前外侧，在胸锁乳突肌下段位于其两脚间，在胸锁关节后方与锁骨下静脉汇合成无名静脉，全长几乎均为胸锁乳突肌覆盖。右侧颈内静脉较左侧粗而直，故为中心静脉置管首选的穿刺部位。

2. 操作方法

（1）平卧，头低20°～30°或肩项下垫一薄枕以暴露颈部。头转向穿刺对侧（一般多取右侧穿刺）。

（2）确定穿刺点，进针方法

① 低位进针法：进针点在胸锁乳突肌的两脚之间或其后脚的前缘，即胸锁乳突肌的锁骨头、胸骨头和锁骨三者所组成三角区的顶点为穿刺点，方向指向剑突（胸锁关节）。

② 高位进针法：进针点在胸锁乳突肌（外侧缘）的中点或稍上方，方向指向同侧乳头。

（3）消毒皮肤，戴手套，铺无菌方巾。

（4）检查中心静脉导管是否完好。

（5）用利多卡因进行局麻。

（6）先探针，右手持穿刺针与皮肤呈30°～40°，向下向后及稍向外进针，边进针边抽吸，见有明显的静脉回血表明进入颈内静脉。

（7）根据探针方向和角度，再用中心静脉套管针，以相同的方法静脉抽出回血后，一手固定穿刺金属针，另一手轻轻地将外套管沿金属针头向前推进，取下注射器，左手拇指捏住针柄，以防空气进入静脉，右手插入导引钢丝，退出穿刺针，使用扩张器扩张皮肤，在导引钢丝引导下插入中心静脉导管，取出导引钢丝，抽回血并连接液体，用透明薄膜固定，对固定困难者可进行缝合固定。

（二）锁骨下静脉穿刺置管术

1. 锁骨下静脉的解剖位置　锁骨下静脉位于锁骨中段后方，其自腋静脉跨第1肋骨上方，经锁骨中段的后方，在胸锁关节后与颈内静脉汇合形成无名静脉进入胸腔。锁骨下静脉位于肋骨-锁骨-斜角肌三角内，其前方为锁骨，后方隔前角肌与锁骨下动脉相伴行，锁骨下静脉在前而锁骨下动脉在后。

2．操作方法

（1）经锁骨上穿刺法

① 定位：采用头低肩高位，一般选右侧进针，因左侧易损伤胸导管（或床脚抬高15°～25°），使静脉充盈，提高静脉内压力，不易发生空气栓塞。头转向对侧，显露胸锁乳突肌外形，用1%甲紫划出胸锁乳突肌锁骨端外侧缘与锁骨上缘所形成的夹角，该角平分线之顶端或其后0.5cm左右处为穿刺点。

② 常规消毒皮肤，铺消毒洞巾。

③ 检查中心静脉导管是否完好，用生理盐水冲洗，排出空气。

④ 用2ml注射器抽吸利多卡因，对穿刺点部位进行局部浸润麻醉。

⑤ 术者右手持穿刺针进行穿刺，针点指向胸锁关节，进针角度30°～40°，边进针边回抽血，一般进针2.5～4cm即达锁骨下静脉。

⑥ 见静脉回血后，用左手固定穿刺针，右手插入导引钢丝，退出穿刺针，使用扩张管扩张，在导引钢丝引导下插入中心静脉导管，取出导引钢丝，抽回血并连接液体，用透明薄膜固定，对固定困难者可进行缝合固定。

（2）经锁骨下穿刺法

① 体位：两肩胛间及穿刺侧垫一薄枕。

② 其余准备同上。

③ 锁骨下静脉的定位：标志取锁骨中点内侧1～2cm处（或锁骨中点与内1/3之间），锁骨下缘下方1～2cm；锁骨中1/3段范围的下方也可为穿刺点，一般多选右侧（如选左侧穿刺点应稍偏内侧），沿锁骨下缘进行。

④ 局部用利多卡因浸润麻醉，在选定穿刺点处进针，做试探性穿刺，针尖指向锁骨内侧头上缘，穿刺针与胸壁成约30°角，不超过45°角，以免刺伤胸膜。进针时使注射器内保持轻度负压，一般进针4cm左右可见回血，记下进针的深度与方向。

⑤ 插入导管的方法有两种：无鞘（有导丝）和有鞘。

（三）股静脉穿刺置管术

1. 股静脉的解剖位置：在腹股沟韧带的下方，紧贴腹股沟韧带，髂前上棘和耻骨联合连线的中点是股动脉，其内侧是股静脉。

2. 操作方法

① 患者仰卧，将大腿外展与身体长轴成45°。

② 定位：方法一：腹股沟韧带中点下方股动脉搏动最明显处的内侧；方法二：髂前上棘和耻骨结节连线中点即是股动脉，其内侧为股静脉。

③ 局部常规消毒，待干，戴手套，铺无菌方巾。

④ 检查中心静脉导管及套管针是否完好。

⑤ 术者立于穿刺侧，以左手示指在腹股沟韧带下方中部扪清动脉搏动最明显部位。

⑥ 右手持穿刺针，在腹股沟韧带中点下2～3cm、股动脉内侧，与皮肤成30°～45°角刺入，抽得静脉大量回血后其余操作同颈内静脉置管。

四、护理要点

（1）局部必须严格消毒，不要选择有感染的部位做穿刺。气胸患者避免行颈内静脉及锁骨下静脉穿刺，腹内出血患者避免行股静脉穿刺。同时，置管时还应注意以下几点：

① 如技术操作不当，可发生气胸、血肿、血胸、气栓、感染等并发症，故不应视作普通静脉穿刺，应从严掌握适应证。

② 躁动不安而无法约束者、不能取肩高头低位的呼吸急促患者、胸膜顶上升的肺气肿患者，均不宜施行此术。

③ 避免反复多次穿刺，以免形成血肿，如抽出鲜红血液即示穿入动脉，应拔出，紧压穿刺处数分钟至无出血为止。

（2）每周更换肝素帽1次，每3～5天更换透明敷料1次，注意严格无菌操作。

（3）由于置管入上腔静脉，故常为负压，输液时注意输液瓶绝对不应输空，更换接头时应先夹住导管，以防空气进入，发生空气栓塞。

（4）10～100U/ml 稀释肝素液正压封管，每次 2～5ml，每 12 小时 1 次，防止血液在导管内凝固。

（5）疑有导管源性感染，须做导管头培养。

（6）如为颈内静脉穿刺，拔管时嘱患者屏气，轻缓地将导管拔出，注意按压。拔管后 24 小时内用无菌敷料覆盖。

五、并发症及处理

① 血气胸：由操作者对解剖部位不熟、操作不仔细、患者躁动、进针过长所引起，可按肺压缩情况处理，抽气或胸腔闭式引流，必要时摄 X 线胸片。

② 局部血肿：误伤动脉或刺穿静脉按压不够，应迅速拔针，局部压迫 5～10 分钟。

③ 气栓：由于气体进入静脉而引起。置管时应嘱患者屏气，脱开注射器时拇指加纱布压住针尾；输液时及时更换液体，保持管道密封；拔管时迅速用无菌敷料压迫穿刺处，同时嘱患者屏气；更换肝素帽，加用三通，应夹住导管。

④ 血栓：以长期置管、高营养疗法、高凝状态常见，尤以股动脉为甚。穿刺时不要将针筒里已凝固的血注入静脉；封管时应推 2～5ml 肝素稀释液；输液不畅时不可用力推注。

⑤ 感染：由于无菌操作不严格而引起。应严格无菌操作；24 小时更换输液器；3～5 天更换透气薄膜，注意消毒；如疑有导管源性感染，应做导管前端培养和血培养。

⑥ 导管阻塞：应防止导管扭曲、受压。输血前后用生理盐水充分冲洗，用稀释肝素液封管，尽量选用内径较粗的导管。

⑦ 导管脱出的预防：用缝针固定，经常观察，及时更换已失去黏性的薄膜。

⑧ 误伤神经、动脉、胸导管：可出现动静脉瘘、乳糜胸。

应停止输液，置管于心脏平面下，应熟悉解剖部位，注意操作手法。

⑨ 导管断裂：穿刺遇到阻力时，应及时找原因并退出重新置管，置管时用扩张器松解皮肤，如用手术刀应谨慎。

⑩ 心脏穿孔：少见但极为严重。穿刺时为了预防心脏穿孔，置管不宜过深，一般在上腔静脉与右心房入口处最合适；导管应妥善固定，尽量不使其移位；选用的导管质量应优良。

第三节　经外周静脉置入中心静脉导管

一、定义

经外周静脉留置套管针，操作容易，但保留时间短。经中心静脉置导管能确保静脉通路长时间开放，但操作复杂，易出现并发症。临床经外周静脉置入中心静脉导管（PICC），在很大程度上克服以上不足，是一种有效的建立长期静脉通路的方法。

二、适应证

① 需长期输液、化疗、频繁留取标本的患者。

② 输液困难，如严重烧伤患者。

③ 输刺激性或高浓度药物，如完全胃肠外营养。

三、操作步骤

使用带有外套管的导管作插管。

（1）穿刺点　一般选择肘正中静脉或贵要静脉。

（2）用物　输液盘、深静脉穿刺包、PICC导管1根、穿刺套管针、生理盐水250ml、5ml无菌针筒1支。

① 患者仰卧，右臂外展与身体呈90°。

② 测量穿刺点一般为肘正中静脉或贵要静脉至右锁骨头，再往下至第3肋间隙的距离，此为导管插入的长度。若为左侧穿

刺，置管长度须另加两乳头间距。

③ 根据患者的年龄及体重，选择适当型号的导管。

④ 穿刺部位局部常规消毒，扎止血带，铺消毒洞巾。

⑤ 冲洗并检查导管及套管针是否完好。

⑥ 术者戴无菌手套，持套管针行静脉穿刺，穿刺时针的斜面应朝下，以免刺破血管壁，见回血后低角度略向前进，以确保导管尖端进入血管后松开止血带，然后撤离针芯，左手固定外套管，右手退出穿刺针针芯。

⑦ 用镊子夹住导管前端向近心方向送入导管，须注意轻夹，以防损伤导管，当导管进入 10～15cm 时退出外套管，并撕开外套管。

⑧ 插入导管至右肩处，嘱患者头部转向术者，下颏抵住右肩，以免导管误入颈静脉。继续插导管直至预定的位置，并适当固定。

⑨ 必要时行 X 线摄片确定导管位置。

四、并发症

① 导管错位、导管阻塞、导管折断、意外脱出。

② 静脉炎、导管相关性败血症。

五、护理要点

① 换药：穿刺后第 1 个 24 小时更换敷料 1 次，以后每周常规更换敷料 3 次。操作时应注意沿导管的方向向上揭去敷料，以防导管拔出。

② 更换肝素帽：每周 1 次。

③ 封管：用 10～100U/ml 稀释肝素液正压封管，每次 2～5ml，每 12 小时 1 次。

④ 记录：进行动态观察与记录。

⑤ 拔管：轻缓地将导管拔出，注意按压。拔管后 24 小时内用无菌敷料覆盖伤口。

第四节　中心静脉压的监测与临床意义

一、定义

　　中心静脉压（CVP）是指血液流经右心房及上下腔静脉胸段时产生的压力。正常值为 5 ～ 12cmH$_2$O。主要反映右心室前负荷，CVP值的高低与血管内容量、静脉壁张力和右心功能有关，是评价重危患者血流动力学的重要指征之一。

二、目的

　　① 评价右心功能。
　　② 评价全身循环血量的多少。
　　③ 观察心功能不全或休克过程，决定治疗方案。
　　④ 输液或静脉全营养。
　　⑤ 插入漂浮导管及心脏起搏器。

三、操作方法

　　① 测压用物：标有cmH$_2$O的CVP尺、CVP尺固定架、三通、测压管、生理盐水、输液器。
　　② 测CVP简易装置。
　　③ 生理盐水插入输液器，排气备用。
　　④ 确定零点位置，零点位置在患者仰卧位时第4肋间腋中线处（相当于右心房水平）。
　　⑤ 固定好CVP木尺，木尺成直角，尺尖与患者第4肋间腋中线平齐（即右心房水平）。
　　⑥ 用三通连接CVP导管、输液器和测压管。
　　⑦ 测压时，先将三通转向生理盐水和测压管（阻断CVP导管），待测压管内液体流至高于预计的CVP之上时，阻断生理盐水并放松CVP导管，使测压管内液体下降，到降至一定水平不再下降时，测压管液面在CVP尺上的刻度数即为CVP值（中心

静脉压或右心房压）。

⑧ 停止测压时，在测压软管末端盖上盖（可用三通上的小盖）。

四、影响CVP的因素

① 病理因素：可使CVP升高的因素有右心及全心衰竭、心房颤动、心包填塞、缩窄性心包炎、张力性气胸及血胸、肺动脉高压及肺水肿、缺氧性肺血管收缩、支气管痉挛、肺梗死、纵隔压迫、腹内高压、输血或输液过量等；使CVP下降的病因有失血引起的低血容量、脱水、周围血管张力下降等。

② 神经体液因素：交感神经兴奋导致静脉张力升高，体内儿茶酚胺、抗利尿激素、肾素、醛固酮分泌升高可使CVP上升。

③ 药物因素：应用血管收缩药使CVP升高，而血管扩张药或强心药的应用可使CVP下降，用高渗液测压可使CVP下降，因此一般应用等渗盐水测压。

④ 其他因素：零点位置不正确、体位的改变、插管的深浅都会影响CVP的结果；若患者正在使用间歇正压通气（IPPV）或呼气末正压通气（PEEP），则可使CVP升高$2 \sim 5cmH_2O$。

五、监测注意事项

监测中心静脉压时，要做到"三防三注意"：防栓塞、防感染、防心力衰竭。

① 心血管手术后，应每半小时或每小时测量1次并及时记录，病情不稳定时随时测量并记录。

② 当患者体位改变时，测压前应重新定零点。

③ 若发生异常，应准确判断患者的病情变化，并及时报告医师进行处理。

第五节　动脉穿刺置管术与护理

一、适应证

① 重度休克须经动脉注射高渗葡萄糖液及输血等，以提高冠状动脉灌注量及增加有效血容量。

② 施行某些特殊检查，如选择性动脉造影及左心室造影等。

③ 对重危及大手术后患者进行有创血压监测。

④ 施行某些治疗，如经动脉注射抗癌药物、行区域性化疗、静脉给予血管活性药。

⑤ 需动脉采血检验，如血气分析、血氨及乳酸盐浓度监测。

二、用物

输液盘、无菌注射器及针头、肝素注射液。动脉穿刺插管包：弯盘1个、洞巾1块、纱布4块、2ml注射器1支、动脉穿刺套管针1根，另加无菌三通开关及相关导管、无菌手套、2%利多卡因溶液（或1%普鲁卡因溶液）、动脉压监测仪、持续冲洗装置、输液袋（含500ml生理盐水）、压力袋、输液器、瓶装500ml生理盐水。

三、操作方法

（1）动脉穿刺部位的选择　股动脉、肱动脉、桡动脉等，以左手桡动脉为首选，新生儿常用脐动脉。

（2）桡动脉侧支循环试验（Allen′s test）　先将患者手臂抬高，术者双手拇指分别摸到桡、尺动脉搏动后，嘱患者做3次握拳和放松动作，接着压迫阻断桡、尺动脉血流至手部发白，然后放低手臂，解除对尺动脉的压迫，观察手部转红时间：0～7秒表示血循环良好，8～15秒属可疑，＞15秒属供血不足。＞15秒称为Allen′s试验阳性，不宜选用桡动脉做穿刺插管。

（3）桡动脉穿刺置管的步骤

① 固定手和前臂，腕下放一小垫子，背曲抬高60°。局部皮肤常规消毒。

② 术者戴无菌手套，铺洞巾。

③ 于动脉搏动最明显处用消毒后的两手指上下固定欲穿刺的动脉，两指间相隔0.5～1cm以供进针。

④ 右手持注射器或动脉插管套针（事先用肝素冲洗）。凡用插管套针者，应先用2%利多卡因1～2ml于进针处皮肤做局部麻醉。将穿刺针与皮肤呈15°～30°角朝近心方向斜刺，将针稳稳地刺向动脉搏动点，如针尖部传来搏动感，则表示已触及动脉，再快速推入少许，即可刺入动脉，此时可见鲜红动脉血回流，退出针芯少许，将外套管继续推进，使之深入动脉腔内以免脱出，然后拔出外套管。如拔出针芯后无回血，则可将套管退至皮下插入针芯，重新穿刺。

⑤ 排尽测压管道通路的空气，边冲洗边接上连接管，装上压力换能器（调整好零点）和测压仪，加压袋压力保持为约200mmHg。

⑥ 用薄膜固定套管针，除去垫子，立即用肝素盐水冲洗，保持通畅，即可测压。

⑦ 观察压力值：关闭肝素液通道，使传感器和桡动脉相通，测压开始。此时监护仪上可连续显示动脉血压的数据和波形。

⑧ 动脉冲洗系统：为保证测压准确，连接管和动脉导管内应充满肝素生理盐水，对动脉导管的冲洗可以是持续的也可以是间断定时的，其目的都是为了保持导管通畅，防止动脉内血栓形成，维持动脉测压的有效性。

四、注意事项

① Allen′s试验阳性者避免行桡动脉穿刺置管。

② 局部严格消毒，操作应保持无菌，以防感染。

③ 穿刺点应选择动脉搏动明显处。如行注射，则头面部疾病注入颈总动脉，上肢疾病注入锁骨下动脉或肱动脉，下肢疾病注入股动脉。

④ 置管时间原则上不超过4天，以预防导管源性感染。

⑤ 发现血块应抽出，不可注入。

⑥ 固定好导管位置，防止移动。

⑦ 留置的导管用加压袋将肝素液以3ml/h持续输入动脉内，肝素液浓度为2U/ml，避免导管内血液凝固，保证管道通畅。

第六节 三腔二囊管的使用及护理

一、定义

三腔二囊管压迫止血适用于肝硬化食管-胃底静脉曲张破裂出血的患者，通过气囊压迫胃底部黏膜下静脉而达到止血目的，是一项及时有效的抢救措施。

二、操作前准备

弯盘，开口器，压舌板，三腔二囊管，石蜡油，棉签，胶布，听诊器，20ml注射器，止血钳，纱布，绷带，手套，0.5kg重的沙袋，牵引架。

三、操作步骤

① 先用注射器分别向食管囊和胃囊注气，检查是否漏气，充气后是否均匀。抽尽气囊内的气体，食管囊及胃囊的管口做好标记，三腔管前端涂以液体石蜡备用。操作者戴手套。

② 患者取斜坡卧位，自鼻腔插入三腔管，插到咽喉部时，嘱患者做吞咽动作，以利插入。

③ 当插入65cm处时抽出胃液，提示管端已达胃窦部。

④ 向胃囊内注气150～200ml后，将开口部反折并用止血钳夹住，然后缓慢向外牵拉三腔管，如遇阻力则表示胃囊已达胃底部，此时牵拉三腔管的手不要放松，用宽胶布固定三腔管。

⑤ 再向食管囊内注气100～150ml，同样用止血钳夹住管端。

⑥ 测量并记录囊内压力，一般胃囊内压为50mmHg，食管

囊内压为 30 ～ 40mmHg。测压后再分别向囊内注气 5ml，以补充测压时外逸的气体。

⑦ 将胃管连接胃肠减压器。脱去手套。

⑧ 三腔二囊管外端接一绷带，坠以 0.5kg 重的沙袋，用牵引架持续牵引三腔二囊管，牵引与患者身体呈 30°～ 40°。

⑨ 一般出血停止 24 小时后可先放去食管囊内气体，移去牵引架，如无继续出血再放去胃囊内的气体。24 小时后仍无出血者，可拔除三腔管。

四、护理注意事项

① 观察胃肠减压引流袋中引流物，判断止血是否有效。若 2 ～ 3 小时后引流袋内仍有鲜血，应及时检查气囊内压力。如有漏气而致压力下降，应补充注气。

② 每 2 ～ 3 小时检查气囊内压力 1 次，如压力不足应及时注气增压，每 8 ～ 12 小时放松牵引和放气 1 次，半小时后重复充气及牵引。

③ 应密切观察生命体征，胃内容物及大便次数、色、量并记录，如见胃肠减压器内有新鲜血，立即做必要的处理并记录出血量。

④ 置管期间禁止饮水，每天口腔护理 2 ～ 4 次；保持鼻腔黏膜清洁湿润，及时清除分泌物。用石蜡油滴入插管的鼻腔内，每天 3 次，减少管道对黏膜的刺激。

⑤ 放置 48 ～ 72 小时后，如胃内无血性胃内容物吸出，则可放气 12 小时观察，确认无继续出血则可拔管。拔管前吞服石蜡油 20 ～ 30ml 并抽尽气囊内空气，拔管时不宜用力过猛。通常置管 3 ～ 5 天，一般最长不超过 10 天。

第三篇
疾病护理

第八章　急性中毒

第一节　一氧化碳中毒

一、定义

一氧化碳俗称煤气，为无色、无臭、无味、无刺激性的气体，是含碳物质燃烧不全的产物。一氧化碳中毒最常见的原因是生活用煤气外漏或用煤炉取暖时空气不流通，其他如炼钢、化学工业及采矿等生产过程中操作不慎或发生意外事故等均可引起煤气中毒。

二、病因与发病机制

一氧化碳经呼吸道吸入后，与血红蛋白结合成碳氧血红蛋白（HbCO），失去携氧能力。一氧化碳与血红蛋白的亲和力较氧与血红蛋白的亲和力大250～300倍，且解离速度为氧合血红蛋白（HbO_2）的1/3600，因而可使组织缺氧，使氧离曲线左移。组织缺氧严重，中枢神经首先受累，严重者出现脑水肿、继发性脑血管病变、缺氧性脑病及形成后遗症或迟发性脑病、心肌损害和各类心律失常。

三、临床表现

头晕、头痛、无力、恶心、呕吐、心慌、站立不稳。中度中毒患者出现意识模糊或谵妄、浅昏迷。重者抽搐、大小便失禁、昏迷，呈去大脑皮质状态（可睁眼，但无意识，不语、不动），血压下降、呼吸困难等，口唇及两颊呈樱桃红色。

四、实验室及其他检查

（1）毒物分析　提供可疑的剩余食品、药品、呕吐物、血、尿、粪等进行毒物鉴定。

（2）检测某些特异性生化指标或细胞形态　如亚硝酸盐中毒时，测定高铁血红蛋白；一氧化碳中毒时，测定碳氧血红蛋白；有机磷中毒时，测定胆碱酯酶活性等。

（3）常规检查　根据病情，检查血常规、电解质、动脉血气分析等，以了解各器官功能情况。

五、治疗

积极纠正缺氧和防治脑水肿。

六、观察要点

观察患者的体温、脉搏、呼吸、血压、面色和症状、体征改善情况。抽血查碳氧血红蛋白宜尽早进行。注意神经系统表现及皮肤、肢体受压部位的损害情况，如急性痴呆性木僵、癫痫、失语、肢体瘫痪、惊厥、皮肤水疱等，观察有无腺苷三磷酸（ATP）过敏等药物反应。

七、护理要点

（1）常规护理　一旦怀疑患者为一氧化碳中毒，迅速将患者抬离现场，移至新鲜空气处，解开领口，清除口鼻分泌物，保持呼吸道通畅，给予吸氧或高压氧治疗。昏迷患者定时翻身，预防压疮、肺炎及泌尿系感染。

（2）专科护理　昏迷伴高热、抽搐者应给予头部降温为主的冬眠疗法，降温和解痉的同时要注意保暖，防止自伤和坠伤。

第二节　急性酒精中毒

一、定义

急性酒精中毒，俗称酒醉，是机体一次性摄入大量乙醇（酒精）引起的中枢神经系统由兴奋转为抑制的状态，严重者出现呼吸抑制及休克。大量乙醇首先作用于大脑皮质，其后皮质下中枢和小脑也受累表现为先兴奋后抑制，最后，抑制脑血管运动和呼吸中枢。

二、病因与发病机制

（1）病因　多因一次饮入过量的酒精或酒类饮料所致，中毒量有个体差异。

（2）发病机制　摄入的酒精80%由十二指肠及空肠吸收，已吸收的酒精90%在肝内经酶作用氧化为乙醛，最后氧化为二氧化碳和水，仅微量由尿排出。酒精是中枢神经系统抑制剂，初始作用于大脑，皮质功能受抑制，患者处于兴奋状态，继之影响延髓和脊髓，抑制血管运动中枢，使血管扩张，血压下降；严重中毒可引起呼吸和循环衰竭。

三、临床表现

（1）症状与体征　早期面红或苍白、脉速、多言、精神激动、自控力丧失、恶心、呕吐，继而嗜睡。共济失调期，走路步态蹒跚，动作拙笨，言语含糊不清，常神志错乱，语无伦次。嗜睡期，昏睡不醒，皮肤苍白、冷漠、瞳孔散大。呼吸慢带鼾声，可有轻度发绀和心跳慢、脉弱呈休克状态，严重者昏迷，伴抽搐和大小便失禁，最终可发生呼吸麻痹致死。短时间内大量摄入酒精可直接进入抑制期。可发生低血糖，出现脑水肿、高热、惊厥等，严重者出现呼吸麻痹、循环衰竭而死亡。其血液、尿液、呕吐物中均含有酒精。

（2）心理状况　患者烦躁不安、过度兴奋，有饮酒史，呼吸有强烈酒味。早期面色潮红、精神兴奋、语无伦次，继而恶心、呕吐、心率增加。重者呈现昏迷，呼吸浅慢，有鼾声。患者不能积极配合治疗。

四、实验室及其他检查

（1）血、尿酒精浓度的测定　有诊断及中毒程度评估意义。

（2）其他血液检查　包括血生化、肝功、肾功、出凝血功能等。

（3）其他辅助检查　心电图、脑电图、脑CT或MRI检查，有鉴别诊断及中毒程度评估意义。

五、治疗

① 对一般酒醉者应卧床休息，适当保暖，以防受凉。

② 大量饮酒者可先引吐后洗胃，以减少乙醇的进一步吸收。

③ 盐酸纳洛酮：解除 β-内啡肽对中枢神经系统的抑制作用，促进苏醒，生效快，疗效高，常用量0.4～1.2mg，静脉注射、肌内注射、皮下注射均可，15分钟后重复使用0.4～0.8mg，直至清醒为止。

④ 10%葡萄糖液500～1000ml加入维生素C、氯化钾、利尿剂等静脉滴注，以利乙醇加速分解。

⑤ 防治脑水肿：酌情使用脱水剂、利尿剂、糖皮质激素等。

⑥ 对症治疗：昏迷者可选用咖啡因、洛贝林、贝美格（美解眠）等；保持呼吸道通畅，给予氧气吸入；呼吸骤停者应立即行人工机械呼吸。

六、观察要点

重度中毒者常伴有昏迷或昏睡，生命体征也随之发生改变，甚至危及生命。应定时监测意识、瞳孔、血压、呼吸、脉搏，做好记录，发现异常及时报告医师。

七、护理要点

（1）常规护理

① 心理护理：观察患者的情绪变化，了解患者的心理状态。根据不同的心理状态，给予相应的护理。

② 注意保暖：洗胃后患者容易感到寒冷，甚至寒颤，应给予保暖并补充能量。重度中毒患者常有大小便失禁，要及时更换尿湿的衣裤，必要时留置导尿，烦躁不安者可用床档保护或用绷带约束四肢，防止坠床。

（2）专科护理

① 及时清除毒物　根据医嘱洗胃、催吐、透析等方法尽快清除体内乙醇。洗胃、催吐过程中要防止患者误吸。

② 呼吸监测　对使用呼吸机辅助呼吸的患者应注意监测血气。每2小时作血气分析1次，根据血气分析结果，调节呼吸机的参数，以避免体内的酸碱平衡失调。

③ 观察纳洛酮反应：纳洛酮为特异阿片受体拮抗药，主要解除 β_2 内啡肽的中枢神经系统抑制作用，消除酒精中毒时产生的自由基，使其迅速恢复清醒状态，但个别患者用药后可有头晕、收缩压升高等症状，故应注意观察。

第三节　巴比妥类药物中毒

一、定义

巴比妥类药物为应用较普遍的催眠药物，按其作用时间可分为长效、中效、短效三大类，一般口服2～5倍催眠剂量的巴比妥类药物即可发生轻度中毒；口服用药为催眠剂量的5～9倍可引起中度中毒；15～20倍则可引起重度中毒，甚至有生命危险。

二、病因与发病机制

本类药物抑制神经细胞的兴奋性，阻断脑干网状结构上行激动系统的传导，抑制大脑皮质及丘脑，使反射功能消失，影响呼吸系统功能及呼吸运动的节律性，对心肌及血管床有直接抑制作用，可导致休克、心电图异常等，并使胃肠道张力及运动降低。

三、临床表现

初期可出现兴奋症状，如躁狂、惊厥，随后转为嗜睡、昏迷，出现呼吸浅慢、脉搏微弱、血压下降、瞳孔缩小、肌肉松弛、腱反射减弱或消失。重度中毒早期可有四肢肌张力增强，腱反射亢进，病理反射阳性。后期全身肌肉弛缓，各种反射消失，呼吸及循环衰竭而死亡。

四、实验室及其他检查

取患者的胃内容物、血、尿做安眠镇静药定性及定量检查。

五、治疗

（1）催吐、洗胃或导泻 清醒患者首先用催吐法清除胃内容物，昏迷患者应进行胃管洗胃。洗胃宜用1∶5000高锰酸钾溶液或温水。导泻不宜用硫酸镁，因为硫酸镁可加重中枢抑制。

（2）保持呼吸道通畅、吸氧 呼吸衰竭者应用呼吸兴奋剂，必要时做气管插管，行人工呼吸。

（3）静脉输液 保障给患者的能量、维生素及水电解质平衡，稀释血液中的毒物浓度促进排泄，也可给予利尿药，加强尿路排泄毒物。

（4）应用中枢神经兴奋剂

① 纳洛酮：首选药物。具有兴奋呼吸、催醒、解除呼吸抑制的作用，剂量0.8～2.0mg静脉注射，必要时2h后重复给药直至清醒。

② 贝美格：50～150mg加于5%～10%葡萄糖注射液100～200ml中静脉滴注，滴速每分钟3～4ml，亦可每隔3～5分钟给50mg静脉注射，至呼吸、肌张力或反射恢复正常时减量。

（5）促进已吸收的毒物排除 重症患者早期做透析或血液灌流。

（6）对症治疗 肝功能损害出现黄疸者，则可应用肾上腺皮质激素及各种护肝药物。昏迷、抽搐患者可用脱水和利尿药，以减轻脑水肿，为预防继发性感染可应用抗生素。

六、观察要点

① 密切观察患者病情，注意生命体征变化，及早发现呼吸衰竭和休克征兆，准确记录病情变化。

② 准确记录出入量，防止水、电解质和酸碱平衡失调。

③ 低温时应注意保温。

④ 定时测量生命体征，观察意识状态、瞳孔大小、对光反

射、角膜反射，若瞳孔散大、血压下降、呼吸变浅或不规则，常提示病情恶化，应及时向医生报告，采取紧急处理措施。

⑤ 观察药物的作用及患者的反应。

⑥ 监测脏器的功能变化，尽早防治脏器衰竭。

⑦ 准确记录病情变化、出入量，防止酸碱及水、电解质平衡紊乱。

⑧ 密切观察患者血气变化，及时发现呼吸抑制、呼吸衰竭的发生，并给予积极处理。

七、护理要点

1. 常规护理

① 安静卧床休息，做好自杀者的心理护理。

② 躁动患者做好安全护理，防止坠床和外伤。

③ 昏迷患者应常翻身、拍背，针对病原菌选用抗生素治疗，预防肺炎。

④ 防止肢体压迫，清洁皮肤，防止皮肤大疱出现。

⑤ 饮食护理：应给予高热量、高蛋白易消化的流质饮食。昏迷时间超过3～5天，应予鼻饲补充营养及水分。

⑥ 预防并发症：指导患者有效咳嗽，经常变换体位，昏迷患者应定时翻身、拍背、吸痰，遵医嘱应用抗生素预防肺炎；防止肢体压迫，及时清洁皮肤以预防皮肤大疱；输液速度不可过快以防肺水肿。

⑦ 心理护理：多与患者沟通，了解中毒的原因，保守患者的秘密，加以疏导、教育，对服药自杀者，不宜让其单独留在病房内，应加强看护，防止再度自杀。加强心理疏导和心理支持工作。

2. 专科护理

（1）迅速消除毒物

① 口服中毒者，以1：5000高锰酸钾溶液或清水洗胃，对于昏迷者，应先证实胃管在胃内再行洗胃，以免灌洗液误入

气管。

② 洗胃后灌入硫酸镁 30g 导泻，并用碳酸氢钠溶液加速药物排泻。

（2）保持呼吸道通畅

① 及时给予吸氧。

② 及时清除口腔及气管内分泌物，必要时行气管插管或气管切开。

③ 呼吸中枢抑制者可给予呼吸中枢兴奋剂。每 2 小时翻身拍背 1 次，防止坠积性肺炎发生。

（3）促进药物排泄

① 静脉补液，每天 3000 ~ 4000ml（5％葡萄糖液或生理盐水），密切观察尿量。

② 碱化尿液，促进药物由肾排出。

③ 静脉滴注呋塞米，每次 40 ~ 80mg，每小时要求尿量在 250ml 以上。准确记录出入量，防止水、电解质和酸碱平衡失调。

④ 血压降低者可给予升压治疗。

⑤ 对于严重中效类药物中毒所致肾功能不全患者。可考虑血液或腹膜透析疗法。

第四节　急性有机磷农药中毒

一、定义

急性有机磷农药中毒在临床上时有发生，有机磷农药如对硫磷（1605）、内吸磷（1059）、敌敌畏、乐果等多为油状液体，具有类似大蒜样特殊臭味，较易通过皮肤进入机体，也可经呼吸道和消化道吸收。这些物质是胆固醇酯酶抑制剂，通过抑制胆碱酯酶，致使乙酰胆碱在神经末梢蓄积，作用于效应器官的胆碱能受体，产生器官功能紊乱。

二、病因及发病机制

有机磷杀虫剂经胃肠道和呼吸道吸收迅速而完全，经皮肤吸收较慢。吸收后迅速分布于全身，在体内与胆碱酯酶结合成磷酰化胆碱酯酶，从而抑制胆碱酯酶活性，致使乙酰胆碱不能被酶所分解而积聚，从而使中枢神经系统和胆碱能神经过度兴奋，继而转为抑制。

三、临床表现

① 急性中毒症状：头痛、头晕、易激动、乏力、出汗、肌肉抽动、中枢性高热、昏迷。

② 慢性中毒：食欲不振、上腹痛、头痛、头晕、乏力、失眠等。

四、实验室及其他检查

① 全血胆碱酯酶活力正常人为100%，下降到正常值的50%～70%为轻度中毒，可出现中毒症状；下降到30%～50%为中度中毒，出现明显的中毒症状；30%以下为重度中毒。

② 阿托品试验：病史不清、症状不典型时，阿托品2mg静脉注射，10分钟不出现阿托品化现象者为有机磷中毒，否则诊断不能成立，农药五氯酚钠中毒禁用此试验。

五、治疗

（1）迅速清除毒物　根据接触毒物的途径分别选择：迅速脱离中毒现场，脱去污染衣服，肥皂水彻底清洗污染的头发、皮肤、指甲，眼部迅速用清水冲洗；口服中毒者采用催吐、洗胃、导泻等。

（2）特效解毒剂的应用。

① 胆碱酯酶复活剂：能有效地恢复胆碱酯酶活性，常用有碘解磷定、氯解磷定。胆碱酯酶复活剂对老化的胆碱酯酶无复活作用，故应早期应用。

② 抗胆碱药：阿托品能迅速解除毒蕈碱样症状，同时能通

过血脑屏障进入脑内消除部分中枢症状，可对抗有机磷引起的呼吸抑制；对骨骼肌的兴奋症状无效，也不能使失活的胆碱酯酶复活。使用原则为早期、足量、反复给药及快速阿托品化，避免阿托品中毒。

（3）对症治疗　有机磷中毒可发生多种严重并发症，如肺水肿、呼吸肌麻痹、呼吸衰竭、脑水肿、中毒性心肌炎等。故对症治疗应以维持正常心肺功能为重点，保持呼吸道通畅，应用人工呼吸机；危重患者必要时应用血液净化治疗。中毒症状消失后，仍应观察3～7天。

六、观察要点

（1）密切观察生命体征，有机磷中毒时呼吸困难较常见，严重者可呼吸骤停，在抢救治疗过程中应密切观察体温、脉搏、呼吸、血压等变化。

（2）密切观察病情：做好胆碱酯酶活性、心肌酶等检查，必要时检测血气分析；做好药物不良反应和迟发毒作用的观察；根据心率及病情调整阿托品用量，防止病情反跳。

七、护理要点

（1）常规护理

① 给氧。

② 保持呼吸道通畅。

③ 昏迷患者做好昏迷护理常规。

④ 实行血液净化术的患者，做好血液净化术的护理。

⑤ 呼吸机支持呼吸患者做好呼吸道管理。

⑥ 加强基础护理，做好心理护理，尤其是对服毒自杀患者，要针对原因耐心做好开导工作，教导其以开朗客观的心态对待生活。

（2）专科护理　胆碱酯酶复活剂应用时应注意：静脉给药时必须稀释后缓慢推注，静脉推注过快可有眩晕、头痛、恶心、视物模糊，严重者可发生阵发性抽搐，抑制呼吸引起呼吸衰竭；剂量不宜过大；忌与碱性药物合用；对胆碱酯酶复活剂疗效不好者，应以阿托品治疗为主或两药合用。使用阿托品时应注意是否到达阿托品化，即瞳孔较前扩大、面部潮红、眼结膜充血、口干，皮肤干燥，肺部湿啰音显著减少或消失，心率加快及轻度躁动不安。

第五节　百草枯中毒

一、定义

百草枯又名克芜踪，为白色晶体，易溶于水，无挥发性，在碱性介质中不稳定。商品为20％水剂，是一种速效触杀型除草剂，接触土壤后迅速失活。百草枯急性中毒是主要由于口服或吸入高浓度百草枯而引起的以肺水肿、肺出血、肺纤维化及肝、肾损害为主要表现的全身中毒疾病，严重者可死于呼吸窘迫综合征及肝、肾衰竭。百草枯毒性较强，又无特效解毒药，病死率高，国外为64％，国内有报道高达95％。

二、病因与发病机制

百草枯口服后吸收快，主要蓄积在肺和肌肉中，排泄缓慢，因此毒性作用可持续存在，病变主要发生于肺，称为百草枯肺，除莠剂能产生过氧化物离子（O_2^-）损害 I 型和 II 型肺泡上皮细胞，引起肿胀、变性和坏死，抑制肺表面活性物质的产生，基本病变为增殖性细气管炎和肺泡炎，肺的形态学变化取决于摄入后生存期的长短，在1周内死亡者，示肺充血、水肿，肺重量增加，类似于氧中毒，生存期超过1周者，肺泡渗出物（含脱落的肺泡上皮碎屑，巨噬细胞，红细胞及透明膜）机化，单核细胞浸润，出血和间质成纤维细胞增生，肺泡间质增厚，其结果发生广泛的纤维化，形成蜂窝状肺及细支气管扩张，百草枯中毒可引起肾小管坏死，肝中央小叶细胞损害、坏死，心肌炎，肺动脉中层增厚，肾上腺皮质坏死等。

三、临床表现

1. 局部表现

① 皮肤污染：可致接触性皮炎，甚至发生灼伤性损害，表现为红斑、水疱、溃疡和坏死等。

② 眼部污染：2～3天后出现刺激症状，失明、流泪、眼痛、结膜充血和角膜灼伤等。1周后炎症加重，可见睑结膜脱落、角膜水肿。

③ 指甲污染：指甲可出现褪色、断裂甚至脱落。

④ 呼吸道吸入者：出现鼻出血和鼻咽刺激症状（喷嚏、咽痛、充血等）及刺激性咳嗽、胸痛。

⑤ 口服中毒者：口、咽、食管及胃黏膜溃烂、穿孔、溃疡。

2. 全身症状

（1）早期 头痛、呕吐、腹痛、腹泻及便血。口误服者24小时内迅速出现肺水肿和肺出血。

（2）中期 肝、肺、心脏及肾功能受损，会发生坏死伴发热。

① 消化系统：出现呕血、黄疸、肝功能异常等肝损害表现，甚至出现重型肝炎。

② 泌尿系统：可见尿频、尿急、尿痛等膀胱刺激症状，少尿甚至发生急性肾衰竭。

③ 循环系统：重症可有中毒性心肌损害、血压下降、心电图ST段和T波改变，或伴有心律失常，甚至心包出血等。

④ 血液系统：有发生贫血和血小板减少的报道，个别有高铁血红蛋白血症，甚至有发生急性血管内溶血者。

⑤ 呼吸系统：1～2天内未致死者可出现急性呼吸窘迫综合征（ARDS）。

（3）晚期 出现间质性肺水肿、呼吸衰竭甚至死亡。非大量吸收者通常于1～2周内出现肺部症状，肺损害而导致肺不张、肺浸润、胸膜渗出和肺功能明显受损。肺纤维化开始于中毒后的第5～9天，2～3周达高峰，造成早期顽固的低氧血症及晚期合并高碳酸血症。

四、实验室及其他检查

① 实验室检查：外周血白细胞计数明显升高；血尿中可检出百草枯；肺泡/肺动脉PaO_2差增大，重度低氧血症。

② 肺部X线检查：中毒早期（3天～1周）主要为肺纹理增多，肺间质炎性变，可见点片状阴影，肺部透亮度减低或呈毛玻璃状。中期（1～2周）出现肺实变或大片实变，同时出现部分肺纤维化。后期（2周后）出现肺纤维化及肺不张。

五、治疗

本品尚无特效解毒药，原则上仍以阻止吸收，加速排泄，对已受损器官进行对症治疗，尽可能恢复功能为主。

六、观察要点

观察血压、呼吸，掌握出入量及心电监护等。

七、护理要点

① 加强心理护理：关心体贴患者，耐心倾听患者主诉。应保护服毒自杀患者隐私，加强正确引导，防止再次发生自杀。与家属积极沟通，取得理解。

② 强化护理：应实施24小时监护，密切观察病情变化和并发症的发生，做好口腔卫生，及时吸痰、防止肺部感染。

第六节　强酸中毒

一、定义

强酸类主要指硫酸、硝酸、盐酸三种无机酸，三者均有腐蚀作用，中毒原因有经口误服、呼吸道吸入大量酸雾、皮肤接触而致腐蚀性灼伤。

二、病因与发病机制

强酸可经皮肤、消化道、呼吸道进入体内，经血循环分布到全身，造成中毒性损害，尤以肝、肾损害明显。强酸的主要毒害作用是使蛋白质凝固，造成凝固性坏死，接触局部可发生充血、水肿、坏死和溃疡，肝、肾常有脂肪变性和坏死。

三、临床表现

① 皮肤接触后可灼伤、腐蚀、坏死和溃疡形成，不同酸引起的损害程度不一，可见痂皮、红斑及水疱。

② 眼部接触后可发生眼睑水肿、结膜炎症和水肿、角膜混浊甚至穿孔，严重者可发生全眼炎而导致失明。

③ 口服中毒患者口腔黏膜糜烂，局部形成不同色泽的痂皮，患者口腔、咽喉、食管、胃等均有剧烈灼痛，反复恶心、呕吐，严重者可发生穿孔、酸中毒和肝、肾损害，后期可有食管、幽门和肠狭窄性梗阻。

④ 吸入强烟雾后，患者发生呛咳、胸闷、呼吸加快、鼻腔、咽喉黏膜严重充血、水肿，有浆液分泌，如短时吸入高浓度烟雾可引起肺水肿和喉头痉挛，可迅速因呼吸困难和窒息而死亡。

四、实验室及其他检查

中毒后呕吐物或清洗液中可测到相应的毒物，尿中可有蛋白、红细胞、白细胞、管型。

五、治疗

① 皮肤灼伤后立即用大量流动水冲洗，局部给予2%～5%碳酸氢钠或1%氨水或肥皂水中和。眼部受到损害，应立即用大量清水或生理盐水彻底冲洗，给予可的松及抗生素眼药水交替滴眼。

② 口服中毒者严禁洗胃，可予2.5%氧化镁溶液，口服牛奶、豆浆、蛋清、花生油，禁用碳酸氢钠溶液洗胃或口服，以免造成胃穿孔。

③ 吸氧，必要时气管切开，针对喉头痉挛和肺水肿给予必要的处理。

六、观察要点

严密观察病情，注意体温、脉搏、呼吸、血压及神志变化；应用止痛药物应慎重；注意观察有无纵隔炎、腹膜炎的表现，宜用 4 ～ 6L/min 吸氧。

七、护理要点

（1）常规护理

① 口腔护理：吞服强酸类毒物，易致口腔黏膜糜烂、出血、坏死，即刻需用清水、中和剂冲洗。已引起口腔黏膜灼伤者，口腔分泌物增加，再加上食管痉挛易致吸入性肺炎，因此要加强口腔护理，可用 1% ～ 4% 过氧化氢溶液擦洗口腔，防止厌氧菌感染，动作宜轻柔，尽量避免新鲜创面。急性期宜少漱口，以减少疼痛，避免再出血。

② 营养支持：中毒早期严格禁食，经中心静脉胃肠外营养，中毒恢复期宜改为流质饮食，少量多餐，逐渐过渡到半流质、普食，避免干、硬、刺激性、不易消化食物的摄入。吞咽障碍者可考虑鼻饲供给营养，应注意过早插入胃管有引起食管狭窄延长的可能，应慎用。

③ 心理护理：由于此类患者极度痛苦，尤其出现食管狭窄不能进食者，再加上经济的负担，极易产生悲观绝望情绪。因此，应加强与患者的沟通，取得患者的信赖，及时给予疏导和心理支持，树立战胜疾病的信心和生活的勇气，实行24小时监控，防止患者的过激行为。

（2）专科护理

① 对强酸、强碱类毒物接触皮肤的患者：清洗毒物首选以清水为宜，并要求冲洗时间在 15 ～ 30 分钟或稍长一些，然后选用合适的中和剂，如酸灼伤，局部用 2% ～ 5% 碳酸氢钠或 1% 肥皂水中和，碱灼伤用 1% 醋酸或 4% 硼酸中和。

② 口服强酸、强碱的患者：禁止洗胃，可给予胃黏膜保护剂如牛奶、蛋清、米汤、植物油等经胃管缓慢注入胃内，注意用力不要过大，速度不宜过快，防止造成穿孔。

第七节　强碱中毒

一、定义

强碱包括氢氧化钠、氢氧化钾、次氯酸钠、氧化钠、氧化钾以及腐蚀作用较弱的碳酸钠、碳酸钾、氢氧化钙、氧化钙、氢氧化铵等。漂白粉内含 3% ～ 6% 次氯酸钾，强碱类化合物用途甚广，亦含于日常所用的去污剂、沟渠清洁剂、擦亮剂、去除油漆剂及烫发剂中。小儿中毒大多由于误服所致。

二、病因与发病机制

强碱可接触皮肤或通过消化道进入，与组织蛋白结合形成可溶性、胶样的碱性蛋白盐，皂化脂肪，使组织脱水，碱吸收后可引起碱中毒和肝、肾脂肪变性与坏死，并出现全身症状。

三、临床表现

① 皮肤、黏膜受毒物损伤后发生充血、水肿、糜烂，局部先为白色，后变为红色和棕色，并形成溃疡，严重者可因体液丢失而引起休克。

② 眼部接触后，可发生严重的角膜炎和角膜溃疡。

③ 口服后也发生口腔、咽喉、食管、胃的严重烧伤，有强烈灼痛、腹绞痛、反复呕吐，呕吐物中有血性液体，常有腹泻和血便，严重者可发生食管及胃穿孔、肝、肾损害，甚至急性肾衰竭。

④ 氢氧化铵可释放出氨，吸入氨后可引起呼吸道刺激症状如咳嗽，并可发生肺水肿，少数可因反射性声门痉挛而致呼吸骤停。

四、实验室及其他检查

中毒后呕吐物或清洗液中可测到相应的毒物。

五、治疗

① 皮肤碱灼伤后立即用大量流水冲洗，后涂以1%醋酸以中和剩余碱，切忌在冲洗前应用中和剂，导致产生中和热而加重灼伤。

② 口服强碱后可迅速口服食醋，3%～5%醋酸，5%稀盐酸，大量橘子汁或柠檬汁中和，后予以蛋清和橄榄油，如吞咽困难可放置胃管，早用1～2周肾上腺皮质激素，可减少食管瘢痕、狭窄的发生。禁止洗胃。

③ 吸入性氨中毒应给予吸氧，保持呼吸道通畅，必要时气管切开。

④ 补液，纠正电解质紊乱，防止休克及肾衰竭。

六、观察要点

严密观察患者生命体征、神志、尿量、大便及全身情况，做好抢救治疗护理记录。

七、护理要点

（1）常规护理

① 口腔护理：吞服强碱类毒物，易致口腔黏膜糜烂、出血、坏死，即刻需用清水、中和剂冲洗。已引起口腔黏膜灼伤者，口腔分泌物增加，再加上食管痉挛易致吸入性肺炎，因此要加强口腔护理，可用1%～4%过氧化氢溶液擦洗口腔，防止厌氧菌感染，动作宜轻柔，尽量避免新鲜创面。急性期宜少漱口，以减少疼痛，避免再出血。

② 营养支持：中毒早期严格禁食，经中心静脉胃肠外营养，中毒恢复期宜改为流质饮食，少量多餐，逐渐过渡到半流质、普食，避免干、硬、刺激性、不易消化食物的摄入。吞咽障碍者可考虑鼻饲供给营养，应注意过早插入胃管有引起食管狭窄延长的

可能，应慎用。

③ 心理护理：由于此类患者极度痛苦，尤其出现食管狭窄不能进食者，再加上经济的负担，极易产生悲观绝望情绪。因此，应加强与患者的沟通，取得患者的信赖，及时给予疏导和心理支持，树立战胜疾病的信心和生活的勇气，实行24小时监控，防止患者的过激行为。

（2）专科护理

① 皮肤灼伤：立即用大量流动水冲洗，然后用弱酸中和，中和剂切勿在冲洗前使用，否则产生中和热，加重烧伤。

② 眼部灼伤：立即用大量清水或生理盐水冲洗20分钟，再用3%硼酸溶液冲洗，然后用抗细菌及抗病毒的眼药水滴眼。

③ 消化道灼伤：严禁洗胃和催吐，可给予蛋清、牛奶等口服保护胃黏膜。

④ 吸入性氨中毒应给予吸氧，保持呼吸道通畅，必要时气管切开。

⑤ 补液，纠正电解质紊乱，防止休克及肾衰竭。

第八节　食物中毒

一、定义

食物中毒是由于进食被细菌或毒素所污染的食物而引起的急性感染中毒性疾病。临床上可分为胃肠型与神经型肉毒中毒两大类。

二、病因与发病机制

食物中毒是指摄入了含有生物性、化学性有毒有害物质后或把有毒有害物质当作食物摄入后所出现的而非传染性的急性或亚急性疾病，属于食源性疾病的范畴。食物中毒既不包括因暴饮暴食而引起的急性胃肠炎、食源性肠道传染病（如伤寒）和寄生虫病（如囊虫病），也不包括因一次大量或者长期少量摄入某些有毒有害物质而引起的以慢性中毒为主要特征（如致畸、致癌、致突变）的疾病。

含生物性、化学性有害物质引起的食物中毒的食物包括以下几类：致病菌或其毒素污染的食物；已达急性中毒剂量的有毒化学物质污染的食物；外形与食物相似而本身含有毒素的物质，如毒蕈；本身含有毒物质，而加工、烹调方法不当未能将其除去的食物，如河豚、木薯；由于贮存条件不当，在贮存过程中产生有毒物质的食物，如发芽土豆。

三、临床表现

潜伏期6～72h。腹痛、腹泻、恶心、呕吐、发热，大便多为水样便，少数为黏液血便。严重者可出现烦躁、抽搐、血压下降、缺氧等中毒性休克表现。肉毒杆菌中毒可出现神经系统症状，表现为软弱无力，视物模糊，眼肌瘫痪，共济失调，吞咽困难等。可死于中枢性呼吸衰竭。

四、实验室及其他检查

① 病原菌培养。

② 血清凝集试验：取急性期和恢复期患者的血清与相应的细菌进行凝集试验。

五、治疗

当确诊食物中毒后，应立即催吐、洗胃、导泻、抗感染和对症支持治疗。

六、观察要点

护士抢救同时要密切观察患者临床症状及变化，仔细询问病史以及入院前进食情况，检测并记录患者脉搏、血压、血钾等；收集呕吐物、粪便标本，认真观察分析性状，争取尽快查明中毒原因以对症治疗；观察患者尿量，准确记录液体出入量。密切观察患者病情变化和用药后反应，一旦患者体征发生改变，要根据实际情况及时给予急救并上报主治医师。

七、护理要点

（1）常规护理

① 心理护理：中毒早期以迅速清除体内毒素为主，患者中毒后48小时内应严格禁食；应耐心向患者及家属解释原因，寻求患者配合和家属的监督；待病情好转后，经医生认可再进食清淡易消化的饮食，做到少食多餐。

② 饮食护理：食物中毒表现为突发性急症，患者及家属面对突发情况时多紧张、焦虑甚至情绪激动，担忧抢救预后；尤其是集体中毒的混乱场面会加重患者的心理负担，在这种情况下，医护人员更要以沉着冷静的态度应对抢救工作。急救护理的同时，护士要以温和的态度向患者解释食物中毒相关知识并告知治疗方法，尽量安抚患者紧张焦虑情绪，获得患者的信任与配合。抢救过程中做到动作轻巧娴熟、抢救工作有条不紊，用谨慎的态度和精湛的技术消除患者的恐惧感；待抢救工作顺利进行后及时为患者家属答疑。

（2）专科护理

① 首先确保生命体征正常平稳，肉毒中毒可因呼吸中枢麻痹而危及生命，因此，对肉毒中毒者应加强呼吸道管理，必要时行气管切开，呼吸机辅助呼吸。

② 胃肠型食物中毒，脱水严重者应积极补充液体、电解质、进行抗休克治疗。

③ 抗生素的应用。

④ 肉毒中毒者早期给予多价抗毒血清，在起病24小时内或肌肉瘫痪前使用效果最佳。

⑤ 补充足够营养及水分，必要时可鼻饲。

第九节　毒蕈中毒

一、定义

毒蕈为有毒的野生蘑菇，形状与食用菌相似，常被误食导致中毒。

二、病因与发病机制

毒蕈所含毒素随品种不同而异，其发病机制亦不同。如含毒蕈碱，主要是刺激兴奋神经节后胆碱能神经；含溶血毒素（如马鞍蕈酸等），作用于红细胞使之溶解；含肝毒素（如毒肽和毒伞肽等）则作用于肝细胞，引起肝坏死；而神经毒素（如异噁唑类衍生物、蟾蜍素等）作用于神经系统，出现神经精神症状；含有吲哚的毒蕈，可致振荡和幻觉，系由于致幻素所致。

三、临床表现

① 胃肠炎型：潜伏期10分钟～6h，表现为剧烈恶心、呕吐、腹泻、腹痛等，经治疗后可迅速恢复。

② 神经型：潜伏期1～6h，除胃肠炎症状外尚有副交感神经兴奋的表现，如流涎、流泪、多汗、瞳孔缩小、脉搏缓慢等，严重者可出现肺水肿、呼吸抑制、谵妄、昏迷甚至死亡。早期应用阿托品类药物治疗效果较好。

③ 溶血型：除胃肠炎外还能引起溶血性贫血、黄疸、血红蛋白尿等，积极治疗后可恢复。

④ 精神异常型：除胃肠炎症状外，以精神异常为主，多有幻觉，部分有迫害妄想，类似精神分裂症，也可出现头晕、精神错乱、神志不清、昏睡等，经治疗可恢复，病死率低。

⑤ 肝坏死型：此型中毒病情凶险，变化较多，一般食后15～30h突然出现吐泻等胃肠炎表现，常在1天内自愈，进入"假愈期"。然后1～2天内出现肝损害，可累及肝、脑、肾、心脏等，可有肝肿大、黄疸、出血、烦躁不安或淡漠、嗜睡，甚至惊厥，昏迷，常因神经中枢抑制或肝性脑病而死亡。

四、实验室及其他检查

可将剩余食蕈喂动物后观察或做毒物鉴定，也可从胃内容物或残余蕈中提取溶于水的毒蕈碱，注入青蛙体内观察有无毒蕈碱症状。

五、治疗

① 清除毒物：立即用1:（10000～15000）高锰酸钾或0.5%鞣酸反复洗胃，再灌入特效解毒剂或活性炭，以清除和沉淀毒物，最后灌入硫酸镁导泻，也可甘草绿豆汤口服或灌肠帮助解毒。

② 用阿托品等抗胆碱药：适用于含毒蕈碱的中毒，对中毒性心肌炎所致的房室传导阻滞和中毒性脑炎所致的呼吸衰竭具有治疗作用，可用0.5～1mg皮下注射，每0.5～6小时1次，必要时加大剂量，并改静脉注射。如表现为类阿托品样中毒作用的临床征象，则不宜用阿托品。

③ 巯基解毒药：对肝损害型毒蕈中毒有一定疗效，常用有二巯基丙磺酸钠，二巯基丁二酸钠或L-半胱氨酸，成人用5%二巯基丙磺酸钠5ml肌内注射或用葡萄糖盐水20ml稀释后静脉滴注，每天2次，连用5～7天。

④ 肾上腺皮质激素：适用于严重毒蕈中毒，患者发生溶血反应、中毒性心肌炎、中毒性脑病、肝损害和出血倾向时，一般以短程大量用药为好。

⑤ 输血。

⑥ 支持治疗。

⑦ 透析治疗。

六、观察要点

① 密切观察各种中毒症状，采取相应的措施，观察药物反应。

② 清除毒物洗胃时要保持呼吸道通畅，防止窒息。

七、护理要点

（1）常规护理

立即用1:（10000～15000）高锰酸钾或0.5%鞣酸反复洗胃，

再灌注特效解毒剂或活性炭，以清除和沉淀毒物，最后灌入硫酸镁导泻，也可甘草绿豆汤口服或灌肠帮助解毒。详细做好各项记录，加强基础护理，防止并发症。

（2）专科护理

① 二巯基丁二酸钠可有口臭、头痛、恶心、乏力、胸闷等不适，应缓慢注射并现配现用，肾功能不良者应慎用或禁用。

② 应用阿托品、肾上腺皮质激素的注意事项同前。

第十节　鱼胆中毒

一、定义

进食生、熟鱼胆中毒是我国特有疾病，以南方地区多见，是一种严重的临床急症。鱼胆中毒可致多器官功能失常综合征，严重时发生多器官衰竭，以急性肾衰竭较常见，其发生率为55%～100%。重度肾衰竭致死率占鱼胆中毒死因的91.7%。

二、病因与发病机制

（1）病因　主要由于应用鱼胆"清热"、"明目"、"止咳平喘"，一般均为生食鱼胆后引起，个别熟食者症状较轻。引起中毒的鱼种有白鲫鱼、鲩（草）鱼、鲤鱼、青鱼、鳊鱼、包头鱼等，鱼的重量一般在2～3斤以上，食用鱼胆数目0.5～10个不等，中毒的轻重虽有个体差异，但主要与用量多少有关。按南京中医药大学编著的《中药学》规定，青鱼胆用量为1～2.5g，但一般大鱼胆即使半个也远远超过此量。小儿服2个，大人服8～13个可致死亡。

（2）发病机制

① 胆汁毒素直接作用：胆汁毒素直接作用于胃肠、肝、肾，造成这些器官的损害，引起功能障碍。

② 类似原浆毒素成分对细胞生物酶的抑制：鱼胆中毒时，肾小管上皮碱性磷酸酶、酸性磷酸酶、琥珀酸脱氢酶、细胞色素

氧化酶活性均有不同程度降低。

③ 氧自由基增多和抗氧化物质减少。

④ 胆盐作用：鱼胆中含有胆酸、鹅去氧胆酸、鹅牛黄胆酸，它们与钾离子结合形成胆盐，破坏细胞膜。

⑤ 组胺类物质致敏作用：鱼胆汁具有组胺的致敏作用，使毛细血管通透性增加，造成器官的出血、水肿、炎性改变。

⑥ 氢氰酸物质的毒性作用：鱼胆中含有氢氰酸，能抑制细胞色素氧化酶的活性，阻断生物氧化过程中的电子传递，使组织细胞不能利用氧。

三、临床表现

患者有进食生、熟鱼胆的病史，潜伏期一般为12～30h。轻症患者可有恶心、频繁呕吐、上腹痛、腹泻呈水样便或蛋花样便，类似急性胃肠炎症状，应予以注意。重症患者可有不同程度肝肾功能、心脑损害。肝损害表现为肝大、有触痛，并有黄疸、肝功能异常、腹水，损害多在食后1～3天发生。肾损害为鱼胆中毒的主要表现之一，轻者表现为蛋白尿、血尿、管型尿，重者表现为全身水肿、少尿、氮质血症，严重者可发生尿闭、抽搐，甚至急性肾衰竭、昏迷，一般在食后3天发生。其他可见便血、皮肤出血点，头痛、低热、嗜睡、四肢发麻。

四、实验室及其他检查

① 血常规、尿常规。

② 肝功能、肾功能检查。

③ 心电图检查。

五、治疗

本病目前无特殊解毒药物，应重在预防，得病后采取综合治疗，治疗重点在于防治急性肾衰竭，早期透析治疗。告诫人们应避免生食鱼胆，得病后应尽快到医院诊治。

六、观察要点

定时监测生命体征，注意测量尿量、肝肾功能，有急性肾衰竭时按急性肾衰竭进行护理，行血液净化术患者做好血液净化术的护理。

七、护理要点

① 常规护理：保持呼吸道通畅，给氧、吸痰，做好口腔、皮肤护理及各项记录，防止并发症。

② 专科护理：采取催吐、洗胃、导泻、静脉输液及血液透析等办法排除体内毒物。

第十一节　杀鼠剂中毒

一、定义

杀鼠剂种类很多，常用的杀鼠剂有磷化锌、敌鼠及华法林等。杀鼠剂可分为四类：有机氟类、磷化锌类、毒鼠磷类和氰化物类，包括已禁止使用的有机氟制剂及毒性极大的毒鼠强。敌鼠又名双苯杀鼠酮，在体内竞争性抑制维生素K，从而影响凝血因子和凝血酶原的合成，使出凝血时间延长，并可直接损伤毛细血管壁，使血管壁通透性和脆性增加而致出血。氟乙酰胺可经消化道、皮肤、呼吸道吸收，进入体内后形成氟乙酸，阻断三羧酸循环，妨碍正常氧化磷酸代谢。

毒鼠强又名四二四、四甲基二砜四胺，是一种中枢神经系统兴奋剂，具有强烈的脑干刺激作用。

二、病因与发病机制

本病病因主要是由于幼儿误食或自杀口服等导致。磷化锌对消化道有很强的腐蚀性，敌鼠和华法林主要是影响血液系统。敌鼠和华法林中毒可出现恶心、呕吐、鼻出血、紫癜、呕血、便血、咯血等。磷化锌中毒可出现恶心、呕吐、呕血、休克、昏迷等。

三、临床表现

恶心、呕吐、食欲减退，在出现前述症状约3d后开始出现鼻出血、牙龈出血、咯血、便血、尿血、阴道出血、皮下出血等，并有关节痛、腰痛、腹痛等，多为敌鼠中毒；上腹痛、恶心、呕吐、烦躁不安、痉挛、抽搐，继而呼吸抑制、昏迷者多为氟乙酰胺中毒；头晕、头痛、恶心、呕吐、阵发性惊厥、抽搐、意识丧失、呼吸骤停则可能为毒鼠强中毒。

四、实验室及其他检查

对剩余食物、呕吐物、血液及尿液等进行毒物分析测定。

五、治疗

① 立即脱离现场，清除毒物，行催吐、洗胃、导泻，敌鼠中毒可用维生素K，氟乙酰胺中毒可用乙酰胺（解氟灵）特效解毒，毒鼠强无特效解毒剂，中毒重者可用血液灌流以吸附血中毒物。

② 加强对症与支持治疗　敌鼠可输新鲜血治疗，氟乙酰胺、毒鼠强中毒抽搐时用苯巴比妥、地西泮等镇静、抗惊厥药及二巯基丙磺酸钠。

六、观察要点

严密监测体温、脉搏、呼吸、血压以及疼痛、抽搐等，及时发现与处理脏器出血及呼吸改变引起的症状，严防病情突变，保持呼吸道通畅，抽搐时放置压舌板，防止舌咬伤，做好气管插管和气管切开准备及护理。昏迷及行血液净化术患者分别按昏迷与血液净化护理常规进行护理。

七、护理要点

① 常规护理：加强皮肤、口腔护理，防止并发症，做好患者及家属的心理安抚工作。

② 专科护理：采取催吐、洗胃、导泻、静脉输液及血液灌流等方法排出体内毒物。

第十二节　氯气中毒

一、定义

氯是一种黄绿色具有剧烈刺激性窒息性臭味的气体，主要作用于气管、支气管。氯对人体的危害主要表现在对上呼吸道黏膜的强烈刺激，可引起呼吸道烧伤、急性肺水肿等。从而引发肺和心脏功能急性衰竭。

二、病因与发病机制

大部分氯气中毒发生于工业事故。氯和组织中的水发生反应形成盐酸和次氯酸，同时还有氯元素及氧自由基。氯气对呼吸道黏膜的刺激作用是盐酸的10～30倍，这取决于接触的浓度和时间，整个呼吸道均可受累。

三、临床表现

（1）刺激反应　出现一过性眼和上呼吸道黏膜刺激症状。肺部无阳性体征或偶有散在性干啰音，胸部X线无异常表现。

（2）轻度中毒　临床表现符合急性气管、支气管炎或支气管周围炎。如出现呛咳，可有少量痰，胸闷，两肺有散在性干湿啰音或哮鸣音，胸部X线表现可无异常或可见下肺野有肺纹理增多、增粗延伸，边缘模糊。

（3）中度中毒　凡临床表现符合下列诊断之一者为中度中毒。

① 急性化学性支气管炎：如有咳嗽、咳痰、气急、胸闷等。可伴有轻度发绀，两肺有干、湿性啰音，胸部X线显示常见两肺下部内带沿肺纹理分布呈不规则点状或小斑片状边界模糊，部分密集或相互融合的致密阴影。

② 局限性肺泡性肺水肿：除上述症状体征外，眼及上呼吸

道刺激性症状加重，胸部X线显示单个或多个局限性轮廓清楚、密度较高的片状阴影。

③ 间质性肺水肿：如胸闷、气急较明显。除肺部呼吸音略减低外，可无明显啰音，胸部X线显示肺纹理增多、模糊，肺门阴影增宽、境界不清，两肺散在点状阴影和网状阴影。肺野透亮度减低，常可见水平裂增厚，有时可见支气管袖口征及克氏B线。

④ 哮喘样发作：症状以哮喘为主，呼气尤为困难，有发绀、胸闷，两肺弥漫性哮鸣音。胸部X线可无异常发现。

⑤ 阵发性呛咳：痰中带血或咳粉红色泡沫样痰。

（4）重度中毒　凡临床表现符合下列诊断之一者为重度中毒。

① 弥漫性肺泡性肺水肿或中央性肺水肿：咳嗽，咳大量白色或粉红色泡沫样痰。

② 急性呼吸窘迫综合征（ARDS）。

③ 严重窒息：呼吸困难，胸部紧束感，发绀，休克及重度昏迷。

④ 出现气胸、纵隔气肿等严重并发症：反射性呼吸中枢抑制会出现心搏骤停。

（5）皮肤暴露部位有灼伤性的急性皮炎。

四、实验室及其他检查

① 实验室检查：末梢血常规示白细胞增多。

② 其他辅助检查：X线表现为病情轻时胸片可正常，亦可表现为肺间质改变和（或）肺实质改变。

五、治疗

主要是支持性治疗，应特别注意保证氧合与通气。如存在喉头水肿，根据需要进行气管内插管或气管切开，宜采用较大直径的插管，有时需将气管内炎性渗出物和碎片吸出。呼吸衰竭和肺水肿的患者可进行机械通气，一般采用容量通气。

六、观察要点

密切观察病情，注意患者咳嗽的音调、频率、时间，痰的性质、颜色、量、黏稠度及呼吸系统的伴随症状，如胸闷是否伴有缺氧发生，呼吸的节律、频率、深度，肺啰音的性质及部位，并对呼吸功能进行持续监护。加强病情观察，中毒24h内严密观察神志、呼吸、脉搏、血压、青紫、肺部啰音及其他伴随症状。做好病情的动态记录，及时发现早期肺水肿、心律失常。必要时行心电监护，监测血氧饱和度及血气分析。心率加快、呼吸急促、两肺底闻及湿啰音时，应考虑为早期肺水肿，立即汇报医生，配合有效护理措施。

七、护理要点

（一）常规护理

（1）保持病室安静，空气流通，防止空气消毒方法不当加重呼吸道黏膜损伤。

（2）嘱患者卧床休息，做好基础护理。

（3）加强饮食护理，提供生活照顾，患者营养供给是提高机体抵抗力，减少并发症的保证。能进食者，宜给予高热量、高蛋白、低脂肪、易消化饮食，少量多餐。补充足够水分，维持水电解质平衡。

（4）使用激素期间，护理上要特别注意预防感染，保持口腔清洁，按时做口腔护理或饭后用中性漱口液漱口，体温高时给予降温，患者可大量出汗，要及时用干毛巾擦汗，避免局部皮肤受压，协助其舒适卧位，及时更换衣裤、被褥、床单，保持干燥，防止继发感染。

（二）专科护理

（1）脱离接触　阻止毒物继续吸收，即"撤、脱、洗"，迅速脱离中毒现场，移至通风良好处，脱下中毒时所着衣服、鞋袜，对污染部位（眼及皮肤）用大量流动清水彻底清洗至少30分钟。注意给患者保暖，让其安静休息。

（2）保持呼吸道通畅　及时清理呼吸道分泌物，呼吸浅、慢时可酌情使用呼吸兴奋药。喉头、支气管痉挛、声带水肿者，应给予氨茶碱或雾化吸入异丙肾上腺素、氢化可的松等药剂。窒息者立即行气管插管或气管切开，同时给予氧气和雾化吸入。

（3）缓解呼吸困难　可给其吸入 2%～3% 的温湿碳酸氢钠溶液或 1% 硫酸钠溶液，可减轻氯气对上呼吸道黏膜刺激作用。应注意，氯中毒患者有呼吸困难时，不应采用徒手压胸等人工呼吸方法。这是因为氯对上呼吸道黏膜具有强烈刺激，引起支气管肺炎甚至肺水肿，这种压式的人工呼吸方法会使炎症、肺水肿加重，有害无益。

（4）开放静脉通道　给予镇静、解痉、止咳、化痰及其他抢救药物如地塞米松、肾上腺素、解毒药，并严格掌握输液速度，限制补液量，防止肺水肿。

（5）肺水肿的预防和治疗

① 患者卧床休息，及早吸氧，及时清除分泌物，必要时气管插管或者气管切开。

② 必要时做加压辅助呼吸供氧，有条件者还可采用体外薄膜式氧合器来改善缺氧，它是一种使患者部分或全部血液与氧气在薄塑料膜或硅橡胶膜两侧进行气体交换的人工氧合器，血液与气体不直接接触，破坏作用小，能较长时间（超过3周）使用。

③ 限制静脉补液量：原则是出入负平衡（相差 500～1000ml）。

④ 早期应用激素，预防和控制感染。

⑤ 维持水、电解质及酸碱平衡。

⑥ 用超声雾化吸入做局部治疗是中毒性肺水肿治疗进展之一。所用药物为糖皮质激素、抗生素、支气管扩张药，再加 2%～4% 碳酸氢钠，每天 3～5 次，每次 10 分钟，也可将抗泡沫剂放在一起吸入。

（6）抗休克、抗感染

① 密切观察病情，及早发现休克征象及时处理。

② 防止呼吸道继发感染：由于呼吸道黏膜受到刺激腐蚀，

使呼吸道失去正常保护功能，极易导致细菌感染，因而对中毒较重的患者，可应用抗生素预防感染。

（7）昏迷患者使用20％甘露醇250ml静脉滴注，每6～8小时1次，减低颅内压力，纠正脑水肿。

（8）出现刺激反应者严密观察至少12h，并予以对症处理。

（9）对症处理

① 眼结膜损伤可用20％碳酸氢钠或生理盐水反复冲洗，然后涂以可的松和抗生素眼膏。

② 鼻部可滴入1％～2％麻黄碱或2％～3％普鲁卡因加0.1％肾上腺素溶液。

③ 皮肤被液氯灼伤冲洗后，再用3％浓氨溶液或2％～4％碳酸氢钠清洗。重者应按灼伤处理。

（10）持续监护心电、血压、氧饱和度及出入量监测。

（11）给予高热量、高蛋白、高维生素饮食。

第十三节　蜂 类 蜇 伤

一、定义

蜂属于昆虫纲，膜翅目，种类很多，一般常见的蜂有蜜蜂、黄蜂和马蜂等，其头、胸、腹三部分划分极其明显，腹部末端有与毒腺相连的蜇刺。蜂蜇人是靠蜇针把毒液注入人体，这几种蜂均有蜇针，但只有蜜蜂蜇人后把蜇针留在人体内，其他蜂蜇人后将蜇针收回。

二、病因与发病机制

蜂类有蜜蜂、黄蜂、大黄蜂、工蜂、狮蜂等。雌蜂尾部有毒腺及蜇针，蜇针刺进人体将毒液注入。毒液主要成分为蚁酸、神经毒素和组胺。有些蜂毒可致溶血和出血。大多数成人要遭到100只以上蜜蜂的攻击才可达到致死的毒素量。

三、临床表现

（1）局部症状

① 绝大部分蜂类蜇伤，仅有明显的红肿、灼烧感及刺痛，甚至形成水疱、淤血，很少引起坏死。

② 如蜇伤舌、咽喉部，则可出现语言不清、喉水肿、吞咽困难，甚至窒息等。

③ 蜇伤眼睛，可致视网膜炎、视神经脱髓鞘等，发生视力障碍，甚至失明。

（2）全身症状

① 被群蜂或黄蜂蜇伤后，可发生蜂毒的吸收现象：患者有发热、头痛、头晕、恶心、呕吐、腹胀、腹泻、烦躁不安，以至痉挛、昏迷、周围循环衰竭、肺水肿、心肌及呼吸肌麻痹，可于数小时内死亡。死亡病例解剖可见内脏出血，尤以脑膜出血为甚。

② 大量蜜蜂叮蜇可立即引起昏厥、发热、溶血、黄疸、肝功能损害及急性肾衰竭。

③ 有特异体质者迅速发生以下症状：颜面特别是唇与眼睑肿胀、鼻塞、荨麻疹、腹痛、腹泻、恶心、呕吐、呼吸困难、喉头水肿、胸部气闷、血压下降、神志不清等过敏性休克现象，最后可因呼吸与周围循环衰竭而死亡。故需提高警惕，积极救治。

四、实验室及其他检查

血常规检查。

五、治疗

1. 局部治疗

（1）使患者休息，保持安静，给予患者心理支持并取得配合，尽可能确定被何种蜂类蜇伤。

（2）仔细检查蜇伤处皮肤有无折断的毒刺或毒囊　如有断刺可用镊子、针尖挑出，若无法找到针或镊子，可用嘴将刺在伤口上的尾刺吸出，然后用拔火罐或吸奶器吸出毒液。因毒囊离开蜂体后，仍继续收缩数秒钟，故不可挤压伤口以免毒液扩散，也不能用红药水、碘酒之类药物涂抹患部，这样只会加重患部的肿胀。

（3）药物敷洗

① 蜜蜂的毒液呈酸性，局部可用3%浓氨溶液、5%～10%碳酸氢钠溶液、肥皂水甚至尿液等弱碱性液体洗敷伤口以中和毒液。也可用生茄子切开涂搽患部以消肿止痛。伤口肿胀比较严重者，可用冷毛巾湿敷。

② 用野甘草叶子洗净榨汁，涂搽患处（或以鲜叶洗净揉搽），每隔5分擦药1次，一般涂搽6～10次，红肿灼热即可减轻。

③ 黄蜂的毒液呈碱性，可用弱酸性液体中和，如食醋、人乳纱条敷贴患部以止痛消痒。若被马蜂蜇伤，用马齿苋菜嚼碎后涂在患处可起到止痛作用，并口服蛇药片。

④ 严重者于刺伤处皮下注射3%依米丁（1ml溶于蒸馏水或生理盐水4～9ml中）少许。

⑤ 距蜇伤周围约半寸处，涂一圈溶化的南通蛇药片或2%碘酊；若局部瘙痒，要涂复方炉甘石洗剂。

⑥ 伤口周围选用中草药如鲜蒲公英、景天、三七、紫花地丁、青苔、七叶一枝花、半边莲等洗净捣烂外敷，效果良好。

⑦ 如蜇伤在口、咽喉部，可在蜇伤处涂布甘油或15%硼砂甘油，以消除水肿，0.5%～1%麻黄碱、0.1%肾上腺素喷涂，效果亦佳。重症发生窒息时，可行气管插管或气管切开。

2. 全身治疗　蜂蜇伤后全身症状严重者，应采取相应急救措施，并立即送往医院救治。

① 症状严重应用蛇药，如南通蛇药。如有过敏性休克，应用氢化可的松100mg或地塞米松5～10mg加入50%葡萄糖注射液40ml中静脉注射。

② 有过敏症状时，用抗组胺药物。严重者静脉输液，内加维生素C及氢化可的松或地塞米松。

③ 疼痛严重者可用2%普鲁卡因4～8ml在蜇伤处周围做封闭治疗或给予镇痛药。

④ 可选用盐酸哌替啶、吗啡、盐酸氯丙嗪及其他对症处理。

⑤ 对症支持，如激素及保护肝肾功能。

六、观察要点

① 密切观察呼吸、血压、脉搏、瞳孔及意识变化；注意出血征象；定时查看局部伤口及周围组织变化情况，观察伤肢肿胀、疼痛、麻木情况，并做好记录。

② 观察尿液颜色，准确记录24小时出入量。

七、护理要点

（1）常规护理

① 加强生活护理，注意改善营养。

② 做好心理护理。

（2）专科护理

对严重患者应及时进行血流动力学、肾功能、呼吸功能、心功能等的监测，定期进行血气分析。

第十四节　蛇咬伤

一、定义

蛇咬伤是指被通过蛇牙或在蛇牙附近分泌毒液的蛇咬后所造成的一个伤口，是热带和亚热带地区较为严重的病害。蛇分为毒蛇和无毒蛇两大类，我国大约有50余种毒蛇，剧毒者10余种。无毒蛇咬伤时，皮肤留下细小锯齿形齿痕，局部稍痛，可起水疱，无全身反应。毒蛇咬伤，留下一对较深齿痕，可出现严重的局部或全身中毒症状。

二、临床表现

（1）神经毒素表现

① 局部表现：局部症状轻，有时仅有麻木感，无渗液。

② 全身表现：伤后0.5～1h即可出现全身症状，表现为全身不适、四肢无力、头晕目眩，继而胸闷、呼吸困难、恶心、晕

厥，接着出现神经症状，有视物模糊、眼睑下垂、吞咽困难、流涎、共济失调。严重者肢体弛缓性瘫痪、惊厥、昏迷、呼吸麻痹、休克。海蛇毒对横纹肌有严重破坏作用，全身肌肉酸痛、无力，产生肌红蛋白尿、高血钾，导致急性肾衰竭和严重心律失常。伤者可能在 8 ~ 72h 内死亡。

（2）血液循环毒素表现

① 局部表现：肿胀严重，迅速向肢体近心端扩展，常累及躯干部，疼痛剧烈，似刀割火燎，并可出现水疱，组织坏死，伤口有浆液状血性液渗出，并可有淋巴结炎、淋巴管炎，伤口愈合差。

② 全身表现：出现发热、恶心、呕吐、多发性出血（如鼻出血、便血、咯血、血尿等）、溶血反应（溶血性贫血、黄疸、蛋白尿、急性肾衰竭）、心脏损害（如中毒性心肌病）及休克。被咬后 6 ~ 48 小时内可能导致伤者死亡。

（3）混合毒素表现

① 局部表现：局部症状明显，红、肿、热、痛，组织坏死、溃烂。

② 全身表现：发展快，后期麻痹困倦、嗜睡、呼吸改变、昏迷、畏寒，发热、广泛出血、腹痛、易昏睡、失语、流涎。造成死亡的主要原因仍为神经毒性蛇中毒。

三、实验室及其他检查

一般患者可做血液常规及尿液常规检查，严重的患者还要做生化及物理辅助检查，如心电图、心功酶、尿素氮、肝功能、肌酐、电解质等，以便了解病情进展，判断预后，掌握主动。

四、治疗

1. 评估　了解现场情况，如蛇的大小、特征及咬伤地点，可疑毒蛇咬伤未确诊者，都应按毒蛇咬伤急救处理。

2. 休息与活动　绝对卧床休息，制动伤肢，尽可能保持伤口低于心脏，安慰患者，给予精神支持，并紧急拨打急救电话和汇报蛇的种类。

3. 防止毒素吸收扩散

(1) 早期绑扎 蛇咬伤后1h内者用止血带、绷带或其他代用品在伤口近心端、伤口肿胀部位上方5～10cm或超过一个关节处结扎，松紧度以能阻断淋巴及静脉回流，且不妨碍动脉血供为宜；每隔10～20min放松一次，每次1～2min；经排毒或服蛇药0.5h后，绑扎即可解除。

(2) 冲洗伤口 用大量清水冲洗。最好先用肥皂水清洗伤口周围，再用等渗水、3%过氧化氢溶液或1：5000高锰酸钾溶液冲洗伤口，以减少毒素吸收。

(3) 扩创排毒 经冲洗后，在牙痕处做"+"或"++"切开，深2～3mm。单切口不可过深，以免损伤血管。如伤口流血不止，忌切开，并可自上而下地进行挤压排毒；也可用吸奶器、拔火罐等吸毒。

(4) 用胰蛋白酶2000～5000U加0.25%～0.5%普鲁卡因或蒸馏水稀释做局部环形封闭，伤口有潜行性坏死时，应切开清除坏死组织。

(5) 局部降温 将患肢浸于冷水（＜4～7℃）中3～4h,后改用冰袋。一般维持24～30h，以减慢毒素吸收。

4. 特效解毒药的应用

(1) 蛇药

① 上海蛇药：适用于各种毒蛇咬伤。口服：首剂20ml，以后每6小时服10ml，至症状消失为止。

② 南通蛇药：蝮蛇咬伤效果较好。口服：首剂20片，以后10片，每6小时1次，至全身或局部症状消退。

③ 蛇伤解毒片：口服：首次10～20片，以后每次5～10片，每天3～4次；每次肌内注射2～4ml，首剂加倍。

(2) 抗蛇毒血清（先做皮试，阳性者必要时采用脱敏注射）。

① 蝮蛇抗毒血清：蝮蛇抗毒血清10ml+生理盐水20ml，静脉滴注，一次即可。

② 五步蛇抗毒血清：五步蛇抗毒血清20ml+生理盐水20ml，静脉滴注，一次即可。

③ 多价抗蛇毒血清：多价抗蛇毒血清一次足量10～40ml+生理盐水40ml，静脉滴注。儿童与成年人剂量相同。

5. 对症支持

① 及时给氧：必要时给予气管插管和人工呼吸机辅助呼吸。

② 凝血障碍及DIC的治疗，及早使用抗毒血清。

③ 输液：输液的原则是量出为入。

④ 休克者抗休克治疗。

⑤ 维持呼吸道通畅，维持肺的通气功能，治疗呼吸衰竭。对神经毒中毒引起的呼吸中枢麻痹性呼吸衰竭，应用呼吸机通气相当有效，常需8～30h以上。但以不使用呼气末正压通气（PEEP）为好，以免加重心力衰竭。

⑥ 急性肾衰竭者，早行血液透析。

⑦ 控制感染　以青霉素为主，也可根据病情加用其他抗生素。

⑧ 应用破伤风抗毒素预防破伤风。

⑨ 补足液量，加速排泄，必要时给予利尿药及皮质激素。

⑩ 抽搐者可静脉滴注钙剂。

⑪ 新斯的明对神经毒病例可作常规解毒疗法。

⑫ 维持水、电解质及酸碱平衡，供给人体正常需要能量。

五、观察要点

（1）密切观察呼吸、血压、脉搏、瞳孔及意识变化；注意出血征象；定时查看局部伤口及周围组织变化情况，观察伤肢肿胀、疼痛、麻木情况，并做好记录。

（2）观察尿量颜色，准确记录24小时出入量。

（3）神志、瞳孔　患者如出现头痛、血压升高、呕吐，且呕吐为喷射状等情况，应警惕有颅内高压；如同时出现双侧瞳孔不等大，则应考虑脑疝形成，观察患者是否有眼睑下垂、复视、神志障碍、抽搐。

（4）结扎部位的观察　结扎后远心端出现发绀、发凉，说明结扎时间过长或过紧，局部血运不良，应调整结扎的松紧度，每20～30min放松1次，每次1～2min，以防止肢体缺血坏死。

（5）观察皮肤、黏膜有无出血点，伤口处是否出血不止，预防DIC的发生。

（6）药物疗效的观察

① 抗蛇毒血清、破伤风抗毒素、胰蛋白酶药物使用后观察患者是否有皮疹、血清反应以及过敏性休克，备好肾上腺素、地塞米松等抢救药物。

② 使用解毒药、中成药或中草药后观察患者局部及全身症状是否有好转。

③ 甘露醇、呋塞米等脱水降颅压药物应用后观察患者神志是否有改善，瞳孔是否恢复等大等圆，对光反应是否灵敏。

六、护理要点

（1）常规护理

① 体位：患者应卧床休息，患肢制动，以免活动时血液循环加快从而加速毒素的吸收，尤其禁忌慌张乱跑，有脑水肿、休克、颅高压并发症的患者应绝对卧床休息，严禁搬动。

② 饮食：宜清淡、高蛋白、高维生素饮食，忌食辛辣食品，以免刺激血管扩张，加快毒素吸收。

③ 给氧：尤其神经毒类毒蛇咬伤引起呼吸浅慢、困难者，应根据不同情况给予吸氧或机械通气、气管插管或气管切开，要注意呼吸道的管理，机械通气患者同时还要注意呼吸机的管理，预防机械通气并发症。

（2）专科护理

① 对严重患者应及时进行血流动力学、肾功能、呼吸功能、心功能等的监测，定期进行血气分析。

② 伤口的护理：应正确清洗伤口，及时更换敷料。伤口周

围红肿减退，伤口处流出的血由暗红色变红提示局部情况有所好转；如伤口处继续肿胀，皮温升高或发凉，持续流出暗红色血液说明情况恶化；伤口有恶臭提示厌氧菌感染；周围皮肤捻发感应警惕气性坏疽的发生。

③ 保持静脉输液通畅，以利药物进入体内及抢救时抢救药物的应用。

④ 心理护理和生活护理：向患者及家属说明毒蛇咬伤后的症状，对上肢受伤者协助进食，下肢受伤者协助排便，卧床休息者协助翻身，预防压疮。

第十五节　亚硝酸盐中毒

一、定义

亚硝酸盐中毒又称肠源性发绀，是指进食了亚硝酸盐含量较高的腌制品、肉制品及变质的蔬菜，或误食了工业用亚硝酸盐而导致的、以组织缺氧为主要表现的急性中毒。

二、病因与发病机制

新鲜腌制咸菜或变质陈腐的韭菜、菠菜、卷心菜、萝卜、莴苣等含有较多的硝酸盐，这些腌制和变质蔬菜中硝酸盐被肠道细菌还原为亚硝酸盐，亚硝酸盐是氧化剂，吸收后使血红蛋白氧化为高铁血红蛋白，后者无携氧功能，使组织缺氧。

三、临床表现

亚硝酸盐中毒往往急性发病，摄入 0.2 ～ 0.5g 亚硝酸盐即可引起中毒，摄入 1 ～ 2g 即可致死。因误食亚硝酸盐中毒时，潜伏期一般为 10 ～ 15min；因大量摄入存储过久的青菜引发中毒时，潜伏期为 1 ～ 3h，长者可达 20h。

（1）特征表现　有组织缺氧导致的青紫现象，如口唇、指甲、舌尖青紫，重症眼结膜、面部及全身皮肤出现青紫。

（2）其他表现

① 轻度中毒：头晕、头痛、耳鸣、乏力、心跳加速、嗜睡或烦躁、恶心、呕吐、腹痛、腹泻、四肢麻木、呼吸困难等。

② 重度中毒：除以上症状外，可伴神志不清、抽搐、昏迷、心律失常、大小便失禁、休克甚至发生循环衰竭及肺水肿，常因呼吸衰竭而死亡。

四、实验室及其他检查

血液中高铁血红蛋白的定量检验和剩余食物中亚硝酸盐的定量检验。

五、治疗

① 迅速排除毒物：采取催吐、洗胃、使用药用炭及导泻等方法清除毒素。进食时间短且神志清楚者，可用筷子或其他物品轻轻刺激咽喉部催吐，或饮用大量温水诱发反射性呕吐。再用生理盐水或1：5000高锰酸钾溶液反复洗胃，直至洗出液澄清无味为止。洗胃后由胃管注入20%甘露醇250～500ml溶液导泻，加速毒物的排泄，减少肠道内毒素吸收。

② 吸氧：呼吸麻痹是亚硝酸盐中毒死亡的主要原因之一。因此保持呼吸道通畅，纠正缺氧是抢救成功与否的关键。置患者于通风良好的环境中，适当保暖，及时清除口腔、呼吸道分泌物，给予高流量吸氧，有条件者可采用高压氧舱治疗。

③ 使用特效解毒药：亚甲蓝（又称美蓝）是亚硝酸盐中毒的特效解毒药，能使高铁血红蛋白还原成血红蛋白，促进氧的释放，纠正组织缺氧。小剂量1%亚甲蓝1～2mg/kg加入10%葡萄糖250ml静脉缓慢滴注，1～2小时后未见好转或症状再次出现可重复使用直至发绀消失。禁忌快速大剂量（10mg/kg）应用亚甲蓝。因大剂量应用可使血红蛋白被氧化为高铁血红蛋白。亚甲蓝注射过快，可出现恶心、呕吐及腹痛等不良反应。所以亚甲蓝在应用时一定要注意不要过量，重症患者按上述剂量用药12小时后发绀不退重复1次，每天总剂量不超过260mg。高渗葡萄糖可提高血浆渗透压，增加解毒功能并短暂利尿。维生素C也具有

还原功能，可与亚甲蓝合用增强效果。

④ 输新鲜血或红细胞置换治疗：中毒严重者可输入新鲜血 300～500ml或行血液净化疗法，必要时可考虑行换血疗法。

⑤ 对症治疗，防治并发症：维护重要脏器功能，积极控制休克、抽搐、呼吸衰竭等并发症，如使用呼吸兴奋药、纠正心律失常药物等。

⑥ 维持生命体征平稳。

六、观察要点

① 给予心电监测及血氧饱和度的监测，注意观察患者意识状况，做好护理动态记录。

② 严密观察有无休克征象，如血压下降、呼吸急促、尿量减少等。

③ 准确记录出入量，防止水、电解质失衡。

④ 严密观察用药后皮肤、黏膜、口唇、指（趾）甲颜色变化。

七、护理要点

（一）常规护理

① 监测生命体征：根据患者病情及收集到的资料做好评估，迅速建立有效的静脉通道，各种抢救措施同时、快速、有序进行，争取抢救时间，提高抢救成功率。

② 保持呼吸道通畅，预防窒息：患者平卧位，头偏向一侧，有利于分泌物及时排出，并及时清除口、鼻腔内分泌物，预防呕吐物、呼吸道分泌物过多导致吸入性窒息。

③ 氧疗：对轻、中、重度食物中毒的患者，均给予高流量氧气吸入，5～8L/min可提高血氧饱和度，改善组织细胞的缺氧症状。必要时面罩吸氧，密切观察氧疗效果。

④ 营养支持：病情平稳后，可给予能量合剂、维生素C等支持疗法，鼓励患者多饮水，有利于毒物排出。

⑤ 心理护理：亚硝酸盐中毒时，患者及家属普遍存在紧张、

恐惧情绪，护理人员应及时并适时地向患者及家属讲述毒物的性质、常见症状以及主要治疗方法，取得患者信任。根据病情向患者及家属交代注意事项，安慰、稳定患者及家属情绪，给患者以鼓励和关心。

（二）专科护理

① 清除毒物：症状轻，神志清楚且能合作者，口服外用生理盐水 300 ～ 500 ml 及饮温矿泉水后，刺激咽后壁或舌根发生呕吐，通过反复催吐洗胃，至呕吐物澄清无味为止。症状较重者进行电动洗胃，洗胃应尽早进行，一般在服毒后 6 小时内洗胃有效，应尽快通过洗胃迅速排出胃内毒物，洗胃过程中保持呼吸道通畅。此外，口服具有清热、解毒、通便作用的大黄，每次10g，每天3次，以清除进入肠道内的毒物，促使毒物排出。

② 保持呼吸道通畅：呼吸麻痹是亚硝酸盐中毒死亡的主要原因之一。保持呼吸道通畅，纠正缺氧，对于预防呼吸麻痹有积极作用。置患者于通风良好的环境中，适当保暖，及时清除口腔及呼吸道的分泌物，立即给予 4 ～ 8L/min 的氧气吸入，并根据患者情况调整流量。经过吸氧，患者的缺氧状态可得到明显改善。

第九章　理化因素所致疾病

第一节　中　暑

一、定义

中暑是指高温或烈日曝晒引起体温调节功能紊乱所致的一组临床综合征，以高热、皮肤干燥、无汗及中枢神经系统症状为特征。重症中暑主要发病机制和临床表现常分为三型：热射病、热痉挛、热衰竭。

二、病因与发病机制

凡可致机体热负荷增加和（或）散热功能障碍的因素，均可引起中暑，分气象因素与非气象因素。气象因素包括高气温、高湿度、高辐射强度、低气压、低风速；非气象因素包括：①劳动强度越大，劳动时间越长，代谢热越多，又无足够的防暑降温措施；②老年、体弱、疲劳、肥胖、饮酒、饥饿、脱水、失盐者；③穿不透风或紧身衣裤伴发热者；④患有高血压、冠心病、肺心病、糖尿病、甲亢、先天性汗腺缺乏，或广泛皮肤烧伤或损伤者；⑤服用阿托品等抗胆碱能药物影响汗腺分泌者，均可成为中暑的基础因素或诱因。正常体温恒定在37℃左右，是通过下丘脑体温调节中枢的作用使产热和散热取得平衡的结果。

下列原因可引起体温升高：①体内产热过多，当体内体温调节不当时，体温升高引起中枢神经系统兴奋，使代谢增强，导致产热量增加；②散热障碍，引起中枢神经系统功能受损；③散热时大汗后引起水代谢失调；④出汗时盐的丢失致电解质紊乱。

三、临床表现

（1）**热痉挛** 主要表现有严重的肌痉挛伴有收缩痛。肌痉挛以四肢肌、咀嚼肌及腹肌等经常活动的肌肉为多见，痉挛呈对称性，时发时愈，轻者不影响工作，重者疼痛急剧，体温多正常。

（2）**热衰竭** 常发生在老年人及对高热不适应者。

（3）**热射病** 典型的临床表现为高热、无汗和意识障碍。体温可升高至41℃以上。皮肤干热，无汗，呈现潮红和苍白，周围循环衰竭时出现发绀。脉搏加快，脉压增宽，休克时血压下降，可有心律失常。出现嗜睡、谵妄和昏迷。呼吸快而浅，后期呈潮式呼吸，四肢和全身肌肉可有抽搐，瞳孔缩小、后期散大、对光反应迟钝或消失。严重者出现休克、心力衰竭、肺水肿、脑水肿、肝肾功能衰竭和弥散性血管内凝血。

（4）**伴随症状**

①伴头晕、胸闷、口渴、大汗，见于先兆中暑。

② 伴发热（38℃以上）、皮肤湿冷、血压下降，见于轻症中暑。

③ 伴高热（40℃以上）、皮肤干燥、无汗、抽搐，见于重症中暑。

④ 伴剧烈头痛、恶心呕吐、昏迷，见于热射病。

⑤ 伴肌肉疼痛、腹绞痛、呃逆，见于热痉挛。

四、实验室及其他检查

① 血液检查：中暑时应行紧急血生化检查及动脉血气分析，热射病可见白细胞总数和中性粒细胞比例增高，血清氯、钾、钠异常，血 pH 和二氧化碳结合力可降低，严重病例常出现肝、肾、胰腺和横纹肌损害的实验室改变，血尿素氮增高，ALT、AST、LDH 活性升高，热痉挛可因严重钠缺失，血清钠、氯降低，血清肌酸激酶明显升高。热衰竭可见血液浓缩，血细胞比容增高，血清钠增高，血尿素氮增高及肝功能异常。

② 尿常规检查：可见蛋白质和管型。

③ 心电图检查：热射病可见心肌损害、ST 段改变和心律失常相应表现。

五、治疗

虽然中暑类型和病因不同，但是治疗基本相同。治疗原则为迅速降温，有效纠正水、电解质和酸碱平衡失调，保护重要器官，预防并发症。

六、观察要点

严密监测生命体征如体温、脉搏、呼吸、心律、血压、尿量、神志；重症进行心电监护，注意防治弥散性血管内凝血（DIC），此为中暑最严重的并发症，通常在第 2 ～ 3 天出现，表现为高热、休克、出血；密切观察有无皮肤黏膜出血、注射部位流血不止、尿血、便血、咯血、呕血以及内脏出血。

七、护理要点

1. 常规护理 卧床休息，保持环境通风凉爽，保持呼吸道通畅。

2. 专科护理

（1）体温监护及降温

① 冰生理盐水（4℃）：静脉滴注时，开始宜慢，30～40滴/min缓慢滴注5～10min，以逐步适应低温，再稍加快，以防产生较大温差而诱发心律失常。

② 连续监测体温：最好用肛表测量直肠温度，当肛温降至38～38.5℃时，可考虑暂停降体温，密切观察体温变化，如体温有再度上升趋势，继续采取降温措施。

（2）导尿管护理 留置导尿管，观察尿量、尿相对密度和性质，以监测肾功能，防止肾衰竭。如治疗时间超过4h，血压升至正常水平但尿少，应用甘露醇或呋塞米（速尿）。

（3）输液护理

① 输注甘露醇、含钾溶液、葡萄糖酸钙、碳酸氢钠时，防止外渗外漏，以避免引起组织坏死。使用氯丙嗪时应注意，面色苍白、四肢发冷者忌用，老年患者慎用。在滴注过程中密切观察生命体征变化。

② 静脉液体输入不宜过快，防止发生肺水肿，宜在中心静脉压监测下补液，重症患者尽快建立两条有效静脉通路，一条用于降温，防止抽搐和纠正酸中毒，另一条用于补充血容量。

（4）做好心理护理和生活护理 安抚患者和家属，确保患者和家属配合治疗和护理。

第二节　电击伤

一、定义

电击伤俗称触电，是物理因素引起的一种损伤性疾病。一定量的电流通过人体后引起组织损伤和功能障碍，重者可致呼吸、心跳骤停而死亡。高电压还可引起电热灼伤。闪电（雷击）伤属于电击伤的一种。

二、病因与发病机制

（1）触电的原因常见为 ①主观因素：不重视安全用电，自行检修电线、电器，用湿手接触电器，在大树下躲避雷雨等；②客观因素：电器漏电，电线破损，高湿、化学腐蚀剂使电器的绝缘性能降低；③意外事故：地震、火灾、大风雪、严寒等使电线断裂下落。

（2）发病机制

① 电流强度：它在很大程度上决定了组织损伤的程度。现已证明，多数人能忍受1mA的电流，接触5mA电流时有刺痛感，15mA电流则刺激神经和肌肉，引起肌肉强直性收缩，呼吸困难；若60mA电流从一上肢传向另一上肢，则心脏内的电流量足以导致心室颤动；100mA电流经过脑组织时，触电者立即失去知觉。

② 电流类型：电流分直流和交流两种类型，人体对它们的耐受力各不相同。对交流电的耐受程度要差得多，其中以低频 （15～150Hz）的危险性较大，低频中又以50～60Hz的交流电危险性最大，由于它易落在心脏的易损期，而致心室颤动或心脏骤停。

③ 电压：电压越高，电能越大，致伤的机会也越大。一般认为，12V以下为绝对安全电压，36V以下为安全电压。曾有60～65V交流电致人死亡的报道。高压交流电引起呼吸骤停较多，但易于恢复；而高压直流电引起心室颤动、心搏骤停者居多，常致人死亡。

④ 电阻：人体可以看做是一个由各种电阻不同的组织组成的导体，外面是一层导电能力很差的皮肤，皮肤里面有导电能力很强的体液。皮肤的湿度和清洁度也影响电阻，潮湿或油腻的皮肤比干燥清洁的皮肤导电能力强1 000倍。电阻的大小决定了通

过人体的电流强度。当电流刚接触皮肤时，皮肤的电阻阻碍了电流进入体内，部分电流在此处转化为热能，使该处皮肤凝固炭化。皮肤凝固炭化后电阻减少，于是电流进入人体，并沿体内电阻最小的组织血液和神经组织行进，造成血管壁和神经组织变性坏死，血管内血栓形成。

⑤ 接触电流的时间：电压为50～80V时，20秒内接触电流的皮肤可发生水疱；接触200V电流时，电流在体内达最大值只需1秒左右；而接触500V电流时，1～2秒内皮肤即可发生Ⅲ度烧伤。实际上人体触电受伤时真正触电时间均以秒计算，遭雷击者触电时间甚至只有几十毫秒。

⑥ 电流在人体中的通路：电流进入及流出的部位以及在体内流经的途径，都与机体损伤的程度有关。同样强度的电流只流过肌肉、肌腱等组织时，即造成重度电灼伤甚至局部炭化，也不致影响生命，但若电流经心脏、延髓、脊髓等重要组织和脏器时危险极大，常为致命性电损伤。

三、临床表现

① 局部表现：接触性灼伤，呈炭化和被挖除状。低电压电流所致者伤面小，呈焦黄色，边缘规则整齐，与周围正常组织界线清楚。高压或雷击者则伤面大、伤口深，伤口深处可见深层组织的解剖结构，有的可焦化或炭化，甚至可损伤血管，引起大出血。电击肢体肿胀、功能障碍。

② 全身表现：轻型表现为惊慌、面色苍白、头晕、心悸、全身乏力、呼吸心跳加快，敏感者可晕厥、休克。重型可有内脏损伤、呼吸浅快、心律不齐、心室纤颤导致心跳呼吸停止而死亡。少尿或无尿、血尿。亦可骨折、瘫痪、偏瘫或相关的综合征。

四、实验室及其他检查

对所有电击伤的基本检查应包括：心电图、心肌酶、全血细胞计数、尿液分析，特别是肌球蛋白测定。若有任何心肌受损的征象、心律不齐或胸痛则应做12h心脏监护。

五、治疗

（1）立即脱离电源

① 切断总电源，近处拉闸断电或关闭电门。

② 以绝缘体如木制、橡胶制品将电线挑开。

（2）现场急救　如呼吸不规则或已停止，脉搏摸不到或心音听不到，立即开放气道进行人工呼吸。胸外心脏按压详见"心肺脑复苏"章节，有条件者立即行气管插管，人工呼吸机辅助呼吸，头置冰帽降温。

（3）进一步生命支持　室颤立即除颤，及时处理常见的心律失常，维护生命体征平稳。

（4）保护创面　用绷带和大纱布包扎伤口，以减少污染，在现场可选用清洁的衣裤、被单替代，合并有骨折者，骨折处临时用夹板固定。到医院后进行清创处理，清除坏死组织，必要时植皮，截肢防止毒素吸收引起毒血症。

（5）控制感染　使用破伤风抗毒素及抗生素控制感染。

（6）加强复苏后的治疗及护理　维持血压、保持水、电解质平衡，纠正酸中毒，脱水剂治疗脑水肿。

六、观察要点

① 密切观察患者的神志、瞳孔、呼吸、脉搏、血压变化。

② 保持呼吸道通畅，面罩或鼻塞吸氧，用呼吸机者保证气道湿化，给予血气动态监测。

③ 给予持续心电监护，密切观察心率、心律变化。

④ 对于轻型触电者，神志仍清醒仅感心慌乏力、四肢麻木者，也应该在心电监护下观察1～2天。

⑤ 详细记录24小时出入量。

⑥ 观察伤口渗血、渗液及局部血循环情况，并准确记录在重病护理单上。

七、护理要点

（1）常规护理　清醒者给予高热量、高蛋白、高维生素饮食，昏迷者给予鼻饲流质 1500 ～ 2000ml/d。

（2）专科护理

① 电击伤常是深部组织破坏严重，因此补液量需较同等面积火烧伤者为多。可根据患者的全身状况、末梢循环、心率、中心静脉压、尿的颜色和尿比重、血细胞比容、血气分析和每小时尿量来调整补液的质、量和速度。肢体部分严重电击烧伤时应考虑输血。然而，对严重电烧伤合并有严重心肌损害或心搏骤停复苏后或伴有颅脑损伤时，应适当限制输液量，以防止心力衰竭或肺水肿、脑水肿的发生。

② 按时准确地使用强心药、升血压药、利尿药、抗生素，用后观察药物有无不良反应，特殊用药最好用微量泵进入，算好每小时进入的用量。注意用药的配伍禁忌，输入多种药物最好不要在一条通路上进入，以防止出现局部配伍禁忌。

③ 电击伤患者一旦发现有血红蛋白尿，应及时用呋塞米、甘露醇等利尿剂，使尿色变清，并且同时碱化尿液。对严重酸中毒者，可应用 5% 碳酸氢钠溶液静脉滴注（2 ～ 4mg/kg）。对已发生急性肾衰竭者，血尿素氮超过 58mg/dl 时即采用血液透析或腹膜透析。

④ 电击伤时心肌遭到强大电流刺激，心肌有严重损害，护士要密切观察生命体征变化，特别是心率、心律的变化。复苏后有可能再发生或持续存在心律紊乱，要立即给予电击除颤与药物除颤，并转入重症监护病房（ICU）监护与治疗，监测心率、心律的动态变化；每天做标准的 12 导联心电图，观察 ST-T 的变化，以了解心肌缺血的情况；监测心肌酶谱变化，了解心肌受损害的程度并采用保护心肌等药物。

⑤ 伴有高处坠落伤者、伴有昏迷者需严密监测意识、瞳孔的变化，防止脑水肿加重发生脑疝，并且做好昏迷患者的护理，防止呼吸道、泌尿道感染、压疮等并发症的发生。

⑥ 电击伤后,在复苏治疗不充分、通气不足的情况下,深部受损组织特别是坏死肌肉可释放出大量毒性物质和异性蛋白(肌红蛋白、血红蛋白),在酸血症情况下更易沉积和堵塞肾小管,极易造成急性肾衰竭,必须早期应用利尿剂。在护理上必须重点观察尿量、尿色、性状、尿比重以及肌酐、尿素氮变化,了解肾功能变化。

⑦ 个别患者会出现电击后综合征,表现为轻度胸部及手臂不适等症状,系肌肉极度收缩后所致;个别患者有脱发或毛发过多,女性有月经紊乱;个别患者还会有历时数月的轻度性格改变。碰到这些问题时护士要做好患者的心理疏导工作,以减轻或消除电击后综合征的发生。

第三节 溺 水

一、定义

溺水是指人体淹没在水中,由于呼吸系统被堵塞,或喉头、气管反射性痉挛而引起窒息与缺氧,严重者造成呼吸及心跳停止而死亡。水大量进入血液循环中可引起血浆渗透压改变、电解质紊乱和组织损伤。

二、病因与发病机制

(1)病因

① 意外事故:如失足落水、游泳不慎、潜水员潜水时发生意外等。

② 灾难性:如翻船、洪水、断桥等。

③ 自杀或谋杀事件。

(2)发病机制 类似淹溺事故使呼吸道吸入的液体,尚见污水、酒、油类、尿、羊水、血液等。

人淹没于水中,在短时间内均有大量水及其所含物质进入呼吸道以及肺内,阻碍气体交换,引起全身缺氧和二氧化碳潴留。

缺氧首先导致脑血管渗透性增加，使脑细胞变性、肿胀，即发生脑水肿。溺淡水时，大量低渗淡水经肺毛细血管很快进入血液循环，稀释血液，引起低钠、低氯和低蛋白血症；血循环的红细胞破坏、溶血，引起高钾血症，产生室颤及心搏骤停；大量游离血红蛋白堵塞肾小管，引起急性肾衰竭。溺海水时，由于海水含3.5%氯化钠及大量钙盐、镁盐，属于高渗性液体，海水进入肺内，致使血液中大量水分及蛋白质渗入肺间质及肺泡内，引起急性肺水肿；由于血液浓缩，有效循环血量不足，使血压下降，血钠、血钙因血液浓缩而成倍增加，血中电解质严重紊乱，一般血钾浓度变化不大。

三、临床表现

① 全身症状：寒颤、体温降低、双眼充血、面部肿胀、面色发绀或苍白、四肢厥冷、全身水肿。

② 神经系统：头痛、狂躁、谵妄、惊厥、记忆力减退或消失、视觉障碍、牙关紧闭、肌张力增加。

③ 循环系统：脉细速或不能触及，心率、血压变化及心律失常。

④ 呼吸系统：发绀、喉痉挛、病理性呼吸、呛咳、血性泡沫痰、肺部湿性啰音。

⑤ 消化系统：胃扩张、腹部膨胀、口鼻内充满泥沙和泡沫、呕吐、口渴。

⑥ 血液系统：出现溶血、血红蛋白血症、高钾血症。

⑦ 泌尿系统：少尿甚至无尿、血红蛋白尿。

⑧ 并发症：可有肺炎、肺脓肿、脑功能不全、骨折、颈椎脱位等。

四、实验室及其他检查

① 白细胞计数：中性粒细胞升高。

② 尿常规：可有短时间管型尿及蛋白尿。

③ 动脉血气分析：明显低氧血症及代谢性酸中毒。

④ 血清电解质测定：淡水溺水者血清钾增高，血清钠、钙、氯降低。海水溺水者血清钾、钠、钙、镁、氯均增高。

⑤ 心电图：常见窦性心动过速和非特异性ST段、T波改变，还可有室性心律失常、完全性束支传导阻滞。

⑥ X线检查：胸部X线检查，轻者可有对称性肺门周围浸润，重者弥漫性肺水肿，亦可见片状炎性阴影。

五、治疗

迅速将患者救离出水，立即恢复有效通气，施以心肺复苏术，根据病情对症处理。

六、观察要点

① 保持呼吸道通畅，严密观察自主呼吸的恢复情况，监测血气分析，纠正缺氧和酸中毒。

② 给予吸入高流量含酒精的氧气，以降低肺泡内泡沫的表面张力。

③ 心电监护，观察心率、心律的动态变化，若出现心室颤动或停搏，立即进行复苏抢救。

④ 严密观察呼吸、脉搏、血压、发绀等情况。

⑤ 做好血生化检查，及时纠正电解质紊乱。

七、护理要点

1. 常规护理　对昏迷患者勤翻身、拍背，及时清除口内分泌物，预防并发症的发生。

2. 专科护理

（1）现场急救

① 立即清除口鼻中的污泥、杂草，以保持呼吸道通畅。迅速将患者横置于救护者屈曲膝部或将腹部垫高，头部向下，按压背部迫使呼吸道和胃内的水倒出。

② 心肺复苏。

（2）医院进一步救治

① 迅速脱去浸湿的衣服，擦干身体，注意保暖。

② 继续胸外按压或电击除颤。

③ 保持呼吸道通畅，吸氧，必要时行气管插管，有肺水肿的患者氧气湿化瓶中加入50%乙醇，减少肺泡张力，改善气体交换。

④ 建立静脉通路，输入血浆、甘露醇、高渗糖等。

⑤ 早期应用抗生素，预防肺部感染。

⑥ 关心体贴患者，尤其对有溺水者要掌握其情绪、心理变化，做好心理护理工作，取得患者对治疗和护理的配合。

（3）给药的护理

① 静脉滴注碳酸氢钠以纠正代谢性酸中毒，并对减轻溶血反应也有益，如溶血明显则宜输血，输血有助于增加血液携氧能力，以利组织脱水，纠正低血容量。

② 注意掌握输液速度，防止扩容后出现心力衰竭。

③ 严格记录出入量，尤其是每小时尿量，观察动态肾功能，测定尿比重。

第四节 冻 伤

一、定义

冻伤是指由于受冻引起的组织损伤。分为全身性冷损伤和局部性冷损伤。全身性冻伤称"冻僵"。局部性冻伤，轻度仅有皮肤及皮下组织受累，深度冻伤累及较深组织，出现感觉异常及僵直。

二、病因与发病机制

在寒冷的环境中、长时间在户外时，因环境条件限制，被迫保持一定的体位，或因受冷、醉酒、患病、年老、体弱等原因，加之疲劳与饥饿，遇意外低温、风和潮湿的作用，在既无御寒条件又无防冻常识的情况下发生。主要发病机制是血液循环障碍和细胞代谢不良。

三、临床表现

（1）全身性冷损伤　开始时表现为头痛、头昏、四肢肌肉关节僵硬、皮肤苍白冰冷、心搏呼吸加快、血压升高。体温 <33℃时，有嗜睡、健忘、心搏呼吸减慢、脉搏细弱、感觉和反应迟钝。

（2）局部性冷损伤

① 冻结性冷损伤（冻伤）：常发生在手指、足趾、耳廓和鼻，亦可发生在腕、前臂、足、面、肘、踝等部位。根据损害程度临床分为四度，第一、二度主要为组织血液循环障碍，第三、四度有不同深度的组织坏死。

一度：皮肤浅层冻伤。初起皮肤苍白，继为蓝紫色，以后有红肿、发痒、刺痛和感觉异常。

二度：皮肤全层冻伤。除红肿外，出现水疱，疱破后易感染。如无感染、经2～3周后水疱干枯成痂愈合，一般不留有瘢痕。

三度：冻伤累及皮肤全层和皮下组织。

四度：皮肤、皮下组织、肌肉，甚至骨骼均被冻伤。

② 非冻结性冷损伤：冻疮表现为受冻处暗紫红色隆起的水肿性红斑，边缘呈鲜红色，界限不清，痒感明显，受热后更甚。

四、实验室及其他检查

① 实验室检查：目前没有相关内容描述。

② 组织病理：表皮和真皮水肿。血管充血，可见红色血栓形成，继之血管内膜增生，管腔变窄。皮肤附件萎缩或变性。脂肪组织呈现结晶及坏死，血管内有时有游离的和细胞内的脂肪滴（为冻伤独有特征）。随冻伤程度的加重，组织细胞变性坏死程度也更重，可表现为干、湿性坏疽的组织病理变化。

五、治疗

（1）脱离低温环境，脱掉湿冷冻结的衣服，注意保暖。

（2）评估患者的意识、呼吸和脉搏，无呼吸、脉搏时立即开始心肺复苏。

① 气管插管人工通气，用加温湿化（42～46℃）的氧气。

② 胸外心脏按压。

③ 迅速建立静脉通道，用18G或20G套管针做静脉留置，输入温暖的生理盐水。

④ 对室颤、室速者快速除颤（200J、300J、360J）。

⑤ 按需要输入肾上腺素、利多卡因等急救药物。

（3）体外被动复温，面部可行温湿敷，受冻肢体及全身浸泡于38～43℃热水中，注意随时添加热水以保持水温。

（4）有条件时可对患者进行血液透析和腹膜透析，把透析液加温至37℃。

（5）注意观察皮肤复温及血运情况，若肢体发黑、变干应适时截肢，防止毒血症的发生，并早期使用破伤风抗毒素血清。

（6）为减轻血液的黏稠度并扩张血管、防止血栓，可静脉滴注低分子右旋糖酐，还可酌情抗凝治疗。

（7）对冻伤的局部涂以1%呋喃西林膏，能防止组织坏死，要及时清创。

六、观察要点

① 持续监测肛温和水温变化，严格掌握复温速度，避免因周围血管迅速扩张导致内脏缺血，或较冷的外周血流入内脏造成内脏进一步降温而致死。保持水温在38～43℃。

② 严格监测心率、心律、血压、呼吸、血氧饱和度、瞳孔、尿量等生命体征的细微变化并详细记录，发现病情变化及时配合医生处理。

③ 观察全身皮肤及肢体的血运情况，抬高患肢并适当制动，加强护理，注意防止再冻伤。

七、护理要点

（1）常规护理

① 将患者安置在温暖的环境里，平卧位，脱掉湿衣服，动作轻柔、缓慢，避免粗暴移动和过度活动引起软组织损伤与骨折。

② 对神志清醒的患者，给热饮料及高营养、高热量饮食，做好心理护理，并消除紧张情绪。

（2）专科护理

① 保持静脉通道畅通，及时给予抢救药物如强心剂、呼吸兴奋剂、升压药等，观察药物疗效，并做好气管插管、除颤的准备。

② 温水浸泡疗法适用于冻肢融化后，将冻肢浸泡于40℃的0.1%氯己定溶液中，每天1～2次，每次20分，连续浸泡5～6天，用以促进局部血液循环和达到清洁杀菌目的，从而可减轻组织损伤，增加组织保持率。

③ 改善局部微循环，应用低分子右旋糖酐（分子量7000～10000为宜）静脉滴注，用以降低血液黏稠度，防止血栓形成，给药时间越早越好，每天500～1000ml，持续7～10天。用药前必须做过敏试验，阴性者方可用药。必要时也可采用血管扩张剂（如罂粟碱30mg肌内注射，每6小时1次或静脉滴注）。

④ 局部处理，外用冻伤膏，局部用药应涂厚1cm左右，指（趾）间均需涂药。根据创面情况每天换药1～2次，并以无菌纱布包扎至肿胀消退、创面愈合，注意伤部保暖。

第五节　运动病

一、定义

运动病又称晕运病，是晕车、晕船、晕机和由摇摆、颠簸、旋转、加速运动等各种原因所致疾病的统称。

二、病因与发病机制

（1）感觉冲突学说　人的三维空间定向建立在四种感觉输入的基础上：①感受重力和直线加速度的耳石信息；②感受角加速度的半规管信息；③视觉信息；④本体感受信息。在静止环境中和在地面自然运动环境中，四种感觉器官存在协同作用，即对身体所处的状态，它们都向大脑传递一致的信息。但当身体处于某些运动环境中，它们传入中枢的信息有某些是畸变的空间定向信息，与原有的模式不同，各感觉器官传入的信息发生矛盾而产生冲突，致使协同作用受破坏，引起机体平衡系统功能紊乱而发生运动病。例如人坐在旋转的椅中，视觉传入的是运动的信息，但前庭传入的是静止的信息，视觉与前庭感觉冲突而发生运动病。这种冲突可发生在上述四种感受器所感知的定向信息之间。有些学者认为不同平面的前庭中枢之间不协调也可以引起运动病。目前许多学者同意此学说。

（2）神经不匹配学说　视觉、前庭、本体感觉系统的输入信息与中枢储存的经验信息不匹配。在中枢系统内有某种形式的储存记忆，同时对上述三个系统输入的信息进行互相对照比较。在地面自然运动环境中，从各感受器来的输入信息与储存的"期望"信息一致，则反应正常。但如在新的或不熟悉的运动环境中，输入信息与"期望"信息不一致，即发生不匹配而引起运动病。同时这种不匹配作用可改变储存的信息，成为一种新的信息联合，即储存信息重新排列。宇航员在进入宇宙空间初期，宇宙运动病发病率高达40%～70%，这是由于进入宇宙后所感受到的信息与储存的信息不匹配，经数日适应后建立了新的信息联合，但当他们经长期航天飞行环境回到地面环境时，由于过去在地面环境中建立的储存信息在宇宙航行环境中已重新编排，变为一种新的储存信息，与回到地面环境所感受的信息不匹配而发生运动病。近年来许多学者认识到行为感觉经验与长期记忆中的不匹配比来自视觉或前庭部分的感觉冲突更重要，因此神经不匹配学说已逐渐替代感觉冲突学说而被人们所接受。

（3）前庭器官敏感性过高学说　前庭末梢感受器由三个半规管和球囊、椭圆囊构成，半规管感受角加速度，球囊和椭圆囊统称耳石器，感受重力和直线加速度。当人体在地面行走、跑步或跳跃时，由于这些运动产生的角加速度或直线加速度均在人体生理阈限内，因此不会发生运动病。当乘汽车、飞机或轮船等交通工具时，人处于快速运动环境中，这些交通工具有时产生的加速度超过人体生理阈限，当达到一定的时间积累，就可发生运动病。

（4）血流动力学改变学说　前庭器官受刺激后，自主神经中枢发生失调引起脑血管紧张度改变，进而导致大脑各中枢的血液及氧的供应发生改变，当供应颞、顶叶等部位的血管收缩时，这些部位的血液及氧供应出现短缺，使位于这些区域的神经中枢功能发生紊乱，引起运动病。有学者提出副交感神经兴奋，引起蛛网膜和皮质血管扩张，血流量增大，造成颅内平衡失调，颅内压上升，迷路水肿，导致运动病。

（5）神经递质假说　该学说认为运动病为中枢神经系统的一种应激反应，一些神经递质的平衡失调参与这一应激反应，如去甲肾上腺素、5-羟色胺、乙酰胆碱等。当晕船时肾上腺素水平愈高者抵抗强烈运动刺激的能力也愈强。运动病的发生取决于中枢胆碱能系统与去肾上腺素能系统之间的平衡关系。当受运动刺激时，引起中枢神经系统内乙酰胆碱（Ach）系统激活而去甲肾上腺素系统（NE）受抑制，导致Ach、NE系统的平衡失调，抗运动刺激能力下降，出现运动病。

（6）耳石失重假说　此学说认为有的人双侧耳石膜重量不等，相等的力将引起双侧耳石器输入中枢的信息不对称。这种人长期生活在地球引力下，对双侧耳石器的不对称刺激已适应，不会发生异常的前庭反应。进入失重状态时，耳石失去重量，失去重力条件下的刺激，从而解除了对半规管的正常抑制作用，半规管的兴奋性增强，中枢不能适应，此时轻微头部运动都可能成为阈上刺激而引起运动病。

三、临床表现

恶心、呕吐、面色苍白、出冷汗及眩晕。有血压下降，呼吸深慢，眼球震颤等。症状在停止运行后减轻或消失。

四、实验室及其他检查

（1）主观预测法

① 症状诊断法：检查者根据发生运动病患者的临床症状和表现来对运动病的易感性进行预测。

② 病史问卷调查法：通过广泛收集运动病问卷并集中运动病易感性患者的信息来预测运动病易感性的一种方法。

③ 刺激诱发试验：刺激诱发试验法是指通过暴露在陆地已知的诱发刺激下，使用各种诱发设备，假设通过降低受试者的运动病耐受性来反映个体对于另外一种特异模式下运动环境的敏感性。

（2）客观预测法

① 旋转试验。

② 自主神经功能检测。

五、治疗

最好的矫治办法是经常进行旅行锻炼以提高平衡器官和神经系统对不规则运动的适应能力。此外，经常参加有助于调节人体位置平衡的体育锻炼，如做原地深蹲起、前后滚翻、荡秋千、登软梯、打球、游泳等也可提高平衡器官对不规则体位改变的适应能力。有"运动病"的人在旅行时只要做好防护措施，就能预防症状的发生或减轻症状。

六、观察要点

观察患者的恶心、呕吐情况，及患者的精神状态。

七、护理要点

专科护理

① 患者应闭目仰卧或坐位时头有支靠，闭目或水平远视。

② 环境要安静和通风良好。

③ 用抗组胺及镇静药物。

④ 在旅行1小时前服抗运动病药物。

⑤ 乘车时保持镇静，头有支靠，闭目或水平远视。

第六节 化学毒气损伤

一、定义

化学毒气损伤多数发生在工业生产中，对某些原料、中间产物或废物处理不当或防护不当而发生，也可因自杀或谋害而造成。各种毒气在短时间内大量进入人体并发生损害，引起一系列症状甚至致死，称为急性中毒。最常见的化学毒气是一氧化碳，另外还有铅烟或铅尘、锰蒸气、汞蒸气、砷化氢、硫化氢、氰化氢和一些刺激性气体如氯气、氨气、硝烟等。

二、病因与发病机制

主要发生在工业生产和运输过程中，化学原料燃烧不完全、设备和管道不严密、操作者自我防护不足，或发生意外事故造成大量化学毒气外溢，毒气经呼吸道、皮肤黏膜进入人体引起中毒。主要通过5个方面导致机体有关器官组织发生器质性损害及功能障碍。①造成组织或器官缺氧；②可抑制神经细胞的生理功能；③某些蛋白酶缺活性，使这些酶无法推动正常的生理作用；④干扰某些细胞的亚微结构，破坏细胞膜或细胞器的生理功能；⑤变态反应和易感性，某些金属毒气、烟尘作为变应原在体内发生特异性反应。

三、临床表现

（1）主要症状

① 轻度中毒：有头晕、头痛、乏力、恶心呕吐、耳鸣眼花、心悸，部分毒气由于对呼吸道及消化道的刺激作用，可发生咽喉部烧灼感、喉头水肿、腹痛、腹泻，有的毒气造成对皮肤黏膜的

灼伤而出现流泪、流涕、咳痰，甚至出现皮肤黏膜溃疡和糜烂。吸入新鲜空气后，症状能迅速缓解。

② 中度中毒：患者头痛明显、烦躁不安或嗜睡状态、步态不稳、发绀、胸痛胸闷、呼吸增快或呼吸困难，如能及时救治很快苏醒，一般不留后遗症和无明显并发症。

③ 重度中毒：患者呈昏迷，常并发脑水肿、肺水肿、心肌损害、肝肾功能损害等，可留有不同程度的神经、精神障碍后遗症，严重中毒者可致死。

（2）主要体征

① 呼吸和心率增快、心律失常、血压降低或休克，严重者出现心力衰竭和呼吸衰竭的相应体征。

② 有瞳孔增大、对光反应迟钝等脑水肿的体征。

③ 双肺听诊可闻及哮鸣音和啰音。

④ 不同毒物的特殊体征：一氧化碳中毒口唇呈樱桃红色；氰化氢中毒呼气为杏仁味，皮肤黏膜及静脉呈鲜红色；锰中毒出现齿轮状肌肉张力增强（锰毒性震颤麻痹）；黄磷烟雾中毒有特殊蒜臭味，呕吐物及粪便在暗处可发光；铅和汞中毒口腔内有金属味，齿龈可见铅线；氨气中毒呼气中有氨味等。

四、实验室及其他检查

① 各种毒物的特殊定性定量检查，如碳氧血红蛋白测定、尿铅血铅浓度、尿汞测定等。

② 心电图检查可见心肌损害征象。

③ 脑电图检查重度中毒者可呈中度或高度异常。

④ X线胸片可见肺纹理增粗，双肺可出现模糊阴影。

⑤ 血气分析示电解质紊乱、缺氧或呼吸衰竭征象。

⑥ 血常规检查可有血红蛋白明显下降，网织红细胞显著增多，铅中毒时点彩红细胞、嗜碱性粒细胞明显增多。

⑦ 肝功能可见不同程度的异常。

五、治疗

迅速将患者抬离中毒现场，移至空气新鲜通风良好的地方，解开衣服，注意保暖。

六、观察要点

① 做好心电监护，观察并记录心率、心律、呼吸、血压情况，监测心电图各波形变化，出现异常波形及时处理。

② 严密观察神志、瞳孔、体温、尿量和皮肤、黏膜变化，监测中心静脉压，调整输液速度，防止肺水肿和心力衰竭。

③ 防止窒息，及时清除口腔及呼吸道的呕吐物和分泌物。

④ 对气管切开或气管插管患者做好常规对症处理，掌握人工呼吸机的使用、注意事项和保养等。

七、护理要点

（1）常规护理

① 将患者安置在空气流通的病室，注意保暖。

② 给高热量、高维生素饮食，昏迷患者应及早鼻饲，以保证生理需要量。

（2）专科护理

① 注意观察药物的疗效和副反应。使用金属螯合剂前要查肝、肾功能，肝、肾功能不全时慎用或禁用，并注意观察胃肠道反应；使用脱水剂时应注意水电解质、酸碱平衡，严格记录出入量；输血或输血浆时应观察有无输血反应，在应用细胞色素C之前需常规做过敏试验。

② 不少化学毒物可从呼吸道、消化道吸入，甚至可经健康皮肤、黏膜吸收而中毒，同时局部损害往往有一渐进过程，不一定立即显露出来。因此，询问病史时要注意意识、面色、呼吸等，并密切观察，不可因局部损害不严重而有所忽视。如有全身中毒的可能，应根据该化学物质的性质和毒理及早防治，不要待临床表现明显后才进行处理，以免贻误时机。如一时无法获得解毒剂或肯定致毒物质时，可先用大量高渗葡萄糖和维生素C静脉注射，给氧，输注新鲜血液、输液等。如无禁忌，可及早开始使用利尿剂，然后再根据病情选用解毒剂。

③ 中毒性脑病伴有昏迷者，要密切注意神志、瞳孔等变化，防止脑水肿加重，发生脑疝。抽搐严重时给予镇静剂，并控制滴速，观察用药效果，加用床栏，防止坠床。

④ 防止并发症：做好口腔护理，加强皮肤护理，保持皮肤清洁干燥，减少受压。定时翻身、拍背，防止肺部感染。

⑤ 对清醒患者加强心理护理，鼓励或协助患者锻炼四肢功能，昏迷者给肢体被动运动或行肢体按摩，防止中毒后遗症。

第十章　急症

第一节　发　热

一、定义

当体温调节中枢受热原作用或本身功能紊乱时，使人体体温升高超过正常范围的高限时，称为发热。

二、病因与发病机制

引起高热的原因很多，通常分为感染性发热和非感染性发热两大类。

（1）感染性发热　以细菌和病毒感染较常见。占发热的大多数，包括各种急慢性传染病和局部或全身感染。

（2）非感染性发热

① 中枢性发热：见于脑创伤、脑出血、脑肿瘤等。由于体温调节中枢直接受到损害而发生高热。

② 变态反应性发热：如药物热、静脉输液中含有致热原、误输异型血等所致，主要是由于抗原-抗体复合物激活白细胞释放内生致热原所引起。

③ 内分泌疾病：见于甲亢、嗜铬细胞瘤高血压发作。

④ 物理因素：如夏季中暑，可因体温调节中枢功能障碍而引起高热，温度高、通风不良或在强体力劳动时尤为多见。

三、临床表现

（1）热度

① 低热：38℃以下；

② 中度热：38～39℃；

③ 高热：39.1～40℃；

④ 超高热＞40℃。

（2）热型

① 稽留热：多见于传染性非典型肺炎、败血症、伤寒、大叶性肺炎。

② 弛张热：多见于脓毒血症、肝脓肿、败血症、感染性心内膜炎、粟粒型结核、恶性组织细胞病等。

③ 间歇热：多见于疟疾、胆管感染、回归热、Still病等。

④ 回归热：体温急骤升高至39℃以上，持续数日后又骤然下降至正常水平，高热期与无热期各持续若干日，即规律性地互相交替1次，见于回归热、霍奇金病、周期热等。

⑤ 波状热：体温逐渐升高至39℃或以上，数日后逐渐下降至正常水平，数日后又逐渐升高，如此反复多次，常见于布氏菌病、恶性淋巴瘤等。

⑥ 不规则热：发热持续时间、体温波动无一定规律，可见于结核病、风湿热、流感、普通上呼吸道感染、支气管肺炎、渗出性胸膜炎、感染性心内膜炎等。

（3）伴随症状

① 寒颤：先寒颤后高热见于大叶性肺炎，输血、输液反应；反复寒颤高热见于败血症、感染性细菌性心内膜炎。

② 淋巴结肿大：全身淋巴结肿大有压痛见于传染性单核

细胞增多症；局部淋巴结肿大有压痛见于炎症，无压痛见于转移瘤。

③ 伴昏迷：先发热后昏迷见于乙型脑炎、斑疹伤寒、流行性脑脊髓膜炎，先昏迷后发热多见于脑出血、巴比妥类药物中毒。

④ 伴黄疸：急性病毒性肝炎、肝脓肿、化脓性胆管炎、胆管癌、胰头癌、急性溶血、疟疾、传染性单核细胞增多症等。

⑤ 伴心脏增大、心脏杂音：风湿热、亚急性感染性心内膜炎、心包炎等。

⑥ 伴有皮疹：发热后出疹时间猩红热大致为第2天，麻疹为第3～5天，风疹为第1～2天，斑疹伤寒为第4～6天，水痘为第1天，天花为第3天，登革热为第4～6天，伤寒为第7天后，幼儿麻疹为第3～4天，传染性单核细胞增多症为第4～10天。

⑦ 伴特殊面容：伤寒病患者常表情淡漠；斑疹伤寒、流行性出血热有醉酒样面容；猩红热见口周苍白圈及草莓舌；麻疹常见眼睑水肿，结膜充血，眼分泌物增多。

四、实验室及其他检查

可补充病史和体检的不足，尤其对一些以发热为主要症状而无明确反映脏器损害症状和体征的患者，往往有重要的诊断和鉴别诊断意义。

① 血常规检查：白细胞总数及中性粒细胞左移或出现中毒颗粒等对感染性疾病的诊断有重要的参考价值。

② 尿、粪常规检查：有助于泌尿、消化系统感染性疾病的诊断。

③ X线、超声心动图、腹部B超检查：可协助诊断呼吸、循环及消化系统疾病。如超声心动图可诊断急性渗出性心包炎和感染性心内膜炎等。

④ 其他检查：包括抗溶血性链球菌"O"、RBC沉降率，胸腔积液、腹水、脑脊液、骨髓等常规检查，细菌培养，药物敏感

试验等。

五、治疗

急性发热的根本治疗是病因治疗。对生命体征稳定的低热和中等度发热，应在动态观察体温的同时积极查找病因；对高热和超高热应在查找病因的同时予以积极降温和对症处理，以稳定病情和缓解患者的痛苦；对生命体征不稳定的急性发热患者应在动态观察的同时开始经验性治疗。

六、观察要点

（1）严密观察体温、脉搏、呼吸、血压、神志变化　了解病情及观察治疗反应。在降温过程中，应持续测量体温或每5分钟测量1次，注意防止体温突然下降而造成虚脱或休克。

（2）观察末梢循环情况　高热而四肢末梢厥冷、发绀者，往往提示病情更为严重，经治疗后体温下降和四肢末梢转暖，发绀减轻或消失，则提示治疗有效。

（3）高热惊厥的护理　注意保护，防止坠床和碰伤，床边备开口器与拉舌钳，防舌咬破，及时吸除鼻咽腔分泌物，保持呼吸道通畅。

（4）药物观察内容

① 在应用激素时，注意有无恶心、呕吐、心律失常、电解质紊乱等不良反应。

② 应用吲哚美辛时，常见的不良反应有胃肠道反应、中枢神经系统症状、变态反应等。

③ 在应用由哌替啶、氯丙嗪、异丙嗪组成的冬眠合剂时，应注意观察有无呼吸抑制、血压下降、休克等情况。

（5）预见性观察　观察有无伴随症状，如寒颤、大汗、咳嗽、呕吐、腹泻、出疹或出血等，有无颅内压增高、惊厥等，以协助诊断，防止并发症。

七、护理要点

1. 常规护理

① 将患者置于安静、舒适、通风的环境，如空调室、室内放置冰块、电扇通风等。

② 口腔护理：高热患者易发生舌炎、齿龈炎等，应注意口腔清洁，防止感染和黏膜溃烂等。

③ 皮肤护理：高热患者在降温过程中伴有大汗，应及时更换衣裤和被褥，注意皮肤清洁卫生和床单干燥、舒适。有出血倾向的患者，应防止皮肤受压与破损。

④ 饮食：以清淡为宜，给细软、易消化、高热量、高维生素、高蛋白、低脂肪饮食。鼓励患者多饮水，多食用新鲜水果和蔬菜。

2. 专科护理

（1）30%～50%乙醇擦拭颈部、四肢处。

（2）用一次性冰袋置于额、枕后、颈、腋或腹股沟等处。

（3）对过高热患者尚可置于空调病房中。

（4）药物降温

① 选用水杨酸制剂。

② 糖皮质激素。

③ 对过高热或伴惊厥者尚可应用冬眠疗法。

④ 高热引起脑水肿者，在积极治疗原发病同时可用20%甘露醇加地塞米松静脉滴注。

第二节 昏 迷

一、定义

正常意识状态的维持需要结构完整、功能健全的大脑皮质和脑干网状上行激活系统两者功能的协调一致，其中任一者的结构和功能异常都会出现不同程度的意识障碍。昏迷是严重的意识障碍，其主要特征为随意运动丧失，对外界刺激失去正常反应并出现病理反射活动。需迅速明确病因和诊断，积极治疗。

二、病因与发病机制

① 病因：昏迷常见的病因主要有两大类：一类是神经系统疾病，如脑创伤、脑瘤、脑血管疾病、脑炎、癫痫等；一类是内科疾病，如各种中毒、重症肝病、肺性脑病、尿毒症、低血糖昏迷等。

② 发病机制：大脑皮质是意识内容活动的部位，脑干网状结构使机体保持觉醒状态。这两者中任何一个受到损害都会造成意识障碍，严重时则造成昏迷。

发生昏迷的神经生化机制繁杂，可能与神经元膜的兴奋性降低、中枢神经递质含量变化等多种因素有关。

三、临床表现

（1）昏迷程度

① 嗜睡：持续处于睡眠状态，能被唤醒，停止刺激后又入睡，能简单对话。

② 昏睡：用较重的疼痛刺激或大声呼唤才能唤醒，可有自发性肢体活动，基本不能执行指令。

③ 浅昏迷：不能唤醒，对疼痛刺激有表情及回避动作，不能执行指令。

④ 深昏迷：对外界一切刺激均无反应，各种反射消失，生命体征常有改变。

（2）观察生命体征

① 体温：体温升高常见于严重感染性疾病，体温下降见于乙醇中毒、周围循环衰竭，老年人严重感染时体温也可不升。

② 脉搏：昏迷伴脉搏变慢，可见于颅内压增高、房室传导阻滞等；脉搏增快可见于高热或感染性疾病等；脉搏先慢后快伴血压下降，可见于脑疝压迫脑干、延髓生命中枢衰竭，提示预后不良。

③ 呼吸：呼吸深而慢，脉搏慢而有力，血压增高，为颅内

压增高的表现；昏迷晚期或脑干麻痹时中枢性呼吸衰竭，可出现潮式呼吸、失调性呼吸、叹息样双吸气呼吸等。

④ 血压：血压急剧上升常见于脑出血、子痫、高血压脑病等；血压急剧下降可见于急性失血、心肌梗死、巴比妥类药物中毒、糖尿病昏迷、中毒性菌痢、中毒性肝炎、药物过敏反应等。

⑤ 意识与瞳孔：意识障碍的情况常作为正确理解颅脑损伤程度和判断预后最有价值的临床症状之一。脑震荡的意识短暂丧失又恢复，一般不超过30min，如果意识障碍时间延长，则可能有脑挫伤。如脱水治疗后意识障碍逐渐加重，则提示脑受压、颅内血肿的可能。昏迷程度加深，瞳孔不等大（患侧缩小），对光反射迟钝，以后瞳孔散大，对光反射消失，呼吸不规则，脉搏快慢不均，血压不稳定等，均为颅内压增高、脑疝的表现，提示预后不良。

四、实验室及其他检查

① 常规及生化检查：包括血、尿、大便常规，血糖、电解质、肝肾功能、血气分析、血清酶学、血培养等检验有助于感染、内分泌及代谢性疾病，水、电解质和酸碱平衡紊乱等的诊断，并可以借此选择进一步检查。

② 特殊检查：根据病情特点采血进行药物浓度、碳氧血红蛋白、胆碱酯酶测定；进行心电图、X线摄片和B超检查；疑有颅内病变者，可根据病情行腰穿、CT、MRI、脑电图等检查。

五、治疗

对于危及生命的昏迷患者应立即给予有效的处置，保持呼吸道通畅，必要时气管插管，人工辅助通气，应用呼吸兴奋剂；纠正休克，维持有效循环。

六、观察要点

① 实施监护，观察生命体征：严密监测患者的生命体征（体温、血压、呼吸、脉搏）及意识状态、瞳孔大小、对光反射并记录，准确记录出入液量。

② 病因护理：观察病因去除后，患者的状况是否好转。如低血糖患者应用葡萄糖后是否神志转清；安眠药中毒患者经洗胃、解毒等处理后是否好转。

七、护理要点

（1）常规护理

① 安置患者，保证患者安全，加床栏防止坠床，必要时用约束带。

② 患者取平卧位，松解领口，取出义齿，防止舌咬伤。头偏向一侧，给氧，准备吸痰用物，保持呼吸道通畅，做好气管内插管或气管切开以及机械通气的准备和护理。

③ 建立静脉通路，维持水、电解质和酸碱平衡，维持血压，遵医嘱给予镇痛、镇静、降温、解毒，促进脑细胞代谢和功能恢复的药物。

（2）专科护理

① 做好基础护理和心理护理　保持床单位平整干净，做好患者口腔、皮肤护理，定时翻身、拍背、按摩，防止肺部、泌尿系感染和压疮形成；留置导尿管者每3～4小时排放1次，每周更换1次导尿管，大便后用温水洗净肛门；帮助患者使各个关节处于良好功能位置，每天对各关节做被动运动，防止肌肉萎缩或关节僵硬挛缩；做好家属和患者清醒后心理安抚工作。

② 各种导管的护理　注意输液管是否通畅，根据病情调整输液速度；注意各种导管如导尿管以及引流管如胸腔闭式引流管、脑室引流管等护理，记录引流液的量、性质以及引流是否通畅。如患者已留置胃管或鼻饲管，应定时观察其回抽液，以便早

期发现有无应激性溃疡。

第三节 头 痛

一、定义

头痛一般是指眉弓、耳廓上缘和枕外隆凸连线以上的头颅上半部疼痛，而面痛指上述连线以下到下颌部的疼痛。急性头痛为内科急症中常见的症状，它可以是劳累、神经紧张和焦虑的一般表现；或是许多全身疾病的一种伴随症状；也可能是高血压脑病、脑卒中或颅内肿瘤等颅内严重疾病的一种早期信号。

二、病因与发病机制

占位性病变如脑瘤、硬脑膜下血肿、脑脓肿等压迫神经血管，引起临床症状。

三、临床表现

头痛的主要临床表现为全头或局部的胀痛或钝痛、搏动性疼痛、头重感、戴帽感或勒紧感等，同时可伴有恶心、呕吐、眩晕和视力障碍等。临床上，引起头痛的原因不同，其临床表现也可能不相同。

① 偏头痛是临床常见的原发性头痛，其特征是发作性、多为偏侧中重度、搏动样头痛，一般持续4～72小时，可伴有恶心、呕吐、光、声刺激或日常活动均可加重头痛。包括无先兆偏头痛和有先兆偏头痛。

② 丛集性头痛发作无先兆，头痛突然开始，为一连串密集的头痛发作，多从一侧眼窝及其周围开始，向同侧颞顶部及耳鼻扩散，也可扩散至枕、顶部；疼痛为钻痛或搏动性痛，特别的剧烈，在头痛达高峰时患者极其烦躁，坐卧不安。头痛时部分患者有同侧眼结膜充血、流泪、鼻塞和流涕、面部潮红、眼睑水肿，以及恶心、厌食、畏光等。常在午睡时或凌晨发作，患者可从睡眠中痛醒。每次头痛持续时间0.5～2小时，然后很快消失。头

痛发作期间每天发作数次，时间及部位较固定，可持续数周至数月。

③ 紧张型头痛：头痛部位不定，可为双侧、单侧、全头部、颈项部、双侧枕部、双侧颞部等部位。通常呈持续性钝痛，许多患者可伴有头晕、失眠、抑郁或焦虑等症状。

④ 低颅压性头痛：以双侧枕部或额部多见，也可为颞部或全头痛，但很少为单侧头痛，呈轻至中度钝痛或搏动样疼痛。头痛与体位有明显关系，立位时出现或加重，卧位时减轻或消失。

四、实验室及其他检查

做头颅CT或MRI，了解病变的位置、大小以及转移情况。

五、治疗

① 积极处理和治疗原发病。

② 适当使用解热镇痛药如去痛片、米格来宁，或少量服用可待因、罗通定等。

③ 对焦虑烦躁者可酌情加用安定药或镇静药，对抑郁表现者加用抗抑郁剂。

④ 针对发病机制进行治疗。

六、观察要点

观察患者头痛的特征及性质、有无头痛的前驱症状及其表现、头痛程度及伴随的不适症状、有无生命体征变化，了解影响头痛的主要因素。

七、护理要点

1. 常规护理　情绪紧张、焦虑、不安、兴奋都会使全身肌肉紧张收缩，促使头痛恶化。护理患者时应对疾病的检查、治疗进行充分解释，指导患者解除焦虑的方法，如压力调节及肌肉放松技巧等。有头痛眩晕、心烦易怒、夜眠不佳，面红、口苦症状的患者，应予以安慰和精神支持，耐心听取患者主诉，做好解释工作，消除患者的不良情绪。尽可能满足患者的合理需求，取得患者的信任、理解和配合，帮助患者解除心理压力，避免患者的负性情绪。

2. 专科护理

（1）指导患者及家属减轻头痛的方法

① 休息：充足的休息和良好的睡眠质量，可以减少或缓解头痛，过度疲劳和劳累可增加血氧消耗，造成血管扩张，从而引起头痛。轻度头痛，一般不用休息，可服用镇痛药，如去痛片等。头痛剧烈者，必须卧床休息，减少头部运动。

② 保持环境安静，控制噪声，避免到嘈杂环境；保持环境舒适的温度、湿度，避免强光、异味等不良因素刺激而诱发头痛。

③ 体位适当：头部低位可促使脑血液循环，使因缺血的脑血管收缩得以缓解，但颅内压高者应抬高头部，以减低颅内压，避免颅内压上升而引起头痛。腰椎穿刺后的头痛常因直立位而加重。丛集性头痛则因直立位而减轻。脑肿瘤、脑膜炎的头痛常因转头、俯首、咳嗽而加剧。颈肌急性炎症所致的头痛常因颈部运动而加重；反之，与职业有关的颈肌过度紧张所致的头痛则于颈部活动后减轻。

④ 头颈部肌肉适当地按摩及放松运动，避免头颈部肌肉长时间保持一个姿势可减少紧张型头痛的发作。

⑤ 按压穴位镇痛：偏头痛可按压外关，前额痛可按压印堂、合谷、阳白穴，两侧痛可按压百会。双手指压太阳穴、合谷穴也可使头痛暂时缓解。

⑥ 冷热敷的应用：冷敷可阻滞神经传导，具有镇静、麻醉及解痉等作用，可用于缓解偏头痛。温热敷可促进血液循环，使紧张的肌肉得以放松，适用于紧张性头痛。

⑦ 饮食指导：可进高营养、高蛋白、易消化的食物。忌烟酒，饮酒会引起血管扩张，引起或加重头痛症状。

⑧ 保持大便通畅：便秘及用力排泄会使血压及颅内压快速升高，引起头痛。

（2）腰椎穿刺的护理　去枕平卧6～8小时，预防或减少脑脊髓液漏，并鼓励患者多饮水，以促进脑脊髓液恢复，预防穿刺后的低颅压性头痛。低颅压综合征多发生于腰椎穿刺、颅脑损伤、手术或脑膜脑炎等之后以及严重脱水等情况。起坐后突发剧烈头痛，常伴恶心、呕吐，平卧后头痛即迅速缓解。低颅压综合征头痛的特点为在抬高床头或坐立时，头痛加重，系因此时颅内压进一步下降，颅内疼痛敏感组织失去了脑脊液的托持而受到牵拉所致，故也属于牵引性头痛，平卧后头痛减轻。

（3）高颅压性疼痛　应绝对卧床休息，保持病室安静，可将床头抬高30°，以利于脑静脉回流而减轻脑水肿。减少颅内压增高的诱发因素如排便不可过猛和用力，避免咳嗽、喷嚏，以免使颅内压增高程度加重而发生脑疝。

第四节　胸　　痛

一、定义

胸痛在内科急症中较为常见，主要由胸部疾病所致，少数由其他疾病引起。胸痛的程度因个体痛阈的差异而不同，与疾病病情轻重程度不完全一致。在临床急诊工作中，应首先确定就诊的急性胸痛患者是否有急性心肌梗死、主动脉夹层、肺栓塞、气胸等，因为这些疾病如果处理不及时，常危及生命。

二、病因

（1）胸壁病变

①胸壁软组织损害：如疖、擦伤、挫伤等。

②肌肉病变：如胸背肌肉局部损伤，剧烈运动或经久剧咳引致胸肌劳损等。

③肋骨病变：如肋软骨炎、肋骨挫伤、肋骨骨折、骨髓

炎等。

④ 肋间神经病变：因病毒、毒素等引起的神经炎如肋间神经炎、带状疱疹、流行性胸痛等。

⑤ 脊髓或脊椎病变：因脊神经后根受压或刺激引起，如肥大脊椎炎、脊柱结核、脊椎转移性肿瘤、椎管内肿瘤等。

（2）气管、支气管病变：如急性气管炎、支气管肺癌。

（3）肺与胸膜病变：如肺炎、肺结核、支气管肺癌、肺梗死、干性胸膜炎、自发性气胸、胸膜粘连等。

（4）心血管病变：如心绞痛、心肌梗死、心包炎、心肌炎、夹层主动脉瘤等。

（5）纵隔与食管病变：因纵隔内组织受压、神经或骨质受累等因素引起，如急性纵隔炎、纵隔气肿、纵隔肿瘤、急性食管炎、食管周围炎、食管癌等。

（6）肩关节及其周围组织疾病。

（7）腹部脏器疾病。

（8）其他原因：如换气过度综合征、痛风。

三、临床表现

（1）基本表现

① 患者胸部（从颌部到上腹部）的一种疼痛或不适感。

② 胸痛部位、性质、严重程度、持续时间和诱因，因疾病不同和患者个体差异而临床表现不同。

（2）伴随症状

① 心慌、心悸。

② 呼吸困难和发绀。

③ 晕厥。

④ 大汗。

⑤ 恶心、呕吐。

（3）危及生命的胸痛及其特点　见表10-1。

表10-1 危及生命胸痛的临床特点

病因	胸痛特点	诱发因素或缓解因素	危险因素	伴随症状
心绞痛	胸骨后压迫感、烧灼样疼痛，向颈、颌、肩、手臂放射，持续3～15min	运动、寒冷、情绪变化、餐后诱发，休息、使用硝酸甘油缓解	男性>35岁，女性>45岁，绝经后妇女，高胆固醇症、高血压、糖尿病、吸烟、家族史	焦虑、气短、心动过缓或过速、恶心、呕吐、大汗
心肌梗死	胸骨后压榨样痛、窒息感，向颈、颌、肩、手臂放射，疼痛时间>15min	休息、硝酸甘油不能缓解	同上	同上
主动脉夹层	突发胸骨后、肩胛间剧烈疼痛，撕裂样，持续性	—	高血压、结缔组织疾病、妊娠、主动脉缩窄、高龄、瓣膜疾病、家族史	恶心、呼吸困难、大汗、相关神经病学改变
肺栓塞	胸骨下、病变局部胸膜炎性疼痛，持续性	呼吸时加剧	癌症、妊娠/产后、创伤、手术后、长期卧床、高龄	焦虑、喘息、气短、咳嗽、咯血、心动过速、晕厥
气胸	患侧胸膜炎性疼痛，向颈、背放射，持续性	呼吸性疼痛	慢性肺病史、吸烟、月经期、既往发作史	气短、唇发绀
食管破裂	胸骨后或上腹部烧灼样痛，向后胸放射，持续性	颈部弯曲时疼痛加剧	剧烈呕吐、食管的机械操作后	恶心、剧烈呕吐、大汗、呼吸和吞咽困难

四、实验室及其他检查

（1）实验室检查

① 血、尿、粪常规，酮体及血清淀粉酶是最常用的化验检查。

② 对于腹膜炎、内出血、腹腔脓肿及某些腹部肿块可行诊断性穿刺，并对穿刺物做常规涂片、细菌培养或病理检查。

（2）其他辅助检查

① X线检查：当诊断困难，疑胸腹有病变者，可行胸腹透视，目的在于观察胸部有无病变、膈下有无游离气体、膈肌运动变化、有无肠积气和液平面等，有异常者应常规拍片。当疑有乙状结肠扭转或低位肠套叠时，可行钡剂灌肠检查；对疑有肠梗阻、内瘘或穿孔的患者不宜做钡餐检查。

② B超检查：主要用于检查胆道和泌尿系结石、胆管扩张、胰腺及肝脾大等。对腹腔少量积液、腹内囊肿及炎性肿物也有较好的诊断价值。

③ 内镜检查：内镜检查已成为寻找腹痛病因的重要手段。在患者病情允许的情况下，还可进行逆行胰胆管造影、膀胱镜及腹腔镜检查。

④ CT、磁共振及核素扫描检查：对腹腔内和腹膜后的病变，如肝、脾、胰的病变和一些腹内肿物及腹腔脓肿、积液、积气等均有较好的诊断价值，应根据病情合理选择应用。

⑤ 心电图检查：对年龄较大者，应做心电图检查，以了解心肌供血情况，排除心肌梗死和心绞痛。

五、治疗

1. 基本治疗

（1）主诉胸痛患者在明确诊断前分诊至急诊抢救室或胸痛单元。

（2）建立静脉通路 建立至少一条静脉通路以备患者情况恶化时给药。

（3）充分给氧：给予患者2～4L/min鼻导管吸氧。

（4）12导联心电图。

（5）心电监测。

（6）即刻的床旁胸片和动脉血气。

（7）会诊　①心胸外科会诊：怀疑主动脉夹层、主动脉瓣膜狭窄或食管破裂。②心脏科和（或）呼吸科会诊：血流动力学紊乱的胸痛患者。

2．支持治疗

（1）控制疼痛

①如无禁忌证，给予硝酸甘油和（或）吗啡控制疼痛。

②怀疑消化道疾病，考虑尝试给予雷尼替丁或法莫替丁、氢氧化铝凝胶。

（2）控制血压和减轻心脏负荷

①普萘洛尔、美托洛尔、艾司洛尔。

②硝普钠。

3．病因治疗

①急性心肌梗死　溶栓或介入治疗。

②肺栓塞　溶栓治疗。

③张力性气胸　胸腔闭式引流。

④主动脉夹层或食管破裂　外科手术。

六、观察要点

动态评估患者疼痛的部位、性质、程度、持续时间，给予心电监测，描记疼痛发作时心电图，严密监测心率、心律、血压变化，观察患者有无面色苍白、大汗、恶心、呕吐等。

七、护理要点

（1）常规护理

①休息：立即停止正在进行的活动，应卧床休息，并密切观察。

②氧疗：遵医嘱给予氧气吸入。急性肺水肿患者采用配制

30%～50%乙醇湿化间断吸氧；慢性肺源性心脏病患者予持续低流量吸氧；呼吸功能不全者使用面罩加压吸氧或必要时行机械通气。

③营养护理：鼓励患者进食高维生素、易消化饮食，少量多餐、避免刺激。必要时限制钠盐摄入。

④排泄护理：帮助患者建立良好的排便习惯。连续数日未排便者可给予缓泻剂或低压温水灌肠，对重患者记录24小时尿量，定时测体重。

⑤心理护理：安慰患者解除紧张不安情绪，以减少心肌耗氧量。协助患者克服各种不利于疾病治疗的生活习惯及嗜好。

（2）专科护理　遵医嘱给予硝酸甘油等静脉滴注，应控制滴速，以防低血压发生。部分患者用药后出现面部潮红、头部胀痛、头晕、心动过速、心悸等不适，应告知患者是由于药物所产生的血管扩张作用导致，以解除顾虑。应用肝素、阿司匹林、低分子肝素以防止血栓形成，阻止病情发展为心肌梗死。

第五节　咯　　血

一、定义

喉以下的呼吸道或肺组织出血，经口腔咯出，称为咯血。24小时内咯血量500ml以上者或每次咯血量超过20ml者为大咯血。大咯血患者常因窒息而死亡。应早期检查确定病因认真获得早期诊断活动。

二、病因与发病机制

引起咯血的主要病因是呼吸系统疾病，最常见的有支气管扩张、肺结核、肺癌、慢性支气管炎等。其他全身性疾病，如血小板减少性紫癜、流行性出血热等和异物伤、肺挫伤也可能发生咯血。

气管、支气管炎症使毛细血管通透性增加，红细胞渗出，引起血痰，若病变侵及小静脉，则导致咯血，侵蚀附近的血管，导致肺动脉、支气管动脉分支的破裂，则可引起大咯血。此外，肺循环压力增高，形成肺静脉系统小血管瘤样改变或闭塞性血管内膜炎，也可产生大咯血。

三、临床表现

（1）症状

① 在咯血前可有喉痒、胸闷、头晕等先兆症状。

② 伴有咳嗽、咳痰、胸痛或发热。

③ 或伴有低热、盗汗、乏力、面色潮红。

④ 或伴胸闷、心悸、气急、咯泡沫样痰。

（2）体征　肺部啰音、呼吸音减低或有实质体征等。心率增快、心脏病理性杂音、呼吸困难等。杵状指（趾），多见于支气管扩张、肺癌、肺脓肿等。面色苍白，皮肤、黏膜出血，多见于出血性疾病。

四、实验室及其他检查

① 胸部X线、胸部CT、纤维支气管镜、痰液镜检或培养。

② 胸部正侧位片、心脏彩色多普勒、心电图，必要时行血管造影术。

③ 出凝血时间、凝血酶原时间、血小板计数检查，有助于出血性疾病的诊断；红细胞计数与血红蛋白测定，有助于推断出血程度，嗜酸粒细胞增多提示寄生虫病的可能。

五、治疗

止血、镇静及对症治疗。

六、观察要点

（1）临床观察内容

① 严密观察生命体征，监测血压、脉搏、呼吸及意识的变化，观察并记录咯血的次数和量。

② 根据医嘱给予止血药和抗菌药。观察用药疗效及药物反应。

（2）药物观察内容　垂体后叶素有缩血管的作用，对毛细血管和小动脉的作用尤为显著。在患者输液过程中应严格控制滴速，最好用输液泵控制速度，观察患者是否有腹痛、便意、大便次数增多等情况。

（3）预见性观察　窒息是咯血患者死亡的主要原因。密切观察咯血窒息的早期特征，保持正确的体位引流，鼓励并指导患者将血轻轻咯出，以防血块堵塞气管。床旁准备抢救物品，如气管插管或气管切开包、吸引器、呼吸机、氧气等。

七、护理要点

（1）常规护理

① 做好心理护理，尤其精神紧张的患者，做好解释和安慰工作，并以认真热情的态度、敏捷的动作、娴熟的技术来获得患者的信任。

② 安排患者在安静、舒适的病室，卧床休息。

（2）专科护理

① 体位引流：立即将患者置于头低足高位引流，轻拍背部以利引流。

② 保持呼吸道通畅，及时吸出口腔内的血块，必要时气管插管或气管切开。

③ 在解除气管梗阻以后，给予高浓度氧气吸入及适量呼吸中枢兴奋药，以改善缺氧。

④ 无自主呼吸者，立即行气管插管和人工呼吸机辅助呼吸。

第六节　呕　　血

一、定义

呕血是由于上消化道（食管、胃、十二指肠、空肠上段、胰腺、胆管）急性出血所致。

二、病因与发病机制

引起呕血的常见原因是消化系统疾病，如胃、十二指肠溃疡，肝硬化食管与胃底静脉曲张破裂、急性胃黏膜病变等，少数见于全身性疾病，如血液病、急性传染病等。

引起呕血的病因很多，其发病机制各不相同。消化性溃疡侵及血管可发生不同程度的出血；由于药物、酗酒引起胃黏膜糜烂或溃疡导致胃黏膜病变；肿瘤缺血性坏死引起糜烂、溃疡，侵袭血管导致呕血；门脉高压可导致食管-胃底曲张静脉破裂而呕血。

三、临床表现

上消化道出血的临床表现以呕血和黑便为主要特征，常伴有周围循环衰竭症状。呕血前常有恶心感、上腹部不适、脉搏增快等先兆，出血早期短时间内可见急性周围循环衰竭征象，如头晕、心悸、出汗、恶心、口渴，排便前或排便后晕厥倒地，脉细无力，甚至触不到，血压下降，出血较多时，出现全身冷汗、四肢厥冷、少尿等休克症状。

四、实验室及其他检查

① 红细胞计数，血红蛋白、血小板测定。

② 内镜检查，了解出血的部位和病因，还可通过内镜下进行止血。

③ X线钡餐检查，明确出血部位。

④ 放射性核素显像、动脉造影等。

五、治疗

处理时首先针对失血造成的血容量不足，努力纠正血循环不稳定状态。抗休克的同时，尽早查清出血的原因和部位，然后分别给予相应的处理。

六、观察要点

（1）观察出血对患者机体的生理影响

① 观察生命体征的变化：根据病情一般每30min ~ 1h测量一次，并详细记录。

② 观察神志和意识的改变：患者平静，对答自如，表示脑血供充足；若患者烦躁不安、表情淡漠提示脑缺氧，是观察休克的客观指标之一。

③ 观察皮肤色泽和肢体温度的变化：大出血患者面色苍白、皮肤湿冷、口唇发白、四肢冰凉，提示微循环血液灌注不足。治疗过程中皮肤逐渐转红，出汗停止，肢体转暖，说明血流灌注好转。

④ 观察呕吐物和粪便的性质、颜色和量。

⑤ 观察尿量变化：疑有休克时应放置导尿管，测每小时尿量，应保持每小时尿量25 ~ 30ml以上。

⑥ 定期复查红细胞计数、血红蛋白、血细胞比容、网织红细胞计数与血尿素氮，注意这些指标的动态变化。

（2）观察出血是否停止或继续出血　在临床上，下列各点提示易发生再出血：第1次出血量大者易发生再出血；呕血患者再出血的机会比仅有黑便者为多；食管、胃底静脉曲张破裂出血比消化性溃疡、胃炎等再出血的可能性大。

观察中出现下列迹象，提示有继续出血或再出血，必须及时予以积极处理：反复呕血或黑便次数增加，甚至转为暗红色，伴有肠鸣音亢进；周围循环衰竭表现经足量补充血容量及输液后未见有明显好转或好转后又恶化；中心静脉压有波动或稍见稳定后又有下降；红细胞计数与红细胞压积、血红蛋白量继续下降，网织红细胞计数持续增高或在补液量和排尿足够的情况下，血尿素氮持续增高。门静脉高压患者原有脾大，在出血后应暂时缩小，如不见脾大恢复亦提示出血未止。

七、护理要点

（1）常规护理

① 出血量大的患者绝对卧床休息，保持环境安静、温度适宜，注意保暖。

② 专人护理，细微生活照顾，给予心理支持，消除恐惧。

③ 禁食，保证输血、输液通畅，以维持水、电解质、酸碱平衡。对心、肺疾病患者应监测心脏功能，通过测定中心静脉压来控制输液速度。

④ 呕血时可抬高下肢，以保证脑部供血。保持呼吸道通畅，呕血时头偏向一侧，防止呕吐物进入呼吸道引起窒息和吸入性肺炎，必要时给予氧气吸入。大出血者应迅速建立静脉通路，及时备血。输液开始宜快，但老年患者宜根据中心静脉压调节输液速度，避免输液、输血过快引起肺水肿。

⑤ 心理护理：护士工作应稳重而有秩序，使患者镇定，消除不良心理。应劝导患者家属不要在患者面前表现出情绪波动而干扰患者。应经常巡视，并陪伴患者，使其有安全感。呕血或黑便后应及时清除血迹、污物，以免引起患者惊慌。听取并解答患者及家属的疑问，以减轻其疑虑。指导患者有关休息与放松的技巧，必要时给予患者镇静剂，以减少其不安和恐慌。

（2）三腔两囊管的使用护理

① 使用前检查气囊是否破损以及气容量。

② 做好患者的解释工作，以取得配合。

③ 管道插入深度为60cm左右，若有胃液抽出，表示在胃内。

④ 三腔管插入后，必须先向胃气囊充气。

⑤ 将胃气囊充气200～300ml，然后轻轻提拉，到不能拉动为止，用止血钳将管口夹紧，以防漏气。

⑥ 如胃气囊止血不成功，再将食管气囊充气100～150ml，再用一个0.5kg的物体牵引，固定三腔管的位置。

⑦ 胃气囊充气不够、提拉不紧是导致压迫止血失败的常见

原因，如胃气囊充气少而又提拉过猛，则可使胃气囊进入食管下段，挤压心脏引起不适，出现恶心、呼吸困难、频繁早搏，有时提拉不慎，将胃气囊拉出阻塞于咽喉部而引起窒息，此时宜速气囊放气，检查原因。

⑧ 保持胃管通畅，观察引流液的量和颜色并及时记录，如见胃管内有新鲜血液流出，应立即通知医生。如在胃管内注入止血药（如去甲肾上腺素、凝血酶）进行治疗时，应夹管30min。

⑨ 应注意口腔卫生，经常吸除痰液，不宜咽下，以免误入气管，引起吸入性肺炎。

⑩ 一般情况下，三腔管压迫12～24h，食管气囊放气15～30min，以免局部黏膜受压过久糜烂坏死。

⑪ 出血停止后，须观察24h后方可拔管，拔管前宜服石蜡油20～30ml，以防囊壁与黏膜粘着，拔管后要继续观察有无再出血现象。

第七节　便　　血

一、定义

血液从肛门排出，大便带血或全为血液，色鲜红、暗红或柏油样，称之为便血。便血只是一个症状，并非一种疾病。便血多见于下消化道，特别是结肠与直肠病变的出血，但亦可见于上消化道出血。

二、病因与发病机制

1. 炎症、溃疡性因素　如下消化道的黏膜发生炎症或溃疡时，因黏膜充血、水肿与溃疡形成，当炎症或溃疡侵蚀血管或血管通透性增加、小血管破裂均可发生便血。常见的疾病如下。

① 肠道感染性疾病：常见的有细菌性痢疾、阿米巴痢疾、真菌性肠炎、假膜性肠炎、小肠结核、结肠结核、小肠钩虫感染、结肠血吸虫病、出血坏死性小肠炎等。

② 炎症性肠病：如克罗恩病或溃疡性结肠炎。

③ 放射性结肠、直肠炎：多系盆腔恶性病变接受放射治疗后，局部肠黏膜受到损伤后导致出血，常表现为反复、小量的便血。

④ 缺血性结肠炎：多见于患有动脉硬化的老年患者，系因肠系膜的血运发生障碍而使肠黏膜发生缺血、溃疡形成所致。病变以结肠多见，临床表现为在剧烈腹痛后解出暗红或鲜红色血便。

⑤ 白塞病：本病病因未明，多认为是免疫性血管炎引起血管闭塞，导致肠血供障碍而引起溃疡性病变；也有学者认为本病与感染或遗传有关。溃疡发生在回盲部者最为多见，且易发生出血。

⑥ 直肠或孤立性溃疡：引起此种溃疡的原因不甚明确，但溃疡侵蚀血管即可引起出血。

⑦ 结肠应激性溃疡：近年来发现服用非甾体类消炎药（NSAID）后，可导致便血，甚至表现为大出血，且多见于中老年患者。

炎症、溃疡性病变是便血的常见病因。多数直肠和乙状结肠的炎症与溃疡可引起黏液脓血便；重型溃疡性结肠炎、血吸虫性肉芽肿可引起鲜血便；阿米巴痢疾常引起果酱色或暗红色血便；少数肠结核或克罗恩病可发生大出血；出血坏死性小肠炎常排出暗红、鲜红或洗肉水样便。总之，便血量及色泽常与病变大小、部位与出血速度有关。

2. 血管性因素　出血系下消化道各种血管性病变，导致血管破裂或导致肠系膜血管缺血、肠黏膜的血供障碍所致。常见的病因有：

（1）动静脉畸形与血管发育不良　下消化道肠壁血管发育不良、畸形等血管性病变引起的出血，近10年来已引起重视，已成为便血的重要病因之一。可分为：

① 海绵状血管瘤。

②肠黏膜下血管发育不良。

③血管畸形 病变约70%发生于结肠，其中又以右半结肠或盲肠多见。少数血管畸形发生在小肠。

（2）遗传性出血性毛细血管扩张症（Ronda-Osier-Weber综合征） 此综合征可发生于全消化道，如发生在小肠时易发生出血。本病罕见，属家族性遗传性疾病。

（3）Dieulafoy病 病变发生在胃内者最多见，如发生在小肠或结肠时可引起便血。此病以中、老年患者多见，出血多因黏膜下血管受到炎症、溃疡的刺激而发生破裂所致。

（4）直肠、结肠及小肠黏膜下静脉曲张。

三、临床表现

便血的颜色、出血量和伴随症状取决于出血的部位。

1. 颜色 见表10-2。

表10-2 便血颜色与出血位置

出血颜色	位置
鲜红色	上消化道出血伴有肠蠕动加速时
柏油样	小肠出血，血液在肠内停留时间较长
暗红色甚至鲜红色稀便	结肠和直肠出血，血液在肠内停留时间较短
血与大便混杂	上位结肠出血
新鲜血液附着于成形大便表面	乙状结肠和直肠出血
脓血样、血便伴有黏液及脓液	痢疾、结肠血吸虫病慢性结肠炎

2. 出血量 见表10-3。

表10-3 出血量与出血位置及疾病

出血量	位置及疾病
少量便血	直肠、乙状结肠或降结肠疾病、肠套叠
中等量便血	肠系膜及门静脉血栓形成
大量便血	上消化道或急性出血性坏死性肠炎、肠伤寒

3. 伴随症状　见表10-4。

表10-4　出血伴随症状与出血部位及疾病

伴随症状	部位及疾病
便血伴剧烈腹痛	肠系膜血管阻塞、出血性坏死性肠炎、缺血性结肠炎、肠套叠
便血伴腹部肿块	结肠癌、肠套叠、放线菌病
便血伴皮肤或其他器官出血	血液病、急性感染性疾病、重症肝病、尿毒症、维生素C缺乏症

四、实验室及其他检查

（1）实验室检查

① 便血后的早期血红蛋白、红细胞计数等可无明显变化，但当补充等渗液体、扩充血容量后，红细胞计数、血红蛋白及血细胞比容的测定有助于失血量的判断。血尿素氮升高的程度也有利于出血量多少的判断（称肠源性尿素氮升高）。

② 红细胞计数、血红蛋白及血细胞比容不再进行性降低，或血尿素氮降至正常，均提示出血已经停止。

（2）其他辅助检查

① X线钡餐或钡剂灌肠检查：气钡双重造影行十二指肠、空回肠检查或行全结肠检查，对肠道结核、克罗恩病、血吸虫病、溃疡性结肠炎、肠扭转、肠套叠、息肉或癌肿等疾病的诊断有较大帮助。

② 乙状结肠镜或全结肠镜检查：由于直肠、乙状结肠是炎症性病变、息肉或癌肿等疾病的好发部位，故乙状结肠镜检查对这些病变的诊断极有帮助。全结肠镜检查除可发现上述疾病外，对降结肠、横结肠、升结肠、盲肠的出血性病变的诊断均有帮助。如肠镜进入回肠末端，还可对回肠末端的病变如结核、克罗恩病、淋巴瘤等病变的诊断提供帮助。如能结合活检，行组织学检查，则可显著提高诊断的正确性。

③ 腹部B型超声波或CT、MRI检查：对中、晚期结肠癌均

有辅助诊断价值。如发现腹腔内或腹膜后淋巴结肿大，则对肠结核、淋巴瘤等疾病的诊断有参考价值。

④ 选择性血管造影检查：便血时，行选择性肠系膜上、下动脉插管造影检查，可明确出血的部位，也有利于血管畸形等疾病的诊断，因此，对不明原因的便血患者，为明确出血部位或病因，行选择性血管造影是必不可少的检查。

⑤ 无线胶囊内镜检查：近年来无线胶囊内镜（亦称胶囊内镜）检查已开始应用于临床，该检查属于无创性，患者均能耐受，无不良反应。胶囊比一般的药物胶囊稍大，其内装有闪光装置及摄影芯片；胶囊吞服后到达幽门部时间需40min左右，检查完胃肠道的时间平均需350min；胶囊通过胃肠腔时，其所摄图像经腹部的遥控接收器将信号存于电脑中，然后再对清晰的图像逐一进行分析；胶囊内镜最后经结直肠随粪便一同排出（属一次性用品）。

⑥ 新型小肠镜（P.E）检查：现已有新型的推进式小肠镜应用于临床，并能对病变处进行活组织检查，据称对疑难性小肠疾病的诊断具有重要价值。新型小肠镜克服了老式小肠镜操作困难，如不易通过十二指肠与空肠的交界处（屈式韧带）等缺点，因此有较广泛的应用前景。

五、治疗

① 一般治疗：严密观察生命体征、神志、便血量及颜色，记录尿量。

② 补充血容量：对便血量大或活动性出血者，应立即输液或输血，迅速补充血容量，维持水及电解质平衡，纠正休克。

③ 止血与内镜治疗：部分患者可用凝血酶保留灌肠，以达到止血目的。也可用内镜电凝、局部喷洒止血药。如为息肉出血，可在内镜下进行电凝切除及激光或微波凝固治疗。

④ 积极明确出血部位及病因。

⑤ 外科手术治疗。

六、观察要点

每小时测生命体征1次，观察便血的颜色、次数、量、性质，估计出血量及程度，准确记录24小时出入量。观察患者意识、末梢循环、尿量等变化，注意保暖，并对便血次数及时记录。如患者由于卧位改为半卧位即出现脉搏增快、血压下降、头晕、出汗甚至晕厥，则表示出血量大，应立即抢救。

七、护理要点

（1）常规护理

① 心理护理：首先安排患者卧床休息，保持安静，安静休息有利于止血，及时清除黑便后的血液或污物，减少不良刺激，护理人员要冷静果断完成各种治疗抢救措施，关心安慰患者。针对患者的年龄、文化层次，运用心理护理的各种技术和方法，施以不同的心理护理。

② 采集血标本：在开放静脉通路的同时应采集血标本，及时做血常规、生化、配血，根据化验结果初步判断患者的出血量，指导医生采取相应的治疗方案。

③ 加强基础护理：出血期便血患者因大便次数频繁，每次便后应擦净，保持臀部清洁、干燥，以防发生湿疹和压疮。保持床铺清洁、干燥，便后及时清洁用物。

④ 饮食护理：急性出血期应禁食。出血停止后按序给予温凉流质、半流质及易消化的软饮食。出血后3天未解大便者，慎用泻药，病情稳定后，指导患者要定量，少食多餐，避免进食粗糙、生冷、辛辣等刺激性食物，同时要禁烟、酒、浓茶和咖啡。

（2）专科护理

① 快速补液：尽快恢复有效循环血量是抢救成功的关键，应迅速建立两条以上静脉通道，其中一路补液为输血做准备，输液速度宜快，必要时可加压，但对年老体弱者应注意避免输血、输液过快过多而引起急性肺水肿，如有异常及时通知医生。

② 用药护理：遵医嘱及时、准确地用药，应做到沉着冷静、忙而不乱，注意二查八对，观察输血后的反应及使用特殊药物反应。

第八节 休 克

一、定义

休克是一种以急性微循环障碍导致组织的氧供和氧需之间失衡。休克发生后体内重要器官微循环处于低灌流状态，导致细胞缺氧，营养物质缺乏，或细胞不能正常代谢其营养物质，最终导致细胞损害，无法维持正常的代谢功能。伴有静脉血氧含量减少和代谢性酸中毒。

二、病因

① 低血容量性休克：见于严重创伤、大出血、严重呕吐、腹泻、严重烧伤等。

② 心源性休克：见于急性心肌梗死、严重心肌炎、心律失常等。

③ 感染性休克：多见于严重感染、体内毒性产物吸收所致等。

④ 过敏性休克：系药物或免疫血清等过敏而引起。

⑤ 神经源性休克：见于创伤、骨折和脊髓麻醉过深等。

⑥ 梗阻性休克：如心包填塞、张力性气胸、肺栓塞等。

三、临床表现

① 休克早期：烦躁不安，面色苍白，口唇和甲床发绀，四肢湿冷，出冷汗，心率加快，但意识尚清，血压正常或偏低，脉压差缩小，尿量减少。部分患者表现肢暖、出汗等休克特点。眼底可见动脉痉挛。

② 休克中期：表情淡漠、反应迟钝，口渴，脉细数而弱，心音低钝，少尿或无尿，收缩压 60 ～ 80mmHg（8.0 ～ 10.7kPa），

有代谢性酸中毒。

③ 休克晚期：面色青灰，口唇及肢端发绀，皮肤湿冷，出现花斑，血压＜60mmHg（8.0kPa）或测不出，嗜睡或昏迷，尿闭，呼吸急促或潮式呼吸，可发生弥散性血管内凝血（DIC）和广泛脏器功能衰竭。

四、实验室及其他检查

① 实验室检查：全血细胞计数、动脉血气分析、血液生化检查、细菌学检查等。

② 心电图检查：有助于心源性休克的病因学诊断。

③ 超声检查：超声心动图用于了解心脏结构及心肌运动情况；B超检查有利于发现腹腔内液体和实质器官破裂，对失血性休克有辅助诊断价值。

④ X线检查：用于发现骨折、气胸、肺部感染、急性肺淤血或肺水肿。

五、治疗

引起各种休克的原因虽然不同，但都存在有效循环血容量不足、微循环障碍和不同程度的液体代谢改变。因此，对休克的治疗原则，是尽早去除休克的诱因，尽快恢复有效循环血量，纠正微循环障碍，增进心脏功能和恢复人体的正常代谢。一般可根据病情进行相应的治疗。

六、观察要点

严密观察生命体征及神志、瞳孔、尿量的变化，并详细记录。

① 意识表情：能够反映中枢神经系统血液灌注情况。观察患者是否有神志淡漠、烦躁等。若患者由兴奋转为抑制，提示脑缺氧加重；若经治疗后神志清楚，示脑循环改善。

② 皮肤色泽和肢端温度：反映体表灌注的情况，若皮肤苍白湿冷，提示病情加重；若皮肤出现出血点和瘀斑，提示进入DIC阶段；若四肢温暖、红润、干燥，表示休克好转。

③ 脉搏：注意脉搏的速率、节律和强度。若脉律加速且细弱，为病情恶化的表现；若脉搏逐渐增强，脉律转为正常，提示病情好转。

④ 血压与脉压差：血压下降，脉压差减小，提示病情严重；血压回升或血压虽低但脉搏有力，脉压由小变大，提示病情好转。

⑤ 呼吸：观察呼吸的次数，有无节律的变化，呼吸增速、变浅、不规则，说明病情恶化；呼吸增至30次/min以上或降至8次/min以下，是病情危重的表现。

⑥ 尿量、尿相对密度的观察：当休克患者血压下降时，可引起肾动脉血压下降而直接影响肾的血液灌注，发生急性肾衰竭。因此，应严密观察每小时尿量与尿相对密度的变化，若每小时尿量少于30ml、尿相对密度增高则提示循环血量不足，而肾功能并未受到损害，应加快输液速度；若每小时尿量大于30ml，提示休克好转。

⑦ 中心静脉压（CVP）：反映患者的血容量、心功能和血管张力的综合状况。若血压降低，CVP小于5cmH_2O（0.49kPa），表示血容量不足；CVP大于15cmH_2O（1.47kPa），则提示心功能不全；CVP大于20cmH_2O（1.96kPa），提示有充血性心力衰竭。

⑧ 动脉血气分析：是判断肺功能的基本指标。严密观察血氧分压是否有下降或二氧化碳分压升高，警惕急性呼吸窘迫综合征（ARDS）的发生。

七、护理要点

（1）常规护理

① 体位：安置患者于休克卧位即头胸部与下肢均抬高30°，抬高头胸部有利于膈肌活动，增加肺活量，使呼吸运动更接近于生理状态。抬高下肢有利于增加静脉回心血量，从而增加循环血容量。

② 氧气吸入：鼻导管给氧，氧流量2～4L/min。如患者发绀明显或发生抽搐时需加大吸氧气流量至4～6L/min。吸氧可保证全身各脏器有足够的氧供，纠正组织细胞缺氧，维持各脏器功能。

③ 快速建立两条或两条以上静脉通道：一条选择大静脉快速输液兼测中心静脉压，另一条选择表浅静脉缓慢而均匀地滴入血管活性药物或其他需要控制滴速的药物。

④ 注意保暖：如盖被、低温电热毯，但不宜用热水袋加温，以免烫伤或使皮肤血管扩张加重休克。

（2）用药专科护理　严格执行查对制度，以保证用药准确无误；均匀地滴注血管活性药物，以维持血压的稳定，禁忌滴速时快时慢，以致血压骤升骤降；扩血管药物必须在血容量充足的前提下应用，以防血压骤降；若患者四肢厥冷、脉细弱和尿量少，不可再使用血管收缩剂来升压，以防引起急性肾衰竭；严防血管收缩剂外渗，导致组织坏死。

第九节　窒　　息

一、定义

窒息是指气流进入肺受阻或吸入气缺氧，导致呼吸停止或衰竭。

二、病因与发病机制

引起窒息的原因很多，例如：喉头水肿，喉、气管异物，气管、支气管痉挛，颈部创伤，大咯血，声带麻痹，喉部肿瘤，溺水，自缢等。

由于机体的通气受限或吸入气体缺氧导致肺部气体交换障碍，引起全身组织、器官缺氧进而导致体内酸碱失衡、各脏器功能不全、衰竭而死亡。

三、临床表现

气管被异物阻塞时，患者可表现为突感胸闷、张口瞪目、呼吸急促、烦躁不安、严重发绀，吸气时锁骨上窝、肋间隙和上腹凹陷，呼吸音减弱或消失。

四、实验室及其他检查

临床上可以通过血气分析、胸部X线平片、纤维支气管镜检查，来分别判断和处理不同原因引起的窒息。

五、治疗

被食物和异物卡喉，由于患者不能说话，不能呼吸，请不要去叩患者的背部，否则将使患者情况恶化，可立即采用Heimlich手法治疗。

六、观察要点

（1）临床观察内容

① 血氧饱和度监测，定时血气分析。

② 将患者头侧向一边，防止分泌物吸入气管。定时拍背，注意吸痰，保持呼吸道通畅。

③ 观察辅助呼吸肌的活动情况。

④ 备好呼吸机、吸引器、氧气、喉镜、气管插管、气管切开包等抢救物品。

⑤ 做好气管插管或气管切开的常规护理。

（2）预见性观察　密切观察呼吸情况，出现胸闷、呼吸不畅、烦躁、发绀等窒息情况时立即抢救。

七、护理要点

（1）常规护理

① 专人护理。

② 注意心理护理，消除患者的恐惧心理，适当给予镇静剂。

③ 高流量给氧，以缓解长时间的缺氧损害。

（2）专科护理

① 迅速使患者解除造成窒息的因素，如溺水者立即给予清除呼吸道阻塞物；自缢者立即抱住患者身体，迅速脱开缢套，解除对颈动脉的压迫。

② 呼吸心搏骤停者，应立即给予平卧位，迅速给予心肺复苏。

③ 保持呼吸道通畅，紧急情况下可给予环甲膜穿刺，人工呼吸等。

④ 高流量给氧，迅速缓解缺氧的损伤。

⑤ 密切观察呼吸情况，出现胸闷、呼吸不畅、烦躁、发绀或再度出现窒息时，应立即抢救。

⑥ 有条件者给予血氧饱和度监测，定时进行血气分析。

⑦ 将患者头侧向一边，防止分泌物吸入气管。定时拍背，注意吸痰，观察辅助呼吸机的活动情况。

⑧ 备好呼吸机、吸引器、氧气、喉镜、气管插管，气管切开包等抢救物品。

⑨ 气管插管或气管切开患者做好气管插管或气管切开的常规护理。

⑩ 对有自杀倾向或有各种自杀因素的患者，应及时劝导，防止再次出现自杀行为。注意心理护理，消除患者的恐惧心理，必要时给予镇静药。

第十节　呼吸困难

一、定义

呼吸困难是指因呼吸系统或其他疾病所致呼吸功能障碍，导致急性机体缺氧或二氧化碳潴留而产生一系列生理功能紊乱及代谢障碍的临床综合征。

二、病因

（1）呼吸系统疾病

① 气管阻塞性疾病：呼吸道异物、支气管哮喘、慢性支气管炎。

② 限制性肺疾病：弥漫性间质纤维化、肺水肿、吸入性或职业性肺病、过敏性肺炎、肺肾综合征。

③ 肺血管疾病：肺梗死、原发性肺动脉高压等。

④ 原发及转移性肺、胸膜、纵隔肿瘤。

⑤ 肺部感染性疾病：病毒、支原体、真菌及其他感染性肺炎。

⑥ 胸廓和膈疾病：胸廓畸形、气胸、胸腔积液、膈肌麻痹。

（2）血管系统疾病　二尖瓣和主动脉瓣病变、缩窄性心包炎、心肌炎、心肌病。

（3）血液和内分泌系统疾病　有重度贫血、高铁血红蛋白血症、一氧化碳中毒、甲状腺功能亢进或减退及原发性肾上腺功能减退症等。

（4）神经精神因素性脑疾病　突发脑出血、颅内压增高。

（5）中毒性呼吸困难　酸中毒、毒血症、尿毒症、糖尿病。

三、临床表现

（1）主要症状　患者主观上表现呼吸道感染到空气不足或呼吸费力，客观上表现为呼吸频率、深度、节律的改变。患者表现为呼吸费力，重则出现鼻翼扇动、发绀、端坐呼吸。张口呼吸、唇、指（趾）发绀。进一步发展将导致呼吸衰竭。

（2）伴随症状

① 伴哮鸣音：见于支气管哮喘、心源性哮喘。

② 伴一侧胸痛：见于大叶性肺炎、急性渗出性胸膜炎、肺梗死、自发性气胸。

③ 伴发热：见于肺炎、肺脓肿、肺结核、胸膜炎、急性心包炎、咽后壁脓肿等。

④ 伴咳嗽、脓痰：见于慢性支气管炎、阻塞性肺气肿并发感染、脓性肺炎、肺脓肿等。

⑤ 伴大量泡沫样痰：见于急性左心衰竭和有机磷中毒。

⑥ 伴昏迷：见于脑出血、脑膜炎、休克型肺炎、尿毒症、糖尿病酮症酸中毒、肺性脑病、急性中毒等。

⑦ 伴上腔静脉综合征：见于纵隔肿瘤。

⑧ 伴咯血及肾炎表现：见于肺出血-肾炎综合征。

⑨ 伴神志异常：见于脑血管意外、缺氧性脑病、二氧化碳潴留。

四、实验室及其他检查

① 胸部透视或胸部X线摄片。

② 心电图、超声心动图、心导管检查。

③ 血气分析。

④ 尿常规包括尿糖、血红蛋白及红细胞。

⑤ 必要时查尿素氮、血糖、二氧化碳结合力。

五、治疗

积极治疗原发病，同时进行对症治疗。

六、观察要点

观察患者呼吸频率、深浅并重视患者的反应，通常患者会说"透不过气来"、"觉得堵的慌、憋的慌"、"胸闷、气短"等。除采取针对性的护理措施外，同时给予精神安慰，使患者增加心理上的安全感。

七、护理要点

（1）常规护理

① 调整室内空气：调整室内温度、湿度，并保持室内空气新鲜。

② 协助患者取舒适卧位：一般患者不能平卧，可采取半坐卧位。

（2）专科护理

① 保持气道通畅，保障充分通气与供氧，必要时气管插管

或气管切开。正确给予氧气吸入，流量根据病情而定。给氧、紧急抢救可高浓度给氧，病情好转，可降低给氧浓度以防氧中毒，可采用低流量持续给氧。

② 进行呼吸的再训练：多数肺疾病患者有经口呼吸的习惯，应指导患者改为经鼻吸气，经口呼气。

③ 各种呼吸护理技术的应用：如吸氧、人工辅助呼吸及机械辅助呼吸、气管内吸引及呼吸复苏技术等。

第十一节　腹　　痛

一、定义

腹痛是由腹部或腹外脏器疾病，腹壁病变引起的主要症状，是临床最常见急症之一，内科、外科、妇产科、儿科及传染病科等疾病均可发生。腹痛发病急、变化快、病因复杂多变，如诊治不及时可造成严重后果。

二、病因

（1）急性腹痛

① 腹腔脏器急性炎症：急性胃炎、急性胆囊炎、急性化脓性胆管炎、急性结肠憩室炎、急性肠系膜淋巴结炎、急性肾盂肾炎等。

② 腹腔空腔脏器急性穿孔：胃十二指肠溃疡急性穿孔、胃癌急性穿孔、急性胆囊炎穿孔、急性肠穿孔。

③ 腹腔空腔脏器梗阻或急性扩张：急性肠梗阻、胆管结石、急性胃扩张、急性胃扭转、急性大网膜扭转、急性脾扭转。

④ 腹腔脏器破裂：肝、脾破裂，癌结节破裂、异位妊娠破裂、卵巢破裂、黄体破裂、腹主动脉破裂等。

⑤ 缺血性疾病：系膜血管闭塞、大网膜扭转梗死、脾梗死、肾梗死。

⑥ 变态反应性腹痛：腹型过敏性紫癜、腹型风湿热、腹型

荨麻疹等。

⑦ 胸腔疾病的牵涉痛：肺炎、急性心肌梗死、急性心包炎、食管裂孔疝。

（2）慢性腹痛

① 腹腔脏器慢性炎症：慢性胃炎、慢性胆囊炎、慢性盆腔炎。

② 腹腔脏器慢性扭转或梗阻。

③ 腹膜或脏器包膜的牵张。

④ 消化性溃疡：如胃溃疡、十二指肠溃疡、食管溃疡、胃次全切除术后的胃空肠吻合口溃疡等。

⑤ 神经精神因素：胃肠神经官能症、胆管运动功能障碍、结肠易激综合征等。

三、临床表现

（1）病史

① 先发热后腹痛往往以内科感染性疾病为主，而先腹痛后发热常为脏器穿孔、扭转、破裂、继发性腹膜炎等外科急腹症所致。

② 持续性腹痛或钝痛往往以麻痹性肠梗阻、急性胃穿孔、胃扩张、肠系膜血栓居多。

③ 持续性腹痛阵发性加剧则表明腹腔脏器炎症与梗阻同时存在。

④ 阵发性脐周痛见于早期阑尾炎、肠痉挛、急性肠炎等。

⑤ 发生于中老年人的急性腹痛应结合既往病史考虑上消化道出血、血管栓塞、癌肿破溃所致。

（2）伴随症状

① 伴有休克：常见于腹腔器官穿孔、破裂、严重炎症、绞窄，急性心肌梗死、大叶性肺炎也可发生腹痛及休克。

② 伴有呕吐：常见于腹腔脏器的炎症，如急性胃炎、急性胰腺炎、急性胆囊炎等。胃肠道梗阻，如幽门梗阻。输尿管结

石、急性心肌梗死亦可有腹痛及顽固性呕吐。

③ 伴有呕血：常见于溃疡病、胆管出血、胃癌。

④ 伴有腹泻：常见于急性肠炎、痢疾、溃疡性结肠炎、肠结核、食物中毒、急性出血性坏死性小肠炎等。

⑤ 伴有血便：常见于溃疡病、胆管出血、痢疾、肠套叠、出血性坏死性小肠炎、过敏性紫癜、肠系膜血管栓塞、溃疡性结肠炎、结肠癌等。

⑥ 伴有血尿：见于泌尿系结石。

⑦ 伴有黄疸：见于肝、胆、胰腺疾病。大叶性肺炎亦可表现为腹痛及黄疸。

⑧ 伴有腹部包块：常见于炎症性包块、肿瘤、肠套叠、肠扭转、卵巢囊肿蒂扭转、蛔虫性肠梗阻。腹腔肿瘤有时亦可扪到包块。

⑨ 伴有贫血：常见于肝脾破裂、腹内血管瘤破裂、尿毒症。

⑩ 伴有便秘：常见肠梗阻。

⑪ 伴有发热：常见于急性痢疾、急性胆囊炎，急性胰腺炎、急性阑尾炎、急性肠系膜淋巴结炎等。

⑫ 伴阴道出血：孕龄女性突发下腹部痛伴月经改变时应考虑异位妊娠破裂、卵巢囊肿扭转等妇科疾病。

四、实验室及其他检查

① 实验室检查：血白细胞增高，有助于区别急腹症属炎症或非炎症疾病；血直接胆红素比例增高或尿胆红素阳性，提示梗阻性黄疸；疑胰腺炎者，可查血、尿淀粉酶；怀疑肝性血卟啉病，应做尿中紫胆原及尿紫质的检查。

② 腹部透视或腹部X线平片。

③ B型超声检查：对胆、胰、肾、输尿管结石，肝或胰腺病变，胆管蛔虫症，腹腔内积液有重要诊断价值。

④ 纤维内镜：包括胃及结肠镜，对上、下消化道的炎症、溃疡、癌肿的检查；逆行胰胆管造影对胆管、胰腺疾病均能较早

发现。

五、治疗

由于引起腹痛的疾病甚多，所以最重要的是尽快确定腹痛的原因，在遇到腹痛患者时，其处理或治疗原则应遵循以下几个方面。

① 急性腹痛者，应根据腹痛的性质、部位、持续时间及有无放射痛等特点，并结合随之产生的伴随症状以及腹部体检的结果，初步作出可能的诊断。

② 根据初步诊断的结果，应及时进行必要的化验或特殊检查。如三大常规、血、尿淀粉酶、肝肾功能、腹部或下腹部B超检查（包括泌尿系统及盆腔）、腹部平片、胸片，必要时行CT或MRI检查；老年人还应做心电图等检查，以便及时明确诊断。

③ 对急性腹痛者，还应随时观察患者病情变化及其生命体征，包括体温、脉搏、呼吸、血压及尿量变化等。

④ 对急性腹痛者，在未明确诊断前，不能给予强效镇痛药，更不能给予吗啡或哌替啶（杜冷丁）等麻醉性镇痛药，以免掩盖病情或贻误诊断。只有当诊断初步确立后，始能应用镇痛药或解痉药，缓解患者的痛苦。

⑤ 已明确腹痛是因胃肠穿孔所致者，应禁食，补充能量及电解质，并应及时应用广谱抗生素，为及时手术治疗奠定良好的基础。

⑥ 如急性腹痛是因肝或脾破裂所致时（如肝癌癌结节破裂或腹外伤致肝脾破裂等），腹腔内常可抽出大量血性液体，患者常伴有失血性休克，此时，除应用镇痛药外，还应积极补充血容量等抗休克治疗，为手术治疗创造良好条件。

⑦ 腹痛是因急性肠梗阻、肠缺血或肠坏死或急性胰腺炎所致者，应禁食并插鼻胃管行胃肠减压术，然后再采用相应的治疗措施。

⑧ 已明确腹痛是因胆石症或泌尿系结石所致者，可给予解

痉药治疗。胆总管结石者可加用哌替啶（杜冷丁）治疗。

⑨ 生育期妇女发生急性腹痛者，尤其是中、下腹部剧痛时，应询问停经史，并及时做盆腔 B 型超声波检查，以明确有无异位妊娠、卵巢囊肿蒂扭转等疾病。

⑩ 急性腹痛患者，虽经多方检查不能明确诊断时，如生命体征尚平稳，在积极行支持治疗的同时，仍可严密观察病情变化。观察过程中如症状加重，当怀疑患者有内脏出血、肠坏死、空腔脏器穿孔或弥漫性腹膜炎时则应及时剖腹探查，以挽救患者生命。

⑪ 因慢性腹痛的病因亦甚多，对每例慢性腹痛患者而言，也应根据其腹痛的特点、规律及疼痛部位做出初步诊断。不少情况下，需要排除有关疾病，做出其腹的病因诊断。然而，为了减轻患者的腹痛，在未明确诊断前，可以应用镇静药、解痉药或者一般的镇痛药，但不应给予哌替啶（杜冷丁）等强烈的镇痛药。一般而言，空腔脏器病变引起的腹痛，应用抗胆碱药（如阿托品、丁溴东莨菪碱），腹痛常能够得到缓解；而实质性脏器所致的腹痛，常需应用镇痛药（如布桂嗪或曲马朵等），其疼痛才能缓解。因此，根据应用解痉药或镇痛药后腹痛缓解的情况，可初步判断患者是空腔脏器的病变可能性大，还是实质性脏器的病变可能性大。尔后，再选择有关的检查来协助诊断。

六、观察要点

① 定时测量生命体征：注意有无脱水及体液紊乱，或休克表现。

② 定时观察腹部症状和体征：如腹痛的位置、范围、性质、程度、有无牵涉、转移等，观察腹痛伴随症状，如呕吐、腹胀、发热、黄疸、大小便改变等。

③ 动态观察实验室检查结果：注意 X 线、B 超、腹穿、直肠指检等检查结果。

④ 记出入量。

七、护理要点

（1）常规护理

① 解除患者的焦虑与恐惧：安慰患者，适当地向家属、患者说明病情变化及有关的治疗方法等，并尽快安排患者就诊，病情危重的患者，须立即通知医生，优先就诊并协助急救处理。

② 体位：一般采用半卧位，以利于呼吸、循环功能。另外半卧位有利腹腔渗出物局限引流和吸收。若伴有休克，宜取半卧位（仰卧中凹位或平卧位）以保证全身重要脏器的血液供应。

（2）专科护理

① 胃肠减压及留置尿管的护理：对胃肠减压的患者注意保持有效引流，留置尿管者，准确记录尿量。

② 输液或输血：严密监测患者的脉搏、血压、脱水和中毒表现，保持输液管道通畅，详细记录出入量。

③ 疼痛护理：诊断未明者慎用止痛剂，诊断明确的可给解痉剂和镇痛剂。应用止痛药时，注意观察止痛药的不良反应，如呼吸抑制、恶心、呕吐等。

④ 必要的术前准备：做皮肤过敏试验、交叉配血、备皮，常规实验室检查及X线、B超等检查，以备紧急手术需要。

第十二节　腹　　泻

一、定义

腹泻是指排便习惯和粪便性状发生变化，排便次数增多（3次/天以上），粪质稀薄，水分增加（水分超过85%），粪便量增加（超过200g/d）。便质不成形、稀溏或呈液状，有时含有脓血或带有未消化食物及脂肪。确定是否有腹泻时应根据个体的大便习惯而异。

二、病因与发病机制

（1）细菌感染

① 细菌性痢疾：起病较急，常有畏寒、发热、腹痛、腹泻及里急后重感，可伴恶心与呕吐。腹泻特征为黏液脓血便，每天次数不等。显微镜下发现大便中含大量红细胞、白细胞，大便培养可发现痢疾杆菌。

② 沙门菌属感染：多有不洁饮食史，常有腹胀、腹痛与腹泻症状。大便以稀便或水样便为主，少有脓血，大便每天 3～5 次不等。大便培养可发现致病菌（沙门菌或伤寒杆菌等）。

③ 大肠埃希菌性肠炎：常有不洁饮食史。起病较急，可有畏寒、发热及腹痛、腹泻等症状，可伴有呕吐。腹泻多以水样便为主，也可有黏液和脓血。大便培养可发现致病菌。

④ 小肠弯曲菌感染：症状一般较轻，表现为中上腹部疼痛伴有腹泻，以稀便或水样便为主要表现，抗生素治疗效果好。

⑤ 小肠、结肠耶尔森菌感染：临床表现与弯曲菌感染大致相似，腹泻等症状常较轻。

⑥ 肠道金黄色葡萄球菌感染：起病较急，可有畏寒、发热、腹痛与腹泻等症状。腹泻以稀便为主，可伴有少量黏液脓血，大便培养可确立诊断。本病常在使用广谱抗生素、激素或外科大手术后发生。大便培养可发现金黄色葡萄球菌。

⑦ 急性出血性坏死性小肠炎：现多认为与产气荚膜杆菌或魏氏梭状芽孢杆菌感染有关。起病较急，腹痛、腹泻等症状一般较重，腹痛较剧烈且可遍及全腹，可为持续性痛或阵发性加剧。早期腹泻可为稀便或水样便，每天 10 余次不等，继而可带血，重者大便可呈血水样，常伴有畏寒、发热、恶心与呕吐等症状。本病以青少年多见。

⑧ 假膜性肠炎：系在长期大量使用抗生素治疗后发生，也可发生于免疫功能低下的患者。多因肠道继发难辨梭状芽孢杆菌感染所致，该菌的毒素对肠黏膜有损伤作用。临床特点为大便次数多，重者每天可达 20 次以上，粪便可有黏液脓血，甚至呈血水样，有时可排出呈蛋花样的假膜，常伴有发热、心悸、脱水、电解质紊乱、低血压等全身中毒症状。大便做厌氧菌培养时可发

现致病菌。甲硝唑、万古霉素等治疗有效。

⑨ 霍乱：系霍乱弧菌感染所致。临床表现轻重不一，轻者症状较轻，常为水样泻，每天数次不等，可伴有恶心、呕吐、腹痛等症状；重者大便次数更多，大便可呈米汤样，患者常有发热、脱水、低血压等全身中毒表现。大便培养可找到致病菌。

（2）原虫与寄生虫感染

① 阿米巴痢疾：起病一般较急，常有发热、腹痛及腹泻等症状，腹泻每天数次至10余次，大便伴黏液脓血，有时大便呈暗红或果酱样，量较多，具恶臭。新鲜大便检查如发现阿米巴滋养体即可确诊。甲硝唑或替硝唑治疗有效。

② 急性血吸虫病：一般发生在初次感染大量血吸虫尾蚴者，常有畏寒、发热、腹胀、咳嗽、腹痛与腹泻等症状，腹泻并不严重，每天3～5次不等，可为稀便或带有黏液。末梢血中嗜酸性细胞增高。如果患者是反复多次感染，则常伴有肝脾大等表现。

③ 梨形鞭毛虫感染：大便每天3～5次，多为稀水样便或稀便，少有黏液。粪便中找到鞭毛虫即可确诊。甲硝唑治疗效果好。

④ 滴虫感染：肠道滴虫感染也可导致腹泻，大便每天数次不等，以稀便为主，可带黏液。

（3）病毒感染　多见于肠道轮状病毒感染、肠道腺病毒感染，临床症状一般较轻，可有腹痛、腹泻等，腹泻每天数次不等，以稀便或水样便为主。

（4）真菌感染　长期应用抗生素、激素或患有慢性消耗性疾病的中晚期，患者肠道可发生真菌感染，引起肠黏膜充血、水肿、糜烂及溃疡形成而导致腹泻，表现为大便次数增多，轻者为稀软便可伴黏液，每天数次不等，有时大便呈蛋清样表现；重者大便可呈黏液脓血样。粪便常规检查找到或培养发现致病的真菌时可明确诊断。

（5）食物中毒　进食了被金黄色葡萄球菌、沙门菌、嗜盐杆菌或肉毒杆菌等污染了的食物后，可出现发热、腹痛、呕吐、腹泻及脱水的症状，称之为食物中毒。

三、临床表现

① 起病及病程：起病急，病程短伴有发热，腹泻次数频繁者多为肠道感染或食物中毒。起病缓慢，病程长，多见于慢性感染，非特异性炎症，吸收不良或肠道肿瘤。

② 腹泻次数及粪便性质：急性感染性腹泻大便次数可达 10 次以上，粪便量多而稀。细菌感染，则初为水样，后为黏液血便或脓血便。阿米巴痢疾的粪便呈果酱样。

③ 腹泻或腹痛的关系：急性腹泻常有腹痛。小肠疾病的腹泻疼痛常在脐周，便后不缓解。结肠疾病疼痛多在下腹，便后疼痛可缓解。分泌性腹泻无明显腹痛。

四、实验室及其他检查

（1）实验室检查

① 大便常规：可以初步确定病因。水样泻，白细胞无或偶见都为病毒感染；大便腥臭，暗绿色似海水样，黏液多，镜检见较多的白细胞、脓细胞，多为金黄色葡萄球菌肠炎；黏液脓血便，镜检见较多的脓细胞、红细胞和吞噬细胞者，常由各种侵袭性细菌感染所致；大便呈蛋花样，见乳凝块，多为消化不良引起的腹泻。

② 粪便细菌培养：腹泻粪便培养是病因诊断的主要手段，可明确是何种细菌感染，并做药敏试验，指导临床个体化治疗。

③ 轮状病毒抗原检测：病毒性肠炎以轮状病毒感染为主，酶联免疫吸附试验（ELISA）可检测到粪便中的轮状病毒抗原。粪便中病毒抗原的检测具有明确诊断、指导治疗的重要意义。

④ 血电解质及血气分析：急性腹泻患儿可伴有等渗性脱水，表现为血钠正常，血钾下降明显；营养不良患儿往往表现为低渗性脱水，表现为血钠下降，血钾下降更明显；重症腹泻患儿可出现代谢性酸中毒，表现为血 pH 降低，二氧化碳结合力下降；腹泻患儿，尤其是补液后可出现低血钙，甚至低血镁；在治疗过程

中应动态监测以上指标，以指导临床合理治疗。

⑤ 肾功能：由于重症腹泻患儿有脱水、电解质紊乱、酸中毒，故可出现一过性尿素、肌酐轻度升高，待脱水和电解质紊乱纠正后即可恢复正常。

⑥ 血常规：血白细胞总数增高，中性粒细胞增高，提示细菌感染；血白细胞正常或降低，淋巴细胞增高，提示病毒感染；嗜酸性粒细胞增高，提示寄生虫感染或过敏性疾病。

（2）特殊检查　如为坏死性小肠结肠炎，腹部 X 线平片可见肠壁气囊肿和门静脉积气。低钾血症者心电图可见 U 波。

五、治疗

（1）病因治疗

① 抗感染治疗：根据不同病因，选用相应的抗生素。

② 其他：如乳糖不耐受症不宜用乳制品，成人乳糜泻应禁食麦类制品。慢性胰腺炎可补充多种消化酶。药物相关性腹泻应立即停用有关药物。

（2）对症治疗

① 一般治疗：纠正水、电解质、酸碱平衡紊乱和营养失衡。酌情补充液体，补充维生素、氨基酸、脂肪乳剂等营养物质。

② 黏膜保护剂：蒙脱石、硫糖铝等。

③ 微生态制剂：如双歧杆菌可以调节肠道菌群。

④ 止泻药：根据具体情况选用相应止泻药。

⑤ 其他：山莨菪碱、阿托品等具解痉作用，但青光眼、前列腺肥大者、严重炎症性肠病患者慎用。

六、观察要点

① 观察排便情况，包括粪便的性状、次数、量，气味及颜色；有无腹痛、里急后重、发热、恶心、呕吐等伴随症状。

② 动态观察患者的液体平衡状态，监测生命体征、神志、尿量的变化；有无口渴、口唇干燥、皮肤弹性下降、尿量减少、神志淡漠等脱水的表现；有无肌肉无力、腹胀、肠鸣音减弱、心

律失常等低钾血症的表现。

七、护理要点

（1）常规护理

① 生活护理：患者应卧床休息，根据患者病情和医嘱，给予禁食或流食、半流食或软食。

② 用药护理：应用止泻药时注意观察患者排便情况，腹泻得到控制后应及时停药按医嘱及时给予液体、电解质、营养物质的补充，以满足患者生理需要量，维持血容量。

③ 心理护理：应注重患者心理状况的评估和护理，通过解释、鼓励来提高患者对配合检查和治疗的认识，稳定患者情绪。

（2）专科护理

① 注意腹部保暖，减弱肠道运动，减少排便次数。

② 排便频繁时，应用温水清洗肛周，保持清洁干燥，涂抹护臀油，防止肛周淹红、皮肤破溃。

第十三节　抽　搐

一、定义

抽搐是指引起骨骼肌痉挛的癫痫样发作及其他不自主的骨骼肌发作性痉挛。可因大脑功能性或器质性疾病，也可因全身代谢障碍、中毒、缺血、缺氧引起脑神经元异常放电所致。临床多表现为强直-阵挛性抽搐、局限阵挛性抽搐持续状态。

二、病因与发病机制

① 大脑功能的短暂性障碍：这是脑内神经元过度同步化的结果，当异常的电兴奋信号传至肌肉时，引起广泛肌群的强烈收缩而形成抽搐。许多脑病变或全身性疾病可通过破坏脑的控制作用，使抽搐阈下降而引起脑功能障碍，如颅脑创伤、颅内感染、脑血管病、低血糖、尿毒症等引起的抽搐。

② 非大脑功能障碍：引起肌肉异常收缩的电兴奋信号源于下运动神经元，主要是骨髓的运动神经元或周围运动神经元。如各种原因引起的低钙血症可作用于下运动神经元，使轴突和肌膜对钠离子的通透性增加而兴奋性升高，引起手足抽搐。破伤风杆菌外毒素则选择性作用于中枢神经系统的突触，使其肿胀而发生功能障碍。

三、临床表现

（1）病史　头部创伤、脑炎、脑膜炎、疫水接触、家族遗传史、服药史和职业史等。

（2）伴随症状

① 伴意识障碍和大小便失禁：多见于癫痫大发作，也可见代谢性抽搐如尿毒症、妊高征，中毒性抽搐、脑血管病等。

② 伴脑膜刺激征：见于各种原因的脑膜炎、蛛网膜下腔出血等。

③ 伴高血压：见于高血压病、肾炎、子痫、铅中毒。

④ 伴精神症状、颅内高压症：见于颅内病变。

⑤ 伴角弓反张、苦笑面容、牙关紧闭：多为破伤风。

⑥ 伴剧烈头痛：见于高血压、急性感染、蛛网膜感染、蛛网膜下腔出血、颅脑创伤、颅内占位性病变等。

⑦ 伴瞳孔扩大与舌咬伤：见于癫痫大发作。

⑧ 伴局灶性体征：如偏瘫、偏盲、失语等，对脑损害及定位有帮助。

⑨ 心血管、肾病变、内分泌及代谢紊乱等引起的抽搐均伴有相应的临床征象。

四、实验室及其他检查

① 实验室检查：尿常规、血糖、尿素氮、电解质、血气分析、肝肾功能、内分泌等检查及毒物分析。

② 特殊检查：脑电图、头颅X线摄片、脑血流图、造影、CT或MRI、脑脊液、肌电图、神经传导速度等。

五、治疗

① 对症治疗：主要是控制抽搐发作。严重抽搐常形成脑水肿，增加心脏负担，甚至危及患者生命，因此常用能迅速起效的抗惊厥药物。

② 病因治疗：去除病因是治疗的根本。

③ 防治并发症：抽搐发作时，要加强防护，防止坠床，头部应转向一侧，有利于分泌物引流；下颌托起，防止舌后坠引起窒息；及时给氧，保持呼吸道通畅。并给予充足热量，注意电解质平衡。

六、观察要点

（1）临床观察内容

① 严密观察患者的生命体征及神志、瞳孔变化，监测心电图。

② 注意观察患者的抽搐部位及持续时间，并详细记录。

③ 抽搐停止后且清醒的患者，应给予ww营养丰富的清淡饮食，以少量多餐为原则。

（2）预见性观察

① 抽搐发作时做好安全护理，如松开衣领、腰带；取出义齿，防止误咽；用缠有纱布的压舌板放于上、下白齿之间，防止舌咬伤；勿用力按压抽搐的肢体，防止骨折、脱臼；安好床档，防止坠床。

② 侧卧或头偏向一侧，及时吸除呼吸道分泌物，防止吸入性肺炎或窒息。

七、护理要点

（1）常规护理

① 保持环境安静。

② 做好心理护理，消除恐惧心理。

③ 吸氧。

（2）药物治疗的护理

① 地西泮：是治疗各类癫痫持续状态的首选药物。一般用10～20mg静脉注射，速度应缓慢，每分钟不超过2mg，同时应注意患者的呼吸情况。

② 氯硝西泮：1～2mg缓慢静脉注射。

③ 苯巴比妥钠：0.1～0.2g，肌内注射。

④ 水合氯醛：10%水合氯醛20～30ml灌肠。地西泮、氯硝西泮、苯巴比妥钠都有抑制呼吸作用，因此用药时要密切观察患者的呼吸情况。

第十四节　晕　　厥

一、定义

晕厥是一组由于一过性大脑半球及脑干血液供应减少，导致的伴有姿势张力消失的短暂发作性意识丧失。其特征是：发作突然，意识丧失时间短，不能维持正常姿势或倒地，在短期内迅速恢复，罕有后遗症。

二、病因

晕厥的病因分类尚不统一。一般根据病因而将晕厥分为不同的类型。包括：①血管舒缩障碍性晕厥；②心源性晕厥；③脑源性晕厥；④药源性晕厥；⑤代谢性晕厥；⑥物理因素引起的晕厥；⑦其他。

三、临床表现

① 血管舒缩障碍性晕厥：是各类晕厥中最常见的类型，较多见于年轻体弱女性。常有明显的诱因，如情绪紧张、恐惧、疼痛、注射、看到流血、闷热、疲劳、站立过久等。可有长短不一的前驱症状，继之出现意识丧失、跌倒，血压迅速下降，脉弱缓，患者很快恢复意识，如在10～30min内试图让患者坐起或站立，可导致晕厥再次发生。

② 心源性晕厥：此类晕厥由于心脏停搏、严重心律失常、心肌缺血、心脏排出受阻等原因引起血流动力学紊乱，导致一过性脑血供减少。患者多无前驱症状，发生特别迅速，与直立体位无关，有相应的心脏疾病症状和体征。

四、实验室及其他检查

（1）实验室检查　晕厥患者的体格检查以心血管系统为重点，注意卧位与直立位血压的变化，两侧血压的差异，各大动脉脉搏、心率、心律、心脏杂音等。

大便隐血试验有助于了解有无胃肠道出血，对直立性晕厥的原因鉴别有意义。血常规检查对出血患者可能有帮助。低血糖症、低钠血症、低钙血症或肾衰竭可见少数晕厥患者。自主神经功能试验有时有助于检出直立性低血压的神经病因，如比较卧位与直立位时血清儿茶酚胺、多巴胺-β羟化酶水平，如无变化则提示特发性直立性低血压或自主神经性病变。

（2）其他辅助检查　心电图对诊断心律失常、心肌缺血有重要价值；超声心动图能发现各种心脏结构异常。

有助于定性诊断的特殊检查主要有以下3种：

① 颈动脉窦按摩试验：患者仰卧位，在心电图及脑电图监测下，用拇指先分别按摩左及右侧颈动脉窦各20s、无过敏反应者再行双侧同时按摩20s，先用力轻，后逐渐加压。正常人心率减少不超过5次/min，血压下降不超过10mmHg（1.33kPa）。颈动脉窦过敏者在按摩10s后出现异常反应，包括脑电图出现慢波、心率明显变慢、面色苍白、晕厥、甚至抽搐。一旦有异常反应则立即停止按摩。此项试验有一定危险性，体质衰弱，有心血管病或脑血管疾病者列为禁忌。对疑为颈动脉窦性晕厥者做此项测验可确定诊断。

② 卧-立位血压测定：令受检者平卧，2分后测血压，后令之直立位，即时测血压，3分时重测1次。受检者休息5分，再做上述卧-立测定1次。正常人直立位时收缩压下降不超

过20mmHg（2.66kPa），舒张压不变。直立时收缩压下降超过20mmHg（2.66kPa）、舒张压下降越过10mmHg（1.33kPa），出现晕厥前驱症状或晕厥者，即可诊断为直立性低血压。

③ 倾斜台测验：又名被动跷板试验，对神经调节性晕厥有特异性诊断价值，患者仰卧在能竖起的有脚踏板的电动平台上，胸部及膝部用宽带固定，使在跷板竖起时下肢不用力支撑身体，以防止肌肉收缩的泵效应，安放心电及血压监测仪。将跷板立起至60°角的头高足低位，持续40min。正常人仅约5%出现晕厥，有晕厥史者41%诱发晕厥，常在10min后出现血压明显降低、心率明显减慢、面色苍白、意识丧失。一旦晕厥出现，立即将跷板放回水平位，意识、血压及心率很快会恢复至原先水平。对无器质性心脏病，而原因不明的晕厥可用此测验。

五、治疗

在无心血管疾病的年轻患者，原因不明的晕厥预后较好，不必过多考虑其预后。相反，在老年人，晕厥患者可能合并有心血管代偿机制的减退。如果水平位可以终止晕厥发作，则不需要做进一步的紧急处理，除非患者原有基础疾病需要治疗。给患者抬高下肢可加快重建脑灌注。如果让患者快速改为坐位，则晕厥又可能再发生，而如果患者被支撑直立或处于直立位置，有时可加重病情。

六、观察要点

严密观察生命体征，注意血压、呼吸频率及心率的变化。遵医嘱给予患者氧气吸入。做好护理记录。

七、护理要点

（1）常规护理：及时与患者沟通。解释晕厥的原因，稳定患者情绪，减轻患者心理负担，消除患者的恐惧心理。

（2）专科护理

① 一旦发生晕厥，应立即通知医生，根据临床表现迅速

做出判断，将患者平卧，抬高下肢，解开衣领，保持呼吸道通畅。

② 对症支持治疗，完善相关检查。对反射性晕厥，应避免发生晕厥的诱因。对严重的心源性晕厥、脑源性晕厥应积极治疗原发疾病。

第十五节　心　　悸

一、定义

心悸是指患者自觉心慌或心跳，伴有心前区不适感。

二、病因与发病机制

1. 病因

心悸的病因多种多样，有的是心脏器质性病变，有的是由于功能性的因素所致，临床上须加以鉴别，从而进行不同的诊治。常见的引起心悸的病因有以下几种。

（1）心律失常

① 过早搏动：如房性早搏、交界性早搏及室性早搏等。

② 心动过速：如各种原因所致的窦性心动过速、阵发性心动过速及快速型心房颤动、心房扑动等。

③ 心动过缓：窦性心动过缓、病态窦房结综合征及高度房室传导阻滞。

（2）高动力循环状态引起心脏收缩增强

① 生理性：如剧烈运动，大量烟、酒、茶的刺激，某些药物如阿托品、氨茶碱、肾上腺素应用等。

② 病理性：如高热、贫血、甲状腺功能亢进、低血糖、缺氧、嗜铬细胞瘤等。

（3）各种器质性心脏病　如高血压性心脏病、风湿性心脏病、原发性心肌病及某些先天性心脏病等。

（4）心脏神经官能症。

2. 发病机制　关于心悸发生的机制目前还不十分清楚。

三、临床表现

① 心悸时脉搏和心率可加快、减慢或出现节律不齐，患者自觉心搏强而有力、心脏有停跳感或心前区振动感。

② 病情严重时可伴有呼吸困难、发热、胸痛或晕厥、抽搐等。

四、实验室及其他检查

体格检查除常规外，应重点检查有无心脏疾病的体征。血常规、血沉、抗 "O"，甲状腺功能检查，利用各种器械如心电图、X 线、动态心电图、超声、心导管等进行检查。早搏、阵发性心动过速、房颤等，可利用病史、体检、心电图加以鉴别。心脏神经官能症，可行普萘洛尔试验予以明确。

五、治疗

心悸是一种症状，可经检查确诊病因，然后进行对症治疗。

六、观察要点

严密观察病情变化，及时与医生联系，积极采取措施。

七、护理要点

① 常规护理：调整情绪、饮食，充分休息。

② 专科护理：注意对心率、心跳变化等心律失常的患者触诊时应同时听诊心率、心律，不少于1min，必要时做心电、血压监护。

第十六节　心前区疼痛

一、定义

心前区疼痛是指由各种化学或物理因素刺激支配心脏、主动脉或肋间神经的感觉纤维引起的心前区或胸骨后疼痛。

二、病因与发病机制

（1）胸壁病变

① 皮肤及皮下组织病变：例如疖、蜂窝组织炎、乳腺炎等。

② 肌肉病变：创伤、肌炎、皮肌炎、久咳所致胸骨劳损等。

③ 肋骨、脊椎病变：肋软骨炎、肋骨骨折、肥大性脊椎炎、脊柱结核、椎管内肿瘤等。

④ 肋间神经病变：如带状疱疹、肋间神经炎、肋间神经肿瘤等。

（2）循环系统病变

① 冠心病：心绞痛、急性心肌梗死。

② 心肌、心包及心瓣膜病：例如各种心肌炎、心包炎，二尖瓣或主动脉瓣病等。

③ 血管病变：如夹层动脉瘤、肺梗死。

（3）呼吸系统病变

① 支气管病变：支气管炎、支气管癌等。

② 肺部病变：肺炎、肺结核、支气管肺癌等。

③ 胸膜病变：胸膜炎、自发性气胸等。

（4）其他

① 食管病变：如急性食管炎、食管周围炎、食管癌等。

② 纵隔病变：如纵隔炎、纵隔气肿、纵隔肿瘤等。

③ 横膈病变：膈下脓肿、膈疝、膈胸膜炎等。

④ 腹部病变：肝脓肿、胆石症、胆囊炎、脾梗死、急性胰腺炎等。

三、临床表现

（1）疼痛的特点

① 心绞痛于用力或精神紧张时诱发，呈阵发性压榨样痛。

② 急性心肌梗死可无明显诱因，呈持续性剧痛甚至休克。

③ 急性心包炎、胸膜炎有原发病史，疼痛尖锐，可因呼吸或咳嗽而加剧。

④ 心血管神经官能症，无心脏病史，多在负性情绪影响下发生，活动后反而好转。

（2）伴随症状

① 心绞痛、急性心肌梗死患者常伴有焦虑、严重者伴濒死感。

② 急性心肌梗死常出现冷汗、血压下降、反应迟钝等现象。

③ 急性心包炎、胸膜炎患者可伴有咳嗽、呼吸困难。

④ 心血管神经官能症患者伴多样化主诉和情绪反应。

四、实验室及其他检查

心电图、X线检查及心脏超声检查等。

五、治疗

① 出现了心前区疼痛时，必须镇静。

② 尽早就近就医。对急性胸痛早期识别、干预。尤其对于伴有胸闷、呼吸困难的患者应第一时间看病。

六、观察要点

严密观察，准确记录疼痛的性质、程度、持续时间及血压、心率变化。

七、护理要点

① 常规护理：调整情绪，使患者消除对疾病的恐惧感。

② 专科护理：减轻疼痛，预防复发，创造良好的休息环境，按医嘱给予镇静剂、止痛药。对不同疾病作针对性健康指导，预防复发。

第十七节　猝　　死

一、定义

猝死是指平素看来健康或病情基本稳定，意识不到的、非人为的（排除自杀、他杀、中毒、过敏、麻醉、创伤、手术等因素）突然发生的死亡。一部分猝死者经及时抢救仍可存活。心源性猝死（SCD）又称心脏性猝死或心脑卒中，是由于心脏原因意外引起的猝死。从出现急性症状到心搏骤停临床死亡的时间，世界卫生组织建议为发病后6小时内的死亡称为猝死。

二、病因与发病机制

（1）病因　猝死的原因以心血管疾病占首位，居半数以上，其中发病后1小时以内死亡者80%～90%为心源性猝死。在心源性猝死中，绝大多数有心脏结构异常的基础，主要为冠状动脉疾病和心室肌异常，冠状动脉疾病引起的猝死占70%～80%，其中以猝死于急性心肌梗死和慢性心肌缺血基础上的心电不稳定状态或心力衰竭导致的原发心室颤动为多见，也有少数患者因室壁瘤、主动脉瘤破裂和心泵衰竭致心电-机械分离而死。呼吸系统疾病占猝死的20%，主要原因为窒息、阻塞性肺疾患、肺栓塞等；其次为中枢神经系统疾病，主要为颅内出血，常见的有脑内出血及蛛网膜下腔出血等。

心源性猝死的发生率与年龄存在双高峰的关系，即在出生后前6个月由于婴儿猝死综合征等构成第1峰，45～75岁为第2峰，其危险因素与冠心病的危险因素相似。心源性猝死60%～80%发生于医院之外。2000年国际流行病学研究表明：SCD和AMI（心肌梗死）的发生有昼夜节律和季节性，提示这两种情况的发生在生物学上有"扳击点"，即促发因素。SCD和AMI最常发生在睡醒后1～2小时内，是交感神经兴奋性增高的阶段，并且SCD和AMI易发生于秋季气候变化时，极易在春季多发，但夏季少发。

（2）发病机制　冠状动脉粥样硬化等心脏结构异常加之某些功能改变，可影响心肌的电生理稳定性，诱发致命性心律失常。如致死性快速心律失常（如心室颤动）、严重心动过缓或心室停搏，其结果是心搏骤停，导致心脏无血液泵出，循环停止，脑缺血缺氧。

心源性猝死与卒中、心肌梗死相同，均多发生于早晨起床后，在上午6时至中午之间。此期间呈血液高黏状态伴血小板聚集度增高或冠状血管收缩，神经机制在调节血液高黏状态和促发心源性猝死方面也起到一定的作用。

① 快速性心律失常：多见于冠状动脉粥样硬化。其机制为：粥样硬化斑块破裂，血管内皮损伤，血小板激活、聚集和血栓形成，发生急性心肌梗死；其次，剧烈运动、情绪激动等状态致心肌氧需求量增加，以及冠脉痉挛等均可致急性心肌梗死，急性心肌缺血可立即导致心肌电生理、机械功能和生化代谢异常。

② 缓慢性心律失常和心室停搏：此型心源性猝死的机制主要是由于在窦房结和房室结无正常功能时下级自律性组织不能代之起搏。常见于严重的心脏疾病、心内膜下浦肯野纤维弥漫性病变等。

③ 电-机械分离：即心脏有持续的电节律活动，但无有效的机械功能。常继发于心脏静脉回流的突然中断，如大面积肺栓塞、人工瓣膜急性功能不全、心包堵塞等。

三、临床表现

① 心音消失。

② 脉搏摸不到，血压测不出。

③ 意识突然丧失或伴有短暂抽搐。

④ 呼吸断续，呈叹息样，后即停止，多发生在心脏停搏后30s内。

⑤ 瞳孔散大。

⑥ 面色苍白兼有青紫。

四、实验室及其他检查

（1）心电图检查，可出现以下三种表现

① 室颤（或扑动）心电图呈波型。

② 心室停搏，心电图直线或仅有心房波。

③ 心电机械分离，心电图呈缓慢畸形的QRS波，但不产生

有效的心肌机械性收缩。

（2）不典型心电图早期改变

① 巨大高耸T波，结合临床即可做出早期诊断。

② 进行性ST段改变，早期ST段变为平直，并向上斜形抬高可达0.1mV以上，变直的ST段连于高耸T波形成所谓高敏T波；ST段进行性变化，可发展为弓背向上的单向曲线。

③ 早期QRS波改变，由于损伤心肌除极延缓而出现急性损伤阻滞；QRS时限延长可达0.12秒，且常有R波振幅增高，也有明显压低者。

五、治疗

猝死是临床最紧急的危险情况，必须争分夺秒进行抢救。心肺复苏术是对此所采取的最初急救措施。

六、观察要点

1. 临床观察内容

（1）评估复苏是否有效　①面色、指甲、口唇发绀是否改善或消失；②观察瞳孔有无缩小及对光反应；③有无反射（睫毛、吞咽反射）；④有无自主呼吸；⑤心电图波形。

（2）监测生命体征　重点观察心律失常情况，持续体温、脉搏、呼吸、血压、心率和血氧饱和度监测。

① 体温过高者及时降温，过低会引起室颤。

② 注意心率的变化，因此时患者的心脏极不稳定，随时可出现再次停搏，过快、过慢均须及时提醒医生予以处理。

③ 监测血压的动态变化，观察末梢血循环，根据血压与医嘱使用和调节升压药，维持血压在90～105/60～75mmHg，达到保证组织灌注和防止血压过高的目的。

④ 观察呼吸，监测血氧饱和度和血气分析；SaO_2维持在95%以上，每30分钟至2小时监测血气1次。保持气管通畅，观察气管导管的位置、两肺呼吸音、呼吸机的参数和运转情况。

⑤ 监测中心静脉压（CVP）、尿量，留置导尿，观察和记录

每小时尿量，严密记录24小时出入量，根据BP、R、CVP及尿量调整输液速度和量。

2．药物观察内容

（1）利多卡因过量会出现反应迟钝、烦躁、抽搐以及心率变慢等。

（2）使用升压药时注意局部渗出和管道通畅情况，有无红、肿、热、痛和皮肤苍白。

（3）多种药物静脉维持时注意配伍禁忌，碳酸氢钠和肾上腺素不能同时在同一条静脉上使用。

（4）老年人应慎用甘露醇脱水，因可引起不可逆的肾功能损害，故使用过程中应严密观察肾功能。

3．预见性观察内容

（1）心律失常　严密监测心率、心律的变化，有无多源性室性早搏、Ron T、室性早搏二联律、三联律、室性心动过速等现象，一旦发现及时处理。

（2）弥散性血管内凝血（DIC）　严密观察口腔黏膜、皮肤的出血点，注意监测实验室结果，如凝血酶原时间、凝血谱等项目。

（3）多器官功能障碍（MODS）　严密观察呕吐物、大便的次数及性状，注意应激性溃疡的发生，一般因缺氧引起的消化道出血在多器官功能障碍中最早出现。注意球结膜水肿的情况，同时严密观察心、肺、肾等功能。

（4）加强皮肤、呼吸道、泌尿道的护理，预防感染等并发症。

七、护理要点

（1）常规护理

① 置患者于单人抢救室或复苏室，抢救药品、物品应处于应急状态。

② 抢救场所保持良好的秩序。

③ 抢救过程应及时记录，包括复苏开始时间、用药、抢救措施、病情变化及各种参数。

（2）专科护理

① 立即叩击心前区2～3次，继而做胸外心脏按压及进行口对口人工呼吸，并建立有效的呼吸通道，开放静脉通道。

② 进行心电图监测以明确心脏骤停的性质，如心室纤颤时，应行体外非同步直流电除颤。如心室停搏，应及时心脏内给药。

③ 维护呼吸功能，如无自主呼吸时，应及时给予气管插管加压人工呼吸或使用人工呼吸机。同时应静脉给予呼吸兴奋剂。

第十一章　外科急症

第一节　外科急腹症

急性阑尾炎

一、定义

急性阑尾炎是外科急腹症中最常见的疾病。在不少病例中，临床表现并不典型或不明确，容易误诊。早期诊断和早期手术在降低病死率方面至关重要。其可发病于任何年龄。急性阑尾炎病理类型分为单纯性、化脓性和坏疽穿孔性3种。

二、病因与发病机制

急性阑尾炎的发病因素尚不肯定。但多数学者认为几种因素综合而发生。其中公认的因素有以下几种：

（1）**梗阻**　阑尾为一细长的管道，仅一端与盲肠相通，一旦梗阻，可使管腔内分泌物积存，内压增高，压迫阑尾壁阻碍远侧血运，在此基础上管腔内细菌侵入受损黏膜，易致感染。有人发现坏疽性阑尾炎几乎都有梗阻存在。常见的梗阻原因为：①堵塞阑尾腔的粪石、干结的粪块、食物碎屑、异物、蛔虫等；②阑尾壁曾被破坏而致管腔狭窄或粘连；③阑尾系膜过短而形成的阑尾扭曲，阻碍管道通畅；④阑尾壁内淋巴组织增生或水肿引起管腔变狭窄；⑤阑尾开口于盲肠部位的附近有病变，如炎症、息肉、结核、肿瘤等，使阑尾开口受压，排空受阻。其中粪石梗阻最为常见，约占1/3。

（2）感染　阑尾腔因与盲肠相通，因此具有与盲肠腔内相同的以大肠埃希菌和厌氧菌为主的菌种和数量。若阑尾黏膜稍有损伤，细菌侵入管壁，引起不同程度的感染。少数患者发生于上呼吸道感染后，因此也被认为感染可由血运传至阑尾。还有一部分感染起于邻近器官的化脓性感染，侵入阑尾。

（3）其他　被认为与发病有关的其他因素还有因胃肠道功能障碍（腹泻、便秘等）引起内脏神经反射，导致阑尾肌肉和血管痉挛，一旦超过正常强度，可以产生阑尾管腔狭窄、血供障碍、黏膜受损，细菌入侵而致急性炎症。

三、临床表现

典型的急性阑尾炎开始有脐周疼痛呈阵发性，然后逐渐加重。数小时后腹痛转移并固定于右下腹。据统计70%～80%的病例有典型的转移性右下腹痛，有些病例可以一开始即表现为右下腹局限性疼痛。恶心、呕吐也是常见症状。一般发热不超过38℃，高热提示阑尾坏疽穿孔。

（1）症状

① 腹痛：典型的腹痛发作始于上腹部，逐渐移向脐部，数小时（6～8小时）后转移并局限在右下腹。此过程的时间长短取决于病变发展的程度和阑尾位置。70%～80%的患者具有这种典型的转移性腹痛的特点。部分病例发病开始即出现右下腹痛。不同类型的阑尾炎其腹痛也有差异，如单纯性阑尾炎表现为

轻度隐痛；化脓性阑尾炎呈阵发性胀痛和剧痛；坏疽性阑尾炎呈持续性剧烈腹痛；阑尾穿孔时因阑尾腔压力骤减，腹痛可暂时减轻，但出现腹膜炎后，腹痛又会持续加剧。

不同位置的阑尾炎，其腹痛部位也有区别，如盲肠后位阑尾炎疼痛在右侧腰部，盆位阑尾炎腹痛在耻骨上区，肝下区阑尾炎可引起右上腹痛，极少数左下腹部阑尾炎呈左下腹痛。

② 胃肠道症状：发病早期可能有厌食，恶心、呕吐也可发生，但程度较轻。有的病例可能发生腹泻。盆腔位阑尾炎，炎症刺激直肠和膀胱，引起排便、里急后重症状。弥漫性腹膜炎时可致麻痹性肠梗阻、腹胀、排气排便减少。

③ 全身症状：早期乏力。炎症重时出现中毒症状，心率增快，发热，达38℃左右。阑尾穿孔时体温会更高至39℃或40℃。如发生门静脉炎时可出现寒颤、高热和轻度黄疸。

（2）体征

① 右下腹压痛：是急性阑尾炎最常见的重要体征。压痛点通常位于麦氏点，可随阑尾位置的变异而改变，但压痛点始终在一个固定的位置上。发病早期腹痛尚未转移至右下腹时，右下腹便可出现固定压痛。压痛的程度与病变的程度相关。当炎症加重，压痛的范围也随之扩大。当阑尾穿孔时，疼痛和压痛的范围可波及全腹。但此时，仍以阑尾所在位置压痛最明显。用叩诊来检查更为准确。也可嘱患者左侧卧位，查体效果会更好。

② 腹膜刺激征象：压痛、反跳痛（Blumberg征），腹肌紧张，肠鸣音减弱或消失等。这是壁层腹膜受炎症刺激出现的防御性反应。提示阑尾炎症加重，出现化脓、坏疽或穿孔时此征尤为显著。腹膜炎范围扩大，说明局部腹腔内有渗出或阑尾穿孔。但是，在小儿、老人、孕妇、肥胖、虚弱者或盲肠后位阑尾炎时，腹膜刺激征象可不明显。

③ 右下腹包块：如查体发现右下腹饱满，扣及一压痛性包块，边界不清、固定，应考虑阑尾周围脓肿的诊断。

四、实验室及其他检查

白细胞计数和中性粒细胞比例是临床诊断中的重要依据。对可疑患者可行腹腔镜检查，不但对诊断可起决定作用，并可同时行腹腔镜阑尾切除术。同时可查尿常规和腹部平片。B型超声检查在诊断急性阑尾炎中具有一定的价值，同时对鉴别亦有意义。CT检查与B超检查的效果相似，有助于阑尾周围脓肿的诊断。

五、治疗

一经确诊应早期手术治疗。

① 急性单纯性阑尾：行阑尾切除，切口一期愈合。

② 急性化脓性或坏疽性阑尾：腹腔已有脓液，争取行阑尾切除。若寻找阑尾有困难则应清除脓液后腹腔置引流管。腹腔污染较重的患者，切口放置乳胶片引流。

③ 阑尾周围脓肿：先行保守疗法，禁食、输液、抗感染、局部理疗。肿块缩小，体温正常者，可出院3个月后再行手术切除阑尾。保守治疗过程中，体温日渐升高者，肿块增大疼痛不减轻者，行硬性脓肿切开引流术者，必要时伤口痊愈3个月后再行阑尾切除术。

④ 非手术治疗：包括禁食、补液、应用抗生素、中药治疗等。

六、观察要点

（1）非手术治疗　严密观察病情，包括患者的精神状态、生命体征、腹部症状和体征以及白细胞计数的变化，未明确诊断前禁用止痛剂，遵医嘱使用抗生素。如经非手术治疗病情不见好转或加重应及时报告医师手术治疗。

（2）手术治疗术后病情观察

① 腹腔内出血：常发生在术后24小时内，手术当天应严密观察脉搏、血压。患者如有面色苍白、脉速、血压下降等内出血的表现或腹腔引流管有血液流出，应立即将患者平卧，快速静脉

补液做好手术止血的准备。

② 切口感染：表现为术后4～5天体温升高，切口疼痛且局部红肿、压痛或波动感，应给予抗生素、理疗等治疗，如已化脓应拆线引流。

③ 腹腔脓肿：术后5～7天体温升高或下降后又上升，并有腹痛、腹胀、腹部包块或排便排尿改变等，应及时与医师联系进行处理。

④ 粘连性肠梗阻：常为慢性不完全性梗阻，可有阵发性腹痛、呕吐、肠鸣音亢进等表现，护理见肠梗阻护理。

七、护理要点

（1）非手术护理

① 卧位患者取半卧位。

② 酌情禁食或流质饮食并做好输液的护理。

③ 对症护理：如物理降温、止吐，观察期间慎用或禁用止痛剂，禁服泻药及灌肠。

（2）术前护理

① 同普外科手术前护理常规。

② 同情安慰患者，认真回答患者的问题，解释手术治疗的原因。

③ 禁食并做好术前准备，对老年患者应做好心、肺、肾功能的检查。

（3）术后护理

① 按麻醉方式安置体位，血压平稳后取半卧位。

② 抗感染。

③ 饮食护理：术后1～2天肠功能恢复后可给流食逐步过渡到软食、普食，但1周内忌牛奶或豆制品以免腹胀。同时1周内忌灌肠和泻剂。

④ 早期活动：鼓励患者早期下床活动，以促进肠蠕动恢复，防止肠粘连。

急性胰腺炎

一、定义

急性胰腺炎是常见的外科急腹症之一，是胰酶消化胰腺和其周围组织所引起的炎症。分间质性水肿型胰腺炎和出血坏死性胰腺炎。病因有很多种，主要与胆管疾病或过量饮酒有关。

二、病因与发病机制

引起急性胰腺炎的病因甚多，存在地区差异。在我国半数以上由胆道疾病引起，在西方国家，除胆石症外，酗酒亦为主要原因。

（1）胆道系统疾病　正常情况下，胆总管和胰管共同开口于Vater壶腹者占80%，汇合后进入十二指肠，这段共同管道长2～5mm，在此"共同通道"内或Oddis括约肌处有结石、胆道蛔虫或发生炎症、水肿或痉挛造成阻塞，胆囊收缩，胆管内压力超过胰管内压力时，胆汁便可反流到胰管内激活胰酶原引起自身消化，即所谓"共同管道学说"，50%的急性胰腺炎由此引起，尤其以胆管结石最为常见；若胆石移行过程中损伤胆总管、壶腹部或胆管炎症引起Oddis括约肌功能障碍，如伴有十二指肠腔内高压，导致十二指肠液反流入胰管，激活胰酶产生急性胰腺炎；此外，胆管炎症时，细菌毒素释放出激肽可通过胆胰间淋巴管交通支激活胰腺消化酶引起急性胰腺炎。

（2）酒精或药物　在欧美国家酗酒是诱发急性胰腺炎的重要病因之一，在我国近年也有增加趋势。酒精能刺激胃窦部G细胞分泌胃泌素，使胃酸分泌增加，十二指肠内pH值下降，使胰泌素分泌旺盛，胰腺外分泌增加；长期酗酒可刺激胰液内蛋白含量增加，形成蛋白"栓子"阻塞胰管；同时，酒精可刺激十二指肠黏膜使乳头发生水肿，妨碍胰液排出，其原因符合"阻塞-分泌旺盛学说"。有些药物和毒物可直接损伤胰腺组织，或促使胰液外分泌亢进，或促进胰腺管上皮细胞增生、腺泡扩张、纤维性变或引起血脂增高，或促进Oddis括约肌痉挛而引起急性胰腺炎，如硫唑嘌呤、肾上腺皮质激素、四环素、噻嗪类利尿药、L-天门冬酰胺酶、有机磷杀虫剂等。

（3）感染　很多传染病可并发急性胰腺炎，症状多不明显，原发病愈合后，胰腺炎自行消退，常见的有腮腺炎、病毒性肝炎、传染性单核细胞增多症、伤寒、败血症等。蛔虫进入胆管或胰管，不但可带入肠液，还可带入细菌，能使胰酶激活引起炎症。

（4）高脂血症及高钙血症　家族性高脂血症患者合并急性胰腺炎的机会比正常人明显升高。高脂血症时，脂肪栓塞胰腺血管造成局部缺血，毛细血管扩张，损害血管壁；在原发性甲状旁腺功能亢进症患者，7%合并胰腺炎且病情严重，病死率高；25%～45%的患者有胰腺实质钙化和胰管结石。结石可阻塞胰管，同时钙离子又能激活胰酶原，可能是引起胰腺炎的主要原因。

（5）手术创伤　上腹部手术或外伤可引起胰腺炎。手术后胰腺炎多见于腹部手术，如胰、胆管、胃和十二指肠手术，偶尔见于非腹部手术。其原因可能为术中胰腺损伤、术中污染、Oddis括约肌水肿或功能障碍，术后使用某些药物，如抗胆碱能类、水杨酸制剂、吗啡、利尿药等。此外，ERCP也可并发胰腺炎，多发生于选择性插管困难和反复胰管显影的情况下。一般情况下，ERCP时胰管插管成功率在95%以上，但偶有在胰管显影后，再行选择性胆管插管造影时不顺利，以致出现多次重复胰管显影，刺激及损伤胰管开口；或因无菌操作不严格，注入感染性物达梗阻胰管的远端；或注入过量造影剂，甚至引致胰腺腺泡、组织显影，诱发ERCP后胰腺炎。国外学者认为，反复胰管显影3次以上，ERCP后胰腺炎的发生率明显升高。轻者只有血尿淀粉酶升高，重者可出现重症胰腺炎，导致死亡。

（6）其他

① 血管因素：动脉粥样硬化及结节性动脉周围炎，均可致动脉管腔狭窄，胰腺供血不足。

② 妊娠后期：妇女易并发胆结石、高脂血症，增大的子宫可压迫胰腺，均能致胰液引流障碍、胰管内高压。

③ 穿透性溃疡：十二指肠溃疡。

三、临床表现

① 酗酒或饱餐后出现上腹剧痛，可向左腰背放射。

② 并发恶心、呕吐、腹胀。

③ 不同程度和范围的腹膜刺激征。

④ 血、尿淀粉酶升高。血清淀粉酶＞5000U/L及尿淀粉酶＞3000U/L（Somogyi法）。

⑤ B超和CT可协助确诊。

⑥ 既往有胆管疾病、高脂血症等病史。

四、实验室及其他检查

（一）实验室检查

1. 白细胞计数　轻型胰腺炎时，可不增高或轻度增高，但在严重病例和伴有感染时，常明显增高，中性粒细胞也增高。

2. 淀粉酶测定　这是诊断急性胰腺炎的重要客观指标之一，但并不是特异的诊断方法。在发病早期，胰腺血管有栓塞以及某些出血坏死性胰腺炎时，由于胰腺组织的严重破坏，则可不增高。有时休克、急性肾衰竭、肺炎、腮腺炎、溃疡病穿孔以及肠道和胆道感染的情况下，淀粉酶也可增高。因此，有淀粉酶增高时，还需要结合病史、症状与体征，排除非胰腺疾病所引起的淀粉酶增高，才能诊断为急性胰腺炎。

淀粉酶增高与胰腺炎发病时间也有一定的关系。根据临床观察可有以下几种表现：①发病后24小时，血清淀粉酶达到最高峰，48小时后尿淀粉酶出现最高峰；②发病后短期内尿淀粉酶达到最高峰，而血清淀粉酶可能不增高或轻度增高；③血清淀粉酶与尿淀粉酶同时增高，但以后逐渐恢复正常；④淀粉酶的升降曲线呈波浪式或长期增高，揭示已有并发症的发生。

值得提出的是，淀粉酶的增高程度与炎症的轻重不一定成正比，如水肿性胰腺炎时，淀粉酶可以达到较高程度，而在某些坏死性胰腺炎，由于胰腺组织的大量破坏，淀粉酶反而不增高。

3. 血液化学检查　重型胰腺炎时，二氧化碳结合力下降，血尿素氮升高，表明肾已有损害。胰岛受到破坏时，可有血糖升高，但多为一过性。出血性胰腺炎时，血钙常降低，当低于7mg/dL时，常示预后不良。

4. 腹腔穿刺术　对于有腹腔渗液的病例，行腹腔穿刺术有助于本病的诊断。穿刺液多为血性，如淀粉酶测定增高，即可确诊为该病。

5. 淀粉酶同工酶检查　已确定的淀粉酶同工酶有两种，胰型同工酶和唾液型同工酶（STI）。急性胰腺炎时，胰型同工酶可明显增高。对高度怀疑胰腺炎而淀粉酶正常者，对判断高淀粉酶血症的淀粉酶是否来源于胰腺，测定同工酶则更有价值。国内有人采用电泳方法，从阴极到阳极端显示PIA有P3、P2、P1三种，其中P3为诊断急性胰腺炎的敏感、可靠指标。

6. 放射免疫胰酶测定（RIA）　因淀粉酶测定对胰腺炎的诊断没有特异性，随着免疫测定技术的进步，许多学者寻找更为准确的诊断方法，即胰酶的放射免疫测定法。当前，测定的酶大致有以下几种。

（1）免疫活性胰蛋白酶（IRT）　急性胰腺炎时，胰腺腺泡损坏可释放大量胰蛋白酶及酶原，它是一种仅存在于胰腺内的蛋白酶。因此测定血清中胰蛋白酶及酶原的浓度，应具有一定的特异性。临床应用证明，血清IRT在重型胰腺炎时，升高的幅度大，持续时间久，对急性胰腺炎的早期诊断与鉴别轻重程度具有一定帮助。

（2）弹力蛋白酶Ⅱ（elastaseⅡ）　应用放射免疫法可测定血清免疫活性弹力蛋白酶（IRE）。由于胰腺全切除后血清IRE可以消失，故对该酶的测定可有特异性。

（3）胰泌性胰蛋白酶抑制物（PSTI）　PSTI是由胰腺腺泡分泌，能阻抑胰内蛋白酶的激活。由于它是一种特异性胰蛋白酶抑制物，存在于胰液与血液中，测定其含量不仅能早期诊断急性胰腺炎，还能鉴别病情轻重程度，有利于病情观察。

（4）磷脂酶 A2（PLA2） PLA2 是一种脂肪分解酶，是引起胰腺坏死的重要因素之一。急性胰腺炎早期即可升高。

（二）其他辅助检查

1. X线检查

（1）腹平片 可能见到以下征象：①胰腺部位的密度增强（由于炎症渗出所致）；②反射性肠扩张（主要在胃、十二指肠、空肠和横结肠）；③膈肌升高，胸腔积液；④少数病例可见胰腺结石或胆管结石；⑤十二指肠淤滞，其内缘有平直压迹；⑥仰卧位腹平片，表现为"横结肠截断"征，即结肠肝曲、脾曲充气，即使改变体位横结肠仍不充气，这是由于急性胰腺炎引起结肠痉挛所致。

（2）上消化道钡餐造影 可能见到以下征象：①胰腺头部肿大，十二指肠环有扩大；②胃窦部受压；③十二指肠有扩张、淤积现象；④十二指肠乳头部水肿或由于胰头肿大所致倒"3"字征；⑤胰腺假性囊肿时，可见胃肠受挤压现象。

2. 超声检查 超声在急性胰腺炎的诊断中占有重要的位置，成为不可缺少的常规检查方法之一，但易受胃肠积气的影响。超声对胰腺炎的诊断可有以下发现。

（1）胰腺体积增大 在水肿型胰腺炎时，胰腺体积增大者少；而在重型胰腺炎时则多有增大，且胰腺轮廓模糊，表面不光滑，胰腺深面与脾静脉分界不清，有时胰腺前后界难以辨认。

（2）胰腺回声增强 在水肿型胰腺炎可见部分胰腺回声增强，但在重型胰腺炎时可见胰腺内部大幅度凹凸不平，多有强回声，间有不规则低回声区。

（3）腹腔渗液 在水肿型胰腺炎不多见，但在重型胰腺炎时多有之，其中多为弥漫性积液，也可为胰腺周围之局限性积液。经治疗之后也可发现胰腺脓肿及假性囊肿。

根据以上所述，结合临床特点，超声可以作为鉴别水肿型与重型胰腺炎的手段之一。

3．CT检查　CT扫描也可显示胰腺及其周围组织从轻度水肿、出血到坏死和化脓的各种病理变化。CT也能发现胰腺周围的积液和小网膜、肾周围间隙的水肿，有助于早期发现及追踪观察胰腺假性囊肿。因不受胃肠积气与肥胖的影响，CT扫描较超声检查更具有优越性与准确性，但因检查费用较昂贵，尚不能常规使用。

4．纤维内镜检查

（1）纤维胃镜检查没有直接的诊断价值，可能看到胃十二指肠黏膜的水肿与充血，胃后壁可能见到凸起的改变（肿大胰腺所致）。

（2）纤维十二指肠镜除可看到胃十二指肠黏膜的病变外，可观察到十二指肠乳头部的异常或病变，特别是在壶腹部结石嵌顿引起的胰腺炎时，可看到凸起的乳头或结石，从而直接找到病因。

（3）内镜逆行性胆胰管造影术（ERCP）：只适合于急性症状控制后，作为了解胆道病变而使用。虽对胰管梗阻情况也能做出判断，但有造成胰腺炎再次发作、成为注入性胰腺炎的可能，故不宜常规使用。

5．腹腔镜检查　对于诊断尚不十分清楚的急性上腹痛或重型胰腺炎，腹腔镜检查可有一定意义。通过腹腔镜可见到一系列的病变，可分为准确征象和相对征象。

（1）准确征象　指镜下见到后即可确诊胰腺炎的诊断，其中有：①病灶性坏死：是由于脂肪酶与磷脂酶活化造成脂肪坏死的结果。在发病早期的病例，这种坏死见于上腹部小网膜腔内，由于病变的扩散，可发现于大网膜、小网膜、横结肠、胃结肠韧带、肾周围脂肪囊、结肠旁等处。这种灰白色脂肪坏死的范围与病变的程度是一致的。② 渗出液：在重型胰腺炎中，可发现于85.5%的病例，渗液量在10 ～ 600ml，最多的胰性腹水可达6L以上。

（2）相对征象　没有独立诊断意义，需结合准确征象与临床，才能做出正确的诊断。①腹腔充血：常伴有腹腔渗出液，在上腹部发现较多。②胃位置的抬高：这是由于肿大的胰腺、小网膜的炎症或囊肿将胃垫起所致。用纤维胃镜接触胃壁时，可感受出坚硬的胰腺。

6. 血管造影术　为了诊断急性胰腺炎的血管性或出血性并发症，有选择地对一些患者进行腹腔血管造影，也是近几年来的一项新进展。血管造影可显示出胰腺和胰腺周围动脉的血管病变（如动脉瘤和假性动脉瘤），从而有助于制定治疗方案。如能施行动脉插管栓塞术，就可能避免因控制出血而施行的开腹手术。

7. 核素扫描　发病早期多正常，但在重型胰腺炎时，可见不均匀或不显影或局限性放射性缺损区。由于这种检查方法需要一定的设备，故不能普遍使用。

8. 其他检查方法　心电图、脑电图等，对本病的诊断虽无直接帮助，但在重型胰腺炎时也多有改变，可作为诊断与治疗的辅助检查方法。

五、治疗

急性水肿型胰腺炎一般内科治疗5～10天多可治愈，而出血坏死型胰腺炎的治疗包括非手术治疗和手术治疗两方面。

（1）内科治疗　急性胰腺炎药物治疗的原则是抗胰酶疗法与抑制胰腺的分泌；改善胰腺的微循环；纠正水、电解质失衡；镇痛以及抗感染。

（2）腹腔灌洗和手术疗法

① 腹腔灌洗适用于出血坏死型胰腺炎伴腹腔内大量渗液者。通过灌洗不断清除各种胰酶、激肽类及毒性物质，并纠正水、电解质失衡。术前只适用于无感染和无并发症的早期患者。目前更常用于手术后做腹腔和胰周围的灌洗，以提高手术治疗效果。

② 重症胰腺炎症手术治疗目的是减低胰腺或胆管压力，稀释和排出有害的酶类和胰内外坏死的感染病灶，防止和减少并发

症的发生。手术方式可选择：急性期可直接行胰腺包膜切开引流减压；胰坏死组织清除术；规则性胰腺切除术等。

六、观察要点

① 术前：严密观察患者生命体征、神志及皮肤颜色、温度，注意有无休克、呼吸功能不全、肾功能不全等并发症，监测血糖及血钙水平。

② 术后：及时发现休克、呼吸功能不全、肾功能不全等征象。

七、护理要点

（一）一般护理

① 保持病室内空气新鲜，严格无菌操作。

② 患者绝对卧床休息，禁食水、胃肠减压。

③ 遵医嘱给予止痛药物　阿托品、丙胺太林，禁用吗啡。

④ 患者由于病情重、术后引流管多，恢复时间长，易产生急躁情绪，因此应关心、体贴、鼓励患者，使其做好心理护理。

（二）术前护理

① 禁食水、胃肠减压，引出胃内容物，避免呕吐并减少胃液刺激肠黏膜产生促胰腺分泌激素，使胰腺分泌增多加重自身消化。

② 应用抑制胰腺分泌的药物。

③ 抗休克治疗。重症胰腺炎在监测中心静脉压和尿量下，补充血容量，补充钾、钙，纠正酸碱平衡紊乱。

④ 抗感染，遵医嘱应用抗生素。

⑤ 必要时做好术前准备。

（三）术后护理

（1）禁食水、胃肠减压，保持引流管通畅，防止扭曲、折叠、阻塞，保持水电解质平衡。

（2）营养护理患者需长期禁食，留置胃管，同时又有多根引流管机体消耗量大，因此要注意补充营养，使机体达到正氮平衡以利于组织修复。营养支持分3个阶段：第1阶段完全胃肠外营养（TPN）2～3周，以减少对胰腺分泌的刺激；第2阶段肠道营养（TEN），采用经肠道造瘘口注入要素饮食，3～4周；第3阶段逐步恢复到经口饮食，应做好TPN与TEN护理，防止并发症。

（3）保持各种引流管通畅，彻底引流渗液和坏死组织以减轻病情，减少并发症的发生。

（4）腹腔灌洗与腹腔冲洗的护理

① 腹腔灌洗

方法：以生理盐水1000ml加庆大霉素16万U 15min内灌入腹腔，保留30min，协助翻身，放出灌洗液。

护理：观察引流液的性质，如为淡红色或混浊液或呈洗肉水样，应增加灌洗次数，灌洗液清亮后可减少灌洗次数。

记录灌入液的性质及引流液量，每次应准确记录，防止灌洗液潴留腹腔。

皮肤护理：每次灌洗将皮肤擦净并涂以氧化锌软膏保护皮肤。

② 腹腔冲洗

方法：以生理盐水3000ml加庆大霉素24万U，经双套管24小时持续均匀冲洗腹腔，根据引流液性状调节冲洗速度、增减冲洗液量，其余护理同腹腔灌洗。

（5）"T"管护理。

（6）防止感染　观察患者体温及血常规变化，遵医嘱应用抗生素，防止感染所致的并发症，做好口腔护理，预防腮腺炎的发生。

胃、十二指肠溃疡穿孔

一、定义

胃、十二指肠溃疡穿孔是溃疡病常见并发症之一，也是常见的急腹症。本病是一多因疾病，可能与遗传、饮食习惯、环境、精神、药物、吸烟等有关。穿孔后立即引起化学性腹膜炎，随后转变为化脓性腹膜炎。

二、病因与发病机制

1. 病因　主要是胃炎和其他刺激因素。长期影响于胃黏膜，使胃黏膜、十二指肠黏膜产生溃疡性损坏。

① 胃酸和胃蛋白酶分泌增多（胃酸过多）。

② 胃黏膜屏障被破坏。

③ 幽门螺杆菌感染：幽门螺杆菌是胃炎的主要诱因。

④ 遗传：有的人胃和十二指肠功能低下。

⑤ 不良习惯：生冷、辛辣食物、过热、粗糙，烟、酒等食物造成。饮食不规律。

⑥ 精神情绪：紧张、生气、长期处于恐惧之中。

⑦ 疾病：胃溃疡主要是胃内缺少胃黏液。伤胃物质和因素造成了胃黏膜屏障被破坏。

2. 发病机制　十二指肠球部溃疡的发病机制比较复杂，但可概括为两种力量之间的抗衡，一是损伤黏膜的侵袭力，二是黏膜自身的防卫力，侵袭力过强、防卫力过低或侵袭力超过防卫力时，就会产生溃疡。

所谓损伤黏膜的侵袭力，主要是指胃酸、胃蛋白酶的消化作用，特别是胃酸，其他如胆盐、胰酶、某些化学药品、乙醇等，也具有侵袭作用。黏膜防卫因子主要包括黏膜屏障、黏液、HCO_3^- 屏障，前列腺素的细胞保护、细胞更新、表皮生长因子和黏膜血流量等，均能促进损伤黏膜的修复。正常时胃酸并不损伤黏膜，只有在黏膜因某种情况发生病损后胃酸、胃蛋白酶才引起自身消化作用，从而导致溃疡病的发生。

（1）胃酸、胃蛋白酶的侵袭作用　在十二指肠球部溃疡的发生过程中，胃酸、胃蛋白酶的侵袭力起主要作用。十二指肠球部溃疡时有过多的胃酸进入十二指肠球部，不能很好地被正常生理功能所中和，导致十二指肠的过度酸负荷，这是十二指肠球部溃疡发生的重要因素。

（2）黏膜防卫力量削弱　黏膜防卫力量的削弱主要是由幽门螺杆菌感染引起的。十二指肠球炎也可直接破坏黏膜屏障，从而导致十二指肠球部溃疡的发生。

（3）血液循环　良好的血液循环是提供丰富的营养和去除有害代谢物质的一个重要保证，对保护黏膜的完整性起重要作用。十二指肠球部的血液供应与胃小弯一样，直接由左胃动脉分出来的终端小动脉所供应，在黏膜与相邻的血管网交通较少，故血液供应相对较差，当黏膜有炎症水肿时更易受压迫而发生微循环障碍，助长黏膜的缺血性损伤，极易受胃酸之侵袭而发生溃疡。

三、临床表现

① 患者常有较长的胃、十二指肠溃疡病史。

② 突发腹痛、性质剧烈，迅速波及全腹。

③ 休克症状。

④ 全腹压痛、反跳痛，以上腹明显，腹肌紧张、肝浊音界缩小或消失，肠鸣音消失。

⑤ X线　膈下游离气体。

四、实验室及其他检查

腹部X线和胃镜检查。

五、治疗

（1）非手术治疗　适用于：①全身情况好，血压、脉搏稳定者。②空腹时发生的穿孔，估计穿孔较小，就医较早，漏入腹腔的胃内容物不多，腹膜刺激征较轻者。③年龄较轻、溃疡病史较短或病史长但症状不重，发作不频繁者。④单纯性穿孔，无出血、幽门梗阻或恶性变等并发症者。⑤就医晚，腹膜炎已趋向局限化者。⑥全身情况太差或合并其他严重疾病，不能耐受手术者。治疗措施包括禁食，胃肠减压，维持水、电解质平衡，使用抗生素及严密观察病情变化等。

（2）手术疗法 适用于：①全身情况较差，饱食后穿孔，穿孔后即出现休克或腹膜炎征象显著但尚能耐受手术者。②穿孔较大，腹腔内积液较多。③伴有出血、幽门梗阻或疑有恶性变者。④诊断不明确，不能排除其他急腹症而需及时手术治疗者。⑤就医较晚，腹腔内感染严重而无局限化趋势者。⑥经短时间非手术治疗无效者。手术方法有穿孔缝合修补术及胃大部切除术，应根据患者情况选择。

六、观察要点

① 术后出血：术后严密观察血压及脉搏变化，腹腔内出血常表现为失血性休克症状，伴有腹胀、全腹压痛、反跳痛明显等腹膜刺激征，因此护理中要严密观察患者腹部变化。

② 感染：饱餐后的胃、十二指肠急性穿孔造成弥漫性腹膜炎，术后可能出现腹腔或切口感染。患者一般术后3～5d体温逐渐恢复正常，切口疼痛消失。若此时体温反而增高，局部出现疼痛和压痛，提示炎症的存在。

③ 吻合口梗阻：吻合口梗阻表现为患者拔除胃管或进食后腹胀，伴有呕吐胃内容物可混有胆汁液体。

七、护理要点

1. 常规护理

① 心理护理：护理人员要体贴关心患者，语言温和，态度和蔼，消除患者紧张害怕的心理。各项护理操作轻柔，准确到位，尽量减轻其痛苦。同时为患者创造安静无刺激的环境，缓解患者的焦虑。

② 饮食护理：胃大部切除胃空肠吻合术，由于消化道重建改变了正常的解剖生理关系。因此饮食要少食多餐，循序渐进。术后24～48小时肠蠕动恢复可拔除胃管，当天可少量饮水。第2天进全流食50～80ml/次，第3天进全流食100～150ml/次，避免可导致胃肠胀气的食物，以蛋汤、菜汤、藕粉为好。第6天

进半流全量，术后10～14d进干饭。2周后恢复正常饮食。

2. 专科护理

（1）术后监护 ①术后置患者于监护室，妥善安置患者。主管护士及时了解麻醉及手术方式，对腹腔引流管、胃管、氧气管、输液管妥善固定。若为硬膜外麻醉应平卧4～6小时，若为全身麻醉在患者未清醒前应去枕平卧，头偏向一侧，保持呼吸道通畅。术后6小时重点监测，血压平稳后取半卧位，有利于呼吸并防止膈下胀肿，减轻腹部切口张力有效缓解疼痛。②密切观察生命体征及神志变化，尤其是血压及心率的变化。术后3小时内每30分钟测量1次，后改为1小时测量1次。4～6小时后若平稳改为4小时测1次。

（2）胃肠减压的护理 ①密切观察胃管引流的颜色及性质，记录24小时引流量。胃大部切除术后多在当天有陈旧性血液自胃管流出，24～48小时内自行停止转变为草绿色胃液。②保持有效的胃肠减压，减少胃内积气、积液，维持胃空虚状态，促进吻合口早日愈合。观察胃管是否通畅，发现胃管内有凝血块或食物堵塞时及时用注射器抽出，以生理盐水10～20ml反复冲洗胃管致其通畅。③留置胃管期间给予雾化吸入，每天2次，有利于痰液排出，并可减轻插管引起的咽部不适。④做好健康指导。主管护士应仔细讲解胃管的作用及留置时间，取得患者的合作。防止其自行拔管，避免重复插管给患者造成痛苦和不良后果。

（3）腹腔引流管的护理 腹腔引流管要妥善固定，避免牵拉、受压、打折。保持其通畅。术后24小时注意观察有无内出血的征兆，一般术后引流量≤50ml，淡红色，多为术中冲洗液。引流液黏稠时应经常挤捏管壁保持通畅。每天更换引流袋防止逆行感染，同时利于观察。术后3～5d若腹腔引流液＜10ml可拔除引流管。

第二节 多器官功能障碍综合征

一、定义

多器官功能障碍综合征（MODS）是指机体在致病因素作用下遭受严重休克、烧伤、严重感染或大手术等24小时后，有两个或两个以上器官相继发生功能障碍的临床综合征。

二、病因与发病机制

1. 病因

① 严重的损伤如创伤、烧伤、大手术等，失血、失液多，并发休克和（或）感染。

② 严重的急腹症如出血坏死性胰腺炎、化脓性梗阻性胆管炎、绞窄性肠梗阻，以及急性腹膜炎。

③ 全身除腹部以外其他部位化脓性病变引起的脓毒血症。

④ 心跳、呼吸骤停复苏术后。

⑤ 妇产科急症等。

如患者原有某种疾病，遭受上述急性损伤后更易发生MODS，如慢性器官病变、免疫功能低下等。此外大量输血、输液、用药、呼吸机应用、严重失液或失血等都可诱发MODS。

2. 发病机制　MODS的发病机制目前有不少的研究，但至今尚未完全明了，主要有以下几种。

（1）持续性器官灌注和再灌注损伤　由于创伤、感染等原因，患者可以出现有效循环血量下降；交感肾上腺素系统兴奋，腹腔内脏血管收缩、炎性介质释放，如前列腺素释放使小血管的收缩加强；启动内源性和外源性凝血系统，出现微循环障碍。其作用的结果是出现器官持续性低灌注，使组织器官缺氧、酸中毒及代谢障碍，导致MODS。

同时，如通过复苏，组织低灌注状态得到纠正，使细胞内钙离子超载，钙离子依赖性酶激活，黄嘌呤脱氢酶转化为黄嘌呤氧化酶，最终出现MODS。

（2）**炎性反应失控**　炎症是机体的重要防御反应，但在一定条件下又可造成损伤，因此炎症必须受到机体抗炎机制的严格控制，以维持体内促炎—抗炎平衡。一旦失衡就会发生全身炎症反应综合征（SIRS）或代偿性抗炎反应综合征（CARS），SIRS为促炎大于抗炎，CARS为抗炎大于促炎，严重创伤或感染，使中性粒细胞和单核-巨噬细胞释放大量的氧自由基，同时巨噬细胞还释放细胞因子，如白介素和肿瘤坏死因子（TNF），对机体起多种损伤作用。

（3）**肠道细菌易位与内毒素血症**　由于各种原因致肠道细菌的生理性平衡受到破坏，使肠内某些细菌大量繁殖，在肠道黏膜缺血缺氧、肠道黏膜屏障功能下降以及机体免疫和防御功能下降的基础上，出现内毒素血症及肠道细菌易位感染，最终发展成为MODS。有人认为，在严重创伤的患者，肠道细菌易位是MODS发生的始动因子。

（4）**活性氧的作用**　机体内活性氧增加是由于：

① 循环障碍使中性粒细胞产生大量的氧自由基。

② 循环障碍使细胞线粒体的生物氧化酶活性下降，不能进行有效的氧化磷酸化，导致氧单价还原，特别是恢复灌注、有大量氧供应时，可产生大量的氧自由基。

③ 缺血再灌注损伤：由于Ca^{2+}超载，黄嘌呤脱氢酶转化为黄嘌呤氧化酶，黄嘌呤氧化酶使次黄嘌呤转化为黄嘌呤，在转化为尿酸的过程中产生大量的氧自由基。

④ 活性氧清除不足：由于超氧化物歧化酶、过氧化物酶及谷胱甘肽过氧化物酶活性下降，清除氧自由基的能力下降。大量氧自由基可以对体内的大分子物质产生严重损伤，最终导致MODS。

⑤ 终末器官的氧化代谢发生障碍：在严重感染或创伤时，细胞摄取氧障碍，而细胞又处于高代谢状态，最终出现细胞氧化代谢障碍。

⑥ 细胞凋亡：其机制不明，可能与凋亡因子的释放、凋亡

蛋白的合成有关，是死亡的主动过程。

三、临床表现

① 心血管系统：表现为心力衰竭、低血压。

② 呼吸系统：表现为呼吸困难、低氧血症、急性呼吸窘迫综合征。

③ 肾：表现为尿少、尿蛋白阳性、血肌酐及尿素氮增高。

④ 肝：表现为黄疸、血胆红素、ALT、AST、LDH升高。

⑤ 消化系统：表现为呕吐、腹泻、呕血、便血。

⑥ 凝血系统：表现为血小板 $< 100 \times 10^9/L$，DIC。

⑦ 中枢神经系统：表现为定向力及意识障碍。

⑧ 免疫系统：表现为突发的败血症、脓毒血症。

⑨ 肌肉：表现为严重的肌肉酸痛、血肌酸、磷酸激酶升高。

⑩ 黏膜：充血、出血，特别是咽喉、眼结膜及阴道黏膜有出血斑点。

四、实验室及其他检查

① 动脉血气分析：是急性呼吸衰竭的重要依据。

② 血尿素氮、血肌酐检查：急性肾衰竭时蛋白质分解代谢增强，而代谢产物不能由肾充分排出，血中尿素氮、肌酐等非蛋白氮大幅上升；同时血内酚、胍类等毒物增加，形成尿毒症。

③ 血常规、大便隐血检查：应激性溃疡出血时，血红蛋白下降，大便隐血阳性。白细胞升高常见于急性胆囊炎、急性胰腺炎。怀疑为急性胰腺炎时要检查血、尿淀粉酶。

④ 凝血酶原时间（PT）、部分凝血活酶时间（APTT）、血清甲胎蛋白（AFP）测定：严重肝细胞损害时肝合成凝血因子功能障碍，PT、APTT延长，而疾病后期AFP升高反映肝再生，预后较好。

五、治疗

① 争取早期发现，及时采取急救措施：MODS是一种复杂

多变的严重情况，而且发病开始时比较隐蔽，待其症状明显时却已危险，应该提高认识，及时发现，争取早期治疗。MODS早期阶段的病理学过程常是可逆的，早期有效的治疗可使患者完全康复。

② 抓住主要矛盾，采取综合救治方案：MODS治疗往往很困难，而且相互矛盾，对每项措施均应考虑利弊，以免救了一个脏器却又损害了另一个脏器，如过多的补液可能造成脑水肿和肺水肿。

③ 积极治疗原发病，抗休克，预防继发感染是防治MODS的关键。

④ 保护重要器官：MODS有呼吸功能衰竭、心血管功能衰竭、肾衰竭、脑功能衰竭等，在治疗上应当抓住主要和急需解决的问题。

六、观察要点

(1) 严密监测患者生命体征的变化并详细记录。熟悉MODS的高危因素，对急症患者出现的呼吸加快、心率加速和血压偏低、神志失常、尿量减少等，应立即提高警觉，必须考虑到MODS的可能性，采取相应的防治措施。

(2) 运用系统的整体观点观察病情，根据具体病情的轻重缓急采取措施制定抢救程序。①如患者呼吸加快，应考虑到呼吸系统病变（梗阻、炎症、肺不张、ARDS等）、心力衰竭、全身性病变（发热、酸中毒、贫血等）和精神因素（过度紧张等）。如患者尿量骤然减少，应考虑到是肾前性（腹水、休克）、肾后性（尿路梗阻）还是肾性（急性肾小管坏死，其他肾内广泛性损害）。②重视患者的循环和呼吸，观察记录患者的血压容量、组织灌流量和缺氧观察的情况。③在急救处理过程中，要及时纠正失血、失液、休克、呼吸道阻塞、换气功能低下等。防止因肾性缺血过久而引起的急性肾衰竭（ARF），脑缺血过久而造成脑水肿甚至脑坏死。

七、护理要点

1. 常规护理

① 体位：应绝对卧床休息，在无休克的情况下，患者宜取半卧位，可使膈肌免受压迫，有利于呼吸和循环的改善。同时半卧位时，利于腹腔内渗出液等积聚在盆腔，使炎症局限。因为盆腔腹膜吸收能力较上腹部差，可减少毒素吸收，并可防止膈下脓肿。平卧位则有利于脑部血液供给。

② 禁食：MODS 患者应禁食。禁食期间，应做好口腔护理，认真记录出入水量尤其是尿量。对输液和胃肠营养液种类、数量、时间及丢失体液量均应详细记录以供参考。

③ 昏迷患者应遵照昏迷患者护理常规进行护理。

④ 休克患者要按照休克患者护理常规进行护理。

⑤ 加强心理护理：MODS 患者病情紧急，抢救措施繁多而紧急，加之仪器的使用，易使患者倍感自己病情危重，面临死亡而产生恐惧焦虑、紧张和烦躁不安的情绪。如果亲属的承受能力、应变能力也随之下降，则将严重影响与医疗护理的配合，因此，护士应用扎实的医学知识和护理学理论积极主动地配合医疗工作，准确、迅速地执行医嘱；保持镇静的工作态度，遇险不惊，忙而不乱，迅速有序地进行抢救工作，以稳定患者及家属情绪，并取得他们的信赖和主动配合；待病情稳定后，及时做好安慰和解释工作，鼓励患者由被动接受治疗和护理到主动配合治疗及护理，调动主观能动性，树立战胜疾病的信心；保持安静、整洁、舒适的环境，保证患者身心均得到充分的休息；做好家属的解释工作，应将患者病情的危重性、治疗、护理方案及期望治疗的前途告诉他们，让其心中有数并协助医护人员做好心理支持，明确指出这是至关重要的。

2. 专科护理

（1）抗菌药物的应用

① 使用广谱抗生素或联合使用抗生素，尽可能使感染病变局限化，减轻毒血症。同时由于严重创伤、烧伤、出血等，可使

中性粒细胞、巨噬细胞等的功能低下，免疫球蛋白也有改变，致使机体抗感染能力低下，故要预防性使用抗生素防治感染。

② 遵循医嘱，准时正确的使用抗生素，保持24小时血中的有效血药浓度，防止二重感染。

（2）严格无菌操作　由于MODS患者抗感染能力低下，免疫预防功能也随之减退，使任何手术和侵入性的诊疗措施都可以造成局部或全身性感染，因此各项诊疗用品必须严格消毒，并按照无菌技术规程进行操作。

（3）营养支持的护理　MODS患者往往不能进食，在禁食期间，除从静脉营养支持外，还可选择胃肠内营养，即从鼻饲、胃造瘘口、空肠造瘘口或经肠瘘口插管灌注营养液。具体护理措施请参见外科患者营养支持的护理。

（4）输液、输血的护理　多系统器官功能障碍综合征患者均应尽快建立有效的静脉输液通路，双路或多路输液，以保证心排血量，恢复微循环的有效灌注量。但对心、肺疾患的患者，输液速度不应太快，最好在中心静脉压监测指导下输液输血。

（5）做好皮肤护理　经常为患者更换体位，协助其翻身活动，保持床单干净整齐，防止压疮。

第三节　头部创伤

概　述

一、定义

颅脑损伤可涉及头皮、颅骨和脑，其中心问题是脑损伤。在我国因创伤致命的伤员中，半数以上与颅脑损伤有关。在交通事故中，因颅脑创伤而死亡的人数占首位。因此必须重视颅脑创伤的救治和预防。

二、病因与发病机制

（1）病因

① 颅骨变形冲击下面的脑组织或骨折片陷入，造成脑损伤。

② 脑加速性运动或减速性运动造成的脑损伤。

③ 脑的旋转运动造成脑表面与内部结构的损伤。

（2）发病机制

① 加速性损伤（如木棒伤）：主要发生在着力点下面的脑组织，故也称冲击伤。而着力点对应部位产生的脑损伤称为对冲伤。

② 减速性损伤（如坠落伤）：损伤着力点下方的脑组织，着力点侧因脑组织向着力点大幅运动，脑表面与颅前窝底或颅中窝底的粗糙凹凸不平骨面相摩擦，而产生对冲性脑损伤。

③ 挤压性损伤（如头部被车轮碾轧伤）：暴力从两个相对方向同时向颅中心部集中，除两个着力点部位的脑损伤外，脑中间结构损伤亦较严重，脑干受两侧来的外力挤压向下移位，中脑嵌于小脑幕裂孔和延髓嵌入枕骨大孔而致伤。

④ 挥鞭样损伤：暴力作用于躯体部造成头颈过度伸展，继而又向前过度屈曲造成脑干和颈髓上部损伤，此时颈部还可造成椎骨骨折或脱位，椎间盘脱出及高位颈髓和神经根损伤。

⑤ 综合性损伤：在以上四种因素中，同时三种或三种以上作用下颅脑所受的损伤称综合性损伤，这种损伤极严重，病死率极高。

三、临床表现

① 意识状态：是反映颅脑伤严重程度的可靠指标，也是反映脑功能恢复的重要指标。

② 生命体征：包括血压、脉搏、呼吸和体温的观察。

③ 瞳孔变化：对颅脑损伤有重要的临床意义，双侧瞳孔散大，光反应消失，眼球固定伴深昏迷或去大脑强直，多为原发性脑干损伤或临终前的表现，伤后就出现一侧瞳孔散大，可能是创伤性散瞳，视神经或动眼神经损伤。伤后一段时间才出现的进行性一侧瞳孔散大，伴意识障碍加重、生命体征紊乱和对侧肢体瘫痪，是脑疝的典型改变。

④ 剧烈头痛伴频繁呕吐，患者躁动，常为颅内压急剧增高的表现，应警惕颅内血肿和脑疝的可能性。

⑤ 包括癫痫、反射和脑膜刺激征，注意有无肢体瘫痪。反射的检查包括角膜反射、腹壁反射和病理反射。病理反射多见于原发性和继发性脑损伤。

四、实验室及其他检查

颅脑X线、CT检查。

五、治疗

保持呼吸道通畅，维持良好的静脉通道，给予患者充足的氧气吸入，及时采取止血和包扎措施。如果患者身体状况允许，可做CT、X线检查，同时稳定好患者家属的情绪。

六、观察要点

（1）临床观察内容

① 保持气管通畅持续或间断给氧，改善脑缺氧，降低脑血流量，预防或减轻脑水肿。

② 做好血压、心电监护和血氧饱和度监测，有条件者行颅内压监测，定时测量并记录。

③ 脑脊液漏者应保持局部清洁、通畅，忌用水冲洗或用棉球填塞，以防引起逆行感染而导致颅内感染。

（2）预见性观察

① 密切观察预兆危象：如头痛剧烈、呕吐频繁、脉搏减慢、呼吸减慢、血压升高，提示颅内压升高，很可能出现脑疝，应立即通知医生，采取脱水措施。

② 密切观察意识、瞳孔变化：突然意识障碍，昏迷加深，双侧瞳孔不等大或两侧同时散大，提示脑疝形成，应立即通知医生，紧急脱水，快速滴入20%甘露醇，以降低颅内压。

③ 安全护理：对烦躁不安的患者应做好安全护理，适当约束，床栏保护。

④ 保持大便通畅，防止颅内压增高：便秘者可给予缓泻剂，嘱患者大便时不要过度用力，禁用高位灌肠。如小便困难或尿潴留，应予以导尿，忌用腹部加压帮助排尿，以免诱发脑疝。

七、护理要点

（1）常规护理

① 体位：不同病情采用不同的体位。颅内高压者可采用头高位（15°～30°），有利于静脉血回流和减轻脑水肿。急性期患者意识不清并伴有呕吐或舌后坠者，应采用平卧位，头偏向一侧，或采用侧卧位，以利呕吐物和口腔分泌物的外引流；休克者宜采用平卧位；有脑脊液耳、鼻漏者应避免头低位，采用半卧位常能明显减轻脑脊液漏。

② 营养支持：昏迷2～3天者，根据生命体征插胃管，鼻饲。若后组脑神经麻痹，舌咽神经麻痹，表现为吞咽障碍，应严格禁食3～5天。

③ 心理护理：神志清醒的患者应做好心理护理，避免情绪激动导致颅内压升高。

（2）用药护理

① 应用脱水剂时应注意水、电解质、酸碱平衡：20％甘露醇在输注过程中应快速静脉滴注，避免药液外渗造成局部坏死，对年老患者，注意观察尿量的变化，防止肾衰竭的发生。

② 控制液体的摄入量：对颅脑创伤的患者，短时间内大量饮水及过量过多地输液，会使血流量突然增加，加剧脑水肿，使颅内压增高。

③ 禁用吗啡、哌替啶镇静，因为这些药物有呼吸抑制作用，可诱发呼吸暂停，也影响病情的观察。

④ 如有抽搐情况，可根据医嘱给予地西泮，每次使用地西泮后应注意观察呼吸变化。

脑震荡

一、定义

脑震荡是脑损伤中最轻型的损伤，脑组织未发生器质性损害，其特点为头部受伤后，立即发生短暂的脑功能障碍，经过较短时间可自行恢复。

二、病因与发病机制

过去一直认为脑震荡仅仅是中枢神经系统的暂时性功能障碍，并无可见的器质性损害，在大体解剖和病理组织学上均未发现病变，所表现的一过性脑功能抑制，可能与暴力所引起的脑细胞分子紊乱、神经传导阻滞、脑血液循环调节障碍、中间神经元受损以及中线脑室内脑脊液冲击波等因素有关。近代，据神经系统电生理的研究，认为因脑干网状结构受损，影响上行性激活系统的功能才是引起意识障碍的重要因素。但是，这些学说还不能满意地解释脑震荡的所有现象，比如有因脑震荡而致死的病例，职业拳师发生慢性脑萎缩损害甚至痴呆，以及业余拳击者亦有脑功能轻度障碍的报道。

三、临床表现

① 病史：患者有头部外伤史。

② 短暂意识障碍：伤后患者出现一过性意识障碍，表现为神志恍惚或完全昏迷。意识障碍多在数分钟或数十分钟后逐渐消失或恢复正常，一般意识障碍不会超过0.5小时。

③ 逆行性健忘：即近事健忘。患者从昏迷中清醒后，不能回忆受伤经过。

④ 患者清醒后多有头痛、头晕、恶心、呕吐现象。

⑤ 情感反应：伤后患者常有情绪不稳定，见人易激动、流泪、不自主苦笑等；有的表现为表情淡漠、抑郁、容易惊恐、反应迟钝等。

⑥ 伤后患者多立即出现皮肤苍白、血压下降、脉搏微弱缓慢、呼吸频率与幅度变化等，但恢复较快。

四、实验室及其他检查

（1）实验室检查　腰椎穿刺颅内压正常，部分患者可出现颅内压降低。脑脊液无色透明，不含血，白细胞数正常。生化检查亦多在正常范围，有的可查出乙酰胆碱含量大增，胆碱酯酶活性降低，钾离子浓度升高。

（2）其他辅助检查

① 颅骨X线检查：无骨折发现。

② 颅脑CT扫描：颅骨及颅内无明显异常改变。

③ 脑电图检查：伤后数月脑电图多属正常。

④ 脑血流检查：伤后早期可有脑血流量减少。

五、治疗

① 伤后严密观察患者意识、瞳孔、肢体活动和生命体征的变化。

② 急性期注意休息，避免用脑。

③ 对症治疗，如镇静、止痛、催眠等治疗。

六、观察要点

严密观察生命体征、瞳孔、意识等变化，及时发现可能发生的颅内血肿，避免造成严重的后果。

七、护理要点

（1）常规护理

① 协助患者平卧休息，保持安静。

② 做好心理护理　患者发生脑震荡后，往往有情绪反应，应向患者及家属耐心解释，帮助其正确认识病情，消除恐惧心理，增加对治疗的信心，配合治疗。

（2）专科护理　遵医嘱酌情使用镇静、止痛药物。

脑挫裂伤

一、定义

头颅遭受暴力打击致脑组织发生器质性损伤，称为脑挫裂伤。脑挫裂伤后脑组织碎化、坏死、出血和水肿，继而出现组织溶化及胶质细胞逐渐增生进入修复过程。损伤较重者，局部出现脑萎缩，脑表面挫裂灶，局部脑胶质细胞增生与纤维细胞增生融合形成脑膜瘢痕。

脑挫裂伤是常见的原发性的脑损伤。一般有比较严重的头部外伤史。损伤常见部位为额极与颞极、额底和脑凸面。脑挫裂伤常合并有不同程度的颅内血肿和脑水肿，如治疗不及时将形成脑疝，导致死亡。

二、病因与发病机制

暴力作用于头部，在冲击点和对冲部位均可引起脑挫裂伤。脑实质内的挫裂伤，则因为脑组织的变形和剪性切力所造成，见于脑白质和灰质之间，以挫伤和点状出血为主，如脑皮质和软脑膜仍保持完整，即为脑挫伤，如脑实质破损、断裂，软脑膜亦撕裂，即为脑挫裂伤。严重时均合并脑深部结构的损伤。

对冲性脑挫裂伤的发生部位与外力的作用点、作用方向和颅内的解剖特点密切相关。当枕顶部受力时，产生对侧额极、额底和颞极的广泛性损伤最为常见，而枕叶的对冲性损伤却很少有。这是由于前颅底和蝶骨嵴表面粗糙不平，外力作用使对侧额极和颞极撞击于其，产生相对摩擦而造成损伤。而当额部遭受打击后，脑组织向后移动，但由于枕叶撞击于光滑、平坦的小脑幕上，外力得以缓冲，很少造成损伤。

三、临床表现

① 病史：有比较严重的头部外伤史。

② 意识障碍明显，持续时间较长，有明显的神经损伤后定位体征、颅内压增高症状、明显的生命体征变化、脑膜刺激症状。

③ 颅内压增高与脑疝：为继发脑水肿或颅内血肿所致，使早期的意识障碍或瘫痪加重。或意识好转，清醒后又变模糊，同时血压升高，心率减慢、瞳孔不等大以及锥体束征阳性等表现。

④ 受伤当时立即出现与伤灶相应的神经功能障碍或体征，如运动区损伤出现锥体束征、肢体抽搐或偏瘫，语言中枢损伤出现失语等。

⑤ 合并下丘脑损伤时，体温因中枢调节失控可高达41℃。

⑥ 辅助检查　CT检查可了解脑挫裂伤的具体部位、范围（伤灶表现为低密度区内有散在的点状、片状高密度出血灶影）及周围脑水肿的程度（低密度影范围），还可了解脑室受压及中线结构移位等情况。

四、实验室及其他检查

（1）实验室检查　腰椎穿刺有助于了解脑脊液情况，可以此与脑震荡鉴别，同时能够测定颅内压及引流血性脑脊液。由于CT的普及，在患者入院急症时腰椎穿刺不再使用，因为腰椎穿刺不但时间长，有一定危险，而且无法作出定位诊断。另外，对有明显颅内高压的患者，应忌腰穿检查，以免促发脑疝。腰椎穿刺仅用于无明显颅内高压的脑挫裂伤蛛网膜下腔出血的住院患者。

（2）其他辅助检查

① 颅骨X线平片：多数患者可发现颅骨骨折。颅内生理性钙化斑（如松果体）可出现移位。

② CT扫描：脑挫裂伤区可见点片状高密度区，或高密度与低密度互相混杂。同时脑室可因脑水肿受压变形。弥漫性脑肿胀可见于一侧或两侧大脑半球，侧脑室受压缩小或消失，中线结构向对侧移位。并发蛛网膜下腔出血时，纵裂池呈纵形宽带状高密度影。脑挫裂伤区脑组织坏死液化后，表现为CT值近脑脊液的低密度区，可长期存在。

③ MRI：一般极少用于急性脑挫裂伤患者诊断，因为其成像较慢且急救设备不能带入机房，但MRI对小的出血灶、早期脑水肿、脑神经及颅后窝结构显示较清楚，有其独特优势。

④ 脑血管造影：在缺乏CT的条件下，病情需要可行脑血管造影排除颅内血肿。

五、治疗

① 非手术治疗：轻者治疗同脑震荡，并给予镇静、止痛和

神经营养药物治疗。休克患者要及时抗体克治疗。重症患者应保持呼吸道通畅，必要时行气管切开并给氧。蛛网膜下腔出血严重者可腰椎穿刺引流血性脑脊液以减轻头痛。

② 手术治疗：颅高压严重者，如药物治疗效果不佳而出现昏迷加重，症状加重，脑受压严重时可进行手术治疗。通过手术，清除糜烂、水肿、液化坏死的脑组织以及伴随的血块、血肿，进行彻底止血，再配合减压术，解除脑压迫症状以利患者术后较稳定地度过急性脑水肿、脑脓肿阶段。

六、观察要点

① 生命体征：体温、脉搏、呼吸、血压应定时测量。

② 意识：脑挫裂伤一般病情较重，并有不同程度昏迷，伤后立即发生意识障碍，其轻重与时间长短，能反应脑损伤的轻重程度，轻者昏迷数小时，重者昏迷数日、数周甚至长期不能清醒。判断意识状态要观察压眶反应，通过对疼痛刺激反应观察判断意识障碍好转或加重，一般在伤后24～48小时内，每0.5～1小时观察1次意识变化，并记录。

③ 瞳孔：在室内自然光线下，正常状态双侧瞳孔呈圆形，直径2.5～5.5mm，左右相等。双侧光反应灵敏。瞳孔的观察对脑挫裂伤诊断非常重要，轻者瞳孔多无变化，重者变化显著。因此伤后24～48小时内，需密切观察瞳孔变化，应每0.5～1小时观察1次，并记录。

④ 偏瘫与癫痫发作：伤后即出现偏瘫，其程度相当稳定，多为对侧半球原发性脑损伤所致。癫痫发作是运动区的刺激性病灶所致，如癫痫发作加重病情，应及时抗癫痫治疗。如有反复发作的局限性癫痫，应排除颅内继发血肿。当脑挫裂伤部位形成癫痫病灶时，在晚期也可出现癫痫发作。

七、护理要点

（一）常规护理

（1）头位与体位　头部抬高15°，身体自然倾斜，避免颈部扭曲，以利颅内静脉回流，从而减轻脑水肿，降低颅内压。

（2）持续低流量给氧。

（3）及时清除呼吸道分泌物，保持呼吸道通畅。

（二）专科护理

1. 每30分钟测量1次生命体征，并严密观察神志、瞳孔的变化。

（1）意识状态　意识状态变化提示病情变化。一般来说，意识障碍减轻，说明伤情好转；意识障碍加深，提示伤情恶化。

在观察过程中，若出现下列情况，提示患者意识障碍有所减轻，伤情有所好转：①由深昏迷状态转入比较灵敏的生理反射。②由昏迷状态转入躁动或做提裤、抓创口、拔导尿管等动作。③由浅昏迷状态转入能遵医嘱做举手、睁眼、伸舌等意识动作等。

若出现以下情况，提示患者意识障碍有所加重，伤情有所恶化，应警惕出现颅内出血及脑水肿等危象的可能：①神志由清楚转入模糊或不完全主动要求排尿、进食。②由嗜睡状态转入强刺激下才能唤醒。③由躁动不安转入昏迷状态。

（2）生命体征　对生命体征的测量和观察应注意以下事项：①测定的次序，应先测呼吸，后测脉率，最后测血压，目的是为了避免因刺激引起躁动而影响数据的准确性。②测定的时间，应按伤情而定，伤情不稳定时应勤测。③应了解分析各项数据的动态变化；应特别注意有无呼吸节律及深浅的变化，凡出现间歇性或周期性的呼吸，均为危险征兆；监测血压应注意脉压差的变化。

（3）神经系统体征　应注意观察：瞳孔、肢体瘫痪及锥体束征。

2. 开放静脉通路，给予脱水治疗，如20%的甘露醇静脉滴注，呋塞米静脉推注等。

3. 控制感染　遵医嘱预防性使用抗生素。

颅内出血

一、定义

颅内血肿是急性颅脑损伤中最常见的继发性损伤之一。当颅内出血聚集于颅腔内一定部位而达相当体积，对脑组织构成压迫而引起相应的临床症状，称为颅内血肿。外伤性颅内血肿占颅脑损伤的8%～10%，在重型颅脑损伤中占40%～50%，它是重型颅脑损伤主要死亡原因之一。根据血肿部位可分为：①硬脑膜外血肿（EDH）。②硬脑膜下血肿（SDH）。③脑内血肿（ICH）。

二、临床表现

① 病史：受伤经过，有无意识丧失，丧失时间。是否恢复，是否再度发生意识丧失等。

② 硬膜外血肿：多因颅骨骨折跨越脑膜中动脉骨管沟等原因造成硬脑膜中动脉及颅骨板障静脉、静脉窦等出血。随着血肿的扩展出现颅内压增高，甚至脑疝。患者意识有典型的中间清醒期，随后再度出现意识障碍，并伴随进行性患侧瞳孔散大，对侧肢体瘫痪。

③ 硬膜下血肿：出血可来自矢状窦旁桥静脉破裂或由于严重脑挫伤引起皮质动脉破裂造成。血肿位于硬膜与蛛网膜之间。急性硬膜下血肿局部症状类似硬膜外血肿，但患者中间清醒期不明显。慢性硬膜下血肿，出血慢，患者逐渐适应，症状不典型，而且多变。

④ 脑内出血：多与硬膜外血肿或硬膜下血肿形成复合血肿。常与脑膜下血肿一同发生，神经系统症状更明显。由于颅内压进一步增高导致脑疝发生。患者可出现意识丧失，瞳孔不等大等圆，对光反射消失等。

⑤ 辅助检查：通过X线片、CT或脑扫描等检查结果，可了解脑损伤的程度及血肿的位置。CT可直接而全面了解脑损伤的情况及有无继发性血肿等；MRI扫描可比CT更清楚地显示散在

小量的出血。腰椎穿刺可了解有无出血和出血的程度。

三、实验室及其他检查

脑出血属于神经科急诊，需要在短时间内立刻明确诊断，目前辅助检查主要分为实验室检查和影像学检查两种，随着目前医疗水平的逐渐提高，影像学检查因为其具有时间短、无创、结果准确等优点，已逐渐成为首选的检查方法。

① 头颅CT检查：临床疑诊脑出血时首选CT检查，可显示圆形或卵圆形均匀高密度血肿，发病后即可显示边界清楚的新鲜血肿，并可确定血肿部位、大小、形态、以及是否破入脑室，血肿周围水肿带和占位效应等；如脑室大量积血可见高密度铸型，脑室扩张，1周后血肿周围可见环形增强，血肿吸收后变为低密度或囊性变，CT动态观察可发现脑出血的病理演变过程，并在疾病治疗过程中的病情变化时第一时间指导临床治疗。目前头颅CT已成为较为广泛的检查方法。

② MRI检查：可发现CT不能确定的脑干或小脑小量出血，能分辨病程4～5周后CT不能辨认的脑出血，区别陈旧性脑出血与脑梗死，显示血管畸形流空现象，还可以大致判断出血时间，是否多次反复出血等，但MRI检查需要患者较长时间（10分钟以上）静止不动躺在扫描机内，对已有意识障碍的患者较难做到，一般不及CT检查应用广泛。

③ DSA全脑血管造影检查：脑血管造影曾经是脑出血的重要诊断手段，因其不能显示血肿本身，仅能根据血肿周围相关血管的移位来推测血肿的部位及大小，且DSA检查为一项有创检查，目前一线应用已明显减少。值得一提的是，DSA在脑出血原因的鉴别上仍意义重大，因其可直观地看到脑血管的走形及形态，怀疑有脑血管畸形或动脉瘤破裂的患者应该需要做DSA检查明确诊断。

④ 脑脊液检查：脑出血诊断明确者一般不做脑脊液检查，以防脑疝发生，但在无条件做脑CT扫描或脑MRI检查时，腰穿仍有一定诊断价值。脑出血后由于脑组织水肿，颅内压力一般较

高，80%患者在发病6小时后，由于血液可自脑实质破入到脑室或蛛网膜下隙而呈血性脑脊液，所以脑脊液多数呈血性或黄色，少数脑脊液清亮。因此，腰穿脑脊液清亮时，不能完全排除脑出血的可能，术前应给脱水剂降低颅内压，有颅内压增高或有脑疝的可能时，应禁忌做腰穿。

四、治疗

颅内血肿的治疗可分为非手术治疗和手术治疗两大类。

（1）非手术治疗　适应证：①伤后神志清楚或意识障碍不明显，GCS＞8分。②症状逐渐好转，神经系统无明显阳性体征，生命体征平稳。③头颅CT检查血肿量，硬脑膜外血肿≤15ml。硬脑膜下血肿≤30ml，颅后窝血肿≤10ml。④脑深部或多发性小灶急性血肿。⑤中线结构移位应在10mm以内者。⑥颅内压在27.54cmH$_2$O以下的隐匿性颅内血肿，不伴有脑挫裂伤和脑受压者。⑦老年患者非手术治疗的指征可适当放宽。对颞部、后颅凹及双额极的脑内血肿非手术治疗要谨慎，因为这些部位的血肿病情变化快，观察较困难。非手术治疗措施：早期应用甘露醇和地塞米松，后期口服利尿药等，有条件者进行颅内监护，动态观察。

（2）手术治疗　手术清除血肿是最有效的治疗方法。有手术指征，应立即手术。

五、观察要点

① 动态监测意识状态、生命体征：按时记录，随时发现并报告病情变化，如评估患者的意识状态、瞳孔的大小及对光反射、脉搏是否变慢而洪大，血压是否增高。

② 注意观察神经系统的症状：有无动作不稳、运动异常、反射亢进等。

六、护理要点

（1）常规护理

① 注意安全，防止损伤：患者因四肢运动失常或意识丧失，

容易发生意外，应加上床栏，保护患者。翻身时注意保护患者，预防皮肤损伤、脱臼等。并应防止冷热伤害。

②给予患者及家属心理支持：鼓励患者及家属讲出心理的焦虑、恐惧。帮助其接受疾病带来的改变，并在适当的情况下，帮助患者学习康复的知识技能。

（2）专科护理

①头位与体位：头部抬高15°，身体自然倾斜，避免颈部扭曲，以利颅内静脉回流，从而减轻脑水肿，降低颅内压。

②保持呼吸道的通畅：必要时应用气管内插管，进行辅助呼吸，维持 $PaCO_2$ 为 $25 \sim 30mmHg$，PaO_2 高于 $70mmHg$。

③正确应用脱水药物降低颅内压，并适当限制水分的摄入，伤后前3天应使患者处于相对生理性脱水状态。液体输入量约为 $1000 \sim 1500ml/d$，但应用利尿药物时，注意防止患者脱水。

④维持水、电解质平衡：每天记录出入量，特别是尿量。监测患者的电解质及血糖情况，特别是高热或呼吸障碍的患者，要随时注意调节输液成分及剂量，保障患者的酸碱及水、电解质平衡。

⑤维持营养供给：昏迷的患者早期3～4天应禁食。短期保持轻度的脱水状态，可减轻脑水肿。3～4天后，患者如无呕吐，无脑脊液鼻漏，肠鸣音正常，可应用鼻饲补充营养。但严重脑损伤的患者，易发生急性胃黏膜病变导致出血，一般少量多次给予清淡流质饮食，防止出血。

⑥控制高热：有高热的患者，要查明高热的原因并做相应的处理。头颅外伤使视丘体温调节失调而往往出现高热。为了减少脑代谢需氧，必须应用一些降温措施，包括定时测体温、减少被盖、应用冰袋或冰帽、应用退热药物。必要时应用冬眠低温疗法，以降低患者的氧耗，避免脑损害的加重。

⑦脑脊液外漏的护理：头下垫无菌巾，头部抬高。及时清除鼻前庭、外耳道内的积血、污垢。定时用盐水擦洗，并防止脑脊液反流。

⑧ 预防并发症：加强皮肤护理，经常翻身按摩骨突处，避免压疮发生。鼓励患者深呼吸、咳痰。定时吸痰并叩击背部，以利痰液咳出，避免肺部并发症发生。

第四节　颈部创伤

一、定义

颈部创伤不如其他部位的损伤那么常见，占全部创伤的5%～10%。但此部分多为重要结构，一旦损伤，常累及颜面、颅内和口腔的重要器官，可导致危及生命的大血管损伤、颈部神经损伤、颈段脊髓神经损伤等，病死率高。

二、病因与发病机制

（1）病因

① 闭合性颈部损伤常见于打斗、拳击或其他钝性伤。

② 开放性颈部损伤常见于投射物（如枪弹、弹片、铁片等）损伤、工业意外、车祸、颈自杀与凶杀等。

（2）发病机制　颈部范围虽小，但密集许多重要器官和组织，根据颈部解剖学特点，使其损伤尤其是穿通性损伤时对生命有潜在的危险性，可发生窒息、大出血、失血性休克、空气栓塞等，可立即致死，尤其是伴脊髓损伤、发生高位截瘫者，预后多不良。

三、临床表现

① 血管损伤：伤口大量出血，受伤部位有进行性及扩张性血肿或搏动性血肿等。

② 上呼吸道、消化道损伤：呼吸困难、喘鸣、气体交换量下降、吞咽困难、咯血、呕血、鼻出血等。

③ 颈部神经损伤：舌偏斜，口角下垂。Horner综合征（上眼睑下垂，瞳孔缩小，无汗）及颈部感觉消失等。

四、实验室及其他检查

颈部X线、B超、血管造影等可明确诊断。

五、治疗

颈部开放性损伤的主要危险为出血、休克、窒息、截瘫及昏迷等。急救处理应执行创伤复苏的ABC原则，即首要注意气道出血和循环状况，挽救生命，减轻病残。

六、观察要点

（1）临床观察内容

① 酌情给氧。

② 定时观察生命体征变化，注意有无进行性呼吸困难、声音嘶哑、咯血、皮下气肿、意识不清、喘鸣等症状。

③ 做好手术前的一切准备。

（2）预见性观察

① 防止休克的发生：颈部有多条大血管，易损伤发生大出血，以颈总动脉损伤最为常见，出血非常迅速，伤者可在短时间内死亡。因此对血管损伤者应：A. 开放静脉通路，做好配血、输血工作；B. 合理应用升压药物，如间羟胺、多巴胺等；C. 严密观察生命体征，监测尿量、中心静脉压，必要时进行血气分析、Swan-Ganz导管监测。

② 血管损伤尤其是大的颈静脉出血时，应注意观察患者是否出现恐惧、胸痛等空气栓塞症状。

③ 疑有颈脊髓损伤者应平卧位，妥善制动，安全搬运。

④ 预防感染：对开放性损伤应严格执行无菌操作，合理使用抗生素。

七、护理要点

（1）常规护理

① 保持呼吸道通畅采取平卧体位，头偏向一侧，及时清除口腔内异物，必要时紧急气管插管或切开。

② 按病情需要给予合适的饮食，必要时予鼻饲。

（2）用药护理

① 喉部疼痛难忍时，可用1%丁卡因喷雾治疗，注意勿过量。

② 颈部损伤患者观察期间不得使用吗啡止痛，以免抑制呼吸。

③ 建立静脉通道，给予补液扩容，及时正确使用抗生素和止血药，大出血者做好输血准备。

第五节　胸部创伤

概　述

一、定义

胸部创伤居全身各系统创伤的第4位，多由于交通事故、塌方、钝器伤所致，开放性损伤以刀刃伤多见。主要临床表现为胸痛、呼吸困难。特征性表现为反常呼吸运动、咯血、皮下气肿、心脏压塞等。胸部创伤按致伤原因和伤情可分为闭合性和开放性两大类。胸部闭合伤是由暴力撞击或胸部挤压所致的胸部组织和脏器损伤，其严重程度取决于受伤组织和被累及脏器的数量和严重程度。单纯胸部创伤病死率低于2%。胸部开放性损伤以战时多见，平时多见于刀伤。常见的胸部创伤有肋骨骨折、创伤性气胸、心脏创伤等。因胸腔内含有与生命有关的重要脏器心和肺，故胸部创伤一旦发生，病情往往较重，常可危及生命，若不及时进行有效的救护，患者可在短时间内死亡。

二、病因

目前，胸部创伤的主要原因是交通事故、高处坠落和挤压伤。一般根据是否穿破壁层胸膜造成胸膜腔与外界沟通，分为闭合性和开放性两大类。

① 闭合性损伤：多由于暴力挤压、冲撞或钝器打击胸部所

引起。轻者只有胸壁软组织挫伤和（或）单纯肋骨骨折，重者多伴有胸腔内器官或血管损伤，导致气胸、血胸。有时还可造成心脏挫伤、裂伤，产生心包腔内出血。十分强烈的暴力挤压胸部，可引起创伤性窒息。此外，高压气浪、水浪冲击胸部可引起肺爆震伤。

② 开放性损伤：平时多因利器所致，战时则由火器弹片等贯穿胸壁所造成，可导致开放性气胸或血胸，影响呼吸和循环功能，伤情多较严重。

三、临床表现

① 胸痛、咳嗽、深呼吸或身体转动时疼痛加重。严重者疼痛剧烈伴气促、呼吸困难、发绀，甚至休克。

② 伤处局部肿胀或淤血，压痛明显，可触及骨摩擦感或有骨擦音。局部胸壁变形、软化及反常呼吸运动。

③ 胸痛、胸紧闷感、严重呼吸困难、发绀、烦躁不安、休克。

④ 胸部广泛性皮下气肿，严重时扩展至面颈部、腹背部、阴囊及四肢。检查时可发现脉搏细弱、血压低、气管显著向健侧偏移；伤侧胸壁饱满、肋间隙变平、呼吸幅度明显减弱，叩诊为鼓音，听诊呼吸音消失。

⑤ 立即评估患者生命体征、意识状态，判断有无休克表现。观察患者有无气促、呼吸困难、发绀、咯血等表现。

⑥ 观察胸部损伤情况，有无挫伤、有无伤口、有无反常呼吸运动、有无皮下气肿等情况。

四、实验室及其他检查

① 胸部X线平片可显示肋骨骨折的部位、数量及错位情况，并了解胸膜腔及肺内情况。连枷胸虽然通过视诊和触诊确诊，但胸部X线平片有助于明确其范围及合并伤。

② 动脉血气分析对了解病情的严重程度很有帮助。对病情监护、诊断呼吸衰竭及决定治疗方案有重要参考价值。

③ 诊断性胸腔穿刺可抽出气体、体液。

五、治疗

① 保持呼吸道通畅，尤其昏迷患者。

② 吸氧疗法。

③ 开放性气胸现场急救：用敷料、绷带、三角巾迅速填塞和覆盖伤口，并进行固定。覆盖范围应超过伤口边缘5cm以上，运送伤员时可使其半坐位，并随时观察患者呼吸情况，一旦发生呼吸停止，立即行呼吸复苏。

④ 在医疗监护下，迅速送医院做CT检查、X线片协助诊断和鉴别诊断。

六、观察要点

1. 临床观察　随时观察患者的呼吸情况，注意呼吸类型、幅度、节律、深度、频率的变化，听诊呼吸音判断两侧是否对称，有无哮鸣音、湿啰音。

2. 药物观察内容

（1）肋骨骨折　疼痛剧烈者可服止痛药或肌内注射镇痛剂，如吗啡5～10mg，但对有呼吸困难、低血压者禁用或慎用。气管插管前禁用吗啡，以免抑制呼吸中枢。

（2）呼吸不同步　使用呼吸机的患者，若出现自主呼吸与呼吸机不同步、血氧饱和度仍偏低时，可予肌松剂，常用的药物有琥珀胆碱、万可松、箭毒、吗啡或地西泮，以抑制患者的自主呼吸，改用机控呼吸。

（3）休克征象　应立即开放两路大口径静脉通道，其中一路必须是腔静脉，以便进行中心静脉压监测，有条件者插Swan-Ganz导管进行血流动力学监测。但必须注意，若胸部创伤合并大量血胸或可疑大血管损伤时，应开放下肢（下腔）静脉通道；对胸腔损伤的患者，血压回升后应当减慢补液速度，防止创伤性湿肺。

3. 预见性观察

（1）多根肋骨骨折的患者　应观察呼吸情况，注意是否存在反常呼吸（吸气时胸廓扩展，浮动部内陷；呼气时胸廓恢复原位，浮动部外凸），疑有反常呼吸存在的患者应做好血氧饱和度监测，定期监测血气，及时通知医生。

（2）血胸者　应判断是否存在进行性血胸。①脉搏逐渐增快，血压持续下降；②经输血补液后，血压不回升或升高后又迅速下降；③红细胞计数、血红蛋白和血细胞比容等重复测定，呈继续下降趋势；④X线检查显示胸膜腔阴影继续增大；⑤胸腔闭式引流后，引流量持续3ml/h。应考虑剖胸探查。

（3）创伤性ARDS或连枷胸者　在使用PEEP或CPAP时，应严密观察血压变化，防止因胸内压增高引起回心血量减少，血压下降。

（4）用呼吸机者　应做好气道管理（翻身、拍背、保持气管通畅，滴药，雾化），防止呼吸道感染。

（5）保持呼吸道通畅，勤翻身、拍背，合理选用抗生素，预防感染。

七、护理要点

（1）常规护理

① 根据病情，将患者放置于复苏室或抢救室。

② 患者半卧位，保持呼吸道通畅，及时清除呼吸道分泌物或异物。

③ 做好心理护理，安慰患者，使其消除紧张情绪，配合治疗。

④ 神志清醒者应从流质、半流质过渡到普食，昏迷者尽早鼻饲。

（2）专科护理

① 高流量吸氧4～6L/min，保证氧浓度在45%以上。合并肺水肿时，在吸氧湿化瓶内加30%～50%乙醇，以去除肺泡表面张力。

② 积极抗休克处理。

③ 持续心电监护、血氧饱和度监测、血气监测，密切观察心律、心率、呼吸、血压、中心静脉压的动态变化，根据病情及时准确地给药，合理调整输液、输血速度。

④ 对放置胸腔闭式引流管的患者，做好引流管的护理。

⑤ 协助做好床边胸片及各项检查。

⑥ 有张力性气胸或血气胸者必须先做胸腔闭式引流，术后方可使用呼吸机治疗。并根据血气结果正确调节呼吸机的各种参数。

肋骨骨折

一、定义

肋骨骨折在胸部损伤中最为常见，占胸部损伤的61%～90%。可由直接或间接暴力引起。直接暴力所致骨折断端可陷入胸腔，损伤肋间血管、胸膜及肺，从而产生血胸、气胸等。间接暴力多导致肋骨中段骨折。肋骨骨折可发生在单根或多根，单根骨折无明显胸腔内损害，但多根多处骨折则由于胸壁软化形成"浮动胸壁"，吸气时浮动胸壁内陷，呼气时浮动胸壁外突，与正常胸壁呼吸运动相反，形成"反常呼吸"。反常呼吸可使双侧胸腔内压力失去平衡，产生"纵隔摆动"，因此影响呼吸、循环功能。

二、病因与发病机制

在小儿和青年期，肋骨本身富有弹性，不易折断。有时有胸内脏器损伤而不发生肋骨骨折。老年人肋骨脱钙、脆弱，有时因轻伤甚至用力咳嗽或喷嚏，也可引起骨折。肋骨骨折一般由外来暴力所致。直接暴力作用于胸部时，肋骨骨折常发生于受打击部位，骨折端向内折断，同时造成胸内脏器损伤。间接暴力作用于胸部时，如胸部受挤压的暴力，肋骨骨折发生于暴力作用点以外的部位，骨折端向外，容易损伤胸壁软组织，产生胸部血肿。

开放性骨折多见于火器或锐器直接损伤。此外，当肋骨有病理性改变如骨质疏松、骨质软化或原发性和转移性肋骨肿瘤时，在此基础上发生的骨折，称为病理性肋骨骨折。

三、临床表现

① 病史：有交通事故及外伤史。

② 局部症状：胸痛、咳嗽、深呼吸或身体转动时疼痛加重。严重者疼痛剧烈伴气促、呼吸困难、发绀，甚至休克。

③ 伤处局部肿胀或淤血、压痛明显，可触及骨摩擦感或骨擦音。局部胸壁变形、软化及反常呼吸运动。

④ 胸部平片可显示肋骨骨折的部位、数量及错位情况，并了解胸膜腔及肺内情况。连枷胸虽然通过视诊和触诊确诊，但胸部平片有助于明确其范围及合并伤。

⑤ 血气分析：动脉血气分析对了解病情的严重程度很有帮助。对病情监护、诊断呼吸衰竭及决定治疗方案有重要参考价值。

四、实验室及其他检查

① 实验室检查：目前暂无相关资料。

② 其他辅助检查：X线检查可以观察骨折部位，也可见到肋骨骨折的骨折线或断端错位。还可以了解胸内脏器有无损伤及并发症。但应注意在没有移位的骨折，腋区范围的骨折或肋软骨处的骨折，X线片不易显示，早期易漏诊，待伤后3～6周再次摄X线胸片，可以显示骨折后有骨痂形成阴影。胸骨骨折则在胸骨侧位片才能清楚显示骨折的影像。

五、治疗

（1）闭合性肋骨骨折

① 单处肋骨骨折或肋骨骨折范围较小者，断端因被肋间肌固定较少移位，多能自行愈合。局部行胶布固定或用多头胸带包扎，口服或注射止痛剂，也可用2%的普鲁卡因做局部封闭。

② 多根多处骨折者，必须紧急处理。常用方法：用厚敷料盖于伤处，加压包扎固定。若患者出现反常呼吸，有呼吸衰竭及

休克现象者。应首先去除呼吸道分泌物，控制胸壁反常运动，恢复正常呼吸功能，处理休克。对咳嗽无力，不能有效排痰者，行气管插管或气管切开。

（2）开放性肋骨骨折　胸壁伤口必须彻底清创，修齐骨折端予以固定。胸膜刺破者须做胸腔引流。

六、观察要点

严密观察病情变化，特别是观察呼吸、脉搏、血压等情况。

七、护理要点

（一）常规护理

① 取半坐位，以利呼吸和减轻疼痛。

② 氧气吸入，保持呼吸道通畅。

（二）专科护理

① 止痛：遵医嘱使用镇痛剂。

② 局部用胶布固定制动，减少骨折端摩擦，起止痛和固定作用。

③ 建立静脉通道，预防体克的发生。

张力性气胸

一、定义

张力性气胸是指钝性伤或穿透性伤造成胸壁、肺、支气管或食管上的创口呈单向活瓣与胸膜腔相通，吸气时活瓣开放，空气进入胸膜腔，呼气时活瓣关闭，空气不能从胸膜腔排出。随着呼吸，伤侧胸膜腔内积气越来越多，压力不断升高，以致超过大气压，形成张力性气胸。伤侧肺组织高度受压缩而丧失通气，纵隔被推向健侧，使健侧肺也被压缩，通气面积减少，从而造成潮气量和通气量减少并产生肺内分流，引起严重呼吸功能障碍和低氧血症。

二、病因与发病机制

（1）发病原因　张力性气胸指胸膜腔的漏气通道呈单向活瓣

状，吸气时胸膜腔内压降低，活瓣开放，气体进入；呼气时胸膜腔内压升高，活瓣关闭，气体不能排出，创伤性气胸的肺、支气管，胸壁损伤创口可呈单通道活瓣膜作用，自发性气胸的胸膜破口也可形成这样的活瓣作用。

（2）发病机制　由于气体持续进入胸膜腔而不能排出，使胸膜腔内压力持续升高，造成以下改变：

① 患侧肺脏被完全压缩萎陷，从而完全丧失通气和换气功能。

② 纵隔持续向健侧移位，压迫心脏及大血管，影响循环功能。

③ 健侧肺脏部分被压迫，影响健侧肺的通气和换气功能。

当胸膜腔内压增高到一定程度，气体通过壁层胸膜或纵隔胸膜进入纵隔或胸壁，产生纵隔气肿或患侧胸部，头，面，颈部的皮下气肿，皮下气肿标志胸膜腔内气体蓄积的程度，同时亦可以减低胸膜腔内的压力，如治疗不及时，会造成气体交换严重受限，静脉回流受阻，心排血量下降，组织缺氧，患者伤侧胸廓饱满，严重呼吸困难、发绀和休克。

三、临床表现

① 病史：是否有胸部钝性伤或锐器刺伤史。

② 胸痛、胸紧闷感、严重呼吸困难、发绀、烦躁不安、休克。

③ 胸部广泛性皮下气肿，严重时扩展至面颈部、腹背部、阴囊及四肢。检查时可发现脉搏细弱、血压低、气管显著向健侧偏移；伤侧胸壁饱满、肋间隙变平、呼吸幅度明显减弱，叩诊为鼓音，听诊呼吸音消失。

四、实验室及其他检查

（1）实验室检查　目前暂无相关资料。

（2）其他辅助检查

① X线表现：胸片是诊断气胸最可靠的方法，可显示肺萎

陷的程度、肺部情况、有无胸膜粘连、胸腔积液及纵隔移位等。

② 胸部CT扫描：能清晰显示胸腔积气的范围和积气量、肺被压缩的程度，在有些患者可以见到肺尖部肺大疱的存在，同时胸部CT还能显示胸腔积液的多少。尤其是对含极少量气体的气胸和主要位于前中胸膜腔的局限性气胸，在X线胸像上容易漏诊，而CT则无影像重叠的弱点，能明确诊断。

五、治疗

① 立即行胸膜腔穿刺排气及胸膜腔闭式引流，变张力性气胸为闭合性气胸。

② 若胸膜腔闭式引流后如仍持续有大量气体溢出，患者呼吸困难不缓解，应立即行剖胸探查术，手术修补裂口。

③ 使用抗生素预防感染。

六、观察要点

① 严密观察生命体征，注意神志、瞳孔、胸部和腹部体征以及肢体活动情况等，警惕多发伤。

② 严密观察呼吸频率、幅度及缺氧症状，患者若出现呼吸急促、呼吸困难、发绀，应给予吸氧。血压平稳后取半坐卧位，利于呼吸、循环及引流。

七、护理要点

（1）常规护理

① 保持呼吸道通畅，预防感染，鼓励患者有效咳嗽排痰。

② 加强基础护理，以协助患者自理，鼓励患者早期下床活动。

（2）专科护理　行胸膜腔穿刺术或胸腔闭式引流患者，按胸膜腔穿刺术或胸腔闭式引流常规护理。

创伤性血胸

一、定义

因肺部或胸壁的损伤，导致胸腔内脏器、血管的裂伤，引起胸膜腔积血，称为创伤性血胸。创伤性血胸的发生率在钝性伤中占25%～75%，在穿透性伤中占60%～80%。出血来源较常为肋骨骨折断端出血经壁层胸膜上的刺破口流入胸膜腔、肋间血管和胸部内血管受损出血以及肺破裂或心脏和大血管受损破裂出血。血胸发生后，随着胸膜腔内压力的增高，肺萎缩，纵隔推向健侧，因而影响呼吸和循环功能。若短期内大量积血，去纤维蛋白不完全，即可凝固成血块。血块机化后，形成纤维组织束缚肺和胸廓，限制呼吸运动，使呼吸功能受损。

二、病因与发病机制

胸部穿透伤或非穿透伤均可引起胸壁和胸腔内任何器官受损出血，如与胸膜腔沟通，血液积聚在胸膜腔内称为血胸。胸部穿透伤往往由于枪弹、爆炸片和锐器击伤，常同时存在气胸。胸部钝性伤致闭合性肋骨骨折，骨折断端刺破肋间血管、胸膜和肺形成血胸。

三、临床表现

（1）迅速了解受伤的经过、时间、暴力的性质、作用部位和方向。了解受伤后有无现场救护及效果。

（2）立即评估患者生命体征、意识状态，判断有无休克表现。观察患者有无气促、呼吸困难、发绀、咯血等表现。

（3）观察胸部损伤情况，有无挫伤、有无伤口、有无反常呼吸运动、有无皮下气肿等情况。

（4）判断是否合并其他损伤。

（5）损伤性血胸依其出血量、出血速度和患者的体质有所不同。小量血胸（出血量＜500ml）患者可有轻度胸痛及呼吸困难，但对呼吸、循环功能影响不大，无明显失血症状及体征，X线检查表现为肋膈角消失；中等量血胸（出血量500～1000ml）和大量血胸（出血量1000ml以上）可发生脉搏快弱、血压下降、气促等失血性休克症状以及胸腔积液征象。X线检查示伤侧胸膜腔有大片致密影，纵隔移向健侧；如合并气胸则显示有液平面，若胸腔穿刺抽出血液，则能明确诊断。

（6）以下征象提示有进行性出血：①脉搏逐渐增快，血压持续下降。②经输血补液后，血压不回升或升高后又迅速下降。③红细胞计数、血红蛋白和血细胞比容等重复测定，呈进行性降低。④X线检查显示胸膜腔阴影继续增大。⑤闭式引流后，引流量持续3小时超过200ml/h。

四、实验室及其他检查

（1）实验室检查　目前暂无相关资料。

（2）其他辅助检查

① X线检查：直立位X线胸片非常重要，含1000ml血胸的患者在卧位X线胸片上，可能见到轻微的弥漫性密度增高阴影，可误认为胸膜反应。某些情况下，少于300ml的血胸，即使在直立位X线胸片上也难以判断。中等量以上的出血，X线胸片可见伤侧胸膜腔内有积液阴影，纵隔向对侧移位，如合并气胸则可见气液平面。

② 胸部B型超声检查：伤侧胸膜腔内有积液形成的液性暗区，出血量大时，因存在不凝血，可出现不均质密度的液性暗区。

③ 胸部CT检查：可见伤侧胸腔积血，对判断肺部损伤和胸部损伤程度也可提供帮助。

五、治疗

创伤性血胸的治疗原则是抗休克，解除对肺组织的压迫。一般应在8～12h内1次将胸腔积血抽除干净。

① 小量血胸应严密观察，不必特殊处理。

② 中量以上血胸必须尽早放置胸腔闭式引流，迅速补充血容量，全身应用抗生素，预防发生肺组织和胸腔感染，鼓励患者咳嗽排痰，促进肺组织复张。

③ 胸膜腔进行性出血时，在抗休克治疗的同时，紧急行开胸术。血胸开胸探查的指征有：进行性血胸；伴有心脏、大血管

损伤；伴有气管、支气管或食管损伤；凝固性血胸伴胸腔内异物存留；胸腹联合伤，且胸液中有污染物质。

六、观察要点

① 严密监护患者神志、瞳孔及生命体征的变化，如心率、血压、呼吸、尿量等的变化。监测血常规、血细胞比容、心电图、动脉血气分析等。备好各种急救设备和药品。一旦患者心搏、呼吸停止，应立即进行开胸心肺复苏术。

② 血胸患者易致胸内感染，要密切观察体温的变化，测体温每4小时1次。高热患者给予物理降温或药物降温。患者若出现寒颤、发热、头痛、头晕等中毒症状，胸膜腔穿刺抽出血性混浊性液体，并查出脓细胞，提示血胸已继发形成脓胸，应按脓胸处理。

七、护理要点

急救护理

严重胸部外伤常合并其他部位和脏器的损伤，情况往往危重紧急。护士应迅速、准确地配合医师进行各种抢救措施，挽救生命，提高救治成功率。

（1）对呼吸、心搏停止的患者，应立即行心肺复苏。对窒息患者，应立即彻底清除口腔和呼吸道分泌物或异物，口对口人工呼吸及胸外心脏按压复苏。同时气管插管，供氧及辅助呼吸。而对于血容量不足、呼吸功能不全和血气胸，应先抢救，再行X线检查，尽快对严重胸部损伤的致命情况做出判断。

（2）保持呼吸道通畅，密切观察患者的呼吸频率、节律及缺氧症状，如出现呼吸困难、发绀，应高流量吸氧或应用呼吸机辅助呼吸。昏迷患者应尽早气管插管；伴有颌面及喉部损伤者，宜行气管切开。

（3）胸腔闭式引流的护理

① 保持管道的密闭和无菌：使用前仔细检查引流装置的密闭性能、引流瓶有无破损、各衔接处是否密封等。更换引流瓶

时，应严格遵守无菌操作规程，防止感染。

　　② 有效体位：患者取半卧位，利于呼吸和引流。鼓励患者进行咳嗽、深呼吸，利于积液排出，恢复胸膜腔负压，使肺充分扩张。

　　③ 维持引流通畅：任何情况下引流瓶不应该高于患者胸腔，以免引流液反流入胸膜腔造成感染。应定时挤压引流管，每0.5～1小时挤压1次，防止受压、扭曲、阻塞。

　　④ 妥善固定：妥善固定引流管于患者床旁。运送患者时双钳夹管，水封瓶置于床上患者双下肢之间，防止滑脱。下床活动时，引流瓶位置应低于膝关节，并保持其密封。若引流管从胸腔滑脱，立即用手捏闭伤口皮肤，消毒处理后，用凡士林纱布封闭伤口，再做进一步处理。

　　⑤ 观察记录：严密观察引流液的量、性状、水柱波动范围，并准确记录。

　　⑥ 拔管护理：48～72小时后，引流量明显减少，经X线胸片检查肺膨胀良好，患者无呼吸困难即可拔管。拔管后应注意观察患者有无胸闷、呼吸困难，切口漏气、渗液、出血，皮下气肿，拔管后第2天更换敷料。

第六节　腹部创伤

一、定义

　　腹部创伤在战时或平时都较多见，其发病率占各种创伤的0.4%～1.8%。其危险性主要是腹腔实质器官或大血管创伤引起大出血以及腹腔脏器破损引起的腹腔感染。腹部损伤可分为闭合性和开放性创伤。闭合性创伤常系坠落、碰撞、冲击、挤压、拳打脚踢等钝性暴力所致。开放性创伤由刀刺、枪弹、弹片所引起。无论开放或闭合，都可导致腹腔内脏损伤。常见损伤部位依次为脾、肾、肝、胃、肠等。胰、十二指肠、膈、直肠等因位置较深，损伤率较低。

二、病因与发病机制

腹部创伤平时多见于交通事故、工农业生产创伤、生活意外、斗殴、凶杀、灾难事故等。战时多见于刺伤，现代战争中主要为火器伤，致伤物多为弹丸、弹珠、弹片等。通常分为两类。

① 闭合性损伤：系受钝性暴力所致，若损伤造成单纯腹壁损伤，一般病情较轻；若合并内脏损伤，大多为严重创伤。腹部空腔脏器的内容物如胃肠液、粪便、胆汁等若溢入腹膜腔内，会引起腹内严重感染，造成弥漫性腹膜炎。腹内实质性脏器如肝、脾、胰等损伤，常造成大量血液进入腹膜腔或腹膜后，引起失血性休克。若不及时诊断和治疗，将会有生命危险。

② 开放性损伤：分贯穿伤和非贯穿伤，常见为贯穿伤，战时多见。大多伴有腹内脏器损伤。

三、临床表现

伤员处于精神紧张状态，面色苍白，出冷汗，皮肤发凉。呼吸困难者多见于合并有胸部损伤者，伴有内脏出血者，随着出血量的增加、脉搏加快、变弱、血压下降，最后出现休克。胃肠道破裂可造成腹膜强烈的化学性刺激。

① 腹痛：伤后早期，患者指出的疼痛最重部位往往是脏器损伤部位，但早期无剧烈腹痛者并不排除内脏损伤的可能，如脾破裂患者，有时疼痛并不明显，而以失血性休克为主要症状。

② 恶心、呕吐：胃肠道破裂、内出血、胰腺损伤或肝外胆管破裂均可刺激腹膜，引起反射性恶心、呕吐。细菌性腹膜炎形成后，呕吐是肠麻痹的表现，多为持续性，吐出物大多为胃内容物及胆汁。

③ 腹胀：多在伤后晚期出现，为腹膜炎造成的肠麻痹所致，多呈持续性，且常伴有肠鸣音减弱或消失，一旦出现水电解质紊乱，可出现腹胀。

④ 胃肠道出血：呕血常见于胃、十二指肠损伤，多混有胃液、胆汁和食物残渣，在伤后出现。伤后大便有新鲜血，说明结

肠或直肠有损伤。

四、实验室及其他检查

① 实验室检查：检测红细胞计数和血红蛋白，注意有无持续下降，进一步明确有无腹腔内出血的可能。测白细胞计数以了解腹腔感染情况。血尿或尿中有大量红细胞提示泌尿系损伤。胰腺有损伤时，血尿淀粉酶值增高。

② X线检查：脾破裂时，左膈升高，脾影增大。肝破裂时，右膈升高。膈下游离气体是肠胃破裂的征象。

③ 腹腔穿刺术与腹腔灌洗术：若穿刺吸出不凝固血液，提示腹腔内出血，多系实质性脏器损伤所致；如抽出物为胃内容物或胆汁，提示胃肠损伤、胆囊或肠道损伤。如有尿液抽出，则为膀胱损伤。如无液体抽出，并不能完全排除无内脏损伤的可能，仍应严密观察病情。

④ 其他：B超、CT、腹腔镜检查等。

五、治疗

① 对单纯腹壁损伤的治疗，与其他软组织损伤的处理相同。

② 对于暂时不能明确内脏有无损伤的患者，应严密观察病情的动态变化。

③ 对已确诊或高度怀疑腹腔内脏损伤者，应在做好紧急术前准备，力争早期手术，以达到探查、止血、修补和引流腹腔残余液体的治疗措施。对实质性脏器破裂所致的腹腔大出血，应当机立断，在抗休克的同时，迅速剖腹止血，对空腔脏器破裂者，多为失液性休克，故应纠正休克的前提下进行手术。若伴有感染性休克而不易纠正者，应尽早进行手术治疗。

六、观察要点

① 监测呼吸、脉搏、血压的变化，并注意神志改变，危重病者随时测定。

② 加强临床症状和体征的观察，以判断病情进展变化。

③ 每隔30分检查腹部体征，了解腹膜刺激征的程度和范围改变，肝浊音界有无缩小或消失，有无移动性浊音等。

七、护理要点

（1）根据损伤情况的轻重缓急，进行急救处理　腹部损伤可合并多发性损伤，在急救时应分清主次和轻重缓急。首先处理危及生命的重要情况，如心搏呼吸骤停、窒息、大出血、张力性气胸等。对已发生休克者迅速建立通畅的静脉通路，及时补液，必要时输血。对开放性腹部损伤，应妥善处理伤口，及时止血，做好包扎固定。如有少量肠管脱出，可用消毒或清洁碗覆盖保护后再包扎，勿现场还纳，以防污染腹腔。若有大量肠管脱出，应先将其还纳入腹腔，暂行包扎，以免肠管因伤口收缩受压缺血或肠系膜受牵拉引起或加重休克。

（2）病情观察期间护理　原则上执行急性腹膜炎非手术疗法护理措施，但应注意以下几点。

① 禁食：腹部损伤患者可能有胃肠道穿孔或肠麻痹，应禁食，给予胃肠减压行负压吸引以减轻腹胀和减少胃肠液外漏。待病情好转，肠功能恢复后，可拔除胃肠减压管，开始进流质饮食。禁食期间需及时补充适量的液体，并注意防止水、电解质和酸碱平衡失调。

② 应用抗生素：腹部损伤后可应用广谱抗生素预防和治疗腹腔内感染。

③ 观察期间禁用吗啡类镇痛药，以免掩盖病情的观察，耽误治疗。禁止灌肠。

④ 加强与患者沟通，关心患者，解除其紧张、焦虑情绪，使患者能积极配合治疗。

⑤ 术前护理：尽快做好手术前的各项准备，除一般手术常规准备外，对休克患者应及时补充足够的血容量，监测中心静脉压，必要时可采用两条静脉输液途径。术前留置胃肠减压和导尿管。

⑥ 术后护理　严密观察呼吸、脉搏、血压等生命体征的变化。术后禁食，胃肠减压行负压吸引以减轻腹胀和减少胃肠液外漏。待肠蠕动恢复后，逐步增加饮食。患者清醒后，生命体征平稳，改为半卧位，以利引流。注意腹腔引流的通畅，并严密观察和记录引流液的性质、颜色和量。

第七节　骨与关节损伤

一、定义

随着现代工业、交通的迅速发展，骨关节损伤的发生率越来越高且日趋复杂。发生骨关节损伤的患者大多数有严重的骨折、脱位和软组织损伤。骨折是指骨的完整性或连续性中断。骨折一般伴有软组织如骨周围的骨膜、韧带、肌腱、肌肉、血管、神经及关节等的损伤。关节损伤是指构成关节的骨、关节软骨、滑膜、关节囊、韧带等组织的损伤。严重多发骨、关节损伤，可造成永久性伤残甚至死亡。常见骨关节损伤的病因有直接暴力和间接暴力。

二、临床表现

1. 外伤史　骨关节损伤一般均有严重的外伤史，主要以交通事故、重物砸伤、高处坠落、机械损伤等直接暴力或间接暴力综合作用而造成严重创伤。

2. 全身情况　骨折可以引起全身状况的改变，如休克、呼吸窘迫综合征和弥散性血管内凝血。骨骼和肌肉损伤所特有的全身改变主要有脂肪栓塞和挤压综合征。

（1）脂肪栓塞　又称脂肪栓塞综合征。常见于骨干骨折，如股骨、胫骨等。主要临床表现为：①皮下或黏膜下出血点，在胸前、肩部及球结膜处容易发现。②呼吸急促、缺氧、发绀。③发生脑部栓塞时，患者表现为神志障碍、昏睡、谵妄或抽搐等。④实验室检查见血氧分压下降至60mmHg（8kPa）以下，血红蛋白下降至100g/L以下。⑤胸片检查可见肺内有絮状阴影，严重者呈"暴风雪"样改变。

（2）挤压综合征 是指肌肉丰富的部位如下肢或躯干长时间受重力挤压，引起肌肉缺血、坏死，继发一系列全身反应。最早出现的体征为肌肉和神经的功能障碍。由于大量肌肉坏死释放毒性代谢产物，引起患者全身症状如肌红蛋白尿和高钾血症，严重者可出现休克、酸中毒和急性肾衰竭。

3．骨折的症状和体征

（1）骨折 一般表现为骨折处有明显疼痛和压痛、肿胀、瘀斑、功能障碍。特有体征有畸形、反常活动及骨擦音。早期可并发休克、血管损伤、神经损伤、内脏损伤、骨筋膜室综合征及感染等。X线检查可确定骨折的类型和移位情况。对某些诊断不明确的骨关节损伤，CT检查有很大价值，如脊椎体或附件的纵裂骨折、旋转移位的骨折、环椎弓骨折、骨盆骨折、脊髓的受压迫情况、关节脱位后股骨头位置判断及活动情况等。

（2）关节损伤 关节脱位表现为局部疼痛、畸形、活动障碍，触诊在正常关节部位变软或空虚，而在附近可触及不正常的骨性隆起，正常关节骨性标志的关系发生改变。单纯的韧带损伤表现为局部疼痛、肿胀和不同程度的活动障碍。

4．伤情特点

（1）伤情危重 骨关节损伤多合并严重的颅脑创伤、胸腹腔脏器损伤等，病死率高。

（2）并发症多且发生率高 严重多发性骨干关节损伤死亡的主要原因是并发症。早期的创伤性休克、心脏呼吸骤停、内脏损伤；中期的急性呼吸窘迫综合征（ARDS）、急性肾衰竭（ARF）、弥散性血管内凝血（DIc）；后期的坠积性肺炎、泌尿系感染、压疮等均是造成患者死亡的重要因素。晚期并发症有骨折愈合异常、缺血性骨坏死、关节活动障碍、创伤性关节炎症等。并发症主要有休克、截瘫、感染及大血管周围神经损伤。

三、治疗

① 首先抢救生命：对已心脏、呼吸停止或濒于停止的患者，立即进行心肺复苏；对急性大出血者必须尽快明确诊断，采取有效措施，预防因失血性休克而死亡；昏迷患者，必须保持呼吸道通畅。

② 妥善处理伤口：对伤口进行迅速有效的清洁和止血。

③ 简单有效的固定：有效的固定可以减少疼痛，防止休克或避免休克加重；同时可预防合并伤，因移动伤肢时，骨折端可能损伤邻近的血管、神经或脏器；有效的固定也有利于伤员搬运和转送。

④ 迅速转运：迅速将伤员转送到医院。对开放性伤口。应争取6小时内送到医院进行清创，防止伤口感染。断离的肢体，更应尽早送到医院，争取再植的机会。

四、观察要点

① 注意观察石膏固定肢体的肢端血液循环，如发现皮肤青紫、发冷、肿胀、麻木或疼痛，应及时报告医师，给予处理。

② 严密观察患肢的血液循环和肢体的活动情况　观察内容包括：肢端皮肤的颜色、温度、桡动脉或足背动脉的搏动和指（趾）端的活动。如肢端皮肤颜色变深，温度下降，动脉搏动减弱，被动活动指（趾）引起剧痛，说明发生了血液循环障碍，应及时查明原因，如包扎过紧、牵引重量过大等须及时处理。

五、护理要点

1. 常规护理

（1）生命体征的观察　应严格监测患者的生命体征，如心率、血压、呼吸、脉搏、尿量及神志的变化。

（2）抗休克治疗　建立静脉通路，补充血容量，纠正酸中毒，应用血管收缩剂辅助升高血压，改善微循环。保持呼吸道通畅，并予以氧气吸入，减轻脑组织缺氧状态。去除休克病因。

（3）药物疗效的观察　清创术后根据伤情轻重，酌情选用抗生素，即使清创彻底，仍需应用5～7天。并定时复查血常规，了解感染的情况。

（4）抬高伤肢，注意观察肢体肿胀情况，因体位或肢体肿胀造成骨外固定器部件压迫皮肤时应及时处理，有松动的螺丝应及时拧紧。

（5）若急诊手术者应做好手术前的准备。

（6）心理护理　向患者简单地解释所有治疗过程。

（7）术后防止下肢静脉血栓的形成，应皮下注射低分子肝素0.4～0.6ml，每天1次。使患肢抬高减少水肿和疼痛。

2. 专科护理

（1）外固定时针孔的护理　骨外固定后应重视针孔的护理。护理不当可增加针孔的感染率。一般术后第3天更换敷料1次，针孔有渗出时须每天更换敷料。10天左右针孔皮肤即有纤维性包裹，此时在保持皮肤清洁、干燥的同时，每隔1～2天滴少许70%乙醇或碘伏溶液即可。针孔处皮肤有张力时应及时在张力侧切开减张。有针孔感染时应及时对症处理。

（2）石膏固定患者的护理

① 患肢抬高，以利于静脉及淋巴的回流。

② 石膏未干如需搬运时应用手掌托，禁用手捏，以免在石膏上形成凹陷，对肢体形成局限性压疮。

③ 随时听取患者主诉，若主诉石膏内的某一点疼痛切不可忽视，应及时检查处理，以免发生局部坏死。

④ 利用嗅觉进行观察，如有腐臭味时，说明石膏内有压疮，已形成溃疡、坏死，或石膏内伤口感染，应及时通知医师处理。

⑤ 石膏里面有伤口者，应观察伤口渗血情况，为明确伤口是否再继续渗血，应在石膏上沿血迹做一标记，并不断观察。如有明显的继续出血征象，应及时报告医师进行处理。

⑥ 解除局部受压，可在局部开窗。

⑦ 鼓励患者做石膏内的肌肉收缩运动，预防肌肉萎缩。病

情允许鼓励患者下床活动。

⑧ 禁止使用硬物抓挠石膏内皮肤，以防皮肤损伤。

⑨保持石膏的整洁，避免污染，严重污染者应及时更换石膏。

⑩ 石膏拆除时可做肌肉按摩，并加强功能锻炼。

（3）牵引患者的护理

① 保持有效的牵引：根据患者牵引的部位抬高床头或床尾，以保持牵引力和体重的平衡。防止发生下肢牵引时足抵住床尾栏杆，或颅骨牵引时头部抵住床头栏杆等情况，使牵引失去作用。保持牵引锤悬空，滑车灵活，牵引绳和患肢长轴平行，牵引绳上不能放置枕头、被子等，以免影响牵引的效果。

② 牵引时要保持患者处于正确的牵引位体。

③ 牵引的重量应根据病情需要调节，不可随意增减。

④ 骨牵引的患者要保持牵引针孔处的清洁干燥，预防感染。

⑤ 牵引处不必用敷料，每天滴 70% 乙醇 2 次。如有分泌物和痂皮，应用棉签擦去，防止痂下积脓。注意牵引针有无偏移，用碘酒、乙醇消毒后调至对称。

⑥ 预防并发症的发生。

第八节　泌尿系损伤

肾损伤

一、定义

肾位置较深，受到腰部肌肉、椎体、肋骨和腹腔脏器的保护，不易受到损伤。但肾实质脆弱，包膜薄，受暴力打击时会发生破裂，造成肾损伤；肾在脂肪囊内有一定的活动度，被暴力推移时会牵拉肾蒂，造成肾蒂损伤。

二、病因与发病机制

肾损伤分为闭合性损伤和开放性损伤两种类型，可由下列原因引起。

① 闭合性肾损伤：包括直接暴力、间接暴力、肌肉强力收缩及医源性等原因。直接暴力系肾区受到直接暴力打击致伤，如车祸、打击伤或跌倒时肾区碰及硬物等引起，是肾损伤最常见的原因。间接暴力多见于坠落伤，双足或臀部着地时肾受到剧烈震动所致。在肾积水、肾囊肿、结石或肿瘤等病理情况下，如搬运重物、剧烈运动或身体突然猛烈转动引起肌肉强烈收缩。可造成自发性肾破裂。自从体外冲击波碎石术ESWL及腔内泌尿外科开展以来，由于碎石时盲目升高电压或增加轰击次数、输尿管导管插入过深、肾盂逆行造影注入过量造影剂等不当操作可造成医源性肾损伤。

② 开放性肾损伤：因刀、枪、弹片贯穿致伤，常合并胸腹部其他脏器损伤。

三、临床表现

① 病史：有直接暴力或间接暴力外伤史。

② 休克：因肾血液供应非常充足，正常人的肾每分钟通过的血流量为1200ml，相当于安静时心排血量的20%～25%。故肾损伤患者都伴有不同程度的休克，特别是开放性创伤患者，休克发生率高达60%～80%。

③ 血尿：为肾损伤的常见症状。发生率为80%～97%。轻度肾挫伤时血尿轻微，重度肾损伤呈肉眼血尿。但血尿与肾损伤程度不一定呈正比，在肾蒂血管损伤、肾盂广泛离裂伤、输尿管断裂或被血块堵塞时，血尿可以不明显，甚至无血尿。

④ 疼痛：受伤部位软组织损伤、肾实质损伤、肾包膜激惹均可引起腰部或上腹部疼痛。血液、尿液渗入腹腔或伴有腹部器官损伤时，可出现全腹腔疼痛和腹膜刺激症状。

⑤ 发热：尿外渗继发感染，形成肾周围脓肿或化脓性腹膜炎，可出现高热并有全身中毒症状。血肿吸收可出现中等程度的吸收热。

⑥ 辅助检查：B超、CT检查均可显示肾实质情况和血肿部位。CT可清晰显示肾皮质裂伤、尿外渗和血肿范围，显示无活力的肾组织，并可了解肝、脾、胰腺及大血管的情况。肾动脉造影或选择性肾动脉造影可确诊肾蒂损伤，也可显示深的肾蒂及碎裂伤，可提示有关肾损伤的范围及程度，也可诊断出血已经停止或还在继续。

四、实验室及其他检查

（1）实验室检查　对腰腹部受伤且疑有肾损伤的患者应立即行尿常规检查，了解出血情况。必要时导尿，留尿进行比色观察。但血尿的多少有时与损伤的程度不一定成比例。

（2）其他辅助检查

① CT：在肾损伤的诊断及随访中有十分重要的价值。在患者全身情况允许的情况下，应作为首选的检查。它不仅可以准确了解肾实质损伤的程度、范围以及血、尿外渗的情况，还可同时明确有无其他腹腔脏器的损伤。

② B超：可初步了解肾损伤的程度以及肾周围血肿和尿外渗的情况。

③ X线检查：根据排泄性尿路造影时造影剂外漏的情况，可了解肾损伤的程度和范围，并可了解两侧肾功能的情况。当排泄性尿路造影不显影，且疑有肾蒂血管伤时，可行肾动脉造影检查，但应在病情稳定时方可实施。肾动脉造影可发现有造影剂外溢以及肾血管较大分支阻塞。在肾动脉造影确诊后，还可行选择性肾动脉分支栓塞以控制出血。

五、治疗

（1）紧急处理　伴休克时应及时治疗，包括迅速输液、输血，给氧，并确定是否合并其他器官损伤。

（2）非手术治疗　肾挫伤或浅小裂伤一般均采取非手术治疗。

（3）手术治疗　较重的肾裂伤或粉碎伤、肾蒂伤及集合系统断裂有大量尿外渗时，应采取手术治疗。

手术治疗的适应证：①开放性肾损伤合并其他脏器损伤。②肾断裂或严重破损大出血。有出血性休克，输血1000ml后病情仍不稳定者。③肾蒂断裂、肾动脉造影显示肾动脉栓塞或有内膜损伤者。④持续严重大出血伴休克或反复发生的继发性大出血。⑤肾损伤伴有输尿管损伤梗阻者。

六、观察要点

密切观察生命体征、神志、尿量、血红蛋白、血细胞比容、尿中血量及腹腔内包块等情况。

七、护理要点

（1）常规护理

① 绝对卧床休息3～4周，恢复后3个月内避免参加体力劳动。过早下床有可能引发再度出血。

② 休克时按休克护理常规处理，如快速建立输液、输血通道、复苏等，并确定是否伴其他脏器损伤。对严重肾损伤患者，即使其血压处于正常范围内，仍需采取防治休克的措施。并密切观察生命体征、神志、尿量等变化。

（2）专科护理

① 留置尿管，并严密观察尿量、颜色的变化，尿量不少于50ml/h，判断血尿有无进行性加重。

② 输液和输血，补充血容量，维持水、电解质平衡。

③ 止血、止痛、镇静处理。

④ 抗生素应用　因血肿和尿外渗有利于细菌生长，感染又是继发性出血的重要原因之一，早期使用抗生素可预防感染。

尿道损伤

一、定义

尿道损伤是由骨盆骨折及骑跨伤所致，偶为器械损伤所致，表现为尿道口滴血或无滴血，以排尿困难为主要症状。多发生于男性。

二、病因与发病机制

（1）尿道闭合性损伤　主要由会阴骑跨伤和骨盆骨折所致。

① 会阴骑跨伤：多因由高处跌下或摔倒时，会阴部骑跨于硬物上或会阴部被猛烈踢伤所致。受伤部位多位于球部尿道，少数可伤及球膜部尿道。因球部尿道位于耻骨联合下方比较固定，会阴部骑跨于硬物上，球部尿道被压榨于硬物与耻骨联合之间，因而易于致伤。这类损伤一般不合并发生骨盆骨折。

② 骨盆骨折：最常见于交通事故、工伤事故或自然灾害时的骨盆骨折伤合并尿道损伤，部位几乎都发生在后尿道。骨盆骨折所致的后尿道损伤，多为骨折引起的尿道撕裂（断）伤，少数为骨折断端刺伤。由于耻骨前列腺韧带固定于耻骨联合后下方，膜部尿道穿过尿生殖膈并被其固定，当骨盆骨折导致骨盆环前后径增大左右径变小，或前后径变小左右径增大时，耻骨前列腺韧带受到急剧的牵拉连同前列腺突然移位，致使前列腺尿道与膜部尿道交界处撕裂或断裂；或因骨折致尿生殖膈撕裂，致使穿过其中的膜部尿道被撕裂或断裂。

（2）尿道开放性损伤　多见于利器伤或火器伤，偶见于牲畜咬伤及牛角刺伤等，常并发阴茎及会阴部的损伤或缺失，伤情复杂。

（3）医源性损伤　常因尿道器械操作不当所致。多发生在尿道外口、球部尿道、膜部尿道或前列腺部尿道。尿道有病变特别是有梗阻时，较易发生损伤。损伤程度和范围不一，可仅为黏膜挫伤，也可穿破尿道，甚至可穿入直肠。

三、临床表现

① 病史：有外伤史，特别是骑跨伤及骨盆骨折伤史。

② 血尿：是肾损伤的常见症状，在轻度外伤时可能是唯一的症状。血尿的程度往往反映损伤的严重性。

③ 腰部肿块：因肾周的血肿或尿外渗引起，几乎所有病例都有不同程度的触痛。

④ 休克：因严重创伤和出血导致休克。

⑤ 其他脏器损伤：是否伴有其他脏器的损伤，如脊柱骨折、肋骨骨折等。

⑥ 辅助检查：尿液检查可以确定不同程度的血尿；血常规检查可发现贫血、白细胞计数增高；X线检查、腹平片能发现有无骨折；静脉肾盂造影可以了解对侧肾功能；肾动脉造影可提供比较准确的诊断依据；CT、B超检查有助于了解损伤，血、尿外渗的范围及其他进展情况。

四、实验室及其他检查

导尿试验及腹部X线平片检查。

五、治疗

① 原发病的处理：积极抗休克，有效控制感染。尿道挫伤仍能自行排尿者，适量使用止血药，多饮水；尿道部分裂伤，留置导尿管10～14天，拔管后定期尿道扩张；尿道断裂者，可行膀胱穿刺造瘘2～3周后做排尿期尿道检查。前尿道损伤严重时行尿道修补术或尿道端端吻合术，后尿道损伤行尿道会师术。

② 合并伤的处理：骨盆骨折移位不明显，多卧硬板床，尿瘘者应及时修补。

③ 后遗症的处理：尿道狭窄者定期尿道扩张或狭窄切除尿道重建术。

六、观察要点

除观察一般的生命体征外，还需观察受伤局部的变化：尿外渗或腹膜后血肿的大小变化，并做好记录。如果腹部包块不断增大，则是需要手术的指征。

七、护理要点

① 抗休克处理：取平卧位，迅速建立输液通道，准备输液输血，并确定是否合并有其他器官的损伤。

② 血尿的变化：血尿的严重程度往往反映损伤的程度，因

此需要观察血尿的变化，定时做尿常规、血红蛋白及红细胞测定。

③ 抗感染：泌尿系损伤后常常容易诱发感染，因此均需预防性使用抗生素。严格执行各项无菌技术操作。

④ 对症处理：损伤后有疼痛和血尿，需要绝对卧床3～4周。过早下床活动可能导致再度出血。

第九节　脊柱和脊髓损伤

一、定义

脊柱包括颈椎、胸椎、腰椎和骶椎组织。具有支持躯体、保护脊髓和内脏，以及负重、运动、吸收震荡和平衡肢体的功能。脊柱、脊髓伤是一种严重创伤，其发生率占全身各部位骨折的5%～7%。脊髓损伤是脊柱骨折和脱位的严重并发症，导致脊髓损伤平面以下躯干和下肢或四肢瘫痪及由瘫痪而引起的一系列并发症。

二、病因与发病机制

脊柱骨折或骨折脱位可由高处坠落、工业、交通事故和体育运动等多种原因造成。致伤机制主要是直接暴力、间接暴力和肌肉拉伤。脊髓损伤的原因可来自椎管前方组织，如椎体后缘的骨折块、脱位椎体的后缘、椎间盘等，也可来自椎管后方组织，如骨折脱位的椎板和关节突、黄韧带等，由于致伤力的集中和损伤的突发性，引起脊髓的不同部位发生不同程度的损伤。按脊髓损伤程度不同可分为三种：

① 脊髓震荡：脊髓受到剧烈震荡后，其生理性传导功能可发生暂时抑制，表现在伤区以下发生弛缓性瘫痪，即感觉、运动和反射完全丧失，有时也可能部分保留。因脊髓无实质性损伤，多可在数小时或3周内逐渐恢复，不留后遗症。

② 脊髓受压：伤时椎管周围骨和软组织突入椎管或硬膜外

发生血肿，脊髓未遭受冲击，仅受机械压迫，伤后同样可发生不同程度的弛缓性瘫痪。

③ 脊髓实质损伤：多由于脊髓直接受锐器、火器损伤或受椎管周围组织的猛烈冲击所致，在战时多为枪弹或弹片的直接损伤。脊髓实质可有挫伤、裂伤和横断等不同程度的损伤，可在不同的范围内发生损伤，引起各不相同的症状和体征。

三、临床表现

（1）脊柱局部评估　检查局部是否压痛、肿胀、畸形。

（2）感觉与运动　全面检查上下肢、躯干的感觉和主动运动，了解受损平面及受损的程度等。

（3）脊髓休克　是脊髓损伤的一种并发症。由于脊髓交感神经系统受损，不能释放儿茶酚胺来控制心率和血压，致血管扩张和血液潴留在血管内，产生相对性低血容量性休克，无失血但患者却表现为失血征象，需从静脉补液治疗脊髓休克。体征有：①低血压；②皮肤颜色正常；③体温正常或稍低；④皮肤干燥；⑤心率正常或缓慢（无心动过速）；⑥可能有神志改变。

四、实验室及其他检查

以X线平片为主，再酌情辅以CT或MRI。

五、治疗

① 解除脊髓压迫：尽早解除脊髓压迫是保证脊髓功能尽可能恢复的首要问题。对椎体骨折或脱位，应尽早施行手术复位，在复位的同时解除压迫因素。

② 稳定脊柱：特别是对椎体不稳定型骨折，复位和减压后必须行确切固定，避免再移位。

③ 其他：患者若合并内脏损伤或休克，应首先进行生命支持抢救，待病情稳定后再进行脊柱损伤的处理。高位颈髓损伤，应注意呼吸变化，保持呼吸道通畅。

六、观察要点

（1）临床观察内容

① 保持呼吸道通畅，及时清理呼吸道分泌物。

② 密切观察生命体征的变化，及时记录，必要时吸氧。

③ 观察膀胱充盈状态，有尿潴留者予留置导尿管。

（2）预见性观察

① 高位截瘫者可能突然死亡，须向家属及单位说明病情，以取得合作。

② 预防压疮，保持床单位平整、清洁，定时翻身。

③ 留置导尿管者，每周更换导尿管1次，每天更换引流袋，定期膀胱冲洗，定时夹管放尿，预防泌尿系感染。

④ 保持呼吸道通畅，预防肺部感染。

⑤ 功能锻炼以预防肢体畸形。

七、护理要点

① 卧硬板床，保持中立位，切忌过多翻身。根据病情放置于复苏室或抢救室。

② 颈椎骨折患者给予颈托固定，两侧沙袋制动。注意观察呼吸的变化，必要时吸氧。

③ 切忌将患者任意翻动，以防加重损伤的程度。

第十节 四肢和骨盆创伤

一、定义

骨盆骨折是一种病死率较高的创伤，占所有骨折的0.3%～6%。目前，未合并软组织或内脏器官损伤的骨盆骨折病死率为10.8%，复杂的骨盆骨折病死率为31.1%。损伤后早期，死亡主要是由于大出血、休克、多器官衰竭与感染等。

四肢损伤在平时、战时均多见，其中以软组织伤及骨折为主。其次为关节伤，少数合并血管神经伤。如果处理不当，不仅增加伤员的痛苦，且可导致残疾或死亡。

二、病因

骨盆骨折多为直接暴力撞击、挤压骨盆或从高处坠落冲撞所致，低能量损伤所致的骨折大多不破坏机体环境的稳定，治疗上相对容易，但是中、高能量损伤常在骨盆受到破坏的同时，合并广泛的软组织、盆内脏器伤和其他骨骼及内脏的损伤。

四肢伤平时多由于工矿意外塌方、交通事故、摔伤、跌伤、压伤所引起。战时创伤主要以火器伤为主，其致伤物又以子弹、弹片多见。四肢伤根据损伤程度的不同，引起肢体不同部位的损伤。

（1）骨盆创伤：轻者仅有摔伤，患者骨折的连续性及稳定性依然存在。重者出现不稳定性骨折，可合并胸外伤，容易致残。对于骨质粉碎，且有潜行性骨折的患者病死率高，容易出现休克现象。

（2）四肢创伤：伤情复杂多样，失血量较大，伤及血管时可引起致命性大出血，如果处理不当可能造成肢体缺血坏死或筋膜间隙综合征。常伴有骨折和神经损伤，长骨骨干损伤后髓腔内大量脂肪可能进入体循环，并聚集在肺血管而造成脂肪栓塞综合征。

三、实验室及其他检查

对病情不稳定有大出血可能的患者应避免搬动，可行床边X线检查，以明确诊断。

四、治疗

严重的骨盆骨折，应注意全身情况，首先处理危及生命的并发症，如出血性休克；其次才是骨折。

五、观察要点

1. 临床观察内容

（1）对四肢骨折、大面积撕脱伤和骨盆骨折患者，应密切观察生命体征的变化，开放两条以上静脉通路，防止休克的发生。

（2）观察伤口出血情况及肢体的血循环，包括肢端感觉、活动、皮肤色泽、皮温、神经系统状况。

（3）协助医生清创或石膏固定。

2. 药物观察内容　骨折疼痛剧烈时，按医嘱静脉注射短效止痛剂，避免不必要的痛苦。但要先排除有无颅内、腹部损伤及肢体缺血等严重情况。对周围循环差的休克患者不应使用止痛药。

3. 预见性观察

（1）骨盆骨折患者应绝对卧床休息，尽量避免搬动，注意观察有无休克，警惕腹膜后血肿、尿道、膀胱、直肠损伤的可能。

（2）肢体大血管有活动性出血的患者在使用止血带时，应有醒目标志，注明上止血带和松止血带的时间，防止肢端缺血坏死。

（3）骨筋膜室综合征的观察　肌肉组织挤压产生损伤，筋膜间隔区内压升高，受累筋膜间隔区内的肌肉缺血和坏死称骨筋膜室综合征。其症状和体征是：①疼痛，被动牵拉受累肌肉引起疼痛增加；②穿过间隙内的神经感觉减退；③筋膜室内的组织张力性肿胀；④肌肉运动减弱和麻痹，一般在骨折或挤压后经过数小时的发展才出现。因此，应密切观察局部肢体肿胀的程度、张力的大小、有无水疱出现、末端血循环情况，一经发现及时通知医生。

六、护理要点

① 做好心理护理，减少焦虑情绪。

② 注意夹板固定应包括骨折部位上、下各一个关节。

第十一节　多发性创伤

一、定义

多发性创伤（多发伤）是指同一致伤因子引起的两处以上解

剖部位或脏器的创伤，且至少有一处损伤是危及生命的。应与复合伤相区别，复合伤是指两处或两处以上致伤因子引起的创伤。

二、临床表现

（1）病死率高　多发伤患者有3个死亡高峰

① 第1死亡高峰：伤后数分钟内为即时死亡。死亡原因主要为脑、脑干、高位脊髓的严重创伤或心脏、主动脉破裂或大血管撕裂。

② 第2死亡高峰：伤后6～8小时，称为抢救的"黄金时间"。死亡原因主要为脑内、硬膜下及硬膜外血肿，血气胸，肝、脾破裂、骨盆及股骨骨折及多发性大出血。

③ 第3死亡高峰：伤后数日至数周。死亡原因为严重的感染合并各种并发症及多器官功能衰竭。

（2）休克发生率高，50%为失血性休克。

（3）低氧血症发生率高，90%的多发伤患者可发生低氧血症。

（4）漏诊率高，占12%～15%。

（5）并发症多。

（6）出现治疗矛盾，最常见的为颅脑损伤合并休克的患者。

三、实验室及其他检查

① 实验室检查：必须立即查血型和交叉配血，进行动脉血气分析，测定血红蛋白含量、血细胞比容、血白细胞计数，还需测定肝功能、血电解质、血糖、血尿素氮、血肌酐及尿常规等。血常规可反复多次测定，以评估出血情况。

② 特殊检查：如伤员全身情况允许，可以搬动，则进行X线、超声、腹腔镜、CT及MRI检查，如血压不稳定或呼吸不规则，则不允许搬动，有条件者可进行床边检查。

四、治疗

对多发性创伤伤员的抢救必须迅速、准确、有效，包括现场急救、转送、院内急诊室的救治三个阶段。应做到争分夺秒，复苏与手术顺序合理。

五、观察要点

1. 临床观察

（1）脑创伤为主的多发伤

① 保持呼吸道通畅，充分给氧。

② 严密观察生命体征变体。

③ 观察意识、瞳孔变化。

④ 观察精神状态。

⑤ 观察运动与感觉的改变。

⑥ 观察耳、鼻有无溢血、溢液。

⑦ 准时、及时地应用激素、抗生素及降低颅内压，观察用药后反应，防止脑疝的发生。

（2）胸创伤为主的多发伤

① 呼吸道阻塞的紧急排除。

② 出血性休克的抢救：迅速建立两条上肢静脉通路，或深静脉穿刺进行中心静脉压（CVP）等血流动力学监测，纠正休克。

③ 进行生命体征监测、心电监护和血氧饱和度监测。

④ 有血气胸情况者，及时做胸腔闭式引流，解除心肺受压。

⑤ 连枷胸反常呼吸严重时，对活动的胸壁进行加压固定包扎，以减少反常呼吸，并采用气管插管、人工机械通气。

（3）腹部创伤为主的多发伤

① 进行生命体征监测、心电监测、CVP监测、血氧饱和度（SaO_2）监测，积极纠正休克。

② 采用床边物理检查监测：一看、二摸、三测压。

③ 注意腹部体征的变化，积极做好手术准备。

④ 给予留置导尿，观察每小时尿量、颜色及性状。

（4）合并脊柱损伤及四肢骨折的多发伤

① 监测生命体征变化，有后腹膜血肿伴休克者抗休克。

② 注意有无发生脊髓休克及有无肢体截瘫情况。

③ 脊髓损伤者应减少不必要的搬动，翻身时保持胸腰为一直线，防止扭曲及神经损伤。

④ 预防压疮的发生。

⑤ 四肢骨折者及时牵引或固定，并注意伤肢的血循环及肿胀情况，防止骨筋膜室综合征，抬高患肢，保持功能位，并多做伤肢按摩，以促进血循环。

（5）合并肾挫伤的多发伤

① 积极防治休克，保护心肺功能。

② 积极做好手术准备，对威胁生命的损伤、肾裂伤及血管撕裂伤做紧急手术处理。

③ 肾挫伤者卧床休息，止血、留置导尿即能治愈，留置导尿要观察每小时尿量、颜色、性状，并记录24小时出入量。

④ 保护肾功能。

2. 预见性观察

① 多发伤的某些脏器伤：可以是渐进性的，早期并不一定显著，在昏迷休克伤员常被掩盖，应密切观察。某一部位损伤难以解释严重的全身情况时，必须警惕其他部位伤。

② 积极预防感染：创伤后机体免疫功能受到抑制，伤口污染严重，肠道细菌易位，以及侵入性导管的使用，使感染加重，应严格无菌操作，早期、足量使用抗生素。

③ 防止多器官功能衰竭：积极抗休克、抗感染治疗。

④ 其他：在多发伤的整个护理过程中，既要考虑对每个创伤部位的影响，也要考虑每个创伤部位对整个机体的影响，对可能发生的并发症如急性呼吸窘迫综合征、肾衰竭、心功能衰竭和弥散性血管内凝血等，应采取积极有效的观察护理措施，以防止其发生。

六、护理要点

① 抗休克治疗：立即用乳酸林格溶液或5%葡萄糖生理盐水

1000～2000ml，在15～20min内输完。对无活动性出血的患者，小剂量高张液7.5％氯化钠200ml能迅速扩充血浆容量，直接扩张血管，改善心血管功能，在休克早期有较好的复苏效果。血液是抗休克最好的胶体液，可提供红细胞、白细胞、白蛋白及其他血浆蛋白和抗体。其他胶体液如血浆、白蛋白、右旋糖酐等均可使用。晶胶比例为2：1，严重大出血时可为1：1。

② 碱性药物的应用：休克时间长者，可使用小剂量碱性药物。

③ 胶体液的应用：有颅脑损伤者，应注意防治脑水肿，用20％甘露醇与呋塞米交替使用，也可用胶体液如白蛋白、血浆，提高胶体渗透压，限制输液量，但这与抗休克措施相矛盾，应兼顾两者，灵活掌握。

④ 血管活性药物的应用：小剂量多巴胺具有扩血管、改善灌注、利尿等作用；大剂量多巴胺具有缩血管、升压作用。应根据病情调节好合适的剂量。

第十二节　复合伤

一、定义

复合伤是指两种或两种以上致伤因素同时或相继作用于人体所造成的损伤，所致机体病理生理紊乱常较多发伤和多部位更加严重而复杂，是引起伤亡的重要原因。较为常见的是放射性复合伤、烧伤复合伤和化学性复合伤。复合伤具有发生多、伤情重、伤类杂、救治困难等的特点。

二、临床表现

（1）常以一种创伤为主　复合伤中的两种或更多的致伤因素中，就伤情严重程度而言，常以一种损伤为主，其他为次要损伤。这是由于致伤时不同致伤因素的强度往往不一致的缘故。主要损伤常决定复合伤的基本性质、伤情特点、病程经过和急救重点。因此在诊治时，应该根据受伤史、各种检查和观察，明确主要损伤和次要损伤，优先医治主要损伤。

（2）**伤情可被掩盖**　复合伤常伤及全身各个部位、多个脏器，但有些损伤显露于外，容易被发现；有些损伤隐藏于体内，难以被发现。而表露的伤情常掩盖隐藏的伤情，或转移医护人员和伤员的注意力，从而造成漏诊、误诊，严重者可造成致命的后果。因此，在急救时，必须对伤员进行全面、细致的观察和检查，根据伤员的致伤情况，充分考虑到发生复合伤的可能，对主要损伤首先救治。

（3）**多有复合效应**　机体遭受两种以上致伤因素作用后所发生的损伤效应，不是单一伤的简单相加，各伤之间可互相影响，使整体伤情更为复杂和严重，这就是复合伤的"复合效应"，也是复合伤最重要的特点，其表现为"相互加重"，因此复合伤也被称为"相互加重综合征"。

（4）创伤复合伤除具有一般创伤的临床表现外，还有以下特点：

① 休克发生率高，这与其创伤重、出血多或烧伤重等因素有关。

② 易并发感染且程度较严重。

③ 病死率高，伤后立即死亡原因主要为大出血、窒息或休克，随后死亡多为休克或多器官功能障碍综合征。

三、治疗

（1）迅速而安全地使伤员离开现场。

（2）保持呼吸道通畅。

（3）心搏和呼吸骤停立即行心肺复苏术。

（4）其他部位或脏器损伤参照多发伤的处理原则。

（5）给予止痛、镇静药，有颅脑伤或呼吸抑制者禁用吗啡、哌替啶。

（6）放射性损伤

① 尽早给予抗放射性药物。

② 尽早消灭创面或伤口。

四、观察要点

严密观察病情发展，提高警觉性，避免误导。注意观察患者的神志、瞳孔、生命体征、尿量、皮肤黏膜色泽变化，及早发现休克早期症状。在临床护理中，常以血压来判断患者是否存在休克，这是很危险的。在休克代偿期，脑外伤常表现为血压升高、脉搏变快而掩盖了内出血的例子是屡见不鲜的，也可能伤前有高血压史，伤后内出血，使血压下降至正常范围，实际上已处于休克状态的情况；搬动患者做各种体检以明确病情，由于多次搬动，检查时间太长，致使患者死在检查台上。

五、护理要点

（1）常规护理

① 心理护理：多发伤因车祸、打架、意外事故所致。神志清楚的患者及昏迷后清醒的患者都有紧张、焦虑、恐惧、痛苦的情绪，担心伤口愈合不好，器官功能丧失。护理人员应了解患者的思想情绪，给予同情、安慰、鼓励，讲解不良情绪对病情的影响，增加其治疗信心，从而使患者更好的配合治疗护理。

② 饮食护理：能进食者，鼓励高蛋白、高热量、高维生素饮食；不能饮食者，用鼻导管进食及静脉补充营养。

③ 皮肤护理：防止压疮发生，经常检查骨隆突处受压情况，定时衬垫及按摩受压部位，以促进血液循环，改善局部营养状况。

④ 口腔护理：每天清洁口腔2次，观察口腔黏膜，舌苔等变化，同时选择合适的口腔漱口液。

⑤ 昏迷患者的眼睛护理：对昏迷患者要注意保护角膜，用眼药水后冲洗涂眼药膏，用湿纱布覆盖眼部，以防角膜干燥损伤。

⑥ 生活护理：复合伤患者如果生活不能完全自理，需要护士和家属配合帮助解决生活上的不便和困难。

（2）专科护理

① 病情评估：严重复合伤的致伤原因以车祸为主，其次为坠落伤、砸伤、挤压伤等外伤所致的胸、腹、脑等损伤，是临床较为严重的多发性复合伤。患者住院时病情危重，大部分患者不能诉说病情或对病情描述不清。伤员送到医院后在最初的几分钟决定了早期救治的质量和速度，是决定伤员生存死亡和顺利康复的关键。所以急诊科护士应快速对患者的伤情进行初步分检，检查受伤部位，注意疼痛性质和伴随症状，同时进行创伤评分以评估病情，做到瞬间判断、正确评估、果断处理，并尽快通知值班医师，准备实施进一步的抢救。

② 保持呼吸道通畅：严重复合伤患者多伴有呼吸困难和窒息，接诊护士必须尽快用吸引器清除伤员口腔和鼻咽部的血性分泌物和泥沙等，以解除患者的窒息症状，保持呼吸道通畅，为进一步抢救创造条件。对伴有呼吸困难、心搏骤停者可予气管插管或切开，呼吸机辅助呼吸，以保证良好的通气与氧供。

③ 防止肺部感染：定时翻身、拍背，给予雾化吸入，促进排痰，防止肺部感染。对血气胸患者做好胸腔闭式引流的护理，并尽早进行促进肺复张的功能锻炼。

④ 迅速建立有效的静脉通道，维持有效循环血量：一般情况下建立2~3条静脉通路以保证输血和输液。对静脉穿刺困难者应及时采用静脉切开的方法建立通路。在前30min内输平衡盐溶液以保证重要器官得到血流灌注，然后输入全血和胶体液。选择静脉通路时应考虑避开损伤较大的静脉。颈内静脉是创伤时首选的部位，既可以补液又可以监测循环血量。

⑤ 控制活动性出血：开放性创伤患者应及时加压包扎以减少出血，以便手术治疗。同时注意密切观察病情变化，抗休克治疗。同时注意无菌操作，减少医源性感染的发生。

第十三节　挤压综合征

一、定义

挤压综合征（CS）是指人体肌肉丰富的部位，如躯干、四肢，受重物长时间（1小时以上）压榨或挤压后造成的损伤。临床表现为受压部位肿胀，感觉迟钝或丧失，运动障碍，以及肌红蛋白血症和一过性肌红蛋白尿。如果进一步出现以高钾血症与肌红蛋白尿为特征的急性肾衰竭，则称为挤压综合征。好发部位依次为小腿、前臂、大腿、臀部、上臂和躯干。

二、病因与发病机制

挤压综合征多发生于房屋倒塌、工程塌方、交通事故等意外伤害中，战时或发生强烈地震等严重自然灾害时可成批出现，此外，偶见于昏迷与手术的患者，肢体长时间于被固定体位受压而致。

三、临床表现

（1）局部症状　由于皮肉受损，局部出现疼痛，肢体肿胀，皮肤有压痕、变硬，皮下淤血，皮肤张力增加，在受压皮肤周围有水疱形成。检查肢体血液循环状态时，值得注意的是如果肢体远端脉搏不减弱，肌肉组织仍有发生缺血坏死的危险。要注意检查肢体的肌肉和神经功能，主动活动与被动牵拉时可引起疼痛，对判断受累的筋膜间隔区肌群有所帮助。

（2）全身症状　患者出现头目晕沉，食欲不振，面色无华，胸闷腹胀，大便秘结等症状。表现为发热、面赤、尿黄、舌红、苔黄腻、脉频数等。严重者心悸、气急，甚至发生面色苍白、四肢厥冷等。

（3）挤压综合征主要特征表现

① 休克：部分伤员早期可不出现休克，或休克期短而未发现。有些伤员因挤压伤强烈的神经刺激，广泛的组织破坏，大量

的血容量丢失，可迅速产生休克，而且不断加重。

② 肌红蛋白尿：这是诊断挤压综合征的一个重要条件。伤员在伤肢解除压力后，24小时内出现褐色尿或自述血尿，应该考虑肌红蛋白尿。肌红蛋白在血中和尿中的浓度，在伤肢减压后3～12小时达高峰，以后逐渐下降，1～2天后可自行转清。

③ 高钾血症：因为肌肉坏死，大量的细胞内钾进入循环，加之肾衰竭排钾困难，在少尿期期钾可以每天上升2mmol/L，甚至在24小时内上升到致命水平。高血钾同时伴有高血磷、高血镁及低血钙，可以加重血钾对心肌抑制和毒性作用。

④ 酸中毒及氮质血症：肌肉缺血坏死以后，大量磷酸根、硫酸根等酸性物质释出，使体液pH降低，致代谢性酸中毒。严重创伤后组织分解代谢旺盛，大量中间代谢产物积聚体内，非蛋白氮迅速升高，临床上可出现神志不清，呼吸深大，烦躁烦渴，恶心等酸中毒、尿毒症等一系列表现。

四、实验室及其他检查

① 尿液检查：早期尿量少，比重在1.020以上，尿钠少于60mmol/L，尿素多于0.333mmol/L。在少尿或无尿期，尿量少或尿闭，尿比重低，固定于1.010左右，尿肌红蛋白阳性，尿中含有蛋白、红细胞或见管型，尿钠多于60mmol/L，尿素少于0.1665mmol/L，尿中尿素氮与血中尿素氮之比小于10∶1，尿肌酐与血肌酐之比小于20∶1，至多尿期及恢复期一般尿比重仍低，尿常规可渐渐恢复正常。

② 血色素，红细胞计数，红细胞压积：以估计失血，血浆成分丢失，贫血或少尿期水潴留的程度。

③ 血小板、出凝血时间：可提示机体凝血，溶纤机制的异常。

④ 天门冬氨酸转氨酶（AST）、肌酸磷酸酶（CPK）：测定肌肉缺血坏死所释放出的酶，可了解肌肉坏死程度及其消长规律。

⑤ 血钾、血镁、血肌红蛋白测定：了解病情的严重程度。

五、治疗

挤压综合征是外科急重症，应及时抢救，做到早期诊断、早期伤肢切开减张与防治肾衰竭。

1. 急救处理

① 抢救人员应迅速进入现场，力争及早解除重物压力，减少本病发生机会。

② 伤肢制动，以减少组织分解毒素的吸收及减轻疼痛，尤其对尚能行动的伤员要说明活动的危险性。

③ 伤肢用凉水降温或暴露在凉爽的空气中。禁止按摩与热敷，以免加重组织缺氧。

④ 伤肢不应抬高，以免降低局部血压，影响血液循环。

⑤ 伤肢有开放伤口和活动出血者应止血，但避免应用加压包扎和止血带。

⑥ 凡受压伤员一律饮用碱性饮料（每8g碳酸氢钠溶于1000～2000ml水中，再加适量糖及食盐），既可利尿，又可碱化尿液，避免肌红蛋白在肾小管中沉积。对不能进食者，可用5%碳酸氢钠150ml静脉滴注。

2. 伤肢处理

（1）早期切开减张　使筋膜间隔区内组织压下降，防止或减轻挤压综合征的发生。即使肌肉已坏死，通过减张引流也可以防止有害物质侵入血流，减轻机体中毒症状。同时清除失去活力的组织，减少发生感染的机会。早期切开减张的适应证为：①有明显挤压史者。②有1个以上筋膜间隔区受累，局部张力高，明显肿胀，有水疱及相应的运动感觉障碍者。③尿液肌红蛋白试验阳性（包括无血尿时潜血阳性）。

（2）截肢适应证　①患肢无血运或严重血运障碍，估计保留后无功能者。②全身中毒症状严重，经切开减张等处理，不见症状缓解，并危及患者生命者。③伤肢并发特异性感染，如气性坏疽等。

六、观察要点

严密观察生命体征的变化，心电监护，吸氧，遵医嘱交叉配血输血，补液量根据休克程度和尿量来决定，输液速度应根据临床症状、血压、中心静脉压和肺动脉楔压调整，保证液体按时输完，及时纠正休克；留置导尿管并保持开放，准确记录24小时出入量。密切观察患者有无神志不清、呼吸深慢、烦躁不安、口渴、头痛、恶心、呕吐、腰痛、尿路刺激征等表现，观察尿的颜色性状，发现少尿、无尿、色素尿时应及时报告医师，为医师的治疗提供依据。

七、护理要点

1. 常规护理 伤员情绪波动更为突出，不易接受现实，担心自己生命的安全，伤肢的存弃，内心焦虑、恐惧、悲哀、绝望，易激惹，这些不良情绪不利于控制伤情，会使伤员血压上升，出血加重，心率和呼吸增快及降低机体免疫力和环境适应能力。所以，一定要做好伤员心理疏导。护理人员要应用医学心理学知识，坚持以人为本，安慰伤员，缓解伤员的紧张情绪，以沉着冷静、温和关怀的态度增进伤员信任感。向患者介绍血液透析治疗的目的，通过血液透析治疗可以帮助患者渡过无尿期及控制高血钾，但需每天透析，连续几周；向其讲解血液透析治疗的注意事项和需要配合的事项，以消除疑虑，取得患者合作，使患者积极正确地配合治疗。

2. 专科护理

（1）血液净化护理 挤压综合征所致急性肾损伤的血液净化治疗首推血液透析，使患者度过无尿期及控制高钾血症。在腹部没有外伤而又没有血透条件情况下，可以腹膜透析作为过渡，但每天操作腹腔感染率甚高。如有条件，最好做连续性静脉-静脉血液透析（CVVHD），比其他方法能更好地维持酸碱及电解质平衡，可滤出部分炎性介质、细胞因子及活化的补体成分，血流动力学稳定，血压影响不大，即使休克状态下也能进行。由于挤压伤后肾衰竭以高分解状态为特点，所以血液透析的时间比慢性肾衰竭透析患者要长（每天8～12小时）。如果有条件，最好每天透析。

① 严密监测生命体征：监护患者心率、血压、呼吸、血氧饱和度，根据患者病情变化和治疗目的调整血流量、超滤量，随时记录病情变化，并准确记录出入液量，对患者的病情进行动态评估，并及时报告给医生。

② 维护管路：患者多采用深静脉置管法，对意识不清者，适当约束四肢。防止深静脉或留置针拔出；对意识清楚者，耐心讲解其重要性及安全性，消除顾虑，取得配合。插管成功后应妥善固定，每天常规换药，严格无菌技术操作。应用肝素盐水预冲血滤管路时，遵医嘱应用首剂肝素。患者体位改变或剧烈咳嗽时，易引起置管受压或扭曲，造成血液不足，大量空气从输液端进入管路，造成凝血堵塞。因此，出现血流不足时应关闭血泵，调整导管位置或开放输液端，然后逐步调整血流量。及时更换堵塞的血滤器。

③ 预防感染：体外循环可成为细菌感染源，管道连接、取样处和管道外露部分成为细菌侵入的部位，一旦细菌侵入，患者即可发生败血症。因此，治疗过程中操作人员需要高度谨慎，严格无菌技术操作，避免打开管道留取血标本。使用抗生素抗感染治疗是必要的，但不能使用对肾有毒性的药物。在急性肾损伤时应参照内生肌酐清除率酌情减量，并应在透析进行完成后使用。

④ 皮肤护理：保持置管处皮肤清洁干燥，每天消毒穿刺点并更换敷贴。治疗持续时间较长，又因患者大多病情危重，使用呼吸机、各种引流管等，患者处于被动体位，翻身困难易患压疮，故治疗前给患者使用防压疮气垫，并取合适体位防止皮肤破损。

⑤ 预防出血：应用抗凝可能引起重伤患者出血。而无肝素血液净化患者滤器凝血发生率高。在透析中使用肝素的剂量及

脱水量均应合适。每次透析的时间及间隔应根据患者对治疗的反应而定。加强患者各种引流液、大便颜色、伤口渗血等情况的观察。发现出血即停用肝素泵入，必要时适当给予鱼精蛋白中和。

（2）多尿期护理　患者进入多尿期时尿量增多，高血钾的危险性基本消除，病情好转，但肾功能仍较差，不能放松治疗和护理，应注意水和电解质平衡，适当补钾。在多尿期，只要尿素氮、血肌酐高，就应继续血液透析，以便加快代谢产物的排出和缩短疗程，促进早日康复。

（3）并发症的预防护理

① 防止感染：各种操作注意无菌，严防交叉感染，及时换药，保持伤口引流畅通，必要时做细菌培养和药敏试验。

② 加强呼吸和泌尿系统的护理：保持呼吸道通畅，改善肺血液循环，纠正缺氧等措施保护肺功能。保持会阴部清洁，留置尿管者每天清洁尿道口等，防治尿路感染。

③ 创伤造成的大量渗出、组织坏死，加之创伤后组织修复，能量需求大大增加，应指导患者进高热量、高蛋白、易消化食物，胃肠情况较佳者，尽可能给予早期肠道营养，以利于维持肠道黏膜质量，降低分解代谢和预防肠源性感染。辅之以静脉营养，必要时可选择性应用中心静脉营养。

④ 保护创伤后胃肠功能可应用制酸药，每6～8小时静脉滴注，尽量早期进食，严重后留置胃十二指肠插管，可以胃肠减压，防止休克期胃肠胀气。

（4）防治高钾血症　给予高浓度葡萄糖加胰岛素（使血钾向细胞内转移）；碳酸氢钠纠正酸中毒（使血钾向细胞内转移）；10%葡萄糖酸钙10ml静脉缓慢（5～10min）推注（增加心肌兴奋性）；口服离子交换树脂；给予利尿药促进尿钾的排出，但用药后尿量不增加者不应反复应用，以免加重肾小管损伤。避免输入含钾药物，不输库存血，指导患者避免进食含钾的食物，给予血液净化治疗解除高钾状态。

（5）碱化尿液　遵医嘱输注5%碳酸氢钠注射液，促进肌红蛋白排泄。受挤压肢体水肿严重时，可应用甘露醇。但如果已经呈现少尿状态，不可再用甘露醇，以免加重肾损害。

（6）及时处理伤肢 伤情较轻，肢体肿胀不明显，血液循环无明显障碍者，暂时制动肢体，给予冷敷，密切观察。伤肢明显肿胀伴血液循环障碍者，或肢体肿胀不明显，但尿肌红蛋白阳性者，应协助医师切开减压，解除筋膜间隔压力差，改善肢体血供，减轻神经压迫，必要时给予引流，防止有害物质吸收。切开减压时所有受害肌间隔都要彻底切开，给予充分减压和引流，并彻底清除坏死的肌肉组织。一般术后切口内留置负压引流管，做好引流管的常规护理。伤口每天换药1次，及时清除坏死组织，还应注意抬高患肢，保护患肢伤口，密切观察伤口分泌物的性质、量及颜色，并测体温每天4次，记录血常规、尿常规，伤口分泌物培养及药物敏感试验结果，并合理使用抗生素。观察动脉搏动和指（趾）端血运感觉、活动及皮肤温度。如出现不良症状，应立即通知医生，及时采取相应措施，以免延误治疗。伤肢无保留意义，坏死组织吸收产生大量毒素经切开减张等处理，不见症状缓解，或者并发特异性感染，如气性坏疽影响生命时应行截肢术。在外科治疗的前提下，合理应用高压氧可使组织血供得到明显的改善，渗出减少，解除缺氧-组织水肿的恶性循环。

第十四节　烧　　伤

一、定义

烧伤是日常生活、生产劳动和战争中最常见的损伤。烧伤是由于热力、电流、放射线、强酸、强碱等化学物质作用于人体所引起的损伤。烧伤不仅限于皮肤、黏膜，还可深达肌肉、骨骼。

烧伤局部由于组织坏死，释放出组胺类血管活性物质，使毛细血管扩张充血，通透性增加，使血浆液体渗入组织间隙和体外，导致局部水肿、水疱和渗出性创面。烧伤严重时，能直接引起蛋白凝固、组织脱水，甚至形成焦痂和炭化。较重烧伤时可引起全身一系列变化如休克、感染等，抢救不及时则危及生命。

二、病因与发病机制

1. 病因

① 热灼伤：因热水或热蒸气所致，脱离热源后热力作用消失快，烧伤深度即停止。而黏稠的热液类，因其附着使热力渗透，烧伤程度继续加深。

② 化学伤：强碱类因其氧化和渗透性，使皮肤蛋白溶解，皮下脂肪发生皂化反应，烧伤逐渐加深；而强酸类因其强还原作用，引起皮肤蛋白凝固，不出现水疱而形成焦痂。

③ 电烧伤：常因电流、高压电击、雷电击伤所致，皮肤上多见有两处电击伤口，即入口、出口。这类外观上的轻伤往往掩盖了严重的深部组织穿透性损害，日后多需行大块坏死组织切除术，甚至截肢。

2. 发病机制　烧伤的发生发展与致伤原因、烧伤部位及患者的机体条件有关。致伤因子作用于体表，如皮肤、黏膜、五官、呼吸道等，而后逐层深及皮下、肌肉，甚至骨骼至内脏。

大面积烧伤不仅引起局部病变，还可引起全身反应及并发症的发生。

（1）局部改变：不同层次的细胞，因蛋白质变性和酶失活等发生变质、坏死，而后脱落或成痂，强热力可致深部组织炭化。烧伤区及其邻近组织的毛细血管，可发生充血、渗出、血栓形成等变化。渗出液为血浆成分，可形成表皮、真皮间水疱和其他组织水肿。

（2）全身反应

① 血容量减少：伤后24小时内，由于毛细血管通透性增高，血浆成分丢失到组织间隙、水疱或体表外而致血容量减少；同时受体液炎性介质的作用，也可使血管通透性增加，使容量进一步减少；烧伤区因皮肤失去功能而产生水分蒸发加速，也是一个原因。

② 能量不足和负氮平衡：伤后机体耗能增加，分解代谢加速，出现负氮平衡。

③ 红细胞丢失：因血管内凝血、红细胞沉积、红细胞形态改变，易破坏或被单核巨噬细胞吞噬，使细胞计数减少，故可出现血红蛋白尿和贫血。

④ 免疫功能减低：伤后发生低蛋白血症、氧自由基增多、炎性因子释出等，可使免疫力降低，中性粒细胞的趋化、吞噬和杀灭作用也削弱，故易并发感染。

（3）并发症的发生

① 休克：早期为低血容量性休克，继发感染时可发生脓毒性休克，也可因强烈的损伤刺激立即并发休克。

② 脓毒血症。

③ 肺部感染和急性呼吸衰竭。

④ 急性肾衰竭。

⑤ 应激性溃疡和胃扩张。

⑥ 其他：如脑水肿、肝坏死、MSOF等。

三、临床表现

各度烧伤的特点见表11-1。

表11-1 烧伤深度的鉴别

深度	损伤程度	临床表现	创面愈合过程
Ⅰ度	伤及角质层、透明层、颗粒层、棘状层等，生发层健在	局部红斑，轻度红肿、热痛、干燥、无水疱。局部烧灼感。轻微过敏	2～3天内症状消失。3～5天痊愈，无瘢痕
浅Ⅱ度	伤及生发层，甚至真皮乳头层	水疱形成，剧痛，水疱基底潮红，拔毛试验阳性	2周左右愈合，不留瘢痕，但有色素沉着

续表

深度	损伤程度	临床表现	创面愈合过程
深Ⅱ度	伤及真皮深层	可有或无水疱，去表皮后可见基底潮湿发白，有时可见许多红色出血，感觉迟钝，拔毛试验阳性	3～4周后痊愈，可遗留瘢痕，或色素沉着
Ⅲ度	伤及皮肤全层，累及皮下组织	创面苍白或焦黄炭化、干燥、皮革样或更深，基底可见粗大栓塞静脉支，拔毛试验阴性	3～5周焦痂脱落，遗留瘢痕，畸形，需植皮

四、实验室及其他检查

根据烧伤严重程度，检查心、肺、肝、肾等重要器官功能，做血、尿常规和血生化检查，行X线胸片、血气分析检查等。

五、治疗

（1）积极扩充血容量，预防和治疗休克　大面积烧伤早期因大量渗出易导致休克发生，因此必须尽早静脉输液，迅速恢复血容量。

（2）妥善处理创面，促进创面修复，并尽量减少瘢痕所造成的功能障碍和畸形　正确处理创面不仅可预防控制局部感染，减少败血症，而且还可促进创面早期愈合，有利于全身情况和功能的恢复。创面处理原则：①Ⅰ度创面：保持清洁，减轻疼痛。②浅Ⅱ度创面：防止感染，减轻疼痛，促进愈合。③深Ⅱ度创面：防止感染，保护残存的上皮组织，促进愈合，减少瘢痕的形成。④Ⅲ度创面：防止感染，保持焦痂完整、清洁、干燥。有计划地去除坏死组织，植皮，缩短愈合过程。

（3）及时防治局部和全身感染　脓毒血症和败血症是烧伤后导致全身感染和死亡的最主要原因。常见致病菌有金黄色葡萄球菌、铜绿假单胞菌和肠道革兰阴性杆菌。应选用有效的抗生素以控制感染。

（4）并发症的防治　严重烧伤伤情重、病程长，并发症多，几乎包括各个系统。预防的关键在于及时纠正低血容量、迅速逆转休克及预防和减轻感染。同时加强基础护理，防止皮肤、泌尿道、口腔和肺部等并发症。

（5）营养支持　烧伤后蛋白质丢失多，消耗增加，应鼓励其加强营养，补充高蛋白、高维生素、高热量饮食。

六、观察要点

① 尿的观察：尿是最直接的休克监测指标。严重烧伤后血容量不足，直接导致尿量减少而尿液浓缩，须严密观察记录尿量、颜色、性状、比重等情况。小儿尿量要求每小时每千克体重 1～2ml，成人尿量每小时不应少于50ml。血红蛋白尿是严重烧伤早期常见的异常情况，对于严重血红蛋白尿和血尿患者要特别注意保持尿管通畅，可用0.02%呋喃西林液冲洗。血红蛋白尿能反映烧伤程度，或者说凡是出现过血红蛋白尿者伤情多偏重，需要及时报告医生做相应的处理。

② 心率、呼吸的监测：烧伤早期均有心率增快现象，须注意观察心跳的频率、节律及强度，小儿心率不宜超过160次/min，成人心率不宜超过120次/min；烧伤后，休克及疼痛均会导致呼吸加快，呼吸不宜超过28次/min，观察通气情况、呼吸深度和频率、有无发绀等症状，如伴有吸入性损伤时，尤其要注意观察有无呼吸困难发生，对头面部烧伤并吸入性损伤者，要做好气管切开的一切准备。对躯干环形烧伤者，要观察呼吸运动是否受限，如有呼吸困难，应做好切开减张手术的器械准备。进行氧疗时，要保持给氧通道通畅，掌握给氧的浓度和时间，观察缺氧改善情况。临床上多用监护仪进行监测，护士应做到不完全依赖于监护仪，才可以更准确地观察与判断病情。

③ 综合观察：观察精神、意识状态变化、末梢循环、胃肠道的反应情况等。烧伤患者若神志清楚、较为安静，表示脑循

环灌流良好；烦躁不安、精神恍惚，甚至定向障碍、意识不清是脑供氧不足、休克未纠正的表现。若肢端温热、皮肤红润，说明末梢血运好；若肢端湿冷、皮肤缺乏红润等说明末梢血管充盈不足。将休克期观察表挂于床头，便于记录、查阅病情，其内容包括尿量、尿色、性状、精神意识、心率、呼吸，末梢循环情况，并有备注栏，用于特殊治疗及用药记录。

七、护理要点

1. 快速建立通畅的输液途径，确保液体按时足量输入。

2. 烧伤液体疗法及护理

（1）烧伤休克特点　烧伤休克属于低血容量休克，其特点为烧伤休克兴奋期长而明显。表现为精神兴奋、烦躁不安、脉速有力、血压正常或偏高、脉压缩小，此时是抓紧输液的最好时机。一旦出现明显血压下降、脉细弱，休克已进入失代偿期。

（2）液体疗法原则　一般应遵循先盐后糖，先晶后胶，先快后慢的原则。用胶体液以血浆为首选，伤后第1个24小时内不宜输全血，且全血尽量不用库存血；血浆代用品宜限制在2000ml以内，多采用低分子右旋糖酐；电解质溶液首选平衡液。

（3）烧伤补液公式　根据Evans公式烧伤后第1个24小时的补液量为每千克体重每1%烧伤面积需补充胶体液和晶体液各1ml，尚需补给基础水分量（成人2000ml），具体计算方法为：第1个24小时补液总量＝Ⅱ、Ⅲ度烧伤面积（%）×体重（kg）×2ml＋2 000ml。

（4）液体疗法的监测　补液的质、量是否掌握得当，必须根据治疗中病情的变化，并以此为指标调整补液计划。

① 精神症状：反映中枢神经系统的功能状况。若灌注不良，缺血缺氧，脑组织不能行使正常功能，患者表现为烦躁不安，缺乏理智，不配合，如继续发展，则表现为神志恍惚，甚至昏迷。治疗上应加强输液和吸氧。若神志清楚，安静合作，表示液体复苏有效。

② 心率和脉搏：心音强而有力，脉搏清晰。成人心率维持在120次/min以下，儿童心率维持在140次/min以下。超过此标准常表示复苏补液量不足，因血容量不足时，心搏次数增加，以维持心排血量。

③ 末梢循环：低血容量性休克，组织灌注不良，皮肤和黏膜呈现苍白，肢端发凉，甲床颜色变淡和毛细血管充盈时间延长，周围静脉充盈不良，显示循环血量不足。若皮肤红润而富有弹性，静脉充盈，肢端温暖，说明液体复苏有效。

④ 血压：收缩压维持在90mmHg（11.97kPa）以上，脉压差为20mmHg（2.6kPa）以上，说明液体复苏有效。

⑤ 口渴：为血容量不足和缺水时的临床表现之一。脱水时，黏膜因唾液减少而干燥，患者有干渴感。一旦出现口渴，多不易缓解，甚至在补液后也不能完全消除，故不能以口渴为补液标准。否则易导致补液过量。

⑥ 恶心、呕吐：烧伤早期出现恶心、呕吐，系因低血容量性休克、脑水肿颅压升高；急性胃扩张或肠麻痹梗阻时，也可发生恶心、呕吐。治疗仍要输液补充血容量，纠正低血容量休克。

⑦ 尿量：尿量是反映肾灌注的指标。尿量应维持在0.5～10ml/kg（成人50ml/h），但在特殊情况下，如大面积Ⅲ度烧伤或严重电烧伤，有严重血红蛋白和肌红蛋白尿者，化学烧伤有磷或苯等化学中毒可能者，尿量应维持在1～2ml/（kg·h）（成人50～100ml/h），有利于排出游离血红蛋白，防止肾小管阻塞，保护肾功能。婴幼儿尿量正常为10ml/h；儿童为15ml/h。若尿量少于1ml/h，说明肾灌注不足，应加快输液速度。

3. 营养护理　增加患者营养摄入，维持正氮平衡。烧伤患者存在不同程度的体液蒸发、体温升高、呼吸频率增快及营养摄入不足等，使烧伤患者机体呈超高代谢状态，容易造成负氮平衡，故烧伤患者应加强营养。对大面积烧伤的患者可行完全胃肠外营养。患者恢复正常饮食后及时开展饮食健康宣教，鼓励患者进食。为达到理想的营养效果，同时应供给患者高蛋白、高热量的食物及一定量的维生素、矿物质等。

第十五节　特异性感染

破伤风

一、定义

破伤风是指破伤风杆菌侵入人体伤口，生长繁殖，产生毒素，所引起的急性特异性感染。

二、病因与发病机制

破伤风杆菌属厌氧芽孢杆菌属，为厌氧。破伤风杆菌在厌氧环境下繁殖，形成繁殖体并产生毒素，但易被消毒剂及煮沸杀死。当环境条件不利时，则形成芽孢，位于菌体一端，形似鼓槌状。破伤风芽孢对外界环境有很强的抵抗力，在土壤中可存活数年，须采用高压消毒才能将其杀死。破伤风外毒素可被胰蛋白酶处理分解为α、β、γ组分，以其各自引起的不同临床效应分别称为破伤风痉挛毒素、破伤风溶血素和纤维蛋白溶酶。除溶血素可引起溶血和可能导致局部组织坏死外，主要导致临床症状者为痉挛毒素，该毒素不耐热，在65℃环境里30min即被破坏。其轻链为毒性部分，为锌内肽酶；重链（H链）具有结合和运输功能，分Hc和Nc两部分，前者能与神经细胞表面受体特异性结合，后者有利于细胞的内在化作用，使毒素进入神经细胞。

三、临床表现

① 临床表现：破伤风前驱期主要表现为乏力、头晕、头痛、烦躁、兴奋等非特征性症状，也可出现舌根发硬、吞咽不便、头颈转动不便等症状；发作期典型表现为苦笑面容，肌肉持续性强直性收缩及阵发性肌肉痉挛。

② 心理状况：患者需隔离治疗，停止和外界交往，有孤独感。剧烈的抽搐，患者有死亡恐惧感，因而有时失去战胜疾病的

信心。

四、实验室及其他检查

① 实验室检查：破伤风患者的实验室检查一般无特异性发现。当有肺部继发感染时，白细胞可明显增高，痰培养可发现相应的病原菌。伤口分泌物常分离到需氧性化脓性细菌，亦可经厌氧培养分离出破伤风杆菌。由于破伤风的临床表现较为特异，尤其症状典型时诊断不难，故做临床诊断时不要求常规做厌氧培养和有细菌学证据。

② 其他辅助检查：目前暂无相关资料。

五、治疗

① 消除毒素来源：在控制痉挛下，对伤口进行彻底的清创，清除坏死组织和异物，敞开伤口以利引流。清创并对伤口用过氧化氢溶液（H_2O_2）冲洗创面以消除厌氧环境。

② 中和游离毒素：因破伤风抗毒素和人体破伤风免疫球蛋白均无中和已与神经组织结合的毒素的作用，故应尽早使用，以中和血液中的游离毒素。

③ 控制和解除痉挛：是治疗过程中很重要的一步，在极大程度上可防止窒息和肺部感染的发生。轻者可用镇静安眠药，重者可用氯丙嗪。

④ 防治并发症：患者强烈的肌痉挛、出汗及不能进食等引起电解质代谢失调，应及时补充水和电解质。

⑤ 应用破伤风类毒素进行预防接种：中国计划免疫规程中规定使用白百破（DPT）三联疫苗对儿童进行计划免疫，另对军人和易受外伤的高危人群，可提前注射破伤风类毒素进行预防。

六、观察要点

注意生命体征，警惕感染性休克发生；观察伤口分泌物有无减少、肿痛有无缓解。

七、护理要点

（1）常规护理

① 严格执行接触隔离制度，加强饮食营养，进易消化食物。

② 对需截肢手术患者给予同情及更多的关心、安慰，鼓励其术后对生活适应的信心；告知家属需要更多关爱患者，给予更多的情感支持。

（2）专科护理

① 加强伤口护理　伤口敞开，用3%过氧化氢溶液等冲洗或湿敷，并保持引流通畅。

② 协助进行高压氧治疗及抗感染、对症及支持治疗。

③ 遵医嘱做好截肢术前准备。

气性坏疽

一、定义

气性坏疽是梭状芽孢杆菌侵入伤口后引起的一种严重的急性特异性感染，发病急，致病菌产生多种外毒素和酶，破坏毛细血管壁和肌肉组织，可引起严重的脓毒症，并侵犯脏器。预后差。

二、病因与发病机制

梭状芽孢杆菌感染伤口，常发生于严重挤压伤或穿透伤后组织坏死的肢体，类似的扩散性肌炎或肌坏死症也可发生于手术伤口，特别是有闭塞性血管病的患者。

三、临床表现

（1）局部表现　①患部出现"胀裂样"剧痛，止痛剂不能缓解；②患处肿胀明显，多呈进行性加剧，压痛剧烈；③伤口周围皮肤水肿、紧张、苍白、发亮，很快变为紫红、紫黑色，并出现大小不等的水疱，可触及捻发感；④伤口处可有恶臭的、夹有气泡的浆液性或血性液体流出；⑤伤口内肌肉坏死，呈暗红或土灰色，失去弹性，刀割时不收缩，也不出血。

（2）全身表现　高热、脉速、呼吸急促、出冷汗、进行性贫血等中毒症状，可发展为感染性休克。

四、实验室及其他检查

渗出物涂片染色可发现革兰染色阳性杆菌，X线摄片检查常显示软组织间有积气。

五、治疗

① 紧急手术处理：在抗休克和纠正其他严重并发症同时，急诊准备全身麻醉下施行彻底的清创术。在病变区做广泛多处切开（包括伤口及周围水肿或皮下气肿区），切除已无活力的肌组织，直到具有正常颜色、弹性和能流出新鲜血的肌肉为止。

② 高压氧疗法：提高组织的氧含量，抑制梭状芽孢杆菌的生产繁殖。特别是发病3天内的患者，对挽救生命，保留肢体疗效明显。

③ 抗生素：大剂量使用抗生素控制感染，减少伤处由于其他细菌繁殖消耗氧气所造成的缺氧环境。

④ 全身支持疗法：少量多次输血，纠正水与电解质代谢失调，给予高蛋白、高热量饮食、止痛、镇静、退热等措施。

六、观察要点

注意生命体征，警惕感染性休克发生；观察伤口分泌物有无减少、肿痛有否缓解。

七、护理要点

（1）常规护理

① 一般护理：严格执行接触隔离制度，加强饮食营养，进易消化食物。

② 心理护理：对需截肢手术患者给予同情及更多的关心、安慰，鼓励其术后对生活适应的信心；告知家属需更多关爱患者，给予更多的情感支持。

（2）专科护理

① 加强伤口护理：伤口敞开，用3%过氧化氢溶液等冲洗或

湿敷，并保持引流通畅。

②协助进行高压氧治疗及抗感染、对症及支持治疗。

③遵医嘱做好截肢术前准备。

第十二章 内科急症

第一节 呼吸系统

呼吸衰竭

一、定义

呼吸衰竭是指由于各种原因引起的肺通气和（或）换气功能严重障碍，以致不能进行有效的气体交换，导致缺氧和（或）二氧化碳潴留，从而引起一系列生理功能和代谢功能紊乱的临床综合征。

二、病因与发病机制

1. 病因

①中枢神经系统疾患：急性脑炎、颅脑创伤、脑出血、脑梗死、脑肿瘤等。

②周围神经传导系统及呼吸肌疾患：脊髓灰质炎、重症肌无力、颈椎创伤、有机磷农药中毒等。

③胸廓狭窄、胸创伤、自发性气胸、手术损伤、急剧增加的胸腔积液等。

④呼吸道疾患：上呼吸道异物堵塞、喉头水肿、慢性支气管炎急性发作、肺气肿等。

⑤肺血管性疾患：急性肺栓塞等。

⑥溺水或电击。

⑦ 安眠药中毒或吸入有害气体。

2. 发病机制 现已发现急性呼吸衰竭共有6种病理生理机制，其中最主要的3种机制为肺泡通气不足、通气/血流比值失调或肺内分流。肺泡通气不足是造成低氧血症最主要的原因。

（1）正常情况下肺泡通气量大约为4L/min，肺泡通气不足的机制主要有：

① 呼吸及驱动不足：如安眠药中毒、中枢神经系统疾病。

② 呼吸负荷过重：死腔通气量增加，见于机械通气时，致使肺泡通气量下降及气管阻力增加、胸肺顺应性下降。

③ 呼吸泵功能障碍：如呼吸肌疾患、有机磷农药中毒等。

（2）通气/血流比值失调（V/Q） 正常肺泡通气量（V）为4L/min，肺血流量（Q）为5L/min，V/Q为0.8。V/Q为0.8时可以发挥最佳气体交换效率；如果V/Q＜0.8，由于肺泡通气量相对低于肺血流灌注量，致使部分流经毛细血管的血流未经氧合返回左心，产生静脉分流效应，引起低氧血症；如果肺泡毛细血管灌注不足，由于肺泡通气量相对超过肺泡血流量，进入肺泡内的部分气体不能与相应的肺血流进行变换，形成无效通气，也可引起低氧血症。

（3）肺内分流 正常时心肺总分流量仅占心排血量的5%，当肺炎、肺不张时，由于肺内分流量增加而产生严重的低氧血症。

（4）弥散障碍 肺水肿、肺不张、肺气肿时气体弥散面积减少，肺水肿时弥散距离增大，可影响弥散功能。

（5）吸入的氧分压降低。

（6）静脉血掺杂。

三、临床表现

急性重度缺氧后表现为呼吸困难、呼吸频率加快、鼻翼扇动、辅助呼吸肌活动增强、呼吸费力，有时出现呼吸节律紊乱，表现为陈-施呼吸、叹息样呼吸，主要见于中枢神经系统病变。

重症患者有意识障碍、烦躁、定向障碍、谵妄、昏迷、抽搐、全身皮肤黏膜发绀、大汗淋漓，可有腹痛、恶心、呕吐等症状。

四、实验室及其他检查

① 实验室检查：$PaO_2 < 60mmHg$ 和（或）$PaCO_2 \geqslant 50mmHg$。ARDS 患者早期 $PaCO_2$ 降低、pH 升高；晚期 $PaCO_2$ 升高、pH 降低。

② 心电图检查：可出现心动过速和其他各种心律失常。急性大面积肺栓塞者，心电图可有电轴右偏、完全性右束支传导阻滞和肺型 P 波。

③ 胸部 X 线检查：有助于明确病因，如肺栓塞、肺炎、气胸、胸腔积液、肺水肿或多发性肋骨骨折等，可在床旁迅速获取。

④ 血流动力学监测：早期心排血量增加，晚期降低。肺毛细血管楔压升高，提示左心衰竭；肺毛细血管楔压 $> 18mmHg$，可发生心源性肺水肿。肺水肿时肺毛细血管楔压正常，提示 ARDS。ARDS 患者可发生轻、中度肺动脉高压，部分患者可发生右心衰竭，肺动脉压明显升高时预后不良。

五、治疗

（1）保持呼吸道通畅　是治疗呼吸衰竭的关键。临床上可用吸痰器吸出口腔、鼻腔、咽喉部的分泌物和胃内反流物；痰液黏稠时，可口服、静脉或雾化吸入祛痰类药物，或是用纤维支气管镜吸出支气管内分泌物；支气管痉挛者，可使用支气管扩张药或糖皮质激素以扩引支气管；上述处理措施无效，则应及时建立人工呼吸道，如气管插管或气管切开。

（2）氧疗

① 急性呼吸衰竭的氧疗：多为原肺功能正常，因肺部、胸廓或呼吸道病变发生急性缺氧，伴或不伴有二氧化碳潴留。如单纯缺氧，则可吸入较高浓度氧（35%～50%）或高浓度氧（>50%），以纠正低氧血症，减少过度通气，吸入氧超过

60%～100%，仍不能纠正低氧血症，应及时予以呼气末正压机械通气等措施。如缺氧合并有二氧化碳蓄积，应采用机械通气氧疗。

② 慢性呼吸衰竭的氧疗：多见于慢性呼吸道疾病，如慢性阻塞性肺病、重症肺结核、弥漫性肺纤维化等，其呼吸功能损害是逐渐加重，虽有缺氧或伴有二氧化碳潴留，但通过机体代偿适应，仍能从事个人生活活动，如遇诱发因素，再可急性加重。如单纯缺氧，一般吸入较高氧浓度即可。当伴有二氧化碳潴留时，氧疗的原则应为低浓度（＜35%）持续给氧，必要时加用呼吸兴奋药治疗，无效时应给予鼻罩或口鼻面罩，或建立人工呼吸道机械通气氧疗。

（3）增加通气量、减少二氧化碳潴留　二氧化碳潴留是由于通气不足引起的，通过增加通气，就能有效地排出二氧化碳。现常采用呼吸兴奋药和机械通气支持改善通气功能。机械通气是治疗呼吸衰竭的主要手段，有条件的应及时使用。在我国，呼吸兴奋药用于呼吸衰竭的治疗仍较多，但需掌握其指征，并密切观察有无惊厥等不良反应。它是通过其刺激呼吸中枢和周围化学感受器增加呼吸中枢驱动，增加每分钟通气量而改善通气。对安眠药等呼吸抑制药过量、睡眠呼吸暂停综合征、原发性肺泡低通气综合征等效果较好，而对慢性阻塞性肺病呼吸衰竭的效果较差。目前常用的呼吸兴奋药有尼可刹米、洛贝林等。使用中，如患者神志转清，应鼓励其咳嗽、排痰，保持呼吸道通畅。

（4）纠正酸碱失衡与电解质紊乱　呼吸衰竭时可发生各种酸碱失衡和电解质紊乱。常见以下几种类型的酸碱失衡：呼吸性酸中毒、代谢性酸中毒、呼吸性酸中毒合并代谢性酸中毒、呼吸性酸中毒合并代谢性碱中毒、呼吸性碱中毒等。要针对不同的酸碱失衡予以相应的处理，才能取得较好的效果。

① 呼吸性酸中毒：由于肺泡通气不足，体内二氧化碳潴留而产生高碳酸血症。因此，治疗主要是改善通气为主。

② 呼吸性酸中毒合并代谢性酸中毒：在呼吸性酸中毒的基

础上，由于缺氧、血容量不足、周围循环障碍、肾功能损害等原因，引起体内固定酸增加而引起，可出现较严重的酸中毒。治疗上应在改善通气的基础上，积极治疗代谢性酸中毒的病因，适当补碱，使 pH 维持在 7.25 左右，尽量避免过量补碱造成医源性碱中毒。

③ 呼吸性酸中毒合并代谢性碱中毒：在呼吸衰竭的处理过程中，由于应用机械通气不当，使二氧化碳排出过快；补碱过量；应用激素、利尿药，致排钾增加，又因酸中毒纠正，细胞内外离子交换，钾向细胞内移动，产生低钾血症；由于呕吐或利尿药的使用使血氯降低，产生代谢性碱中毒，pH 偏高。因此，在呼吸衰竭的处理中应尽量防止以上产生碱中毒的医源性因素和避免二氧化碳排出过快，并给予适量的补充钾和氯离子，以缓解碱中毒。此外，也可以通过补充精氨酸盐来纠正低碳酸血症。

（5）控制感染　呼吸道感染是呼吸衰竭加重的重要原因，因此，治疗感染是控制呼吸衰竭的重要措施。治疗中应选用有效的抗生素，首先可根据经验用药，再根据疗效、细菌培养及药敏结果进行调整。

（6）防治并发症　呼吸衰竭时可出现肺性脑病、心律失常，甚至消化道出血、休克和弥散性血管内出血（DIC），或合并冠心病、心力衰竭等其他疾病。在处理中应该密切观察病情变化，以便及时发现和处理。

（7）营养支持治疗　呼吸衰竭时，患者由于呼吸作功增加，感染发热等导致能量消耗增加，机体处于负代谢状态；右心衰竭时胃肠淤血导致患者食欲下降和消化吸收障碍等，均可造成患者营养不良，机体免疫力下降，使患者的感染不易控制，呼吸肌容易疲劳，患者病程延长。所以，治疗中应给予高蛋白、高脂肪和低糖类，以及多种维生素和微量元素的饮食。可静脉予以补充或鼻饲。

六、观察要点
严密观察生命体征的变化，监测呼吸频率、节律、深度。

（1）心理指导　告诉患者或其家属急性呼吸衰竭处理及时、恰当，可以完全康复，相当一部分慢性呼吸衰竭患者经积极抢救可以度过危险期，病情稳定后要从医疗、护理上预防和及时处理呼吸道感染，可尽可能延缓肺功能恶化，保持较长时间生活自理，增加患者及家属的治疗信心，促进患者与家属及医疗单位的沟通，减轻患者的身心负担。

（2）饮食指导　急性期予鼻饲流质饮食，病情稳定后可逐步过渡到半流质、软食；急性呼吸衰竭患者康复后可普食；气管插管者拔管后饮食同急性呼吸窘迫综合征（ARDS）。

（3）作息指导　急性期绝对卧床休息，可在床上活动四肢，勤翻身以防皮肤受损，保证充足的睡眠；缓解期可坐起并在床边活动，逐渐增大活动范围。

（4）用药指导　应在医护人员指导下遵医嘱用药，使用药物过程中如出现恶心、颜面潮红、烦躁、肌肉抽搐、心律失常、皮肤瘙痒、皮疹等应立即告诉医护人员。

（5）指导患者进行有效咳嗽的训练，促使患者及时排出呼吸道内分泌物。

（6）指导患者进行耐寒训练，如用冷水洗脸，条件允许可进行冬游锻炼。

（7）特殊指导

① 配合接受氧疗，应注意：Ⅰ型呼吸衰竭可以高容量吸氧，但当PaO_2达到70mmHg（9.3kPa），这样既能纠正缺氧，又能防止二氧化碳潴留加重。室内严禁明火及防油、防震、防热。

② 配合接受血气分析。

③ 必要时配合接受气管插管及呼吸机辅助呼吸。并注意防脱管；头部的转动应轻柔及逐步进行，同时应调整呼吸机管道位置，注意勿用手拔管，这是非常危险的事，拔管后重新插管很痛苦，且可能使病情加重。

（8）出院指导　慢性呼吸衰竭患者应注意继续家庭氧疗，遵医嘱用药，预防和及时处理呼吸道感染，禁烟、酒及刺激性食物。定时到专科门诊复查，如出现发热、气促、发绀等请及时就医。

七、护理要点

1. 常规护理

① 提供高蛋白、高维生素、易消化、无刺激性流质或半流质饮食。并嘱患者少量多餐，以维持机体需要。

②做好基础护理，保持患者口腔及床单位清洁。

③ 做好心理护理，鼓励患者向医护人员及家属表达自己的需要。呼吸衰竭患者病情危重，行氧疗时向清醒患者讲解氧疗注意事项及氧疗对疾病的作用。各项操作前应向患者做好解释取得患者的配合。

2. 专科护理

（1）宜安置患者于单间，温度 $18 \sim 24℃$、湿度 $60\% \sim 78\%$，备好各种抢救物品及药品，如呼吸机、吸引器、气管切开包、插管箱、呼吸兴奋剂等。嘱患者绝对卧床休息，保持舒适体位，以利呼吸。保持病室空气新鲜，每天病室通风 $1 \sim 2$ 次，每次 $15 \sim 30min$。

（2）保持呼吸道通畅，神志清楚者，鼓励咳嗽、咳痰，更换体位和多饮水。危重患者定时翻身，并由外向内、由下向上轻拍背部，促使痰液排出。痰多昏迷者，可用鼻导管吸痰。痰液黏稠、量多，不易吸出者，宜尽早实施气管插管或气管切开，并按相应护理常规护理。

（3）机械通气患者的护理：①保持呼吸机正常运转。②保持接口紧密。③了解通气量是否合适。④及时防治机械通气治疗的并发症。⑤防治肺部感染。

急性肺栓塞

一、定义

急性肺栓塞（APE）是指内源性或外源性栓子堵塞肺动脉或

其分支引起肺循环障碍的病理综合征。如发生肺出血或坏死则称为肺梗死。急性肺栓塞是世界上误诊率和病死率较高的疾病之一，对人类的健康造成了严重的威胁。

二、病因及发病机制

疾病病因有长期卧床、房颤、长期心衰、细菌性心内膜炎、胸腔大手术、肾周围充气造影、人工气腹，胫骨、股骨及骨盆等骨折，肿瘤，真性红细胞增多症，血小板增多症，口服避孕药，糖尿病，白塞病等。血流淤滞静脉损伤和血液高凝状态等因素综合作用易引起血栓形成。血栓脱落后可导致肺栓塞。栓子的脱落常与血流突然改变有关，如久病术后卧床者突然活动或用力排便。肺栓塞的栓子多来源于下肢深静脉，也可来自盆腔静脉或右心。

三、临床表现

（1）症状　临床症状多种多样，但缺乏特异性。常见症状有：①不明原因的呼吸困难及气促，尤其活动后明显，为肺栓塞最多见的症状。②胸痛，包括胸膜炎性胸痛或心绞痛样胸痛。③晕厥，可为肺栓塞的唯一或首发症状。④烦躁不安、惊恐甚至濒死感。⑤咯血，常为小量咯血，大咯血少见。⑥咳嗽、心悸等。不同病例可出现以上症状的不同组合。临床上有时出现所谓"三联征"，即同时出现呼吸困难、胸痛及咯血，但仅见于约20%的患者。

（2）体征

① 呼吸系统：呼吸急促最常见；发绀；肺部有时可闻及哮鸣音和（或）细湿啰音，肺野偶可闻及血管杂音；合并肺不张或胸腔积液时出现相应的体征。

② 循环系统：心动过速；血压变化，严重者可出现血压下降，甚至休克；颈静脉充盈或异常搏动；肺动脉瓣区第二心音亢进或分裂，三尖瓣区收缩期杂音。

③ 其他：可伴发热，多为低热，少数患者有38℃以上的

发热。

四、实验室及其他检查

尽管部分实验室检查是非特异性的，对于基层医院如能合理使用，却有重要价值。首先是心电图变化，APE 的心电图变化的病理生理学基础是急性右心室扩张，其心电图改变常是一过性的、多变的，需动态观察。常见的心电图改变是 QRS 电轴右偏，右心前导联 T 波倒置，顺钟向转位，完全性或不完全性右束支传导阻滞，胸部 X 线平片肺栓塞患者可能正常，可表现为区域性肺血流减少或肺血分布不匀，患侧膈肌抬高，横膈上方的外周楔形致密影（驼峰征），肺部阴影或伴胸腔积液，右下肺动脉增宽，动脉血气分析：如 $PaCO_2$ 下降，pH 升高，伴或不伴 PaO_2 下降，均有利于 APE 的可能。

① 检验血常规、血乳酸脱氢酶、血气分析、凝血功能。

② 心电图有心律失常，如房颤、右束支传导阻滞等；心电图可见电轴右偏，明显顺钟向转位；肺性 P 波。

③ 胸片可有多发性浸润、胸腔积液、横膈升高。

④ 肺通气灌注扫描用放射性元素 ^{133}Xe。吸入扫描与肺灌注扫描同时进行，前者正常而后者显示缺损者，多为肺栓塞。

⑤ 肺血管造影可确诊。以选择性肺动脉造影效果最好，如加放大技术（几何放大及斜位技术）能分辨直径 0.5mm 小动脉的阻塞。有条件者可行数字减影血管造影，图像更清晰。肺动脉压＞80mmHg（10.6kPa）者禁忌。

五、治疗

① 一般处理：对患者进行严密监护，监测呼吸、心率、血压、静脉压、心电图及动脉血气的变化；卧床休息，保持大便通畅，避免用力，以防血栓脱落；可适当使用镇静、止痛、镇咳等相应的对症治疗。

② 呼吸循环支持治疗：纠正低氧血症。出现心功能不全但血压正常者，可使用多巴酚丁胺和多巴胺；若出现血压下降，可

增大剂量或使用其他血管加压药物，如去甲肾上腺素等。

③ 抗凝治疗：可防止血栓的发展和再发。主要抗凝血药有肝素、华法林。

④ 溶栓治疗：可迅速溶解血栓、恢复肺组织的血液灌注，降低肺动脉压、改善右心室功能。常用的溶栓药物有尿激酶（UK）、链激酶（SK）和阿替普酶（rt-PA）。

六、观察要点

评估患者的呼吸频率、节律和深度，呼吸困难程度，呼吸音的变化，患者意识状态、瞳孔、皮肤温度及颜色，询问患者胸闷、憋气、胸部疼痛等症状有无改善。严密监测患者的呼吸、血压、心率、血氧饱和度、心律失常的变化情况，如有异常及时通知医生。昏迷患者应评估瞳孔、肌张力、腱反射及病理反射。观察痰液的量、颜色及性状，及时了解尿常规、血电解质检查结果。准确记录24小时出入量。

七、护理要点

（1）常规护理

① 环境：提供安静、舒适、整洁的休息环境，限制探视，减少交叉感染。保持室温在20～22℃和相对湿度60%～70%；没有层流装置的病室应注意经常通风换气，每日通风3次。装有层流装置的病室，应保持层流装置的有效。

② 体位：急性肺栓塞患者应绝对卧床休息、肢体制动。若肺栓塞的位置已经确定，应取健侧卧位。床上活动时应避免突然坐起、转身及改变体位，禁止搬动患者，防止栓子的脱落。下肢静脉血栓者应抬高患肢，并高于肺平面20～30cm，密切观察患肢的皮肤有无青紫、肿胀、发冷、麻木等感觉障碍，发现异常及时通知医生给予处理，严禁挤压、热敷、按摩患肢，防止血栓脱落。

③ 饮食护理：指导患者进食富含维生素、高蛋白、粗纤维、易消化的饮食，多饮水，保持大便通畅，避免便秘、咳嗽等，以

免增加腹腔压力，影响下肢静脉血液回流。做好口腔护理，以增进食欲。

④ 吸氧：及早给予氧气吸入，遵医嘱合理氧疗。采用鼻导管或鼻塞给氧，必要时面罩吸氧。氧流量控制在 4 ～ 6L/min。注意及时根据血氧饱和度指数或血气分析结果来调整氧流量。必要时行机械通气。

⑤ 疼痛护理：教会患者自我放松的技巧，如缓慢深呼吸、全身肌肉放松、听音乐、看书报等，以分散注意力，减轻疼痛。剧烈疼痛时，遵医嘱给予药物止痛，如吗啡、哌替啶、可待因等，及时评价止痛效果并观察可能出现的不良反应。

⑥ 心理护理：胸闷、胸痛、呼吸困难易给患者带来紧张、恐惧的情绪，甚至造成濒死感。尽量帮助患者适应环境，向患者讲解治疗的目的、要求、方法，减少其焦虑和恐惧心理。采取心理暗示和现身说教，帮助患者树立信心，使其积极配合治疗。情绪过于激动可诱发栓子脱落，应指导患者保持情绪稳定。启动家庭支持系统，帮助患者树立对治疗的信心。

（2）溶栓及抗凝的护理

① 使用抗凝血药时，应严格掌握药物的剂量、用法及速度，认真核对，严密观察用药后的反应，发现异常及时通知医生，调整剂量。

② 进行溶栓、抗凝治疗期间，最主要的并发症是出血，因此，应严密观察患者有无出血倾向。注意观察患者皮肤、黏膜、牙龈及穿刺部位有无出血，有无咯血、呕血、便血等现象。观察患者的意识状态、神志的变化，发现患者出现头痛、呕吐症状，要及时报告医生并给予处理，谨防颅内出血的发生。溶栓治疗期间应准备好各种抢救物品。

③ 用药期间应监测凝血时间及凝血酶原时间，避免各种侵入性的操作。指导患者预防出血的方法，如选用质软的牙刷，防止碰伤、抓伤，勿挖鼻、用力咳嗽、排便等。

自发性气胸

一、定义

气胸系肺组织及脏层胸膜破裂，或胸壁及壁层胸膜被穿透，空气进入胸膜腔，形成胸膜腔积气和肺萎缩。可分成自发性、外伤性和医源性3类。在没有创伤或人为因素的情况下，肺组织及脏层胸膜自发性破裂，空气进入胸膜腔，称为自发性气胸（SP）。SP又可分为原发性SP（PSP）和继发性SP（SSP）两型，前者又称特发性气胸，多见于瘦高体形的男性青壮年，常规X线检查肺部无明显病变，但是有胸膜下肺大疱（bulla），多在肺尖部，其形成机制可能和吸烟、身高和小气道炎症有关，也可能与非特异性炎症瘢痕或者弹性纤维先天性发育不良有关；后者多见于基础肺部病变者（如肺结核、COPD、肺癌、肺脓肿等），由于病变引起细支气管不完全阻塞，形成气肿性肺大疱，破裂可致气胸。月经性气胸仅在月经来潮后的24～72小时之内发生，可能与激素变化和胸廓顺应性改变有关。发生气胸后，胸膜腔内负压可变成正压，致使静脉血流受阻，产生不同程度的心肺功能障碍。

二、病因与发病机制

① 胸膜下肺大疱破裂：青少年自发性气胸多因肺尖部胸膜下的肺大疱破裂所致。胸膜下肺大疱大多分为两类，胸膜下微小肺大疱，直径＜1cm，常为多发，可发生于肺尖部、叶间裂边缘及肺下叶边缘。这类微小肺大疱往往是支气管和肺部炎症愈合、纤维组织瘢痕形成过程中牵拉及通气不畅所致。胸膜下微小肺大疱所致的自发性气胸在X线胸片上或手术时不易发现病灶，故亦称为"特发性气胸"。胸膜下肺大疱常为单发，多发生于肺尖部，由于脏层胸膜先天性发育不全，逐渐出现肺大疱，这类自发性气胸常见于瘦高体形的青少年，在手术过程中，除发现肺大疱外，常不能找到与之相关的肺实质内的基础病变。这两类肺大疱破裂引起的自发性气胸可在剧烈活动、咳嗽、喷嚏后诱发，亦可在安

静状态下发生。

② 大泡性肺气肿破裂：由于慢性阻塞性肺部疾病使肺泡单位过度充气，久之出现肺泡壁破坏，即小叶中心型肺气肿和全小叶型肺气肿，肺泡进一步融合压迫肺泡间隔和肺间质形成大泡性肺气肿，其特点是在X线胸片和胸部CT片上可见到大泡内有被压的极薄的血管和肺泡间隔，以此与巨大肺大疱鉴别。当肺实质内残气量进一步增加，压力过高引起脏层胸膜破裂就出现气胸。40岁以上的男性多见，常伴有慢性咳嗽、长期吸烟史、支气管哮喘史等。

③ 肺结核：其发病机制主要是：陈旧的结核性瘢痕收缩，造成小支气管扭曲、阻塞，形成局限性肺大疱破裂；肺的活动性结核空洞直接破裂；由结核性损毁肺间接引起对侧肺组织代偿性肺气肿，当出现感染、支气管阻塞时，引起其远端肺泡过度膨胀而破裂。

三、临床表现

（1）症状

① 胸痛：多在剧咳、用力、剧烈体力活动时，偶在休息时，突感一侧胸痛，如刀割样、针刺样，多伴有胸闷、气促。

② 呼吸困难：大量气胸，尤其是张力性气胸时，患者表现出烦躁不安、发绀、冷汗、脉速、心律失常，甚至休克，发生意识不清、呼吸衰竭。血气胸时，如失血量过多，可使血压下降，甚至发生失血性休克。

③ 咳嗽：可有轻到中度刺激性咳嗽。

（2）体征　呼吸增快，发绀、气管向健侧移位；患侧胸部膨隆，肋间隙增宽，呼吸运动和语颤减弱；叩诊呈过清音或鼓音；右侧气胸可使肝浊音界下降。并发纵隔气肿时可听到与心脏搏动相一致的嘎吱音或劈啪声。有液气胸时，可闻及胸内振水声。

四、实验室及其他检查

① X线检查：是诊断气胸最可靠的方法，可显示肺萎陷的

程度、肺部情况、有无胸膜粘连、胸腔积液及纵隔移位等。

② 胸部CT扫描：能清晰显示胸腔积气的范围和积气量、肺被压缩的程度，在有些患者可以见到肺尖部肺大疱的存在，同时胸部CT还能显示胸腔积液的多少。尤其是对含极少量气体的气胸和主要位于前中胸膜腔的局限性气胸，

五、治疗

① 一般治疗和对症处理：卧床休息；吸氧；去除诱因；酌情给予镇静、镇痛药物；支气管痉挛者使用氨茶碱等支气管扩张药；剧烈咳嗽者可给予可待因。

② 排气治疗：是否需排气治疗及采用何种排气方法，主要取决于气胸的类型和积气多少。闭合性气胸积气量少于该侧胸腔容积的20％时，不需排气，但应动态观察积气量的变化。气量较多，肺压缩＞20％时，症状明显者，或张力性气胸时，需进行排气治疗。

③ 手术治疗：主要修补裂口或做肺大疱切除，胸膜粘连术。适用于多次复发性气胸、长期排气治疗的肺不张、大量血气胸或双侧自发性气胸等。

④ 原发病及并发症的处理：积极治疗原发病及诱因；预防和处理继发细菌感染、血气胸、皮下气肿及纵隔气肿。

六、观察要点

评估患者的呼吸频率、节律和深度，呼吸困难程度，心率，血压及血氧饱和度变化，必要时监测动脉血气。大量气胸，尤其是张力性气胸时，可迅速出现严重呼吸循环衰竭，如患者出现心率增快、血压下降、发绀、冷汗、心律失常，甚至休克，应及时通知医生并配合处理。

七、护理要点

（一）常规护理

（1）环境　提供安静、整洁、舒适的休息环境，限制探视，

减少交叉感染。保持室温在20～22℃和相对湿度60%～70%；没有层流装置的病室应注意经常通风换气，每天通风3次，避免交叉感染。装有层流装置的病室，应保持层流装置的有效。

（2）体位与休息　急性自发性气胸患者应绝对卧床休息。若肺压缩<20%，且为闭合性，症状较轻，PaO_2>70mmHg时，可仅卧床休息，避免用力、屏气、咳嗽等增加胸腔内压的活动。血压平稳者取半坐位，有利于呼吸、咳嗽排痰及胸腔引流。嘱患者保持大便通畅，2天以上未解大便者，应告知医生并采取有效的措施。

（3）吸氧　及早给予氧气吸入，遵医嘱合理氧疗。采用鼻导管或鼻塞给氧，必要时面罩吸氧。氧流量控制在2～5L/min。吸氧可加快胸腔内气体的吸收，减少肺活动度，促使胸膜裂口愈合。若有纵隔气肿，可给予高浓度吸氧，有利于气肿消散。

（4）饮食护理　鼓励患者进食富含高蛋白、维生素，低脂肪易消化的饮食，增加营养，适当进食粗纤维素食物，保证足够热量及水分的摄入。必要时静脉输液。做好口腔护理，以增进食欲。嘱患者戒烟，积极预防上呼吸道感染。

（5）疼痛护理　①协助患者采取舒适卧位。半卧位时可在胸腔引流管下方垫一毛巾，减轻患者不适。②妥善固定引流管路，防止引流管脱出或受压。③教会患者床上活动的方法，如体位改变时或活动时，用手固定好引流管，避免其移动刺激胸膜，引起疼痛。亦可用枕头或手护住胸部及引流管，以减少深呼吸、咳嗽或活动时胸膜受牵拉，导致胸痛。④教会患者自我放松的技巧，如缓慢深呼吸、全身肌肉放松、听音乐、看书报等，以分散注意力，减轻疼痛。⑤剧烈疼痛时，遵医嘱给予药物止痛，及时评价止痛效果并观察可能出现的不良反应。刺激性咳嗽剧烈时，遵医嘱适当给予镇咳药物，但痰液黏稠且多者或慢性呼吸衰竭伴CO_2潴留者，禁用可待因等中枢性镇咳药。⑥保持大便通畅，防止排便用力引起的胸痛或伤口疼痛。⑦嘱患者注意保暖，预防受凉而引起上呼吸道感染。

（6）心理护理　做各项检查和操作前向患者做好解释工作，消除患者的恐惧心理，取得其配合。向患者解释疼痛、呼吸困难等不适的原因，消除患者对疾病及治疗的紧张、担心，帮助患者树立信心，配合治疗。必要时，遵医嘱给予镇静药，减轻焦虑，促进有效通气。医务人员的医德和技术是患者获得安全感的基础。给予患者积极的心理暗示，使其放松，感到舒适。

（二）专科护理

1. 抢救配合　根据病情准备胸腔穿刺术、胸腔闭式引流术的物品及药品。并及时配合医生进行相关处理。监测患者生命体征，发现病情变化，及时通知医生，并配合抢救。同时，做好患者家属的护理。

2. 排气疗法的护理

（1）向患者解释操作的目的、意义、过程和注意事项，取得患者的理解和配合。

（2）协助医生做好胸腔抽气或胸腔闭式引流的准备和配合工作。

（3）保证有效的引流：①妥善固定引流管于床旁，防止扭曲、受压或脱出。②保持引流管通畅，密切观察引流管内水柱是否随呼吸上下波动及有无气体自液面溢出。为防止胸腔积液或渗出物堵塞引流管，必要时，应根据病情定期挤捏引流管（由胸腔端向引流瓶端方向挤压）。③引流瓶应放置低于患者胸部的地方，其液平面应低于引流管胸腔出口平面60cm，妥善固定引流瓶。

（4）注意观察引流液的量、色、性状和水柱波动范围，并准确记录。

（5）在插管、引流排气和伤口护理时，严格执行无菌操作。每天更换引流瓶，更换时注意连接管和接头处的消毒。伤口敷料每1～2天更换1次，如敷料渗湿或污染，应及时更换。

（6）搬动患者时需用两把血管钳将引流管双重夹闭，防止搬运过程中引流管滑脱、漏气或引流液反流等意外情况发生。更换引流瓶时先将近心端引流管用双钳夹闭，更换完毕检查无误后再放开。若引流管不慎脱出，应嘱患者屏气，同时用手捏闭伤口皮肤，迅速用凡士林纱布及胶布封闭引流口，立即通知医生进行处理。

（7）鼓励患者每2小时进行1次深呼吸和咳嗽练习，或吹气球，以促进肺尽早复张。尽量避免用力咳嗽。

（8）引流管内无气体逸出1～2天后，再夹闭管路1天，患者无气急、呼吸困难。透视或摄片显示肺已全部复张时，应做好拔管准备。拔管后应注意观察有无胸闷、呼吸困难、切口处漏气、渗出、皮下气肿等，如发现异常应及时处理。

重症肺炎

一、定义

迄今为止，重症肺炎仍没有一个明确的定义，目前多数学者将其定义为：因病情严重而需要进入重症医学科监护、治疗的肺炎。参考肺炎的分类，重症肺炎也分为重症社区获得性肺炎和重症医院获得性肺炎。

二、病因与发病机制

是由于细菌性肺炎时的毒血症引起以微循环障碍为主要表现的一种重症肺炎，病原体多为肺炎链球菌、金黄色葡萄球菌、溶血性链球菌等，多见于年长体弱者。

三、临床表现

（1）症状

① 休克症状：起病急、病情重，1～3天即可发展为休克。休克表现突出，血压下降至80/50mmHg以下，脉搏细速、呼吸急促、四肢厥冷、面色苍白，口唇及四肢发绀，出冷汗、少尿。

② 呼吸道症状：咳嗽、咳痰、胸闷、气促、有时咯血性痰，少数患者有胸痛，也可无呼吸道症状。

③ 突发高热、寒颤症状：多为稽留热，但有时体温可不升。

④ 神经系统症状：多数患者有神志淡漠、烦躁不安、嗜睡、

谵妄，甚至昏迷。

⑤ 消化道症状：恶心、呕吐、腹痛、腹泻及肠麻痹，甚至有黄疸或肝脾大。

⑥ 心肌损害症状：心动过速、心律不齐、奔马律、心脏扩大及心力衰竭。

（2）体征　以胸部体征为主。肺病变部位语颤增强，叩诊浊音，可闻及支气管呼吸音及湿啰音。少数患者可无胸部体征。

四、实验室及其他检查

① X线胸片，肺部有炎性浸润阴影（应避免搬动，宜床旁拍片）。

② 病原学检查：应尽快做痰涂片和培养，明确致病菌。

③ 血白细胞计数和中性粒细胞多增高，可有核左移。

④ 血气分析 PaO_2、pH值、标准碳酸氢盐（SB）、实际碳酸氢盐（AB）可降低，血清乳酸可增高呈代谢性酸中毒；重症可有尿常规和肝肾功能的损害。

五、治疗

（1）积极控制感染　尽早控制感染可预防休克的发生，抗菌治疗采用最初经验性抗菌治疗的"猛击"原则和明确病原学诊断的"降阶梯"治疗策略。重症肺炎控制感染的原则是早期、足量、联合应用抗生素，尽可能静脉用药。

（2）补充血容量　休克的最主要病理生理变化是有效血容量不足，因此补充血容量是治疗的关键。一般选用低分子右旋糖酐、林格液、葡萄糖生理盐水以及胶体液。

（3）全身支持治疗　卧床休息，注意保暖，发热者给予降温治疗，有缺氧症状者给予吸氧，咳嗽剧烈者予镇咳祛痰药。保证充足的热量、营养、蛋白质摄入，水电解质平衡等。

（4）其他治疗措施

① 积极控制原发病。

② 并发症治疗。

③ 对症处理：排痰、吸氧、引流、退热等。

④ 呼吸支持治疗：重症肺炎累及各脏器功能，各个脏器的功能支持治疗十分重要，但核心问题是呼吸功能的支持治疗，目的是纠正缺氧和酸中毒。治疗呼吸衰竭，以达到防止其他脏器的进一步损害。

六、观察要点

评估患者的呼吸频率、节律、形态的改变及伴随症状的严重程度等，准确记录出入量。观察缺氧和CO_2潴留的症状和体征，监测动脉血气分析值。评估患者意识状况及神经精神症状，观察有无腹胀、肠鸣音减弱或消失、便血，及时发现中毒性肠麻痹；观察有无休克早期症状，如尿量减少、心率加快、烦躁不安、反应迟钝等，立即配合抢救。

七、护理要点

1. 常规护理

（1）环境　为患者提供安静、舒适、整洁的环境，限制探视，减少交叉感染。保持室温在20～22℃和相对湿度60％～70％，防止室内空气干燥。

（2）休息与活动　急性期应绝对卧床休息，控制陪护及探视，保证患者充分休息；保持利于呼吸的体位，减少组织氧的消耗，促进机体恢复；病情缓解后再逐渐增加活动量。

（3）饮食护理　能进食者应给予高蛋白、高热量、营养丰富、易消化饮食，少食多餐。不能进食者给予鼻饲，保证足够的水分的摄入，鼓励饮水2000～3000ml/d，稀释痰液，利于痰液排出。有明显麻痹性肠梗阻或胃扩张者应禁食，遵医嘱静脉补液提供能量、水分。

（4）用药护理　抗感染是肺炎最主要的治疗环节，遵医嘱合理应用有效的抗感染药物，并注意观察其疗效及不良反应。对于烦躁不安、失眠者慎用镇静药，如吗啡等以防呼吸抑制。

（5）呼吸困难的护理　遵医嘱给予吸氧、药物治疗，保持呼吸道通畅。协助患者取利于呼吸的体位，如借助枕头、床桌取坐位、半坐位等身体前驱的体位。去除紧身的衣物和厚重的被服，减少胸部的压迫感。

（6）避免交叉感染　交叉感染是造成病情恶化或死亡的重要原因之一。应注意呼吸道及接触隔离，尤其应强调医务人员的手卫生。

（7）心理护理　给予心理支持，安抚患者，消除、缓解患者烦躁、焦虑、恐惧情绪，避免引起情绪波动的事件。

2. 专科护理

（1）监测患者生命体征，发现病情变化及时抢救，并通知医生。预测患者是否需要面罩、建立人工气道行呼吸机辅助呼吸，迅速准备好抢救用品，及时准确做好各项抢救配合，赢得抢救时机，提高抢救成功率。同时，做好患者家属的护理教育。

（2）保持呼吸道通畅　①对意识清醒、能自行咳嗽咳痰者，指导其有效咳嗽、咳痰：先进行5～6次深呼吸，在深吸气后保持张口，然后浅咳一下将痰咳至咽部，再迅速将痰咳出。观察痰液的量、颜色、性质，同时指导正确留取痰标本，以确定病原菌，指导合理用药。②对长期卧床或咳痰无力者，应定时协助其翻身、叩背：五指并拢，稍向内合掌，由下向上、由外向内叩击患者背部，边叩击边鼓励患者咳嗽，每次3～5min。也可采用振动法促使痰脱落，易于排出。必要时应予患者吸痰。③对痰多黏稠者，可遵医嘱给予雾化吸入，2～3次/天，10～20min/次。④对气道部分或完全堵塞者，应及时建立人工气道进行吸痰，解除梗阻。

（3）高热的护理

① 口腔护理：高热患者唾液分泌减少，口腔黏膜干燥，口腔食物残渣利于细菌繁殖，同时由于维生素缺乏和机体抵抗力下降，易引起口腔炎和溃疡，应协助患者保持口腔清洁，预防感染同时促进食欲。

② 皮肤护理：高热降温时大汗者，应及时更换衣物、床单，

保持皮肤干燥、清洁。及时补充水分，高热大量出汗时，应补充充足的水分，鼓励患者饮水，每天3000～4000ml，不能进食者给予鼻饲或静脉输液。若心肾功能障碍，应适当控制入量。

③ 及时降温：体温超过38.5℃应给予物理降温，包括全身冷疗（25％～35％乙醇擦浴，32～34℃温水擦浴，4℃冰盐水灌肠等）、局部冷敷（冰袋冷敷前额、腋下、腹股沟等处），物理降温无效时遵医嘱采用药物降温。监测体温变化，准确记录出入量，为调整患者补液量提供依据。

④ 注意保暖：寒颤时注意保暖，注意安全，可遵医嘱给药并观察药物反应。

（4）胸痛的护理　协助患者舒适卧位，取患侧卧位以降低胸部活动度以减轻疼痛。避免诱发、加重疼痛的因素。分散患者注意力，指导使用放松的方法。

（5）中毒性休克的护理　①早期取去枕平卧位，保持脑部血氧供应，休克期将患者头和躯干抬高20°～30°，下肢抬高15°～20°，防止膈肌和腹腔脏器上移而影响心肺功能，并可增加回心血量改善脑血流。②迅速给予高流量吸氧，改善组织缺氧状态。③合理补液，建立两条外周静脉通路并保持其通畅，遵医嘱给予抗感染及扩容支持治疗，必要时留置深静脉导管补液，以保证维持有效血容量、恢复组织灌注。一般先快速输入晶体液后输入胶体液，根据血压和血流动力学监测情况调整输液速度。④密切观察患者的生命体征、意识状态、尿量、皮肤黏膜色泽变化，判断病情转归。

（6）呼吸机的护理　熟悉呼吸机性能，呼吸机发生故障或病情变化时采取有效的应急措施排除故障。密切观察患者的自主呼吸频率、节律与呼吸机是否同步，注意有无通气不足、呼吸道阻塞等引起的烦躁不安，及时解决各种引起通气不良的因素，如及时清除痰液、调整通气量等。一般于上机后及调整呼吸机参数后30min采集动脉血做血气分析来判断机械通气效果，要正确及时采集标本，协助判断病情变化。

第二节 循环系统

急性心力衰竭

一、定义

急性心力衰竭系指由于某种原因使心肌收缩力下降或心肌前后负荷突然增加，而引起排出量急骤下降所致组织器官灌注不足和急性淤血的临床综合征。临床上急性左心衰竭较急性右心衰竭多见，前者多表现为急性肺水肿，重者伴心源性休克；后者主要见于大面积右心室梗死、大量快速输液输血、急性大面积肺栓塞。右心衰竭时体循环静脉回流受阻，左心室充盈压不足，使左心室排血量下降，导致低血压或休克。

二、病因与发病机制

1. 急性左心衰竭

（1）病因

① 急性弥漫性心肌损害：急性广泛性心肌梗死或心肌缺血、急性弥漫性心肌炎。

② 急性左室前负荷增加：急性瓣膜穿孔，静脉输血、输液过多和（或）过快。

③ 急性左室后负荷增加：高血压、严重主动脉瓣狭窄、梗阻性肥厚型心肌病。

④ 急性机械性排血受阻：严重二尖瓣狭窄伴心室率过快。

（2）发病机制 由于左室排血量急骤下降，致左室舒张末压显著增加，左房、肺静脉及肺毛细血管压力随之明显增高，并可使液体漏入肺组织间隙，表现为急性肺淤血或肺水肿。左心室排血量急骤下降，不能满足机体对氧和代谢的需要，表现为低血压甚至心源性休克。

2. 急性右心衰竭 主要见于大面积右心室梗死、大量快速输液输血、急性大面积肺栓塞。右心衰竭时体循环静脉回流受阻，左心室充盈压不足，使左心室排血量下降，导致低血压或休克。

三、临床表现

呼吸困难、心脏向左扩大、心率增快、奔马律、肺底湿啰音等多见于左心衰竭。发绀、颈静脉怒张、肝大、躯体水肿等则多见于右心衰竭。全心功能同时具有左、右心力衰竭的临床表现，亦可以某一侧心功能衰竭为主。

四、实验室及其他检查

① 实验室检查：急性心肌梗死时，外周血白细胞计数增高，血清心肌酶水平升高；测定血清电解质、血尿素氮和肌酐，判断有无电解质失常和肾功能障碍。动脉血气测定：肺间质水肿期，动脉血氧分压（PaO_2）轻度降低，动脉血二氧化碳分压（$PaCO_2$）正常或降低；肺水肿期，PaO_2 明显降低，$PaCO_2$ 升高。

② 心电图检查：无特征性改变，常表现为窦性心动过速，以及急性心肌梗死、心律失常等原发病的表现。

③ 胸部 X 线检查：早期肺血管扩张，纹理增粗。间质水肿时，肺野透亮度下降，呈云雾样改变、肺纹理增粗、模糊，肺门边缘轮廓不清，肺下部出现 Kerley B 线或在中上肺野出现 Kerley A 线。肺泡水肿时，典型 X 线表现为由肺门向周围扩展的蝶状阴影，大多数为两肺广泛分布、大小不等的斑片状阴影，边缘模糊可融合成片，严重者出现胸腔积液。

④ 血流动力学检查：早期肺毛细血管楔压增加，心排血指数正常。肺毛细血管楔压＞18mmHg，提示肺淤血；心排血指数为 2.2～2.5L/（min·m²）、肺毛细血管楔压为 25～30mmHg，提示肺水肿；肺毛细血管楔压＞18mmHg、心排血指数＜2.2L/（min·m²）提示心源性休克。

④ 超声心动图检查：往往出现左心房、左心室扩张，心室壁运动幅度减弱，左心室射血分数降低等。

⑥ 动脉血气分析：早期血气为低氧血症及微循环不良导致的代谢性酸中毒，$PaCO_2$ 因呼吸频率快、过度通气，反而降低；病情晚期，患者呼吸肌无力或发生神志改变时，才出现 $PaCO_2$ 升高。

五、治疗

急性心力衰竭是常见急症，危及生命，在诊治过程中应遵循以下原则：根治病因，消除诱因；改善患者缺氧状态，减少肺循环血量及回心血量，降低周围血管阻力，减轻心脏负荷；增加心排血量，减少肺泡内液体漏出，保证气体交换；纠正水、电解质、酸碱平衡失调。

六、观察要点

实施心电监护，做好心率、心律、呼吸、血压、神志、尿量的监测，记录出入液量，抽血查电解质及血气分析，根据实验室结果调整药物。

七、护理要点

1. 常规护理

① 体位：让患者卧床休息，以减轻心脏负担，取半坐卧位，两腿下垂。

② 休息：保持病室安静舒适，避免各种精神刺激，防止过度用力，保持大便通畅，必要时用开塞露通便。休息原则根据心力衰竭程度而定。急性期绝对卧床休息，给予完善的生活护理。

③ 吸氧，改善气体交换：给予鼻导管或面罩吸氧，先以 2 ～ 4L/min 给予，可逐渐增加至 4 ～ 6L/min。氧气经 50％乙醇湿化后吸入。随时清除鼻腔分泌物，保持鼻导管通畅，每班更换 1 次。

④ 镇静：当出现心源性哮喘而又排除支气管哮喘时，可遵医嘱给予吗啡镇静，减轻焦虑。

⑤ 饮食：病情较轻者可给少盐饮食，饮食中钠盐不超过

1～5g/d，重者限钠1g/d以下或无盐饮食。

2.专科护理

（1）遵医嘱合理给予血管扩张药或利尿药等药物　改善心脏功能，增加活动耐受力，静脉用药时要严格控制输液速度，密切监测血压变化，避免病情加重。利尿药最好在上午或早上使用，以免夜间尿量过多影响休息。用利尿药时，注意尿量，监测电解质变化。

（2）仔细观察患者应用洋地黄类药物的反应　洋地黄严格按时间、按剂量服用；注意剂量个体化；给药前先测心率，若成人＜60次/min、儿童＜70次/min、婴儿＜90次/min不能给药；密切观察洋地黄治疗效果，注意询问患者不适主诉，观察患者心电图及血洋地黄浓度，发现洋地黄中毒表现及时通知医生，及时处理。

洋地黄中毒　洋地黄治疗剂量与中毒剂量很接近，容易中毒。此外，当心肌有严重损害、低血钾、严重缺氧时，更容易发生洋地黄中毒，其表现如下。

① 胃肠道反应：有厌食、恶心、呕吐、腹痛和腹泻等，常为中毒先兆。

② 神经系统反应：可有头痛、头晕、疲倦、失眠、谵妄等，还可见视觉障碍如黄视、绿视、视物模糊等，视觉异常为停药指征之一。

③ 心脏反应：表现为各种心律失常，常见快速性心律失常、房室传导阻滞、窦性心动过缓等。快速性心律失常又伴有传导阻滞是洋地黄中毒特征性表现。

急性心肌梗死

一、定义

急性心肌梗死是在冠状动脉硬化的基础上，冠状动脉血供急剧减少或中断，使相应的心肌发生严重持久的缺血导致心肌坏死。临床表现为持久的胸前区疼痛、发热、血白细胞增高、血清心肌坏死标志物增高和心电图进行变化，还可发生心律失常、休克或心力衰竭3大并发症，亦属于急性冠脉综合征的严重类型。

二、病因与发病机制

患者多发生在冠状动脉粥样硬化狭窄基础上，由于某些诱因致使冠状动脉粥样斑块破裂，血中的血小板在破裂的斑块表面聚集，形成血块（血栓），突然阻塞冠状动脉管腔，导致心肌缺血坏死，另外，心肌耗氧量剧烈增加或冠状动脉痉挛也可诱发急性心肌梗死，常见的诱因如下：

① 过劳（30%）：过重的体力劳动，尤其是负重登楼，过度体育活动，连续紧张劳累等，都可使心脏负担加重，心肌需氧量突然增加，而冠心病患者的冠状动脉已发生硬化、狭窄，不能充分扩张而造成心肌缺血。剧烈体力负荷也可诱发斑块破裂，导致急性心肌梗死。

② 暴饮暴食（15%）：不少心肌梗死病例发生于暴饮暴食之后。进食大量含高脂肪高热量的食物后，血脂浓度突然升高，导致血黏稠度增加，血小板聚集性增高。在冠状动脉狭窄的基础上形成血栓，引起急性心肌梗死。

③ 便秘（13%）：便秘在老年人当中十分常见。临床上，因便秘时用力屏气而导致心肌梗死的老年人并不少见。必须引起老年人足够的重视，要保持大便通畅。

④ 吸烟、大量饮酒（10%）：吸烟和大量饮酒可通过诱发冠状动脉痉挛及心肌耗氧量增加而诱发急性心肌梗死。

⑤ 激动（6%）：由于激动、紧张、愤怒等激烈的情绪变化诱发。

⑥ 寒冷刺激（5%）：突然的寒冷刺激可能诱发急性心肌梗死。因此，冠心病患者要十分注意防寒保暖，是冬春寒冷季节急性心肌梗死发病较高的原因之一。

三、临床表现

（1）先兆表现　约半数以上患者发病数日或数周前有胸闷、

心悸、乏力、恶心、大汗、烦躁、血压波动、心律失常、心绞痛等前驱症状。以新发生的心绞痛，或原有心绞痛发作频繁且程度加重、持续时间长、服用硝酸甘油效果不好为常见。

（2）主要症状

① 疼痛：为最早、最突出的症状，其性质和部位与心绞痛相似，但程度更剧烈，伴有烦躁、大汗、濒死感。一般无明显的诱因，疼痛可持续数小时或数天，经休息和含服硝酸甘油无效。少数患者症状不典型，疼痛可位于上腹部或颈背部，甚至无疼痛表现。

② 全身症状：一般在发生疼痛24～48小时后出现发热、心动过速，一般体温在38℃左右，多在1周内恢复正常。可有胃肠道症状，如恶心、呕吐、上腹胀痛，重者可有呃逆。

③ 心律失常：有75%～95%的患者发生心律失常，多发生于病后1～2天，前24小时内发生率最高，以室性心律失常最多见。室颤是急性心肌梗死早期患者死亡的主要原因。

④ 心源性休克：疼痛时常见血压下降，如疼痛缓解时，收缩压＜80mmHg，同时伴有烦躁不安、面色苍白或青紫、皮肤湿冷、脉搏细速、尿量减少、反应迟钝，则为休克表现，约20%患者常于心肌梗死后数小时至1周内发生。

⑤ 心力衰竭：约半数患者在起病最初几天，疼痛或休克好转后，出现呼吸困难、咳嗽、发绀、烦躁等左心衰竭的表现，重者可发生急性肺水肿，随后可出现颈静脉怒张、肝大、水肿等右心衰竭的表现。右心室心肌梗死患者发病开始即可出现右心衰竭表现，同时伴有血压下降。

四、实验室及其他检查

1. 常见检查项目　肌红蛋白、心电图、血常规、红细胞沉降率（ESR）、磷酸肌酸激酶同工酶。

2. 检查方法

（1）白细胞计数　发病1周内白细胞可增至（10～20)×10^9/L，

中性粒细胞多在75%～90%，嗜酸粒细胞减少或消失。

（2）红细胞沉降率　红细胞沉降率增快，可维持1～3周。

（3）血清酶测定　血清肌酸磷酸激酶（CK或CPK）发病6小时内出现，24小时达高峰，48～72小时后消失，阳性率达92.7%；天门冬氨酸转氨酶（AST）发病后6～12小时升高，24～48小时达高峰，3～6天后降至正常；乳酸脱氢酶（LDH）发病后8～12小时升高，2～3天达高峰，1～2周才恢复正常。近年来还用α-羟丁酸脱氢酶（α-HBDH），γ-谷酰基磷酸转肽酶（γ-GTP），丙酮酸激酶（PK）等，肌酸磷酸激酶有3种同工酶，其中CK-MB来自心肌，其诊断敏感性和特异性均极高，分别达到100%和99%，它升高的幅度和持续的时间常用于判定梗死的范围和严重性，乳酸脱氢酶有5种同工酶，其中LDH1来源于心肌，在急性心肌梗死后数小时总乳酸脱氢酶尚未出现前就已出现，可持续10天，其阳性率超过95%。

（4）肌红蛋白测定　尿肌红蛋白排泄和血清肌红蛋白含量测定，也有助于诊断急性心肌梗死，尿肌红蛋白在梗死后5～40小时开始排泄，持续平均可达83小时，血清肌红蛋白的升高出现时间较CK出现时间略早，在4小时左右，高峰消失较CK快，多数24小时即恢复正常。

（5）心电图和心向量图检查　心电图有进行性和特征性改变，对诊断和估计病变的部位、范围和病情演变，都有很大帮助，心电图波形变化包括三种类型：

① 坏死区的波形：向坏死心肌的导联，出现深而宽的Q波。

② 损伤区的波形：面向坏死区周围的导联，显示抬高的ST段。

③ 缺血区的波形：面向损伤区外周的导联，显示T波倒置。

五、治疗

急性心肌梗死治疗原则是尽快恢复心肌血流灌注，挽救心肌，缩小心肌缺血范围，防止梗死面积扩大，保护和维持心脏功能，及时处理各种并发症。

（1）一般治疗

① 休息：急性期卧床休息12小时，若无并发症，24小时内应鼓励患者床上活动肢体，第3天可床边恬动，第4天起逐步增加活动，1周内可达到每天3次步行100～150m。

② 监护：急性期进行心电图、血压、呼吸监护，密切观察生命体征变化和心功能变化。

③ 吸氧：急性期持续吸氧4～6L/min，如发生急性肺水肿，按其处理原则处理。

④ 抗凝治疗：无禁忌证患者嚼服肠溶阿司匹林150～300mg，连服3天，以后改为75～150mg/d，长期服用。

（2）解除疼痛　哌替啶50～100mg肌内注射，或吗啡5～10mg皮下注射，必要时1～2小时可重复使用1次，以后每4～6小时重复使用，用药期间注意防止呼吸抑制。

（3）心肌再灌注　心肌再灌注是一种积极治疗措施，应在发病12小时内，最好在3～6小时内进行，使冠状动脉再通，心肌再灌注，使濒临坏死的心肌得以存活，坏死范围缩小，减轻梗死后心肌重塑，改善预后。包括经皮冠状动脉介入治疗（PCI）及溶栓疗法。

（4）心律失常处理　室性心律失常常可引起猝死，应立即处理。首选给予利多卡因静脉注射，反复出现可用胺碘酮治疗，发生室颤时立即实施电复律；对房室传导阻滞，可用阿托品、异丙肾上腺素等药物，严重者需安装人工心脏起搏器。

（5）控制休克　补充血容量，应用升压药物及血管扩张药，纠正酸碱平衡紊乱。如处理无效时，应选用在主动脉内球囊反搏术的支持下，积极行经皮冠状动脉成形术或支架植入术。

（6）治疗心力衰竭　主要是治疗急性左心衰竭。急性心肌梗死24小时内禁止使用洋地黄制剂。

（7）二级预防　预防动脉粥样硬化、冠心病的措施属于一级预防，对于已经患有冠心病、心肌梗死患者预防再梗，防止发生心血管事件的措施属于二级预防。二级预防措施有：①应用阿司匹林或氯吡格雷等药物，抗血小板集聚。应用硝酸酯类药物，抗心绞痛治疗。②预防心律失常，减轻心脏负荷。③戒烟，控制血脂。④控制饮食，治疗糖尿病。⑤对患者及家属要普及冠心病相关知识，鼓励患者有计划、适当的运动。

六、观察要点

监护5～7天，监测心电图、心率、心律、血压、血流动力学，有并发症应延长监护时间。如心率、心律和血压变化，出现心律失常，特别是室性心律失常和严重的房室传导阻滞、休克的发生，及时报告医生处理。观察尿量、意识改变，以帮助判断休克的情况。

七、护理要点

1. 常规护理

① 身心休息：急性期绝对卧床休息，减少心肌耗氧，避免诱因。保持安静，减少探视，避免不良刺激，保证睡眠。陪伴和安慰患者，操作熟练，理解并鼓励患者表达恐惧。

② 改善活动耐力：帮助患者制定逐渐活动计划。若患者在活动后出现呼吸加快或困难、脉搏过快或停止后3min未恢复，血压异常、胸痛、眩晕应停止活动，并以此作为限制最大活动量的指标。

③ 给氧：前3天给予高流量吸氧4～6L/min，而后可间断吸氧，如发生急性肺水肿，按其处理原则护理。

④ 止痛护理：遵医嘱给予哌替啶、吗啡、硝酸甘油等止痛药物，对于烦躁不安的患者可给予地西泮肌内注射。观察疼痛性质及其伴随症状的变化，注意有无呼吸抑制、心率加快等不良反应。

⑤ 防治便秘护理：向患者强调预防便秘的重要性，食用富含纤维食物，注意饮水1500ml/d，遵医嘱长期服用缓泻药，保证大便通畅。必要时应用润肠药、低压灌肠等。

⑥ 饮食护理：给予低热量、低脂、低胆固醇和高维生素饮食，少量多餐，避免刺激性食品。

2. 专科护理

（1）溶栓治疗护理 溶栓前要建立并保持静脉通路畅通。仔细询问病史，除外溶栓禁忌证；溶栓前需检查血常规、出凝血时间、血型和配血备用。溶栓治疗中观察患者有无寒颤、皮疹、发热等过敏反应。应用抗凝血药如阿司匹林、肝素，使用过程中应严密观察有无出血倾向。应用溶栓治疗时应严密监测出凝血时间和纤溶酶原，防止出血，注意观察有无牙龈、皮肤、穿刺点出血和大小便的颜色。如出现大出血时需立即停止溶栓、输鱼精蛋白、输血。溶栓治疗后应定时记录心电图、检查心肌酶谱，观察胸痛有无缓解。

（2）经皮冠状动脉介入治疗后护理 防止出血与血栓形成，停用肝素4小时后，复查全血凝固时间，凝血时间在正常范围之内，拔除动脉鞘管，压迫止血，加压包扎，患者继续卧床24小时，术肢制动。同时严密观察生命体征，有无胸痛。观察足背动脉搏动情况、鞘管留置部位有无出血、血肿。

（3）预防并发症

① 预防心律失常及护理：急性期要持续心电监护，如有问题应及时通知医生处理，遵医嘱应用利多卡因等抗心律失常药物，同时要警惕发生室颤、猝死。电解质紊乱、酸碱失衡也是引起心律失常的重要因素，要监测电解质和酸碱平衡状态，准备好急救药物和急救设备如除颤器、起搏器等。

② 预防休克及护理：遵医嘱给予扩容、纠酸、血管活性药物，避免脑出血、保护肾功能，安置患者平卧位或头低足高位。

③ 预防心力衰竭及护理：在起病最初几天甚至在心肌梗死演变期内，急性心肌梗死的患者可以发生心力衰竭，多表现左心衰竭。因此要严密观察患者有无咳嗽、咳痰、呼吸困难、尿少等症状，观察肺部有无湿啰音。避免情绪烦躁、饱餐、用力排便等加重心脏负荷的因素。如发生心力衰竭，即按心力衰竭进行

护理。

高血压危象

一、定义

高血压危象是高血压病程中的一种特殊临床征象。由于某些诱因使周围小动脉发生暂时性强烈痉挛，使血压急剧明显升高（以收缩压升高为主），引起一系列神经-血管加压性危象，严重威胁靶器官功能，这种临床综合征称为高血压危象。其定义为：急性血压升高，舒张压＞120～130mmHg（16.0～17.3kPa）。

二、病因与发病机制

本病可发生于缓进型或急进型高血压、各种肾性高血压、嗜铬细胞瘤、妊娠高血压综合征、卟啉病等，也可见于主动脉夹层动脉瘤和脑出血，在用单胺氧化酶抑制剂治疗的高血压患者，进食过含酪胺的食物或应用拟交感药物后，均可导致血压的急剧升高。精神创伤、情绪激动、过度疲劳、寒冷刺激、气候因素、月经期和更年期内分泌改变等为常见诱因。在上述诱因的作用下，原有高血压患者的周围小动脉突然发生强烈痉挛，周围阻力骤增，血压急剧升高而导致本病的发生。心、脑、肾动脉有明显硬化的患者，在危象发生时易发生急性心肌梗死、脑出血和肾衰竭。

三、临床表现

（1）主要症状

① 神经系统症状：剧烈头痛、多汗、视物模糊、耳鸣、眩晕或头晕、手足震颤、抽搐、昏迷等。

② 消化道症状：恶心、呕吐、腹痛等。

③ 心脏受损症状：胸闷、心悸、呼吸困难等。

④ 肾受损症状：尿频、少尿、无尿、排尿困难或血尿。

（2）主要体征

① 突发性血压急剧升高，收缩压＞200mmHg，舒张压

≥120mmHg，以收缩压升高为主。

② 心率加快（＞110次/min），心电图可表现为左室肥厚或缺血性改变。

③眼底视网膜渗出、出血和视神经盘水肿。

四、实验室及其他检查

① 尿检查：阴性或有少量蛋白和红细胞。肾功能减退时尿比重降低，尿浓缩和稀释功能减退，酚红排量减低，血肌酐和尿素氮增高，尿素或内生肌酐清除率低于正常。

② 血液检查：血中游离肾上腺素或去甲肾上腺素水平增高、肌酐和尿素氮增高、血糖可增高。

③ 胸部X线检查：可见主动脉纡曲、延长，升主动脉弓或降部扩张。发生高血压心脏病时左心室增大。发生心力衰竭时，心脏可明显增大，肺淤血。发生肺水肿时，肺门显著充血，呈蝴蝶形模糊影。

④ 心电图：心脏受累时可有左室肥厚或兼劳损，P波增宽或有切迹。

⑤ 眼底检查：眼底可有视网膜出血、渗出和视神经盘水肿等。

五、治疗

（1）卧床休息，保持情绪的稳定，以防血压过高引起意外，并给予吸氧。

（2）快速降压，高血压危象时血压短时间内急剧升高，需快速降压，以静脉给药较为合适。

① 硝普钠：可直接扩张静脉，25mg溶于250ml葡萄糖溶液中，按40～200μg/min速度避光静脉滴注，至血压降至正常。硝普钠降压迅速，治疗期间应密切观察血压的变化。

② 硝酸甘油：硝酸甘油10mg溶于葡萄糖溶液250ml中，以10～100μg/min速度静脉滴注。

③ 心痛定：舌下含化10～20mg/次，每4～5小时1次。

六、观察要点

（1）临床观察内容

① 严密观察血压，严格按规定的测压方法定时测量血压并做好记录，最好进行24小时动态血压监测，并进行心电监护，观察心率、心律变化，发现异常及时处理。

② 注意患者的症状，观察头痛、烦躁、呕吐、视物模糊等症状经治疗后有无好转，精神状态有无由兴奋转为安静。高血压脑病随着血压的下降，神志可以恢复，抽搐可以停止，所以应迅速降压、制止抽搐以减轻脑水肿，按医嘱适当使用脱水剂。

③ 记录24小时出入量，昏迷患者予留置导尿管，维持水、电解质和酸碱平衡。

（2）预见性观察

① 心力衰竭：主要为急性左心衰竭，应注意观察患者的心率、心律变化，做好心电监护，及时观察有无心悸、呼吸困难、咯粉红色泡沫样痰等情况出现。

② 脑出血：表现为嗜睡、昏迷、肢体偏瘫、面瘫，伴有或不伴有感觉障碍，应加以观察，出现情况及时处理。

③ 肾衰竭：观察尿量，定期复查肾功能，使用呋塞米时尤其应注意。

七、护理要点

（1）常规护理

① 立即使患者采取半卧位，吸氧，保持安静。保持环境安静，绝对卧床休息。

② 给氧，昏迷患者应保持呼吸道通畅，及时清除呼吸道分泌物。

③ 建立静脉通路，保证降压药的及时输入。

④ 做好心理护理，消除紧张状态，避免情绪激动，酌情使用有效镇静药。

⑤ 限制钠盐摄入，每天小于6g，多食新鲜蔬菜和水果，保

证足够的钾、钙、镁摄入；禁食刺激性食物如酒、烟等，昏迷患者予鼻饲。

⑥ 保持大便通畅，排便时避免过度用力。

（2）专科护理

① 使用利尿剂时，要注意观察有无电解质紊乱如低钾、低钠等表现，在用呋塞米时还应注意观察患者有无听力减退、血尿酸增高、腹痛及胃肠道出血情况。

② 按医嘱正确使用降压药，用药过程中注意观察药物的疗效与不良反应，如心悸、颜面潮红、搏动性头痛等。降压过程中要严防血压下降过快，严格按规定调节用药剂量与速度，收缩压＜90mmHg、舒张压＜60mmHg时及时通知医生调整药物剂量和给药速度。

心律失常

一、定义

正常心律起源于窦房结，频率为每分钟60～100次、比较规则。窦房结激动以一定顺序传导到心房与心室。心律失常是指心脏冲动的频率、节律、起源部位、传导速度与激动次序的异常。

二、病因与发病机制

① 各种器质性心脏病：如先天性心脏病、冠心病、心脏瓣膜病、心肌炎、心包炎、心肌病、心内膜炎等，由于心脏的窦房结和传导系统受病变的侵害，很容易发生心律失常，所以心律失常几乎见于各种类型的心脏病。

② 神经、内分泌系统调节紊乱，水、电解质失衡：心脏的神经和内分泌系统调节紊乱、心脏的离子平衡失调等；除心脏因素外其他各种原因引起的低氧血症介导的心肌缺氧、全身及心脏局部酸碱平衡的调节障碍等，具备了心律失常的离子和代谢所必备的基础，形成心律失常的条件因素，因而常诱发心律失常的发生。

③ 药物的影响：多种药物可以引起心律失常，比如非保钾利尿药、洋地黄类药物、肾上腺素、去甲肾上腺素、异丙肾上腺素、多巴胺、多巴酚丁胺、氨力农和米力农等。尤其值得注意的是各种抗心律失常药物或者经过改变离子通道，或者稳定细胞膜，或者改变心脏的不应期，或者作用于心脏的受体，达到防止或终止心律失常的目的。但是，抗心律失常药物本身也有致心律失常的作用，如果应用不当，也能导致心律失常，甚至死亡。

④ 全身性或其他系统疾病：如神经系统疾病、内分泌系统疾病、代谢疾病、创伤、手术、心脏导管检查等都可以引起心律失常的发生。

⑤ 正常人：情绪激动、惊吓、忧郁、饮酒、饮浓咖啡等会引发窦性心动过速或期前收缩。健康的老年人比青年人更容易发生心律失常。

三、临床表现

1. 症状　心悸、气短、心电图提示心律不齐。

2. 心理状况　疾病出现的严重症状，使患者感到恐惧，预感有生命危险。患者情绪不稳定，有时精神过度兴奋或抑郁，可诱发或加重心律失常发生。

四、实验室及其他检查

（一）实验室检查

视引发心律失常的病因不同而不同，应常规检查电解质和酸碱平衡情况；检查甲状腺功能、肾功能情况；检查血沉、抗"O"、免疫功能和心肌酶谱等。

（二）其他辅助检查

1. 心电图

（1）体表心电图　是心律失常诊断的最主要手段。临床上采用12导联心电图。可以从心脏的立体结构方面判断心律失常的性质和部位。然而12导联心电图由于记录时间短，不容易描记到短暂心律失常的图形。所以临床上常常用P波清楚的导联

（Ⅱ、Ⅲ、aVF和V1导联）较长时间描记，便于捕捉心律失常。

（2）食管心电图 可以清晰描记P波，对12导联心电图P波记录不清楚的患者，很容易获得P波信息，有助于正确诊断。

（3）心电图监测 为克服心电图描记时间短，捕捉心律失常困难的缺点，人们采用心电图监测的方法诊断心律失常。

① 床边有线心电图监测：适用于危重患者。

② 无线心电图监测：便于捕捉患者活动后心律失常。

③ 动态心电图：也称Holter心电图，连续记录24小时或更长时间的心电图。它的出现解决了只靠普通心电图无法诊断的心律失常问题。

④ 电话心电图：将心电图经过电话的途径传输到医院或监控中心，有助于了解患者工作和生活时的心律失常情况。

（4）体表His电图 采用心电的滤波和叠加等方法，记录到的His电图，能帮助分析心房、His束和心室电图的相互关系和顺序，辅助复杂心律失常的诊断。

（5）体表心电图标测 采用数十个体表电极同时记录心脏不同部位的心电图，便于分析心律失常的起源点以及传导顺序和速度的异常，尤其对异常通道的诊断有价值。

2. 心脏电生理 临床电生理研究是采用心脏导管记录心脏内各部位心电图，并且用脉冲电刺激不同部位心肌组织的一种心律失常研究方法。目的是为了更好地了解正常和异常心脏电活动的情况，对复杂心律失常做出诊断，并且判断心律失常的危险程度和预后，以及协助选择治疗方法和制定治疗方案。这种方法可以十分准确地反映心脏电活动的起源和激动的传导顺序，对于临床诊断困难或用其他方法无法发现的心律失常有着非常重要的诊断和鉴别诊断价值。

3. 其他检查 心室晚电位、信号平均心电图、心电图频谱分析、心室率变异分析、运动心电图和倾斜试验都有助于复杂或某些特殊心律失常的诊断。此外，超声心动图、心脏X线、ECT、CT和MRI等对于器质性和非器质性心律失常的诊断有着不可低估的价值。

五、治疗

① 恢复窦性心律，控制心室率。

② 纠正心律失常引起的血流动力学障碍。

六、观察要点

① 连续24小时心电监护，密切观察心律失常的发生和演变过程。尽早发现严重的心律失常，及时通知医生处理。

② 观察患者有无电解质紊乱的表现，如嗜睡、反应迟钝、抽搐及心电图改变，一旦发现，应立即采血标本送检，对症处理。

七、护理要点

1. 常规护理

（1）心律失常早期应酌情休息，严重者应绝对卧床休息。

（2）向患者详细讲解监护对心律失常诊断和治疗的指导意义，消除患者的陌生感和恐惧感。

（3）建立静脉通路，以方便用药。

（4）鼻导管吸氧，2～4L/min。

2. 专科护理

（1）对于各种心律失常患者，测量脉搏时间要1min以上。

（2）使用抗心律失常药物过程中，要密切观察用药反应，防止副反应的发生。

（3）常用抗心律失常药物不良反应的观察

① 利多卡因：其不良反应与血浆浓度过高有关，常见的有中枢神经系统不良反应和心血管不良反应。前者如呆滞、嗜睡、恶心、眩晕、视物不清，严重者可有呼吸系统抑制、惊厥；后者有窦性心动过缓、窦性停搏、房室传导阻滞、心肌收缩力下降、低血压等。

② 普罗帕酮：不良反应较少。心脏的不良反应有诱发或加重充血性心力衰竭或传导阻滞；心外不良反应最常见的是恶心、呕吐及眩晕等表现。

③ 胺碘酮：其不良反应有间质性肺泡炎、角膜微粒沉着、甲状腺功能改变、皮肤反应如光敏感，胃肠道反应如恶心、呕吐、排便习惯改变，神经系统反应如头痛、恶梦、共济失调、震颤等，心脏不良反应如心率减慢、各类房室传导阻滞和束支传导阻滞，甚至可发生尖端扭转型室速。

（4）备好各种抢救药品及器械如除颤器、起搏器等。

主动脉夹层

一、定义

主动脉夹层（AD）是指主动脉腔内的血液从主动脉内膜撕裂口进入主动脉中膜，并沿主动脉长轴方向扩展，造成主动脉真假两腔分离的一种病理变化，因通常呈继发瘤样改变，故将其称为主动脉夹层动脉瘤。

二、病因与发病机制

① 主动脉中层囊性变性：主动脉中层退行性改变，即胶原和弹力组织退化变质，常伴囊性改变，被认为是主动脉夹层的先决条件。囊性中层退行性变是结缔组织遗传缺损的内在特征，尤其多见于 Marfan 综合征和 Ehler-Danlos 综合征。主动脉夹层，特别是近端夹层常是 Marfan 综合征的严重且常见的并发症，有报道，主动脉夹层患者中有 6% ～ 9% 是 Marfan 综合征。

② 高血压：高血压是导致夹层的重要因素，约半数近端和几乎全部的远端主动脉夹层者有高血压，急性发作时都有血压升高，有时伴有主动脉粥样斑块溃疡面。因为长期高血压可引起平滑肌细胞肥大、变性及中层坏死。

③ 外伤：直接外伤可引起主动脉夹层，钝挫伤可致主动脉局部撕裂、血肿而形成主动脉夹层。主动脉内插管或主动脉内球囊反搏插管均可引起主动脉夹层。心脏外科手术，如主动脉 - 冠状动脉旁路移植术，偶也可引起主动脉夹层。

三、临床表现

本病分为急性期、亚急性期及慢性期。急性期指发病 3 天之内，症状重、病死率高；亚急性期指发病3天到2个月；慢性期则为发病后2个月以上的患者。本病临床表现多变，病情复杂。

（1）突发剧烈疼痛　高达96%的患者以剧烈疼痛为主诉。疼痛的特点：①性质：多为刀割样、撕裂样或针刺样；②程度：剧烈、难以忍受，可出现烦躁、大汗、恶心、呕吐等症状，伴濒死感；③部位：多位于胸骨区，可向肩胛部及后背部扩展，疼痛的部位往往与夹层病变的起源部位密切相关，以前胸痛为主要表现提示夹层病变累及近端升主动脉；而肩胛间区疼痛则提示降主动脉夹层；颈、咽及下颌部疼痛往往提示夹层侵及升主动脉或主动脉弓；而后背、腹部及下肢痛则强烈提示腹主动脉夹层形成；④持续时间长。

（2）晕厥　大约16%的主动脉夹层患者发生晕厥，部分患者可以是以晕厥为首发表现。晕厥通常由一些严重并发症如心脏压塞、急性左心衰竭、脑动脉梗阻等引起。当然，剧痛本身也可诱发晕厥。

（3）休克　部分患者表现为面色苍白、出汗、四肢皮肤湿冷等类似休克的临床表现，但真正发生休克者不多，可见于合并急性左心衰竭恶化、急性心脏压塞、夹层破裂大出血等。

（4）夹层血肿延展、压迫引起的相关系统表现

① 心血管系统：Stanford A型病变可合并严重主动脉瓣关闭不全，导致急性左心衰；波及冠状动脉可以引起急性心肌梗死；夹层血肿破入心包引起急性心脏压塞。

② 神经系统：夹层波及无名动脉及颈总动脉患者，可以有头晕、嗜睡、失语、定向力障碍及对侧偏瘫等表现。

③ 消化系统：反复发作的腹痛、恶心、呕吐及黑便等症状，通常提示夹层病变延展至腹主动脉主干或肠系膜动脉。

④ 泌尿系统：病变累及肾动脉时，则常引起腰痛、血尿、少尿、无尿甚至急性肾衰竭。

四、实验室及其他检查

（1）实验室检查　常规的化验检查对主动脉夹层的诊断无特

殊意义，只能用于排除其他诊断的可能性。

（2）其他辅助检查

① 心电图：主动脉夹层本身无特异性心电图改变。既往有高血压者，可有左室肥大及劳损；冠状动脉受累时，可出现心肌缺血或心肌梗死心电图改变；心包积血时，可出现急性心包炎的心电图改变。

② 胸部X线平片：胸主动脉瘤和慢性主动脉夹层，可由于平片偶然发现。后前位及侧位片，可观察到上纵隔影增宽、主动脉增宽延长、主动脉外形不规则，有局部隆起，在主动脉内膜可见钙化影，此时可准确测量主动脉壁的厚度，若增到10mm时则提示可能有夹层，若超过10mm即可考虑为夹层，特别是发病前已有摄片条件相似的胸片与发病后情况相比较，或发病后有一系列胸片追踪观察主动脉宽度，则更具有意义。但往往胸部平片不具有确诊价值，对"定性"和"定量"均有一定限度，其确诊有赖于其他影像学诊断技术。

③ 超声心动图及多普勒：二维超声心动图对诊断升主动脉夹层具有重要临床价值，对观察主动脉内分离的内膜片摆动症及主动脉夹层的主动脉真假双腔征非常可靠，并可见主动脉根部扩张、主动脉壁增厚和主动脉瓣关闭不全，且易识别并发症，如心包积血、胸腔积血等。多普勒超声不仅能检出主动脉夹层管壁双重回声之间的异常血流，判断假腔中有无血栓，而且对主动脉夹层分型、破口定位、主动脉瓣反流定量分析及左室功能测定等都具有重要诊断价值。虽经胸壁超声心动图对主动脉夹层具有不同程度的确诊或筛选诊断作用，而且检查方便，但在完整地显示整个胸主动脉全貌，特别是局限性主动脉夹层或降主动脉夹层诊断方面的应用受到限制，假阳性率也相对较高。近年来开展的经食管超声心动图（TEE）检查，几乎能够清晰显示整个胸主动脉，包括升主动脉近端、主动脉弓部和胸降主动脉的形态结构。特别是双平面及多平面探头的应用，使胸主动脉的探查盲区降低到最小范围，大大提高了超声心动图在胸主动脉夹层，特别是降主动

脉夹层的诊断价值，而且可观察夹层真假腔内血流情况、破口定位及附壁血栓等，诊断符合率可达100%。

④ 计算机断层扫描（CT）：CT可显示病变的主动脉扩张，发现主动脉内膜钙化优于X线平片，如果钙化内膜向中央移位提示主动脉夹层，如果向外围移位提示单纯主动脉瘤。

⑤ 磁共振成像（MRI）：MRI与CT效果类似，但与CT相比，它可横轴位、矢状位、冠状位及左前斜位等多方位、多参数成像，且不需使用造影剂即可全面观察病变类型和范围及解剖形态变化，其诊断价值优于多普勒超声和CT，诊断主动脉夹层的特异性和敏感性均达90%以上，尤其是当主动脉夹层呈螺旋状撕裂达腹主动脉时，仍能直接显示主动脉夹层真假腔，更清楚地显示内膜撕裂的位置以及病变与主动脉分支的关系。其缺点是费用高，不能用于装有起搏器和带有钢针等金属物的患者，不能满意显示冠状动脉及主动脉瓣情况。

⑥ 数字减影血管造影（DSA）：有创性的静脉注射DSA，对B型主动脉夹层的诊断基本上可取代普通动脉造影。可正确发现主动脉夹层的位置与范围，主动脉血流动力学和主要分支的灌注情况，部分患者在DSA可清楚见到撕裂的内膜片，易于发现主动脉造影不能检测的钙化。但对A型或Marfan综合征升主动脉夹层，静脉DSA有其局限性，分辨力较差，常规动脉造影能发现的内膜撕裂等细微结构可能被漏诊。

⑦ 主动脉造影：目前多采用经动脉逆行插管造影的方法，最大优点是能证实内膜撕裂的入口和出口、明确主动脉分支受累情况、估测主动脉瓣关闭不全的严重程度等，大多数外科医生仍认为在确立诊断、制定手术计划时主动脉造影是必不可少的。其缺点是有创性，特别是对极危重的急性患者术中有一定危险性，而动脉注射的DSA能产生满意的效果，是很有前途的检查方法。

五、治疗

对于急性主动脉夹层，一经诊断，应立即进行监护治疗，绝对卧床休息。在严密监测下采取有效干预措施如降血压或纠正休克，使生命体征包括血压、心率及心律等稳定，并监测中心静脉压及尿量，根据需要可测量肺毛细血管血压和心输出量。病情一旦稳定，要不失时机做进一步检查，明确病变的类型与范围，为随后的治疗提供必要的信息。

（1）药物治疗

① 止痛药物：应给予足够的镇痛药（如吗啡、哌替啶等）缓解疼痛，并解除患者的焦虑情绪。

② 降压及降低心肌收缩力的药物：血压高可加重夹层血肿的蔓延，因此维持适当的血压非常重要。收缩压控制目标为 $110 \sim 120$ mmHg，心率宜 < 60 次/min。降压治疗首选静脉用β受体阻滞剂，如美托洛尔 5mg 静脉缓注，艾司洛尔 $50 \sim 300$ μg/（kg·min），拉贝洛尔 $5 \sim 20$ mg/（kg·min）。β受体阻滞剂不仅有降压的作用，而且可以降低心肌收缩力及心率。血管扩张药如硝普钠 $0.25 \sim 10$ μg/（kg·min），也是常用而且降压效果非常好的药物。硝普钠可以单独使用，也可以联合β受体阻滞剂。当患者存在β受体阻滞剂禁忌证时，可以静脉滴注非二氢吡啶类钙通道阻滞剂（CCB），如地尔硫䓬 $2.5 \sim 15$ mg/h，作为替代。

（2）外科手术治疗　A 型（Ⅰ型和Ⅱ型）主动脉夹层的患者往往需要手术治疗，手术的目的是预防主动脉破裂、心脏压塞并矫治主动脉瓣关闭不全，以减少患者死亡。常用的术式包括：Benta Ⅱ 术（适用于 Marfan 综合征合并 A 型主动脉夹层者）、Wheat 术（适用于非 Marfan 综合征合并 A 型主动脉夹层伴主动脉瓣关闭不全者）、升主动脉移植术（适用于主动脉瓣正常的 A 型主动脉夹层患者）和次全主动脉弓移植术（适用于Ⅰ型主动脉夹层伴主动脉弓部分支狭窄患者）等。B 型（Ⅲ型）主动脉夹层的患者通常以内科治疗为主。手术适应证包括：剧烈疼痛不能缓解、急性胸（腹）主动脉扩张以及胸（腹）主动脉旁或纵隔内血肿形成等。常用的术式为胸腹主动脉移植术等。

（3）介入治疗　血管内支架植入术可以有效治疗慢性 B 型

（Ⅲ型）主动脉夹层病变。目前支架植入术也可用于A型和B型主动脉夹层并发的低灌注综合征的治疗。

六、观察要点

① 心率的观察：对主动脉夹层的患者要注意心功能的保护，患者使用β受体阻滞剂可达到负性心肌收缩力、负性心率的目的，同时辅以降低血压，但要密切观察使心率减慢维持在60～80次/min适宜。

② 疼痛的观察：疼痛剧烈时应及时给予镇痛药止痛，必要时可采用镇痛泵。充分控制血压时，疼痛仍持续存在，则应考虑到血管破裂，需要紧急手术。

③ 血压的观察：严密监测血压，遵医嘱将血压控制在正常低限，预防夹层继续剥离和动脉瘤破裂。多次有序地监测血压，15～30min内将收缩压控制在100～120mmHg，以维持脑循环的最低限度。对高龄患者降压时要确保意识、尿量、心血管和肾功能等情况的维持，同时在短时间使用大剂量降压药要注意血压的急剧变化。

④ 观察病情变化：观察重要脏器是否由于夹层累及而导致供血障碍。观察四肢动脉搏动和四肢运动情况，有无腹痛、腹胀，记录尿量。观察患者的精神、意识、瞳孔大小等。

七、护理要点

（1）常规护理

① 急性发作或病情重的患者，应绝对卧床休息，限制活动，禁止用力，避免剧烈咳嗽、情绪激动。

② 心理护理：由于此病发病急，加之有不同程度的疼痛，患者表现焦虑、烦躁、情绪低落等，应理解患者的心理改变，积极给予心理疏导，缓解焦虑状况。

③ 饮食护理：给予清淡易消化的饮食，避免引起便秘。告知患者不能用力排便，防止胸腔或腹腔压力过大造成瘤体破裂。

④ 为患者提供清洁、舒适、安静的休息环境。

⑤ 准备好急救设备及物资，确保能应急使用。

（2）专科护理

① 术前训练患者床上排尿、排便，注意调整饮食结构，预防便秘发生；注意观察患者的情绪变化及心理需求，介绍手术大致过程，消除或减轻焦虑，主动配合手术。术前3天给予软食，术晨禁食水，术前1天常规药物过敏试验、备皮、输血、测体重。

② 术后严密监测生命体征的变化，特别是血压、心率、血氧饱和度、尿量等。严密观察切开渗血情况，有无血肿或瘀斑。支架释放后有可能将左锁骨下动脉封堵，导致左上肢缺血。带膜支架可能封堵脊椎动脉，影响脊髓供血导致截瘫。因此，应密切注意监测患者上下肢的血压、动脉搏动（桡动脉、足背动脉）、皮肤颜色及温度，同时注意患者的肢体感觉、运动及排便情况。术后当天床上足背屈曲运动，术后第1天床边适量运动，以后每天逐渐增加活动量和时间，促进肠蠕动，增加食欲，增加自信心，促进体力的恢复。

第三节　消化系统

消化道出血

一、定义

消化道出血（GIN）是指从食管到肛门之间的消化道的出血。其中，屈氏韧带以近的消化道出血呈上消化道出血（UGIH）；屈氏韧带至回盲部出血为中消化道出血；回盲部以远的消化道出血称下消化道出血（LGIH）。

二、病因与发病机制

引起上消化道出血的原因通常有食管、胃及十二指肠的溃疡和黏膜糜烂导致的出血，占55%～74%；食管胃底静脉曲张破裂出血，占5%～14%；贲门黏膜撕裂综合征占2%～7%；血管病变占2%～3%；肿瘤占2%～5%。导致下消化道出血的常见原因有：下消化道肠道的憩室炎占20%～55%；血管发育异常占3%～40%；肿瘤占8%～26%；炎症占6%～22%；良性的肛门直肠疾病占9%～10%。

三、临床表现

（1）呕血与黑便 是上消化道出血的特征性表现。上消化道出血后均有黑便，但不一定有呕血。一般而言，幽门以下出血时常以黑便为主，而幽门以上出血则引起呕血并伴有黑便，幽门以上出血量少者可无呕血。十二指肠出血量多时，部分血液反流至胃内，亦可引起呕血。呕血和黑便的性状，主要决定于出血的部位、出血量及在胃或肠道内停留的时间。若在胃停留的时间长，血液经胃酸作用后变成酸性血红素而呈咖啡色或赤豆色；若出血量大，在胃内停留的时间短，未经胃酸充分混合即呕吐，则为鲜红或暗红色或伴有血块。若在肠道内停留时间长，血中血红蛋白的铁与肠内硫化物结合生成硫化铁而成柏油样黑色；相反，出血量大，速度快而急，刺激肠蠕动加快则呈鲜红色或暗红色血便，易误诊为中或下消化道出血。有时低位小肠或回盲部出血量少，在肠道停留时间较长，粪便亦可呈黑色，但一般不是柏油状，勿误以为上消化道出血。

（2）血便和暗红色大便 多为中或下消化道出血的临床表现，一般不伴有呕血。

（3）失血性周围循环衰竭 急性大量出血时，有效循环血量下降，出现头晕、心悸、恶心、乏力、口渴、晕厥、四肢湿冷、皮肤苍白、烦躁，甚至意识模糊。

（4）发热 大量出血后，多数患者在24小时内常出现低热，一般不超过38.5℃，可持续3～5天，随后自行恢复正常。

（5）氮质血症 依发生机制可分为以下3种：肠源性氮质血症、肾前性氮质血症和肾性氮质血症。

（6）贫血和血象变化

① 大量出血后均有急性失血性贫血，在出血后骨髓有明显代偿性增生，24小时内网织红细胞即见增高，至出血后4～7天可高达5%～15%，以后逐渐降至正常。

② 因失血后的应激反应，白细胞可迅速增多，2～5小时可达（10～20）×10⁹/L（10000～20000/mm³）。血止后2～3天恢复正常。

四、实验室及其他检查

（1）实验室检查

① 血常规：急性大出血后，均有失血性贫血。但在出血早期，由于血管及脾代偿性收缩，红细胞压积与血红蛋白均无改变，且因失血后的应激性反应，白细胞及血小板反而增加。

② 血尿素氮：急性大量上消化道出血，血尿素氮增高，一般一次出血后数小时血尿素氮开始上升，24～48小时可达高峰，大多不超过14mmol/L，3～4天后才降至正常。如出血停止4天以上，在纠正休克、补足血容量的情况下检查血尿素氮仍升高，甚至出现少尿、无尿症状，应考虑肾性氮质血症，其病因是严重而持久的休克可引起肾小管坏死，或失血加重了原有肾疾病的损害所致。

（2）其他检查

① 纤维内镜检查：一般主张在上消化道出血后24～48小时内进行，80%～94%的患者可明确出血病因，而且可进行内镜直视下止血，是目前上消化道出血病因诊断中最准确、应用最广泛的检查方法。但如患者处于失血性休克或并发严重心律紊乱、烦躁等情况，应积极抢救，待病情允许后再做检查。

② X线钡餐检查：适应于出血停止和病情稳定后数天的患者，否则可能引起再出血。气钡双重造影可提高诊断率。

③ 选择性动脉造影：经内镜检查如无阳性发现，而患者仍有活动性出血者，可考虑做选择性腹腔动脉、肠系膜上动脉造影或门静脉造影，多可明确诊断。尚可在造影后进行动脉内灌注垂

体后叶素等药物进行止血治疗。但此项检查可使动脉粥样斑块脱落引起栓塞并发症，所以老年患者此项检查应特别慎重。

五、治疗

急性出血时应行血常规、血型、血生化和出凝血时间等检查，并积极备血。消化道大出血的诊疗流程：强调行急诊胃镜检查，也就是发病24小时内行胃镜检查，不仅可用于诊断，同时可内镜下治疗。若胃镜下未见引起出血的病变，则应考虑下消化道出血可能。但血管畸形包括Dieulafoy病变有漏诊可能。

（1）一般急救措施　建立可靠的静脉通路，积极扩容，补充血容量。一般情况下，血红蛋白（Hb）＜60g/L时需要输血。

（2）食管静脉曲张破裂出血的治疗

① 药物治疗：垂体后叶素0.3～0.4U/min持续静脉内滴注，可同时滴注硝酸甘油，协同降低门脉压力，并减少垂体后叶素造成的心肌缺血及缺血性腹痛。止血后垂体后叶素0.1～0.2U/min维持3～6天。生长抑素包括：注射用生长抑素250μg静脉注射后，以250μg/h的速度静脉泵入，或奥曲肽注射液100μg静脉注射后，25μg/h静脉泵入，维持72h。经插入咽部的鼻管给予5%孟氏液50～100ml，有一定效果，但可致胃肠痉挛、恶心、呕吐。

② 在患者生命体征平稳的情况下行急诊内镜下止血（钳夹、硬化剂注射、套扎）。

③ 急诊手术视患者肝功能情况、医师的经验而定，手术时间越早，术后恢复越好，出血后处理不及时，常继发肝功能恶化、腹水等，在这种情况下应尽可能保守治疗，择期手术，降低手术风险。

④ 经颈静脉肝内门体支架分流术（TIPSS），对于食管静脉曲张出血的疗效尚存争议。

⑤ 三腔双囊管压迫短期止血率高，但易复发。

⑥ 治疗并发症：肝性脑病、腹水、感染等。

（3）非食管静脉曲张破裂出血的治疗

① 置入胃管，可吸出积血使胃腔回缩止血，并可观察有无活动性出血。口服或灌注止血药：去甲肾上腺素冰盐水（去甲肾上腺素8mg＋生理盐水100ml）；凝血酶6000～10000U＋生理盐水30～40ml，但是内镜检查前给予凝血酶会干扰内镜可见度，且部分患者不耐受会产生呕吐。

② 药物治疗包括抑制胃酸，法莫替丁40mg静脉注射，每12小时1次，或奥美拉唑40mg静脉注射，每12小时1次，或首剂后8mg/h静脉泵入，维持72h；纠正出凝血机制障碍，输新鲜血，成分输血；氨甲苯酸等效果不明确；老年患者静脉慎用酚磺乙胺、氨基己酸等止血药，有引起脑血栓的风险。

③ 内镜下止血，包括喷洒止血药物、注射、电凝、微波、止血夹等。

六、观察要点

（1）前驱症状　出血前多数患者有腹痛，伴有头晕、目眩、心悸、胸闷或恶心等症状。

（2）生命体征　①有无心率加快、心律失常、脉搏细弱、血压降低、脉压变小、呼吸困难、体温不升或发热等。② 精神和意识状态：有无烦躁不安、嗜睡、表情淡漠、意识不清甚至昏迷。③ 观察皮肤和甲床色泽，肢体温度或湿冷，周围静脉特别是颈静脉充盈情况。

（3）观察呕吐、便血性质和量　上消化道出血后均有黑便，出血部位在幽门以上者常伴有呕血。呕血为棕褐色咖啡渣样，如出血量大，未经胃酸充分混合即吐血，可呈鲜红色或有血块。黑便呈柏油样，黏稠而发亮，当出血量大、血液在肠内推进快，可呈暗红色甚至鲜红色。

（4）失血性周围循环衰竭　急性大量失血由于循环血量迅速减少而导致周围循环衰竭，可出现头晕、心悸、乏力、突然起立发生晕厥、肢体冷感、心率加快、血压偏低等。严重者出现休克症状。血压和脉搏是关键指标，如患者由平卧位改为坐位时出现血压下降（＞15～20mmHg、心率加快＞10次/min），提示血容量不足，是紧急输血的指征。如收缩压＜90mmHg、心率＞120次/min。伴有面色苍白、四肢湿冷、烦躁不安或意识不清则已进入休克期，属严重大量出血，需积极抢救。对体温的观察：失血者体温多低于正常或不升，一般休克纠正后可有低热或中度热，一般≤38.5℃，持续数日或数周，原因系出血后分解产物吸收，血容量减少，体温调节中枢失调而引起发热，若体温≥38.5℃，应考虑出血后诱发感染，如体温持续不退或退热后不升则应考虑再出血。

（5）观察尿量　尿量可反映全身循环状况及肾血流情况，所以观察尿量很重要，正确记录24小时出入量。

（6）出血量的估计　一般成人每天消化道出血＞5～10ml，粪便隐血试验呈阳性；每日出血量50～100ml，可出现黑便。胃内积血达250～300ml，可引起呕血。一次出血量不超过400ml时，一般不引起全身症状。出血量超过400～500ml，可出现全身症状，如头晕、心悸、乏力等。短时间内出血量超过1000ml，可出现周围循环衰竭的临床表现，严重者引起失血性休克。

（7）观察有无再出血迹象　上消化道出血患者病情经常反复，出血控制后仍应继续观察有无再出血，如患者反复呕血、黑便颜色由黯黑变为暗红，甚至呕吐物转为鲜红色，血压、脉搏不稳定、血红蛋白不断下降等皆提示再出血。

七、护理要点

（1）常规护理

① 及时补充血容量：迅速建立2条静脉通道，及时补充血容量，抢救治疗开始滴速要快，但也要避免因过多、过快输液、输血引起肺水肿或诱发再出血，从而加重病情。

② 体位护理：出血期间绝对卧床休息，采取平卧位，头偏

向一侧，防止因呕血引起窒息。

③ 饮食护理：严重呕血或明显出血时，必须禁食，24小时后如不继续出血，可给少量温热流质易消化的饮食，病情稳定后，指导患者要定时定量，少食多餐，避免进食粗糙、生冷、辛辣等刺激性食物，同时要禁烟、酒、浓茶和咖啡。

④ 口腔护理：每次呕血后，及时做好口腔护理，减少口腔中的血腥味，以免再次引起恶心、呕吐，同时能增加患者舒适感。

⑤ 皮肤护理：保持皮肤清洁及床铺清洁、干燥，呕血、便后及时清洁用物。

⑥ 心理护理：患者对疾病缺乏正确认识的前提下，易产生紧张恐惧的情绪而加重出血，尤其反复出血者因反复住院给家庭带来沉重的经济负担，感到前途暗淡，消极悲观，对治疗失去信心。因此做好有效的心理护理尤为重要。医护人员从容的态度，亲切的语言，认真地答疑，果断的决策，沉着、冷静、熟练的操作，可给患者以安全感，解除患者精神紧张及恐惧心理，有益于良好护患关系的建立和进一步治疗的配合。

（2）专科护理

① 用药指导：严格遵医嘱用药，熟练掌握所用药物的药理作用、注意事项及不良反应，如滴注垂体后叶素止血时速度不宜过快，以免引起腹痛、心律失常和诱发心肌梗死等，遵医嘱补钾、输血及其他血液制品。

② 三腔二囊管压迫止血的护理：插管前检查有无漏气，插管过程中必须经常观察患者面色、神志。插管后要保持胃气囊压力为50～70mmHg，食管气囊压力为35～45mmHg，密切观察引流液的颜色和量，置管24小时后宜放出气囊气体，以免压迫过久可能导致黏膜坏死，鉴于近年药物治疗和内镜治疗的进步，目前已不推荐气囊压迫作为首选止血措施。

③ 对症护理：发绀者应吸氧，休克者注意保暖，精神紧张者给予地西泮，肝病者禁用巴比妥类、吩噻嗪类及吗啡。

肝性脑病

一、定义

肝性脑病（HE）是由严重肝病引起的、以代谢紊乱为基础、中枢神经系统功能失调的综合征。临床表现轻者可仅有轻微的智力减退，严重者出现意识障碍、行为失常和昏迷。

二、病因与发病机制

引起肝性脑病的原发病有重症病毒性肝炎、重症中毒性肝炎、药物性肝病、妊娠期急性脂肪肝、各型肝硬化、门-体静脉分流术后、原发性肝癌以及其他弥漫性肝病的终末期，而以肝硬化患者发生肝性脑病最多见，约占70%。诱发肝性脑病的因素很多，如上消化道出血、高蛋白饮食、大量排钾利尿、放腹水，使用安眠、镇静、麻醉药、便秘、尿毒症、感染或手术创伤等。这些因素是通过如下三方面引起肝性脑病。

① 使神经毒性物质产生增多或提高神经毒性物质的毒性效应。

② 提高脑组织对各种毒性物质的敏感性。

③ 增加血-脑脊液屏障的通透性而诱发脑病。

三、临床表现

① 一期（前驱期）：轻度性格改变和行为失常，例如欣快激动和淡漠少言，衣冠不整或随地便溺，应答尚准确，但吐词不清且较缓慢。可有扑翼样震颤，亦称肝震颤：嘱患者两臂平伸，肘关节固定，手掌向背侧伸展，手指分开时，可见到手向外侧偏斜，掌指关节、腕关节，甚至肘与肩关节的急促而不规则的扑击样抖动。嘱患者手紧握护士手1min，护士能感到患者抖动。此期脑电图多正常，历时数日或数周，有时症状不明显，易被忽视。

② 二期（昏迷前期）：睡眠障碍、行为失常为主。前一期的症状加重。定向力和理解力均减退，对时间、地点、人物的概念混乱，不能完成简单的计算和智力构图（如搭积木、用火柴杆摆五角星等），言语不清、书写障碍、举止反常也很常见。多有

睡眠时间倒错，昼睡夜醒，甚至有幻觉、恐惧、狂躁而被看成一般精神病。此期患者有明显神经体征，如腱反射亢进、肌张力增高、踝阵挛及 Babinski 征阳性等。此期扑翼样震颤存在，脑电图有特征性异常，患者可出现不随意运动及运动失调。

③ 三期（昏睡期）：以昏睡和精神错乱为主，各种神经体征持续存在或加重，大部分时间患者呈昏睡状态，但可以唤醒。醒时尚能应答问话，但常有神志不清和幻觉。扑翼样震颤仍可引出。肌张力增加，四肢被动运动常有抗力。锥体束征常呈阳性，脑电图有异常波形。

④ 四期（昏迷期）：神志完全丧失，不能唤醒。浅昏迷时，对痛刺激和不适体位尚有反应，腱反射和肌张力仍亢进；由于患者不能合作，扑翼样震颤无法引出。深昏迷时，各种反射消失，肌张力降低，瞳孔常散大，可出现阵发性惊厥、踝阵挛和换气过度。脑电图明显异常。

以上各期的分界不很清楚，前后期临床表现可有重叠。肝功能损害严重的肝性脑病常有明显黄疸、出血倾向和肝臭，易并发各种感染、肝肾综合征和脑水肿等情况，使临床表现更加复杂（表12-1）。

表12-1　肝性脑病的临床分期

分期	意识状态	神经系统体征	脑电图
一期（前驱期）	轻度性格改变和行为失常	偶有扑翼样震颤	无明显异常
二期（昏迷前期）	精神错乱	常有扑翼样震颤，Babinski 征阳性	异常慢波
三期（昏迷前期）	昏睡但可唤醒	仍可引出扑翼样震颤，锥体束征常阳性	异常慢波
四期（昏迷期）	神志完全丧失	引不出扑翼样震颤；深昏迷时反射消失	异常慢波

四、实验室及其他检查

（1）实验室检查

① 肝功能异常、凝血功能异常：往往只反映肝细胞的功能状态。血生化检查如发生水、电解质及酸碱平衡紊乱可促进并加重肝性脑病。肾功能（肌酐、尿素氮）检查如异常仅预示即将或已发生肾衰竭。近年有人认为动态观察血清褪黑素水平对于预测、诊断肝性脑病的发生和判断病情变化有重要参考价值。

② 血氨测定：约75%HE患者血氨浓度呈不同程度增加，在慢性型患者增高者较多，急性型患者增高者较少。但血氨升高，并不一定出现肝性脑病，所以血氨浓度升高，对诊断具有一定的参考意义，对指导治疗也有参考意义。如测定动脉血氨浓度升高比静脉血氨更有意义。

③ 血浆氨基酸测定　若支链氨基酸浓度降低，芳香族氨基酸（特别是色氨酸）浓度增高，两者比例倒置＜1，在慢性型更明显。同时测定GABA也常增高。

（2）其他辅助检查

① 脑电图检查：脑电图变化对本病诊断与预后均有一定意义。正常脑电图波幅较低，频率较快，波型为α波。随着病情的变化和发展，频率减慢，波幅逐渐增高，波型由α波变为每秒4～7次的δ波则提示为昏迷前期，如变为对称的、高波幅、每秒1.5～3次的δ波则为昏迷期表现。对可疑的脑电图改变，可在进食高蛋白及肌注小剂量吗啡后脑电图改变加剧而加以明确。肝性脑病时的脑电图改变也可见于尿毒症、肺功能衰竭及低血糖等，应加以区别。

② 视觉诱发电位（VEP）：用闪光刺激后可使枕叶视觉区皮质激起反应，产生同步放电效应，引起电位变化，即VEPs。它表示皮质及皮质下神经细胞群突触后兴奋和抑制电位的总和。对于评估肝性脑病时大脑功能障碍具有特异性，并可做定量分析。较一般脑电图更能精确反映大脑电位活动，可用以检出症状出现

前的肝性脑病（如亚临床肝性脑病）。另外还有人应用听觉事件相关电位P300及体感诱发电位测定诊断亚临床肝性脑病，认为听觉事件相关电位P300的诊断价值较体感诱发电位敏感而特异。

③ 脑脊液检查：常规、压力及生化均可正常，如同时测定其氨、谷氨酸、色氨酸、谷氨酰胺浓度可增高。在并发脑水肿时压力可升高。

④ 脑导磁刺激试验：用脑导磁刺激测定肝硬化患者脑皮质运动功能，发现中央运动神经传导时间延长，睡眠时运动唤醒阈值增高，中枢无记录期明显缩短，外周正常，表明皮质脊髓通路已有损伤，可被认为肝硬化肝性脑病的前期表现。

五、治疗

① 消除诱因：某些因素可诱发或加重肝性脑病。肝硬化时，药物在体内半衰期延长，脑病患者大脑的敏感性增加，多数不能耐受麻醉、止痛、安眠、镇静等药物，如使用不当，可出现昏睡、甚至昏迷。当患者狂躁不安时，禁用吗啡及其衍生物、副醛、水合氯醛、哌替啶及速效巴比妥类，可减量使用（常量的1/2或1/3）地西泮、东莨菪碱，并减少给药次数。异丙嗪、氯苯那敏等抗组胺药有时可作安定药代用。必须及时控制感染和上消化道出血，避免快速和大量地排钾利尿和放腹水。注意纠正水、电解质和酸碱平衡失调。

② 减少肠内毒物的生成和吸收：肝性脑病一旦发生，数日内应禁食蛋白质。每天供给热量5.0～6.7kJ和足量维生素，以碳水化合物为主要食物，昏迷不能进食者可经鼻胃管供食，脂肪可延缓胃的排空，宜少用。鼻饲液最好用25%的蔗糖或葡萄糖溶液，每毫升产热量4.2J，每天可加进3～6g必需氨基酸，胃不能排空时应停鼻饲，改用深静脉插管滴注25%葡萄糖溶液维持营养，在大量输注葡萄糖溶液过程中，要警惕低钾血症、心力衰竭和脑水肿。神志清楚后，可逐步增加蛋白质40～60g/d。纠正患者的负氮平衡，以用植物蛋白为最好。植物蛋白含甲硫氨酸、

芳香族氨基酸较少，含支链氨基酸较多，且能增加粪氮排泄。此外，植物蛋白含非吸收性纤维，被肠菌酵解产酸有利于氨的排泄，且有利通便，故适用于肝性脑病患者。

清除肠内积食、积血或其他含氮物质，可用生理盐水或弱酸性溶液（如稀醋酸液）灌肠，或口服或鼻饲25％硫酸镁30～60ml导泻。对门体分流性脑病患者用乳果糖500ml加水500ml灌肠作为首选治疗特别有用。

口服新霉素或巴龙霉素、卡那霉素、氨苄西林可抑制细菌生长。口服甲硝唑，疗效与新霉素相等，适用于肾功能不良者。乳果糖口服后在结肠中被细菌分解为乳酸和醋酸，使肠腔呈酸性，从而减少氨的形成和吸收。对忌用新霉素或需长期治疗的患者，乳果糖或异山梨醇为首选药物。

③ 促进有毒物质的代谢清除，纠正氨基酸代谢的紊乱。降氨药物包括谷氨酸钾、谷氨酸钠、精氨酸、苯甲酸钠、苯乙酸、鸟氨酸、α-酮戊二酸和门冬氨酸鸟氨酸。支链氨基酸可纠正氨基酸代谢的不平衡，抑制大脑中假神经递质的形成，但对分流术后脑病（PSE）的疗效有争议。

④ 尚未证实的探索性治疗：左旋多巴能透过血-脑脊液屏障进入脑组织，补充正常神经递质，竞争性地排斥假神经递质。溴隐亭、肾上腺糖皮质激素皆属探索性治疗药物。

⑤ 其他对症治疗：纠正水、电解质和酸碱平衡失调。每天入液量以不超过2500ml为宜，及时发现并纠正低钾、低钠或酸、碱中毒。用冰帽降低颅内温度，以减少能量消耗，保护脑细胞功能。深昏迷者，应做气管切开排痰给氧。

六、观察要点

严密观察患者思维、认知的变化，以判断意识障碍的程度。加强对患者生命体征及瞳孔的监测并记录。

七、护理要点

1. 常规护理

① 环境与休息：保持患者的病室环境安静整洁，避免一切

不良刺激。

② 饮食护理：禁食或限食者，避免发生低血糖。因低血糖可使大脑能量减少，致脑内去氨活动停滞，氨毒性增加。

③ 减少蛋白质的摄入量：昏迷开始数日内禁食蛋白质，每天供给足够的热量和维生素，以碳水化合物为主。神志清醒后可逐步增加蛋白质的量，每天20g，以后每3～5天增加10g，但短期内不能超过40～50g/d，以植物蛋白为主。

2. 专科护理

（1）加强护理　如有烦躁者应加床档，必要时使用约束带，防止发生坠床及撞伤等意外。

（2）保持大便通畅　便秘使氨及其他有毒物质在肠道内停留时间过长，促进毒物吸收，可用生理盐水加食醋保留灌肠。忌用肥皂水灌肠，因其为碱性，可增加氨的吸收。

（3）做好昏迷患者的护理　①保持呼吸道通畅，保证氧气的供给；②做好口腔、眼部的护理，对眼睑闭合不全者可用生理盐水纱布覆盖；③尿潴留者留置导尿管并详细记录尿的量、性状、气味等；④预防压疮：定时翻身，保持床铺干燥、平整；⑤给患者做肢体的被动运动，防止静脉血栓形成及肌肉萎缩。

（4）用药护理

① 使用谷氨酸钠或谷氨酸钾时，应注意观察尿量、腹水和水肿状况，尿少时慎用钾剂，明显腹水和水肿时慎用钠盐。应用精氨酸时，滴注速度不宜过快，以免引起流涎、面色潮红与呕吐。

② 应用苯甲酸钠时注意有无饱胀、腹绞痛、恶心、呕吐等。

③ 根据医嘱及时纠正水、电解质、酸碱失衡，做好出入量的记录。

④ 保护脑细胞功能，可用冰帽降低颅内温度，以减少耗氧量。遵医嘱快速滴注高渗葡萄糖、甘露醇以防治脑水肿。

急性肝衰竭

一、定义

急性肝衰竭（AHF）是各种病因引起的一种综合征，关于急性肝衰竭的定义和命名，至今未获统一。1970年Trey等最初提出暴发性肝衰竭的定义。1986年，Bernuau等把急性肝衰竭定义为快速发展的严重肝细胞损害，肝合成的凝血因子特别是凝血酶原和因子V血浆含量降至50%以下，一旦发生肝性脑病，则诊断为暴发性肝衰竭或亚暴发性肝衰竭。1993年O'Grady等主张将急性肝衰竭分为超急性型、急性型和亚急性型。

二、病因与发病机制

我国急性肝衰竭最常见的病因是病毒性肝炎。暴发性病毒性肝炎的发病机制较复杂，一是原发性损害，二是继发性损伤。

① 原发性损害：免疫病理反应造成广泛的肝细胞坏死，病毒本身的作用加重肝细胞损伤。

② 继发性损伤：在原发性免疫病理损伤的基础上，由于肝屏障功能受损，肠道细菌内毒素通过肝形成自发性肠源性毒血症，释放大量细胞因子如TNF-α、IL-1、IL-6、白三烯等加重肝细胞损害。

三、临床表现

起病临床症状和经过因病因不同而异。本病重要临床表现如下：

（1）全身情况衰退　最明显的症状是软弱、乏力，晨起即感倦怠、登楼无力，也有食欲不振、消瘦，后者是组织蛋白合成障碍的结果。

（2）皮肤变化

① 皮肤黝黑：主要见于脸部，也可见于四肢和全身非暴露区。为慢性肝炎、肝硬化所常见，皮肤黑色素含量增加。

② 蜘蛛痣：是皮肤小动脉伸出细小血管类似蛛足的表现，

其直径自针孔大小至0.5cm不等，以玻璃棒压其中央凸起处可立即消失，放松血管又充盈如前。好发部位在上腔静脉引流区。即头面及颈部、上胸、手背，而乳头水平以下少见。见于慢性肝炎及肝硬化。其主要机制是肝对雌激素灭活功能减退，雌激素扩张小动脉。

③ 毛细血管扩张：常见于肝硬化，好发部位为鼻尖、两颊，呈丝丝红缕，与遗传性出血性毛细血管扩张症不同。

④ 肝掌：好发于两手掌的大小鱼际和指端，足底也有相似改变，手温暖，患处有鲜红色斑点，压之变苍白。常和蜘蛛痣相伴而生，也可单独发生，两者发生机制相同。

（3）内分泌变化　表现为男子乳房发育、性欲减退、阳痿、女性化。女性的女性化表现为更年轻，青春发育期显得性早熟。多见于慢性肝炎、肝硬化，与肝对雌激素的灭活功能减退有关。

（4）黄疸　为肝细胞性黄疸，表现为皮肤巩膜黄染。黄疸是肝细胞胆红素代谢障碍的征象，黄疸的深浅表明肝细胞衰竭的程度。

（5）肝性脑病　最早出现的多为性格的改变，如情绪激动、精神错乱、躁狂、嗜睡等，以后可有扑翼样震颤、阵发性抽搐和踝阵挛等；晚期各种反射迟钝或消失、肌张力降低；如脑干功能受到抑制，可表现为呼吸和血管运动中枢衰竭。

（6）急性肾衰竭　主要表现氮质血症，进行性少尿或无尿，低血钠与低尿钠等。

（7）腹水　腹水是肝细胞衰竭的征象，与低蛋白血症、门脉高压等有关。

（8）凝血障碍所致出血倾向　由于肝制造、合成凝血因子减少而致。表现为鼻出血、牙龈出血、阴道出血、皮肤瘀点瘀斑、消化道出血等。

（9）肝臭　是严重肝细胞衰竭的征象，是一种烂苹果味，来自蛋氨酸甲基化后的甲基硫醇类化合物。

四、实验室及其他检查

① 肝功能检查：肝的功能很多，如参与胆红素、蛋白质、糖、脂肪、酶、胆汁酸、药物、激素、维生素代谢，合成凝血因子、生成血细胞等。故对肝衰竭的患者应及时检查肝功能，若血清总胆红素明显升高而转氨酶反而降低，呈现"酶胆分离"的现象，提示病情加重。凝血酶原时间延长，凝血酶原活动度＜40%，提示预后不好。

② 血常规：可出现血小板减少。暴发性肝衰竭时，白细胞及多核粒细胞常明显增高。

③ 病原学检查：检测血清病毒性肝炎相关抗原抗体，有助于病毒性肝炎的病因诊断。

④ 影像学检查：B超可观察肝的大小，有无肝萎缩、腹水、胆管梗阻及胆囊疾病。CT可观察肝的大小，排除有无肝肿瘤。

五、治疗

肝衰竭的治疗原则主要为采取综合疗法，加强支持治疗，抑制肝细胞坏死和促进肝细胞再生，防治各种并发症。

① 一般支持疗法：患者应绝对卧床休息，密切观察生命体征、神志、瞳孔、尿量、肝功能、血液生化、凝血酶原时间及凝血酶原活动度的变化。给予高热量、低脂、适量蛋白质饮食、补充多种维生素。可给予静脉补充葡萄糖、脂肪乳、白蛋白、新鲜血浆加强营养支持。新鲜血浆可补充凝血因子，有利于防治出血、腹水、脑水肿、感染等。

② 抗肝细胞坏死、促进肝细胞再生疗法：目前应用广泛的是肝细胞生长因子，它可刺激肝细胞DNA合成，促进肝细胞再生，保护肝细胞膜，抗肝纤维化等。

③ 人工肝支持系统：应用人工肝支持系统，旨在清除患者血中的毒性物质，急取延长其生存时间，让残存的肝细胞迅速再生，逐渐代偿丧失的肝功能，渡过难关，最终达到恢复。常用的方法有血浆置换、血液灌流、胆红素吸附等。

④ 合并症的处理：肝衰竭常见的合并症有肝性脑病、脑水肿、肾衰竭、出血等。有肝性脑病时应给予低蛋白饮食，口服乳果糖清理肠道。有脑水肿时给予甘露醇脱水。肝肾综合征时纠正低血容量，选用多巴胺扩张肾血管、利尿，避免使用对肾有损害的药物。防止出血，根据出血的部位与原因给予相应处理。

六、观察要点

① 严密观察生命体征：如体温、脉搏、呼吸、血压及神志、瞳孔、尿量的变化，必要时给予心电监护。及时发现和处理肝性脑病、肝肾综合征、脑水肿等。

② 及时发现和纠正出血倾向：保持口腔、鼻腔和皮肤的清洁，不用手挖鼻，不用牙签剔牙，延长注射部位压迫时间。仔细观察出血部位、性质、程度以及有关症状、体征，并及时准确记录。及时取血、查血型并配血备用。有消化道出血时按消化道出血护理。

③ 观察患者有无性格和行为的改变、定向力和计算力有无下降、神志情况，及时发现肝性脑病先兆，并通知医生，及时去除诱因和给予治疗。

七、护理要点

（1）常规护理　患者应绝对卧床休息，给予高糖、低脂、丰富维生素、适量蛋白质（25g/d）、易消化饮食。有腹水者限制钠盐的摄入。有肝性脑病者可予鼻饲流质。根据病因采取相应的隔离措施。

（2）专科护理

① 预防感染：感染常是促进病情恶化的常见诱因，环境卫生和饮食卫生都应严格要求，所有医源性操作要严格掌握适应证和遵守操作规程。注意观察体温、血常规及各器官感染的表现，常见的感染部位是口腔、肺部、腹腔、肠道等，可出现相应的症状和体征，应注意观察，并做好口腔护理，定时翻身，清除呼吸道分泌物，防止口腔和肺部感染。发生感染后遵医嘱使用抗菌

药物。

②重视清洁肠道，保持大便通畅：消化不良、肠蠕动减弱、便秘等都可增加肠腔毒素的吸收，不利于肝病的恢复，特别是革兰阴性杆菌内毒素的经肠吸收可诱发上消化道出血、肝肾综合征和弥散性血管内凝血。一般病例可通过调整饮食，如多吃蔬菜、喝菜汤、暂时减少蛋白质摄入量、口服乳酸杆菌或双歧杆菌等微生态制剂解决。便秘可用温生理盐水加适量醋保留灌肠，也可口服乳果糖。

③做好心理护理和生活护理：安排环境舒适的病房，合理的生活制度。随时了解患者的心理活动，及时与之交谈，讲解有关疾病的知识，起到疏导、抚慰和鼓励的作用。做好皮肤的护理，满足患者生活上的需要，确保其身心得到充分休息。

第四节　内分泌系统

糖尿病酮症酸中毒

一、定义

糖尿病酮症酸中毒是由于体内胰岛素缺乏，胰岛素反调节激素增加，引起糖和脂肪代谢紊乱，以高血糖、高酮血症和代谢性酸中毒为主要改变的临床综合征。当血浆酮体浓度超过2mmol/L时称为酮血症，当酮酸积聚而发生代谢性酸中毒时称酮症酸中毒。

二、病因与发病机制

多见于1型糖尿病的患者，2型糖尿病则多在某些应激情况下发生。可见于任何年龄，以30～40岁者居多，基本病因是有效胰岛素的严重缺乏，而出现高血糖、高酮血症及代谢性酸中毒，甚至昏迷。

由于胰岛素严重不足致使糖代谢紊乱，葡萄糖利用明显减少，脂肪分解加速，酮体在体内聚积而导致高血糖、高酮血症及代谢性酸中毒。

酮症酸中毒的发病大多有诱发因素，最常见的是各种感染，如呼吸道感染、泌尿道感染和皮肤感染等，约占50%以上；其他有胰岛素应用不当，如长期用量不足或突然中断；饮食失调；精神刺激或其他应激因素，如手术创伤、分娩、高热等；拮抗胰岛素的激素分泌明显升高，如胰高糖素、儿茶酚胺等。

三、临床表现

根据病情发展可分为糖尿病酮症、糖尿病酮症酸中毒和糖尿病酮症酸中毒昏迷三个阶段。其典型的临床表现如下：糖尿病症状明显加重，口渴、多尿、恶心、呕吐、不思饮食、体力及体重下降，少数患者有腓肠肌痉挛、部分患者有腹痛，可误诊为急腹症。多数患者呼吸中可以有类似烂苹果气味的酮臭味。有不同程度的脱水表现，如尿量减少、皮肤干燥、眼球下陷、心率增快、脉搏细弱、血压及体温下降等。患者的神志改变个体差异比较大，有头痛、头昏、烦躁、嗜睡、昏迷等。

四、实验室及其他检查

① 尿糖及尿酮体阳性，可有蛋白及管型。

② 血白细胞数增高可达$200×10^9$/L，血红蛋白升高。

③ 血糖明显升高，多为16.7 ~ 33.3mmol/L（300 ~ 600mg/dl），超过33mmol/L（600mg/dl）应注意高渗性昏迷。血酮体增高可超过50mg/dl，其正常值为0.3 ~ 2mg/dl。血pH < 7.25，CO_2结合力常在13.47mmol/L以下。

④ 血浆电解质钠、钾、氯、镁可低下、正常或增高。

⑤ 血尿素氮可升高，与脱水及肾功能损害有关。

⑥ 酸碱平衡失调。

五、治疗

（1）首先要坚持"防优先于治"的原则 加强有关酮症酸中毒的教育工作，增强糖尿病患者、家属以及一般人群对酮症酸中毒的认识，以利于及早发现和治疗本病。

（2）严格控制好糖尿病　坚持良好而持久的治疗达标，及时防治感染等诱因，以预防酮症酸中毒的发生与发展。

（3）按酸中毒程度不同采取相应治疗措施　对于轻度的酮症酸中毒患者应鼓励进食进水，用足胰岛素，以利血糖的下降和酮体的消除；中度或重度酮症酸中毒应用小剂量胰岛素疗法，必要时纠正水、电解质及酸碱平衡。

（4）注意除去诱因，贯穿治疗的始终　不仅有利于DKA的治疗及缓解，且可防治酮症酸中毒复发。

（5）坚持守护治疗，严密观察　列表记录血及尿化验结果，出入液量，葡萄糖、钾及胰岛素使用量，每天至少小结2次，以指导治疗。

六、观察要点

（1）临床观察内容

① 严密观察体温、脉搏、呼吸、血压，注意呼出气有无酮臭味，低血钾患者应做心电图监测。

② 及时采集血标本、尿标本，送检尿糖、尿酮、血糖、血酮、血电解质及血气等。

③ 准确记录24小时出入量。

（2）预见性观察

① 严密观察瞳孔大小和对光反应，注意意识状态，若治疗后酸中毒纠正、血糖下降，但昏迷反而加重或清醒后再度陷入昏迷要警惕脑水肿的发生，应及时报告医生采取措施。

② 按医嘱及时补液，纠正脱水及电解质紊乱，输液不宜过多、过快，以免发生肺水肿。

③ 做好基础护理，定时清洁口腔及皮肤，预防感染和压疮的发生。

七、护理要点

（1）常规护理

① 绝对卧床休息，注意保暖，必要时吸氧。

② 做好心理护理，消除紧张情绪。

（2）专科护理

① 胰岛素用量要准确，注射部位要经常更换，防止局部硬化，局部消毒要严格，防止感染。

② 治疗过程中应及时监测血糖，防止出现低血糖反应。

低血糖昏迷

一、定义

低血糖昏迷是指当血浆葡萄糖（简称血糖）浓度过低时（低于2.8mmol/L），出现交感神经兴奋和脑细胞缺糖的症状，持续严重的低血糖将导致昏迷，称为低血糖昏迷，是糖尿病治疗过程中最常见、也是最重要的并发症之一。随着糖尿病患者日趋增多及人口老龄化，老年低血糖昏迷患者逐年增加，部分患者因就诊早而得到及时治疗，部分患者因发现晚就诊不及时而延误治疗，导致不可逆脑损伤，甚至死亡。

二、病因与发病机制

（1）引起老年人空腹低血糖的常见原因有 ①胰岛B细胞瘤（胰岛素瘤）；②胰岛外肿瘤；③外源性胰岛素口服（降糖药）；④严重肝病；⑤乙醇性；⑥垂体、肾上腺皮质功能低下等。

（2）引起老年人餐后低血糖的常见原因 ①胃大部切除后（滋养性低血糖）；②乙醇性；③2型糖尿病早期；④垂体、肾上腺皮质功能低下等。

三、临床表现

（1）交感神经兴奋症状 此组症状在血糖下降较快、肾上腺素分泌较多时更为明显，是一种低血糖引起的代偿反应，主要表现为大汗、颤抖、心悸、饥饿、焦虑、紧张、软弱无力以及面色苍白、四肢发冷等。

（2）神经性低血糖症状 即脑功能障碍症状，此组症状在血糖下降较慢而持久者更为常见。临床表现多种多样，主要是中枢神经缺氧、缺糖症状群。主要表现为：①大脑皮质受抑制：精神不集中，头晕，迟钝，视物模糊，步态不稳，也可有幻觉、躁动、行为怪异等精神失常表现；②波及皮质下中枢、中脑延髓等：神志不清、躁动不安、可有阵挛性舞蹈性或幼稚性动作、张力性痉挛，锥体束征阳性，乃至昏迷、呼吸浅弱、血压下降、瞳孔缩小。

（3）混合型表现　即指患者既有交感神经兴奋的表现又有中枢神经受抑制的表现，临床上此型更为多见。

四、实验室及其他检查

（1）血糖　低血糖是一种危急病症，首先须迅速准确地测定患者血糖。对可疑患者不必等待生化分析结果，治疗应在留取标本后立即进行。有条件时快速测定与生化检测同时进行。正常人静脉血浆葡萄糖浓度，在禁食过夜后，<3.3mmol/L（60mg/dl）则提示低血糖。由于存在个体差异，诊断低血糖的标准应是一个范围而不是一个具体的数值，这一范围应为2.5～3.3mmol/L（45～60mg/dl），而低于2.5mmol/L，并经重复测定证实，可明确有低血糖存在。

（2）其他检查　其他实验室检查并非每例糖尿病低血糖患者均完全必要，可选择进行。

① 糖基化血红蛋白（GHB）：其中HBAc是血红蛋白与葡萄糖结合的主要产物，可反映近2个月来的平均血糖水平。HBAc正常值为4%～6%。在长期接受胰岛素强化治疗的1型糖尿病患者，HBAc值与低血糖的发生率呈负相关<6%，低血糖发生率明显增加。因而以HBAc维持在6%～7%较适合。

② 肝肾功能测定：肝肾功能不全可显著增加低血糖的发生机会，对糖尿病患者须全面了解肝肾功能，选择合理治疗，减少低血糖发生率，有助于对合并低血糖者进行病因分析。

③ 血酮体、乳酸和渗透压测定：有助于与DKA、HHC和乳酸性酸中毒鉴别。

④ 相关检查：乳酸氨、生长激素、胰岛素、葡萄糖、血红蛋白检测。

五、治疗

1. 常规治疗　最重要的治疗原则是防重于治，提高警惕及时发现，有效治疗。有以下临床表现者应怀疑低血糖存在。

① 有较为明显的低血糖症状。

② 有惊厥或发作性神经精神症状。

③ 有不明原因的昏迷。

④ 有发生低血糖的危险者，如胰岛素或口服降血糖药治疗的糖尿病患者，以及酗酒者。

⑤ 禁食、体力劳动或餐后数小时，出现类似的综合性症状。

2. 急症处理

（1）升高血糖　①葡萄糖：最快速有效的药物，是急症处理的首选。轻者可口服葡萄糖水适量，重者需静脉注射50%葡萄糖溶液40～60ml，并继续静脉滴注5%～10%的葡萄糖500～1000ml，特别是乙醇和磺脲类药物引起的低血糖可能使昏迷持久，老年人或脑中葡萄糖缺乏时间久者对葡萄糖治疗的反应可能缓慢，应根据病情调整滴速和输液量，直至血糖稳定在正常水平。②使用升糖激素：高血糖素常用剂量为0.5～1.0mg，可皮下、肌内或静脉给药。一般20min内生效，但维持时间较短，一般1～1.5小时，以后需让患者进食或静脉给予葡萄糖，以防低血糖的复发。

（2）糖皮质激素　视病情给予氢化可的松100mg加入500ml葡萄糖中缓慢滴注，一日总量在200～400mg。

（3）防治脑水肿　一般血糖上升并维持在正常水平10min后，低血糖样症状可缓解，如果血糖正常达30min，但昏迷仍持续存在者应考虑有脑水肿的可能，给予脱水药20%甘露醇静脉滴注，同时要注意水、电解质平衡。

六、观察要点

① 密切观察患者生命体征及神志变化，昏迷程度，瞳孔有

无变化，肢体有无瘫痪，有无脑膜刺激征及抽搐等。详细记录，随时分析，及时通知医生并处理。

② 血糖监测，凡怀疑低血糖昏迷的患者，应立即做血糖测定，并在治疗过程中动态观察血糖水平。

③ 准确记录24小时出入量，观察尿量情况，应特别记录糖类食物、药物的用量及尿糖的排出量。

④ 观察治疗前后的病情变化，评估治疗效果。患者使用胰岛素（如低精蛋白锌胰岛素或精蛋白锌胰岛素）或氯磺丙脲时，可有低血糖反应，为防止患者清醒后再度出现低血糖反应，需要观察12～48小时。

七、护理要点

（1）常规护理

① 保持呼吸道通畅，患者取平卧位，头偏向一侧，清除口鼻分泌物，防止误吸。准备好吸引器，痰多时应随时吸痰，以免发生窒息。并做好气管插管和使用呼吸机的准备。

② 氧气吸入。

③ 升高血糖：轻者立即口服糖水适量，重者遵医嘱静脉注射50%葡萄糖溶液40～60ml。

④ 建立静脉通路：给予葡糖糖输入，依据病情遵医嘱给予糖皮质激素治疗；应用脱水药物控制脑水肿；抽搐患者除补糖外，可酌情应用适量镇静药，并保护患者，防止外伤或自伤。

⑤ 口腔护理：去除义齿，每天清洁口腔2次，口腔溃疡可涂溃疡膏。张口呼吸的患者应将蘸有水的纱布盖在口鼻上，吸痰时严格执行无菌操作。

⑥ 皮肤护理：保持床单位的清洁干燥、平整；尿失禁的患者留置导尿管，尿管定期开放和更换，诱导自主排尿，清醒后及时拔除，保持会阴部清洁、干燥，防止泌尿系感染；对大便失禁的患者，及时更换尿垫，做好肛门及会阴部清洁，防止感染及压疮的发生。

⑦ 心理护理：护士要选择适当的语言来安慰患者，耐心解释有关病情变化，以稳定患者情绪，减轻患者痛苦。对于深昏迷的患者，鼓励家属可以适当与患者讲话，使患者始终保持在其熟悉的语言环境中，以配合治疗，早日清醒。

（2）专科护理

① 快速测试末梢血糖：发现患者意识障碍或昏迷者，立即使用快速血糖仪检测指尖血糖，第一时间明确低血糖的诊断。

② 迅速建立静脉通路：护士分工明确，一人负责立即开放静脉通路，静脉推注50%的葡萄糖注射液40～60ml，静脉滴注10%的葡萄糖250ml，另外一人负责吸氧、心电监护，采集各种标本。

③ 密切观察病情：每30～60min复测快速血糖，对血糖浓度和血钾浓度进行严密监测，保证血钾浓度在3.5～5.0 mmol/L之间，避免出现高钾血症引起的肌肉、神经症状，观察患者的病情；密切观察生命体征，如果出现异常，立即向医生汇报，及时按医嘱用药，积极治疗合并症，维持水、电解质平衡。

④ 基础护理：在对低血糖昏迷患者进行急救护理时，要使用床档，使患者保持平卧位，头偏向一侧，清除口腔和鼻腔内的分泌物，保持呼吸道通畅；进行吸氧治疗，维持脑部氧流量和血流量；对于抽搐患者适当使用约束具，防止出现关节脱位或骨折、舌咬伤、抓伤等。

⑤ 心理护理：患者在发生低血糖昏迷后可能在面对疾病时会产生恐惧、焦虑等不良心理，影响患者的治疗，因此在患者清醒后，护理人员要加强与患者的沟通，与患者建立良好的护患关系，对患者采用和蔼的态度进行解释工作，从而使患者能够消除不良情绪，以积极乐观的态度面对疾病，并配合治疗，以促进早日康复。

甲状腺危象

一、定义

甲状腺危象也称甲亢危象，是甲状腺毒症急性加重的一个综合征，是甲亢患者最严重的并发症，多发生于较重甲亢未治疗或治疗不充分患者，在感染、手术、创伤或突然停药后，出现以高热、大汗、心动过速、心律失常、严重吐泻、意识障碍等为特征的临床综合征。其病死率在20%以上。

二、病因与发病机制

① 大量甲状腺激素释放入血。
② 儿茶酚胺活性增强。
③ 肾上腺皮质功能减退。

三、临床表现

（1）典型的甲状腺危象　临床表现为高热、大汗、心动过速、频繁的呕吐及腹泻、谵妄，甚至昏迷，最后多因休克、呼吸及循环衰竭以及电解质紊乱而死亡。

① 高热：体温急骤升高，高热常在39℃以上，且患者大汗淋漓，虚弱，疲乏，皮肤潮红；继而可汗闭，皮肤苍白和脱水。高热是甲亢危象的特征表现，是与重症甲状腺功能亢进症的重要鉴别点。

② 循环系统：患者出现心悸，窦性或异源性心动过速，常达160次/min以上，且脉压明显增大，血压升高；患者易出现各种心律失常，其中以期前收缩和心房颤动最为多见。另外，较常见的也有心脏增大甚至发生心力衰竭。不少老年人仅有心脏异常尤以心律失常为突出表现。若患者出现血压下降，心音减弱及心率慢，说明患者心血管处于严重失代偿状态，预示已发生心源性休克。一般来说，合并有心脏病的甲状腺功能亢进患者，容易发生甲亢危象，当发生危象以后，促使心功能进一步恶化。

③ 消化系统：食欲极差，恶心，频繁呕吐，腹痛、腹泻明显，恶心和腹痛常是本病早期表现。病后体重锐减，肝可肿大，肝功能不正常，随着病情的进展，肝细胞衰竭，出现黄疸，黄疸出现则预示预后不良。

④ 中枢神经系统：患者常出现精神障碍、烦躁焦虑，也可

有震颤、极度烦躁不安、谵妄、嗜睡，最后陷入昏迷。

⑤ 呼吸系统：潮气量减少，呼吸困难，甚至呼吸衰竭。

⑥ 电解质紊乱：由于进食差，呕吐、腹泻及大量出汗，最终出现电解质紊乱，约半数患者有低钾血症，1/5的患者血钠减低。

（2）先兆危象　由于危象期病死率很高，常死于休克、心力衰竭，为及时抢救患者，临床提出危象前期或先兆危象的诊断。先兆危象是指：

① 体温在38～39℃之间。

② 心率在120～159次/min，也可有心律失常。

③ 食欲减退，恶心，大便次数增多，多汗。

④ 焦虑、烦躁不安，危象预感。

（3）不典型甲状腺危象　临床上，有少数患者的临床症状和体征很不典型，突出的特点是表情淡漠，木僵，嗜睡，反射降低，低热，明显乏力，心率减慢，脉压小及恶病质，甲状腺常轻度肿大，最后陷入昏迷，甚至死亡。这种类型临床上称为"淡漠型"甲亢危象，较为罕见。

四、实验室及其他检查

甲状腺功能检查。

五、治疗

（1）降低血液循环中甲状腺激素浓度

① 使用抗甲状腺药物，如碘制剂、硫脲类药物，用以抑制甲状腺激素的合成和释放。

② 通过腹膜或血液透析法，或者通过血浆置换术等清除血液循环中过高的甲状腺激素。

（2）降低组织对甲状腺素-儿茶酚胺的反应　使用β-肾上腺素能受体阻断药和利血平、胍乙啶等抗交感神经药物，阻断周围组织对儿茶酚胺的反应，以减轻周围组织对儿茶酚胺过敏的表现，从而达到控制甲状腺危象的目的。

① 糖皮质激素：尽早补充糖皮质激素，以改善机体反应性，

提高应激能力。糖皮质激素还可抑制组织中 T_4 向 T_3 转化作用，与抗甲状腺药物有协同作用，可迅速减轻临床症状。一般选用地塞米松或甲泼尼龙等。

② 低温及人工冬眠：对甲状腺危象患者应尽快采取降温措施，在应用镇静药基础上行物理降温治疗。也可采用人工冬眠加物理降温，通过冬眠及物理降温，将体温控制在 33 ～ 34℃，持续数日或更长，直至患者病情稳定为止。

③ 对症处理：纠正水电解质和酸碱紊乱；及时补充大量维生素和能量；纠正心功能不全、心律失常；如有感染应积极抗感染治疗。

六、观察要点

（1）临床观察

① 密切观察体温变化，体温过高者应及时物理降温如头部置冰枕、乙醇擦浴等。

② 心电、血压监护，注意血压、心率、心律变化，病情轻重一般与心率有关，若用药后心率仍未减慢，心悸胸闷加重，心律不齐，应及时通知医生。

③ 观察患者神志、精神状态，有无出现嗜睡、抽搐、昏迷现象；恶心、呕吐、腹痛、腹泻症状有无减轻。

④ 定时抽血检查血 T_3、T_4、血常规、血电解质等。

（2）预见性观察

① 感染为甲亢危象常见的诱因，也是常见的并发症，特别是在使用糖皮质激素后，因此应加强观察和预防，做好呼吸道护理，定期肺部听诊，防止吸入性肺炎的发生。

② 观察 24 小时出入量，并做好记录，观察有无皮肤皱缩、眼眶凹陷、血压降低等脱水表现，及时补充水分，防止由于高热、出汗、呕吐和腹泻所致脱水而导致休克的发生。

七、护理要点

（1）常规护理

① 吸氧，保持呼吸道通畅，及时清除呼吸道分泌物，防止

吸入性肺炎发生。

②建立静脉通道，最好是中心静脉通道，进行CVP监测。

③留置导尿，记录24小时出入量，注意出入液量平衡，及时补液，纠正水、电解质和酸碱平衡紊乱。

④保持室内环境安静，避免精神刺激，安慰、鼓励患者，使之学会自我心理调节，必要时适当使用镇静药物。

⑤由于机体代谢率增高，应给予高碳水化合物、高蛋白、高维生素饮食，提供足够的能量，满足高代谢需要，避免刺激性食物。鼓励患者多饮水，不少于2000ml/d，昏迷或不能经口进食者予以鼻饲。

⑥绝对卧床休息　保持安静舒适和相对恒温的环境。必要时给予吸氧。

⑦低温及人工冬眠　遵医嘱尽快采取降温措施，在应用镇静药基础上行物理降温治疗。也可采用人工冬眠加物理降温，将体温控制在33～34℃。

⑧对于狂躁型的患者，可给予镇静药，如地西泮、氯丙嗪等。切实做好患者的安全护理，必要时给予使用床挡、约束带等保护措施，防止坠床、自伤等发生。

⑨做好生活护理，给予高热量、高蛋白、高维生素饮食。鼓励患者多饮水，每天饮水量不少于2000ml。切忌过饱饮食，以防发生心功能不全。

⑩心理护理：甲状腺危象患者多有不同程度的恐惧、焦虑等不良心理，护士要以耐心细致的工作帮助患者消除恐惧、焦虑心理，树立战胜疾病的信心。

（2）专科护理

①观察药物疗效及不良反应，如药疹、白细胞减少等，定期复查血常规。

②使用普萘洛尔后8～48小时心率可明显减慢，随后体温、心律失常、循环系统及精神状态可明显改善，应加强观察，宜在心电监护下用药，注意有无胸闷、气急情况出现，有心力衰竭、

支气管哮喘、Ⅱ度以上房室传导阻滞者禁用。

③ 使用胍乙啶、利血平时应注意观察血压变化，避免出现低血压，并观察患者的烦躁、震颤等症状有无改善。

④ 使用大剂量碘剂时，要注意有无胸闷、心悸、皮疹等碘过敏现象的发生。

垂体危象

一、定义

垂体危象是在原有垂体功能减退基础上，因腺垂体部分或多种激素分泌不足，在遭遇应激后，或因严重功能减退自发地发生休克、昏迷和代谢紊乱危急征象，又称为"垂体功能减退危象"，如得不到及时救治，常快速危及生命。

二、病因与发病机制

垂体前叶功能减退时，肾上腺皮质激素和甲状腺激素缺乏，机体应激能力下降，在感染、呕吐、腹泻、脱水、寒冷、饥饿等情况下及应用安眠药或麻醉剂等可引起本病。

三、临床表现

多数垂体危象在原发垂体疾病演进数年后发生，少数患者可在腺垂体受损后数天或数周内发生。需要详细的病史和体格检查来综合分析和评估。

（1）垂体功能减退征象　原发病因可导致腺垂体一种或几种激素分泌功能低下和缺乏，并引起相应靶器官功能减退的临床表现，如面色苍白、怕冷、低体温、消瘦乏力；性器官萎缩、腋毛阴毛脱落、性欲减退和闭经，以及低血糖、电解质紊乱等代谢异常。促性腺激素、生长激素、泌乳素缺乏为最早表现，促甲状腺激素缺乏次之，促肾上腺皮质激素（ACTH）缺乏症状一般较后出现。

（2）垂体危象前期　在诱因的促发下，导致垂体功能减退症状进一步加重，表现为极度乏力、精神萎靡、淡漠嗜睡、缄默懒言，体温正常或高热，收缩压偏低，大多数为80～90mmHg，脉压差缩小或有直立性低血压，严重的厌食、恶心、频繁呕吐，甚至中腹部腹痛，胃肠道症状持续时间长短不一，长者可达2～4周。患者消瘦、无力、精神萎靡。服用安眠药诱发昏迷的患者无上述表现，可直接进入危象期。

（3）危象期　由于腺垂体受损范围不同，受影响的激素种类和水平不一，随诱发因素不同而表现出不同的临床类型。

① 低血糖型：为最多发生的类型。低血糖的发生有快慢两种类型：a.缓慢发生低血糖：患者明显嗜睡，烦躁呻吟，神志恍惚，呼叫能应，但答非所问，时有阵发的一过性面、手、腿抽动，有进行性意识障碍，逐渐进入昏迷。b.快速发生低血糖：血糖值降低快，有明显交感神经兴奋症状，心慌气喘、恶心、面色苍白、四肢发凉、脉率快、全身大汗、颤抖、抽搐、口吐白沫，持续时间很短，迅速进入昏迷。

② 高热型：因患者多种激素缺乏，主要包括促肾上腺皮质激素和氢化可的松，使机体抵抗力低下，易发生感染，出现高热，体温在39～40℃。

③ 低温型：该类患者在冬季多有神志模糊、嗜睡，逐渐昏迷，体温很低，直肠温度常在26～30℃之间。

④ 循环衰竭型：表现为烦躁不安，表情淡漠，嗜睡，神志恍惚，晕厥，脉细速，心率快，血压明显下降，四肢冰凉、发绀，迅速进入休克。

⑤ 水中毒型：垂体功能减退患者原本存在排水障碍，一旦水分摄入过多，水潴留，细胞外液稀释至低渗，易引起水中毒。因细胞水肿可导致一系列神经系统症状，如疲乏无力、食欲不振、呕吐、精神紊乱、昏迷、抽搐等。此外，出现低血钠及血细胞比容降低。

⑥ 垂体切除后昏迷型：易发生于垂体切除前已有功能低下的部分患者。切除后诱发昏迷的原因可以有功能低下不能耐受手术严重刺激，或局部损伤，或手术前后的电解质紊乱诱发等。患

者表现为术后神志不能恢复，可持续数天至数周不等。

⑦ 混合型：多种突出症状与体征均混合出现，表现较为复杂，容易误诊。

四、实验室及其他检查

腺垂体功能情况可通过对其所支配的靶腺功能状态来反映。

① 性腺功能测定：女性有血雌二醇水平降低，没有排卵及基础体温改变，阴道涂片未见雌激素作用的周期性改变，男性见血睾酮水平降低或正常低值，精液检查精子数量减少，形态改变，活动度差，精液量少。

② 肾上腺皮质功能：24小时尿 17-羟皮质类固醇及游离皮质醇排量减少，血浆皮质醇浓度降低，但节律正常，葡萄糖耐量试验示血糖低平曲线。

③ 甲状腺功能测定：血清总 T_4、游离 T_4 均降低，而总 T_3、游离 T_3 可正常或降低。

④ 腺垂体分泌激素：如 FSH、LH、TSH、ACTH、GH、PRL 均减少，但因垂体呈脉冲式分泌，故宜相隔 $15 \sim 20min$ 连续抽取等量血液 3 次，相混后送检测。

同时测定垂体促激素和靶腺激素水平，可以更好地判断靶腺功能减退为原发性或继发性，对于腺垂体内分泌细胞的贮备功能可采用兴奋试验，来探测垂体激素的分泌反应，结果若低于正常，有判断意义，但正常低值也属异常。ACTH 试验对于判别原发性或继发性肾上腺皮质功能减退症有重要意义，胰岛素低血糖激发试验忌用于老年人、冠心病、有惊厥和黏液性水肿的患者。

对于腺垂体-下丘脑的病变可用 CT、MRI 辨别，较蝶鞍 X 线和断层摄片更为精确，尽可能通过无创检查，了解病变部位、大小、性质及其对邻近组织的侵犯程度，对于非颅脑病变也可通过胸部 X 线片、胸腹部 CT、MRI，肝、骨髓和淋巴结等部位的活检，用于判断原发性疾病的原因。

五、治疗

① 一经发现有垂体危象或垂体卒中的临床征象，应诊断检查与抢救同时进行，争取时间快速缓解病情。

② 快速纠正低血糖：迅速建立静脉通路，给予静脉50%葡萄糖40～100ml，多数患者可很快恢复，严重者恢复较慢，然后用5%葡萄糖氯化钠注射液静脉滴注，数小时后可再给一次50%葡萄糖注射液静脉注射；或者以10%葡萄糖500～1000ml维持，以免再次引起昏迷。若为低血糖型危象昏迷，经过补充葡萄糖可以恢复正常，神志可逐渐从昏迷转为躁动、朦胧直至清醒。

③ 激素替代治疗：应综合考虑临床发病的轻重缓急、诱发因素、应激程度以确定给药剂量，一般每6小时静脉给氢化可的松100mg。情况危急者，可用50%葡萄糖60ml加氢化可的松琥珀酸钠100mg缓慢静脉注射。继后2～3天，根据病情和机体对激素的反应，减量为每天100～200mg。1周左右，可视病情稳定情况逐渐减量，视病情缓解可改为口服氢化可的松40mg或泼尼松10mg，分2次给药维持。危象期过后，应予适量靶腺激素长期替代治疗。包括肾上腺皮质激素生理维持剂量，甲状腺激素，应从小剂量开始，递增至需要的维持量，可酌情使用性腺激素等。

④ 维持水、电解质和酸碱平衡：多数患者存在水电解质紊乱，尤其是低钠、水中毒者，应给予及时处理。最初24小时内输入5%葡萄糖氯化钠注射液500～1500ml，血钠较低者可适当多补充0.9%氯化钠注射液。液体和电解质的补充应按危象发作前后患者出入量（呕吐、大小便量）及失水体征，结合实验室结果，决定补充量。

⑤ 诱因治疗：休克者应及时选择血管活性药物治疗；对感染者应行病灶清除和积极有效的抗感染治疗；低体温者应予保暖；有精神障碍者必要时给予抗精神药物或镇静治疗。慎用或禁用可能诱发危象的镇静、镇痛麻醉类药物等。

⑥ 原发垂体疾病治疗：包括内科药物缓解和外科手术干预治疗，如水肿者给予脱水降颅压治疗；出血者给予止血药物；遇严重颅内压增高、视力减退、昏迷、病情进行性恶化者，应手术干预减压和原发病的外科手术治疗等。

六、观察要点

监测生命体征，仔细观察病情，详细记录患者意识状态、瞳孔大小、对光反射、角膜反射、眶上压痛反应以及神经系统体征的变化。

七、护理要点

（1）常规护理

① 低温者注意保暖，增加盖被，加用电热床褥、空调等。

② 迅速配合医生抢救，准确用药。

③ 保持呼吸道通畅，给予氧气吸入。

（2）专科护理

① 必要时留置尿管，准确记录24小时出入量。

② 加强昏迷患者的一般护理，如口腔护理、皮肤护理等。

③ 严禁使用吗啡、氯丙嗪、巴比妥等中枢神经抑制药及麻醉药，以免诱导或加剧昏迷。

④ 慎用胰岛素及各种降血糖药，以免加重低血糖。

肾上腺危象

一、定义

肾上腺危象又称急性肾上腺皮质功能不全，是由于各种原因引起的肾上腺皮质功能急性衰竭，皮质醇和醛固酮绝对缺乏所引起的一种临床综合征。

二、病因与发病机制

肾上腺危象可发生于原有肾上腺皮质功能不全的基础上，也可发生于肾上腺皮质功能良好的情况下。慢性原发性肾上腺皮质功能不全或各种原因引起的继发性肾上腺皮质功能不全的患者，在应激情况下可迅速发展为肾上腺危象；长期使用大剂量肾上腺皮质激素或ACTH治疗的患者，药物突然中断或撤退过速也可造成肾上腺皮质分泌不足，导致危象；严重感染、败血症、肾上腺出血、DIC所致的肾上腺栓塞等都可引发该症。此危象的产生，主要是与肾上腺皮质分泌糖皮质激素与盐皮质激素减少有关。

三、临床表现

① 发热，体温可达40℃以上，抗生素治疗无效，但有时体温低于正常。

② 食欲减退，恶心、呕吐、腹泻、便秘、低血糖等。

③ 精神萎靡，神志淡漠，嗜睡、烦躁、甚至昏迷。

④ 心率加快，可达160次/min，可伴有心律不齐、血压下降，甚至休克。

⑤ 少尿，无尿，急性肾功能不全。

四、实验室及其他

（1）一般检查

① 血常规检查：有轻度正细胞正色素性贫血，淋巴细胞及嗜酸粒细胞偏高。

② 血生化检查：部分患者血清钠偏低，血清钾偏高。血糖偏低，约1/3病例低于正常范围。葡萄糖耐量试验呈低平曲线或反应性低血糖。

③ 心电图：低电压和T波低平或倒置，Q—T时间可延长。

④ X线检查：可见心影缩小，呈垂直位。

（2）特殊检查

① 尿17羟皮质类固醇（17OHCS）和17酮皮质类固醇（17KS）排出量低于正常。其减低程度与肾上腺皮质功能呈平行关系。

② 血浆皮质醇测定，多明显降低，而且昼夜节律消失。

③ ACTH兴奋试验：此试验为检查肾上腺皮质的功能贮备。可发现轻型慢性肾上腺皮质功能减退症患者及鉴别原发性慢性肾

上腺皮质功能减退与继发性慢性肾上腺皮质功能减退。

（3）血浆ACTH基础值测定　原发性肾上腺皮质功能减退者明显增高，多超过55pmol/L（250pg/ml），常介于88～440pmol/L（400～2000pg/ml）之间（正常值1.1～11pmol/L即5～50pg/ml），而继发性肾上腺皮质功能减退者血浆ACTH浓度极低。

（4）病因检查　结核性者在肾上腺区X线片中可能看到肾上腺内的钙化灶，也可能有其他组织和器官的结核病灶。在自身免疫性肾上腺皮质破坏的患者血清中可能测到肾上腺皮质抗体，患者经常伴有其他自身免疫性疾病及内分泌腺功能低下。转移性肾上腺癌肿患者，可能发现原发性癌灶。

五、治疗

（1）基础治疗　平时高钠饮食，替代疗法可以服氢化可的松每天20～30mg，或泼尼松5～7.5mg，应清晨服总剂量的2/3，下午服1/3，如不能纠正乏力、疲倦和低钠血症，则可以加用小剂量盐皮质激素，如9α-氟氢可的松每天0.2mg或每月肌内注射三甲醋酸去氧皮质酮125mg。

（2）急性皮质功能危象的治疗　在轻度应激时每天增加氢化可的松50mg左右，不能口服者可以静脉滴注给药。重度急性肾上腺危象，多危及生命，必须及时抢救。①补充盐水，在前2天应迅速补充盐水，每天2～3L。② 糖皮质激素：立即静脉注射磷酸氢化可的松或琥珀酰氢化可的松100mg，使血浆皮质醇浓度达到正常人在发生严重应激时的水平。以后每6小时静脉滴注100mg，第3天逐渐减量，呕吐停止后，可以改为口服氢化可的松50～60mg/d。可以加用9α-氟氢可的松。

（3）病因治疗　如免疫抑制剂，抗结核治疗等。

六、观察要点

（1）临床观察

① 观察患者的精神状态，是否出现神志不清、嗜睡、昏迷等情况。

② 观察患者的体温，体温过高者应及时物理降温如头部置冰枕、乙醇擦浴等。

③ 观察皮肤弹性、体重、口渴、恶心、腹痛、腹泻情况有无改善，定时测量血糖，观察是否出现低血糖现象。

④ 心电、血压监护，如收缩压在80mmHg以下伴休克症状，经补液和激素治疗仍不能纠正时，应及早给予血管活性药。观察心率、心律变化，发现异常及时处理。

⑤ 留置导尿，观察尿量，记录24小时出入量，维持水、电解质和酸碱平衡。

（2）预见性观察

① 由于大量输液和补充激素，因此要观察有无全身水肿和高血压情况的出现。

② 由于缺钾常可引起肌肉麻痹和心律失常，因此要经常观察肌力及心律变化。大量补充激素可引起精神症状、消化道出血和继发感染，应密切观察精神状态、呕吐物的性质以及有无感染征象。

③ 肾上腺危象还可导致弥散性血管内出血（DIC）、肾衰竭、低蛋白血症、继发性贫血等的发生，因此应及时观察患者的凝血情况，有无DIC的早期表现如抽出的血液迅速凝固（凝血时间缩短）、血小板进行性减少、指（趾）发绀等，观察血红蛋白量及血、尿、肾功能的变化。

七、护理要点

（1）常规护理

① 保持呼吸道通畅，吸氧，及时清除呼吸道分泌物。

② 建立静脉通道，最好是中心静脉通道，进行中心静脉压（CVP）监测以调整输液滴速。

③ 做好各项基础护理，防止感染。

④ 保持环境安静，限制探视，注意保暖，让患者安静休息，做好心理护理，防止患者再次出现生理或精神上的刺激。

（2）专科护理 观察激素的治疗反应及不良反应，如有异常及时通知医生。例如，使用盐皮质激素时要注意观察患者有无出现水肿现象、充血性心力衰竭，老年人、肾功能不全的患者要慎用。在使用激素的过程中还要注意有无并发感染的征象。

第五节 泌尿系统

急性肾衰竭

一、定义

急性肾衰竭（ARF）是一组临床综合征，以肾小球滤过率（GFR）骤然减少，含氮代谢产物尿素氮和肌酐积聚为特征。目前尚缺乏诊断ARF的统一标准，一般认为在基础肾功能正常情况下，内生肌酐清除率下降达正常值50%为急性肾衰竭。

二、病因与发病机制

（1）病因

① 肾前性氮质血症：各种原因引起的体液丧失，有效循环血量不足，休克，心排血量减少以及严重的充血性心力衰竭，致使肾血流灌注不足引起肾功能损害。

② 肾后性ARF：是肾外尿路急性梗阻所致。最常见的病因有输尿管结石、肾乳头坏死组织堵塞等。

③ 肾实质性ARF：各种原因直接或间接所致的肾实质病变。常见的原因有急性肾小球肾炎、急性肾大血管病变、急性间质性肾炎、慢性肾病的发展、严重损伤和血流动力学改变等。

（2）发病机制 急性肾衰竭的发病机制目前仍未清楚，很可能是各种因素所致。有肾小管阻塞学说、肾小球回漏学说、肾血流动力学改变学说、肾小球通透性改变、钙离子内流和细胞内积聚、再灌注综合征。但近年来，有充分的证据证明肾毒性急性肾衰竭的起始与急性肾缺血性损伤相似，存在同样的肾内血流动力学改变。不同病因所致的急性肾衰竭，病变初期肾血流量和肾小球滤过率急剧下降。

三、临床表现

（1）少尿期

① 高氮质血症：当受损肾单位的总和未达到80％以上时，可不出现高氮质血症。根据血清尿素氮递增的速度将肾衰竭分为轻、中、重三度。轻度每天递增＜15mg，中度每天递增在15～30mg，重度每天递增＞30mg。

② 高钾血症：血清钾＞5.5mmol/L，称高钾血症。

③ 酸中毒肾衰竭时：碳酸氢根经肾排出明显减少，滞留在血内增多。

④ 低钠血症。

⑤ 神经系统表现：嗜睡、头痛、烦躁及昏迷，可能与脑水肿有关。

⑥ 消化系统症状：嗳气、恶心、呕吐、厌食等症状，部分患者出现急性胃黏膜损伤而引起消化道出血。

⑦ 血液系统：急性肾衰竭中晚期常伴有贫血。

（2）多尿期　每天尿量可达4 000ml甚至更多，多尿期早期（3～7日以内），尽管尿量增多但肾小管功能并未迅速恢复，血尿素氮水平可继续上升。

（3）恢复期　尿量正常，尿毒症症候群消失。随意饮食下尿素氮、肌酐值在正常范围。

四、实验室及其他检查

（1）血生化　①血尿素氮、肌酐升高；②低钠；③高钾；④酸中毒；⑤低钙、低氯、高镁、高磷。

（2）尿液检查　对病因诊断有非常重要的意义，病因不同尿液发生不同的变化。

（3）影像学检查　B超、逆行肾盂造影、肾血管造影、放射性核素检查。

（4）肾活检组织病理学检查。

五、治疗

急性肾衰竭治疗原则主要为病因治疗，控制发病缓解症状，调节水、电解质和酸碱平衡，控制氮质血症，供给足够的营养，血液净化及对症支持治疗。

六、观察要点

严密观察和监测患者的生命体征、意识、心电变化、实验室参数，以利于及时发现病情变化，指导治疗。每天测量体重，准确记录出入水量，尤其是记录患者的尿量，通常尿量迅速增加到2500ml/d提示预后较好。根据出入水量和体重调整输液量和输液速度，防止肺水肿发生。少尿期患者应限制每天液体入量，可制定每天定时入液量表。

七、护理要点

（1）常规护理

① 饮食护理：能进食者，鼓励经胃肠道进食，给予高热量、高纤维素、高生物效价蛋白质饮食。少尿、严重酸中毒和高钾血症患者避免进食含钾食物。

② 保持病室清洁：将患者置于清洁、空气流通的病室，减少探视，做好消毒隔离，防止交叉感染。

③ 加强口腔和皮肤护理：保持皮肤完整、清洁，预防压疮和感染，注意皮肤黏膜有无出血。

④ 卧床休息：应严格卧床休息，改善肾血流，减轻肾损害。

（2）专科护理

① 透析患者的护理：透析前向患者说明透析的原因和过程，消除紧张情绪，做好透析准备。透析过程中，密切观察患者生命体征；注意患者有无热原反应、失衡综合征和出凝血异常等的发生。血液透析后，应注意透析部位敷料是否干燥；观察有无出血、渗血；透析肢体尽量避免各种穿刺、注射和测量血压等。

② 水中毒：是急性肾衰竭的严重并发症，也是引起死亡的主要原因之一。如发现患者有血压增高、头痛、呕吐、抽搐、昏

迷等脑水肿表现，或肺部听诊闻及肺底部啰音伴有呼吸困难、咯血性泡沫样痰等肺水肿表现时，应及时报告医生，并采取急救措施。

③ 高血钾：是急性肾衰竭常见的致死原因。应密切监测心电变化，一旦出现嗜睡、肌张力低下、心律失常、恶心、呕吐等高血钾症状时，应立即建立静脉通路，备好急救药品，并根据医嘱准备透析药品。

第六节　神经系统

急性脑衰竭

一、定义

急性脑功能衰竭又称脑血管疾病，国内近年的流行病学调查显示，我国城乡脑血管发病率为1.2%～1.8%，发病与年龄及性别有关。脑出血占所有脑卒中患者的10%～20%。脑出血可发生在脑的任何部位，基底节区最多见，其次是大脑皮质下、脑桥及小脑。脑出血的病情比较危重，病死率高达50%左右，是造成长期残疾的首要原因。

二、病因与发病机制

脑出血最常见的病因是高血压和动脉粥样硬化。高血压可促进和加重动脉硬化，并可形成微动脉瘤。

另外，各种原因形成的动脉瘤，包括先天性、动脉硬化性、细菌性、创伤性动脉瘤；各种脑血管畸形；脑部肿瘤对脑血管的侵蚀和肿瘤血管破裂；凝血功能下降致脑出血；各种抗凝剂和溶血栓剂使用不当也可致脑出血。

上述各种原因最终导致脑血管壁破裂，是脑出血最主要的发病机制。而脑动脉壁本身先天性的结构特点（动脉壁中层肌细胞少，外膜结缔组织不发达，无外弹力层）使脑动脉壁单薄，比其他动脉易于破裂出血。

激动、兴奋、排便等可使血压升高，病变的小血管破裂出血，但也有少数发生在安静时。容易受累的血管是豆纹动脉，因此出血多见于大脑基底节区域。

出血直接破坏压迫脑组织而不向脑组织内浸润，引起死亡的机制是：①直接破坏生命中枢，特别是脑干出血，可在数小时内致死或导致植物状态；②出血破入脑室内，引起脑室填塞，自主神经系统严重紊乱；③血肿压迫周围脑组织，造成脑组织缺血、出血、水肿，以至颅内压进一步增高，最终发生脑疝、脑干继发损伤。

三、临床表现

（1）主要症状　脑出血的症状和体征取决于血肿形成的部位，可以没有任何先驱症状而发病，大多数于活动中突然发病。多有头痛、恶心、呕吐，意识障碍和血肿的大小有关，血肿在＜2cm一般不发生昏迷，＞2cm则多有意识障碍。主要有以下几方面的症状：

① 全脑症状：头痛、呕吐、各种意识障碍，是由于脑水肿和颅内压增高所致。

② 局灶症状：瘫痪、失语、脑神经麻痹，是由于脑出血造成脑实质破坏所造成的神经功能障碍。

③ 可以出现急性胃黏膜病变的症状：如呕吐咖啡样物、黑便。

④ 其他：抽搐、口角歪斜、饮水呛咳、复视等。

（2）主要体征

① 中枢性偏瘫：肌力明显下降，巴氏征（＋），中枢性面瘫，意识障碍，昏迷，失语。

②脑膜刺激征阳性。

③眼部改变：瞳孔异常，出现散大、缩小，对光反射消失、迟钝。

四、实验室及其他检查

① 血、尿检查：重症脑出血急性期可出现一过性白细胞增高，以及肾功能损害。表现为蛋白尿及尿糖、尿素氮和血糖升高，随病情缓解而消退。

② 头部CT扫描：能明确出血部位，了解继发性脑水肿，有无中线移位及有脑室受压等。

③ 腰椎穿刺：可以了解脑脊液的情况及脑室压力，但对重症脑出血患者有诱发脑疝形成的可能，一般不宜做。

④ 脑血管造影术：可以诊断脑血管病变。

五、治疗

急性脑衰竭的治疗是多方面的，主要包括积极治疗原发疾病，降低颅内压，高压氧疗法，冬眠疗法，对症治疗和并发症的处理，同时应用脑保护剂和营养支持疗法。急性脑衰竭的预后主要取决于引起脑衰竭的病因及其所致脑损害的严重程度。

六、观察要点

（1）临床观察内容

① 严密观察生命体征：患者的意识、瞳孔、脉搏、呼吸、血压、体温变化要密切观察，防止脑疝的发生。早期出现脉搏缓慢而洪大、呼吸深而慢及血压升高，应予警惕。出现头痛加剧伴有频繁呕吐，往往为颅内压急剧增高的表现，要警惕脑疝的出现。观察患者的肢体活动情况，是否有一侧无力或瘫痪，若肢体活动障碍急剧加重，则表示病情恶化。

② 保持呼吸道通畅：迅速清除患者口腔及上呼吸道的呕吐物、分泌物，有效充分给氧，必要时进行气管插管，用人工呼吸机辅助呼吸。

③ 建立输液通道：迅速在短时间内建立一个维持时间长的有效静脉通道。

④ 控制出血：急性出血期绝对禁止搬运患者，15°～30°

头高卧位，头偏向一侧，变换体位时，移动头部要轻、慢、稳，迅速降低颅内压，控制血压不致过高。

⑤ 其他：做好呼吸、心跳骤停的抢救和各种急救用物及药品的准备。

（2）预见性观察

① 预防压疮的护理：协助患者翻身，每2小时1次。每天用50％乙醇按摩骨突处及受压部位，保持床单位平整、清洁、干燥。

② 预防吸入性肺炎：尽量让患者侧卧或平卧，头偏向一侧，有利于分泌物引流；痰多而不能自行咳出者，应及时吸除。鼻饲患者注入流质前，先确定胃管是否在胃内。

③ 预防泌尿系统感染：在严格无菌技术下行导尿术。

七、护理要点

（1）常规护理

① 急性期要求患者绝对卧床。

② 呕吐时头偏向一侧。

③ 避免腹压增高及剧烈咳嗽，保持大便通畅。

（2）专科护理　20％甘露醇250ml，要求在15 ～ 20min内滴完。甘露醇与呋塞米交替使用，严格按医嘱执行，准时用药。脱水、利尿剂使用后易出现电解质紊乱，应定时监测。

短暂性脑缺血发作

一、定义

短暂性脑缺血发作（TIA）是指由于某种因素造成局灶性脑缺血导致的突发短暂性、可逆性神经功能障碍。症状持续数分钟，通常在1小时内完全恢复，可反复发作，不留任何神经功能缺损症状和体征。传统TIA定义的时限为24小时恢复，但目前认为缺血超过2小时即可遗留轻微神经功能缺损表现，或CT及MRI显示脑组织缺血征象。

二、病因与发病机制

（1）高血压病 高血压是目前公认的脑血管病最重要的、独立的危险因素。

① 血压增高的程度与脑血管病危险的增加呈直接正函数关系。

② 高血压所造成的脑血管病的危险与年龄性别的关系：脑血管发病率随年龄增加而上升。

③ 高血压患者如合并其他心脏疾病时，脑血管病的危险性会相应增加。或在原有心脏病的基础上合并高血压时，其脑血管病的危险性更高。

④ 脑血管病的发病率与病死率与高血压的地理分布相一致。

（2）心脏疾病 心脏疾病是脑血管病第3位的危险因素。各种心脏病如风湿性心脏病、冠状动脉粥样硬化性心脏病、高血压性心脏病、先天性心脏病，以及可能并发的各种心脏损害如心房纤维颤动、房室传导阻滞、心功能不全、左心肥厚、细菌性心内膜炎等，这些因素通过对血流动力学影响及栓子脱落增加了脑血管病的危险性，特别是缺血性脑血管病的危险。

（3）糖尿病 临床上反复发作的缺血性脑血管病患者中10%～30%有糖尿病病史。糖尿病患者中脑血管病发病率比没有糖尿病的人群高10倍左右。糖尿病不仅引起微血管病变，也可以引起大血管病变，这些改变导致动脉粥样硬化和微循环障碍，从而促发缺血性脑血管病。

① 糖尿病患者由于胰岛素不足或增高引起各种类型的高脂血症，或者血清脂质水平正常，其运输脂类的脂蛋白异常（如LDL增高）都可引起和促进动脉粥样硬化的形成，LDL可以通过泡沫细胞产生，而促进动脉硬化的形成。

② 糖尿病的代谢异常主要是胰岛素的不足和血糖增高所致，病理表现为在特殊的器官出现小动脉硬化。

（4）脑动脉粥样硬化 脑动脉粥样硬化是全身动脉硬化的一部分，动脉内膜表面的灰黄色斑块、斑块表层的胶原纤维不断增生及含有脂质的平滑肌细胞增生，引起动脉管腔狭窄。

（5）血黏度增高　血黏度增高的患者，脑血流相对缓慢，使大脑相对缺血缺氧，同时血细胞比容、纤维蛋白原、血小板聚集性增高等，均可使血黏度增加，脑血流量下降，导致微循环障碍。对于老年人极易导致脑缺血发作或脑梗死形成，增加脑血管病的危险性。

（6）高脂血症　我国15～69岁做过血脂检查的人群中，高脂血症者占40%。心脑血管疾病主要源于动脉粥样硬化，而80%以上的动脉粥样硬化由高脂血症造成。高脂血症是导致动脉粥样硬化的重要因素，过多的脂质沉积于动脉内膜，内膜纤维结缔组织增生，局限性增厚，形成动脉粥样斑块，斑块增多或增大使管壁硬化，管腔缩小或闭塞，造成供血部位缺血性损害，最终发生各器官功能障碍。

（7）吸烟和酗酒等不良生活习惯

① 吸烟是各种脑血管病，尤其是缺血性脑血管病的危险因素，并且每天吸烟量和持续时间长短也与脑血管病发病率成正比。长期吸烟可使血液黏滞度增加，血管壁损害，促使脑血管病的发生和发展。吸烟可以导致胆固醇及三酰甘油水平均升高，高密度脂蛋白降低，这种现象在同时酗酒者中更为明显。

② 酗酒者的脑血管病发病率是普通人群的4～5倍。

三、临床表现

（1）临床特点　①突发性：常突然起病。②短暂性：多持续数分钟或数十分钟，通常不超过1小时，最长不超过24小时。③可逆性：可完全恢复，不遗留神经功能缺损体征。④反复性：常反复发作，每次发作的症状相似。

（2）临床分型　①颈内动脉系统TIA：主要表现为一过性对侧单肢无力或不完全性瘫痪；对侧感觉异常或感觉缺失及一过性单眼盲，优势半球缺血时可有失语。②椎-基底动脉系统TIA：常表现为阵发性眩晕，一般不伴有耳鸣。也可表现为复视、眼球震颤、构音障碍、吞咽困难、共济失调等。脑干受损时出现交叉性瘫痪。

四、实验室及其他检查

（1）实验室检查　血液流变学检查主要表现为全血黏度、血浆黏度、血细胞比容、纤维蛋白原及血小板聚集率等指标均增高。

（2）其他辅助检查

① 脑血管病危险因素的检查：如高血压、糖尿病、心脏病、动脉粥样硬化等。

② 脑血管检查：如经颅多普勒检查、颈动脉B超检查、DSA检查、MRI检查等。

③ 颈椎检查：可选用颈椎X线片、颈椎CT扫描或颈椎MRI检查等。

④ 脑CT扫描或脑MRI检查：主要是排除诊断。

⑤ 心电图或心脏B超检查：可以发现房颤、频发早搏、陈旧心肌梗死、左室肥厚等。超声心动图可有心脏瓣膜病变，如风湿性瓣膜病、老年性瓣膜病。

五、治疗

TIA的治疗原则为控制病因，防止复发。治疗目的是改善血流动力学，解除脑血管痉挛，使血管再通，防止脑梗死的发生。治疗措施为抗凝、抗血小板聚集、保护脑血管药物及手术等方法，以药物为主。手术疗法用于经血管造影确定颈部大血管狭窄或闭塞者，可采用颈动脉内膜剥离术、颅内-外血管吻合术等。

六、观察要点

观察并记录每次发作的持续时间、间隔时间和伴随症状，观察患者肢体无力或麻木是否减轻或加重，有无头晕、头痛、一过性黑矇、对侧偏瘫及感觉障碍等症状；观察生命体征的变化，有无血压下降等，警惕完全性缺血性脑卒中的发生。指导患者及家属学会自我监测，一旦发现有上述先兆表现，及时报告医生。

七、护理要点

1. 常规护理 发作期间，嘱患者积极配合治疗，充分休息，必要时卧床休息。指导患者了解肥胖、吸烟、酗酒及饮食因素与脑血管疾病的关系。选择低盐、低糖、低脂、充足蛋白质和丰富维生素的饮食，如多食谷类和鱼类、新鲜蔬菜、水果、豆类；少吃甜食；限制钠盐（＜6g/d）和动物脂肪的摄入；忌辛辣、油炸食物，避免暴饮暴食；注意粗细搭配、荤素搭配；戒烟，限酒。

2. 专科护理

（1）安全指导 指导患者采取适当的防护措施，避免因一过性失明或眩晕引起跌倒和受伤。发作时卧床休息，注意枕头不宜太高（以15°～20°为宜），以免影响头部的血液供应；仰头或头部转动时，应缓慢、动作轻柔，转动幅度不要太大，防止因颈部活动过度导致发作而跌伤；频繁发作的患者应尽量减少独处时间，如厕、沐浴及外出活动时应有家人陪伴，避免发生意外。

（2）遵医嘱应用抗血小板聚集药 抗血小板聚集药可阻止血小板活化、黏附和聚集，防止血栓形成，减少TIA复发。常用药物有：

① 阿司匹林：50～100mg，每天1次，晚餐后服用。阿司匹林通过抑制环氧化酶而抑制血小板聚集，长期服用可出现恶心、腹痛、腹泻等，严重者可致消化道出血。服药期间注意观察有无皮肤、黏膜或内脏出血。选用肠溶片小剂量服用，可减少不良反应。

② 噻氯匹定：125～250mg，每天1～2次。噻氯匹定抑制腺苷二磷酸诱导的血小板聚集，疗效优于阿司匹林，不良反应主要为可逆性中性粒细胞减少症，服药期间应定期检测血象。

③ 氯吡格雷：75mg，每天1次。氯吡格雷结构上与噻氯匹定相似，不良反应少。

④ 双嘧达莫：是环核苷酸磷酸二酯酶抑制剂，联合应用阿

司匹林（25mg/d）效果优于单用阿司匹林，且不良反应减少。

（3）遵医嘱应用抗凝血药　对频繁发作的TIA，或发作持续时间长，每次发作症状逐渐加重，无明显的抗凝治疗禁忌者（无出血倾向、无溃疡病、无严重高血压、无肝肾疾病等），可及时给予抗凝治疗。应用抗凝血药期间应密切观察有无黏膜、皮下及内脏出血。

脑梗死

一、定义

脑梗死（CI）是指各种原因引起的脑部血液供应障碍，使局部脑组织发生不可逆性损害，导致脑组织缺血、缺氧性坏死。脑梗死包括脑血栓形成和脑栓塞。

二、病因与发病机制

① 心源性疾病：常见病因为慢性心房颤动，栓子主要来源是风湿性心瓣膜病，心内膜炎赘生物及附壁血栓脱落等，以及心肌梗死，心房黏液瘤，心脏手术，心脏导管，二尖瓣脱垂和钙化，先天性房室间隔缺损（静脉反常栓子）等。

② 非心源性疾病（5%）：如动脉粥样硬化斑块脱落，肺静脉血栓或凝块，骨折或手术时脂肪栓和气栓，血管内治疗时血凝块或血栓脱落等，颈动脉纤维肌肉发育不良（女性多见），肺感染，败血症，肾病综合征的高凝状态等可引起脑梗死。

③ 来源不明的栓子（30%）：引起脑梗死的主要机制是供应脑部血液的颅内或颅外动脉发生闭塞性病变而未能得到及时、充分的侧支循环供血所致。

三、临床表现

（1）临床特点　多数患者起病较缓，常在安静休息时或睡眠中发病。部分患者在发作前有头晕、头痛、肢体无力等前驱症状，约1/3的患者发病前曾有TIA史。神经系统局灶性表现多在数小时或1～2天内达到高峰，一般无意识障碍或意识障碍相对较轻、出现较晚。

（2）典型表现 ①颈内动脉血栓形成：多累及一侧大脑半球，出现对侧偏瘫、偏身感觉障碍、对侧同向偏盲等，优势半球受累可出现失语。②椎-基底动脉血栓形成：多累及脑干和小脑，眩晕最多见，并伴有恶心、呕吐、眼球震颤、复视、构音障碍、共济失调、吞咽困难等。基底动脉主干闭塞时，可出现延髓性麻痹、交叉性瘫痪、四肢瘫、昏迷等，病情进展迅速，可致死亡。

（3）临床类型 依据症状和体征的演进过程分为：①完全性卒中，病变进展迅速，多于起病6小时内达到高峰，神经功能缺失症状较重且完全。②进展性卒中，神经功能缺失症状在48小时内呈渐进性加重。③可逆性缺血性神经功能缺失，神经功能缺失症状较轻，但持续存在，一般在3周内恢复。

四、实验室及其他检查

1. 实验室检查

① 脑脊液检查：目前一般不做脑脊液检查，脑脊液检查也不作为缺血性脑血管病的常规检查。多数脑梗死患者脑脊液正常，如梗死面积大、脑水肿明显者压力可增高，少数出血性梗死者可出现红细胞增多，后期可有白细胞及细胞吞噬现象。

② 血尿便常规及生化检查：主要与脑血管病危险因素如高血压、糖尿病、高血脂、心脏病、动脉粥样硬化等相关。

2. 其他辅助检查：

（1）脑CT扫描 脑梗死的脑CT扫描的主要表现为：① 病灶的低密度：是脑梗死重要的特征性表现，此征象可能系脑组织缺血性水肿所致。② 局部脑组织肿胀：表现为脑沟消失，脑池、脑室受压变形，中线结构向对侧移位，即脑CT扫描显示有占位效应。此征象可在发病后4～6小时观察到。③ 致密动脉影：为主要脑动脉密度增高影，常见于大脑中动脉。是由于血栓或栓子较对侧或周围脑组织密度高而衬托出来。部分患者在缺血24小时内可出现。

（2）脑 MRI 检查　能较早期发现脑梗死，特别是脑干和小脑的病灶。

（3）DSA、MRA、经颅多普勒超声检查　此3项检查的主要目的是寻找脑血管病的血管方面的病因。经颅多普勒超声检查价格便宜、方便，能够及早发现较大的血管（如大脑前动脉、大脑中动脉、大脑后动脉及基底动脉等）的异常。脑 MRA 检查简单、方便，可以排除较大动脉的血管病变，帮助了解血管闭塞的部位及程度。DSA 能够发现较小的血管病变，并且可以及时进行介入治疗。

五、治疗

脑血栓形成的治疗原则是改善脑血液循环，增进缺血区的血液灌流，挽救缺血半暗带的脑细胞。治疗目的是减少脑组织损伤，消除脑水肿。防止并发症，降低病死率和致残率。治疗措施为急性期溶栓治疗使血管再通，减轻脑水肿，缩小梗死灶，保护脑细胞；恢复期坚持康复锻炼，促进神经功能恢复。

六、观察要点

定时监测并记录生命体征、意识状态、瞳孔变化，观察有无头痛、呕吐等，及时发现脑缺血加重、颅内压增高的征象，一旦发现异常及时报告医生，并积极配合处理。

七、护理要点

（1）常规护理

① 休息与体位：急性期绝对卧床休息，避免搬动；一般取平卧位，头部禁用冷敷，以防止脑血流量减少。

② 合理饮食：鼓励无吞咽困难的患者自行进食，少量多餐；给予低盐、低糖、低脂、低胆固醇、丰富维生素、足量纤维素的无刺激性食物，多食芹菜、豆类、鱼、香蕉、食醋等；有面肌麻痹者，应将食物送至口腔健侧的舌后部；有吞咽困难及呛咳者，

加强吞咽功能训练，做好进食护理，防止误吸发生；昏迷患者应鼻饲流质饮食，保证每天的摄入量。

③ 心理护理：关心、尊重患者，向患者耐心解释不能说话或吐字不清的原因，避免挫伤其自尊心；鼓励患者大声说话，对患者取得的进步应及时给予肯定和表扬；鼓励家属、朋友多与患者交流，耐心倾听其每一个问题。

（2）专科护理

① 遵医嘱应用溶栓药：在发病6小时内采用溶栓治疗，迅速溶解血栓，使缺血区血液再灌注，挽救缺血半暗带，防止脑细胞进一步发生不可逆性损伤。常用溶栓药物有尿激酶、阿替普酶。严格掌握溶栓治疗的适应证、禁忌证、药物剂量、监测出血时间、凝血时间、凝血酶原时间，观察有无继发性皮肤黏膜及内脏出血征象。

② 遵医嘱应用抗凝血药：目的在于防止血栓扩展和溶栓后再闭塞。常用药物有肝素、低分子肝素及华法林等。

③ 生活照顾：根据患者自理能力缺陷的程度，向患者提供生活照顾和帮助，指导、协助患者做好生活护理。如洗漱、进食、如厕、坐轮椅等；保持床单整洁、干燥；协助卧床患者定时翻身、拍背、按摩关节和骨隆突部位，预防压疮；指导患者保持口腔清洁，早晚间用温水全身擦洗，促进患肢血液循环；指导患者学会使用便器，保持大小便通畅和会阴部清洁；将日常用品和呼叫器置于患者伸手可及处，便于患者使用。

脑栓塞

一、定义

脑栓塞是指各种栓子随血流进入脑动脉，使管腔急性闭塞，当侧支循环不能代偿时，引起该动脉供血区脑组织缺血性坏死，出现局灶性神经功能缺损。

二、病因与发病机制

根据栓子来源，病因可分为：心源性、非心源性、来源不明。

（1）心源性　占脑栓塞的60%～75%。引起脑栓塞的栓子来源于各种心脏病，风湿性心脏病伴心房纤维颤动脑栓塞位居首位，约占半数以上；其他常见的有：冠状动脉硬化性心脏病伴有房颤，亚急性感染性心内膜炎的赘生物，心肌梗死或心肌病的附壁血栓，二尖瓣脱垂、心脏黏液瘤和心脏手术合并症等的栓子脱落。

（2）非心源性　非心源性栓子引起的脑栓塞有明确病因，证明栓子是来自心脏以外。常见的非心源性栓子主要有以下几种。

① 动脉粥样硬化斑块脱落：主动脉、颈动脉或椎动脉粥样硬化所致血管内膜溃疡斑块脱落，造成脑栓塞。此外颈部大血管外伤，肺静脉血栓脱落等。

② 细菌性栓子：如亚急性细菌性心内膜炎患者，其心脏瓣膜上常形成含有大量细菌的赘生物。该赘生物性质松脆而易脱落成栓子。

③ 脂肪栓子：常见于肱骨、股骨及胫骨等长骨骨折或长骨手术时，骨髓内脂肪组织被挤压进入血液中，形成脂肪栓子。

④ 空气栓子：如在胸部手术或颈部手术、人工气胸、气腹、皮下气肿伴有血管损伤时，空气进入血液循环中形成气泡，便成为空气栓子。潜水作业者上升过快或进行高压氧治疗时高压氧舱减压过快时，溶解在血液中的空气游离出来，在血液中形成气泡并相互融合，也可形成空气栓子。

⑤ 其他栓子：如支气管扩张、肺脓肿等形成的栓子，以及身体其他部位的感染（如肺部感染、肢体感染、败血症）、肿瘤物质脱落形成的瘤栓子、寄生虫或虫卵、羊水等均可引起脑栓塞。

（3）来源不明性　约30%的脑栓塞不能明确原因。还有部分脑栓塞利用现代手段和方法，虽经仔细检查也未能找到栓子来源称为栓子来源不明者。

三、临床表现

安静与活动均可发病，以活动时发病多见。起病急骤是本病的主要特征。局灶性神经体征在数秒钟至数分钟发展至高峰，多属完全性卒中。颈内动脉或大脑中动脉主干栓塞导致大面积脑梗死，可发生严重脑水肿、颅内压增高，甚至脑疝和昏迷；椎-基底动脉主干栓塞常发生突然昏迷。若病情一度好转后又出现恶化，提示栓塞再发或继发出血。

四、实验室及其他检查

1. 实验室检查

① 脑脊液（CSF）检查：脑压增高提示大面积脑梗死。出血性梗死 CSF 可呈血性或镜下红细胞；感染性脑栓塞如亚急性细菌性心内膜炎，CSF 细胞数增高（$200 \times 10^6/L$ 或以上），早期中性粒细胞为主，晚期淋巴细胞为主；脂肪栓塞 CSF 可见脂肪球。

② 血尿便常规及生化检查：主要与有栓子可能来源的感染、风心病、冠心病和严重心律失常，或心脏手术、长骨骨折、血管内介入治疗等相关。其他根据患者情况可选择如高血压、糖尿病、高血脂、动脉粥样硬化等方面的检查。

2. 其他辅助检查

（1）针对脑栓塞的辅助检查

① 脑 CT 扫描：脑 CT 扫描表现与脑梗死相似，即发病后 24～48 小时后脑 CT 扫描可见栓塞部位有低密度梗死灶，边界欠清晰，并有一定的占位效应。

② 脑 MRI 检查：能较早发现梗死灶及小的栓塞病灶，对脑干及小脑病变脑 MRI 检查明显优于脑 CT 扫描。

③ DSA、MRA、经颅多普勒超声检查：是寻找脑血管病的血管方面的病因。能提示栓塞血管，及显示病变血管，如血管腔狭窄、动脉粥样硬化溃疡、血管内膜粗糙等情况。经颅多普勒超声检查价格便宜、方便，能够及早发现较大的血管（如大脑前动脉、大脑中动脉、大脑后动脉及基底动脉等）的异常。脑 MRA

检查简单、方便，可以排除较大动脉的血管病变，帮助了解血管闭塞的部位及程度。DSA能够发现较小的血管病变，并且可以及时应用介入治疗。

④ 脑电地形图、脑电图等检查：这些检查无特异性改变，在栓塞部位可以出现异常电波，但阴性者不能排除脑栓塞。

（2）针对栓子来源的辅助检查

① 心电图或24小时动态心电图：能了解有无心律失常、心肌梗死等。

② 超声心动图检查：能了解心脏瓣膜病变、二尖瓣脱垂、心内膜病变、心肌情况等。

③ 颈动脉超声检查：能显示颈总动脉及颈内外动脉有无管壁粥样硬化斑块及管腔狭窄等。

④ X线检查：胸片检查可以发现胸部疾病如气胸、肺脓肿以及心脏扩大等疾病，必要时做胸部CT扫描。

⑤ 眼底检查：主要是眼底视网膜动脉粥样硬化的表现，有时能够发现眼底动脉血栓病变。

⑥ 其他检查：可以根据栓子可能的来源选择不同的检查。如肾检查和骨骼等检查。

五、治疗

脑栓塞的治疗与脑血栓形成相同，严重病变应积极降低颅内压处理，必要时可行开颅去骨片减压术。原发病的治疗重在消除栓子的来源，防止脑栓塞复发。

六、观察要点

（1）意识改变　意识改变往往能提示病情的轻重。首先了解患者刚发病时的意识状态（清醒、嗜睡、朦胧，还是昏迷），然后再定时呼唤患者，观察意识障碍的程度是由深转浅，还是由浅转深，注意昏迷时间的长短及其间隔有无清醒期。一般脑梗死患者出现意识障碍较少，且程度较轻，但大面积脑梗死患者出现意识障碍的并不少见，有的甚至因颅内压增高，出现脑疝而死亡。

（2）眼球位置和瞳孔变化　眼球的位置可因神经病变而出现异常情况，如内、外直肌麻痹可引起内、外斜视，脑干病变可引起眼球分离，凝视中枢受损可引起凝视麻痹。双侧瞳孔不等大，说明有颅内压增高的可能；双侧瞳孔缩小呈针尖样，则是脑桥出血的特征。脑缺氧时瞳孔可扩大，若持续扩大，提示预后不良。

（3）生命体征变化　体温低、四肢厥冷说明有休克的可能。如高热应考虑两方面的可能，即感染性或中枢性高热。脉缓时提示颅内压增高的趋势，脉强时有血压升高的可能，脉细弱时有循环衰竭的可能。颅内压升高时，呼吸变慢，脑疝可导致呼吸突然停止。呼吸不规则或出现叹息样呼吸、潮氏呼吸，说明脑干受损害病情严重，应及时报告医师处理。脑梗死后患者可有一过性的血压增高或降低，血压升高的特点是收缩压显著升高，而舒张压则不升高或升高不明显。血压过低，会引起供血不足，可能加重脑部病变。

（4）观察有无抽搐情况　抽搐首先出现的部位；持续时间、次数及间隔时间；发作时瞳孔对光反射是否存在；有无大小便失禁、舌咬破等；有无去大脑强直样抽搐。

（5）观察肢体瘫痪情况　应详细观察瘫痪的时间、部位与瘫痪的情况是复发性还是进展性。

（6）其他症状的观察

① 头痛：脑梗死患者头痛多为隐痛，且较轻微，如出现剧烈头痛多为颅内压增高的现象。

② 呕吐：脑梗死患者发生呕吐症状的较少，但大面积梗死合并颅内压增高，可出现呕吐。同时应观察呕吐物的颜色，注意有无消化道出血现象。

七、护理要点

① 绝对卧床休息，氧气吸入，保暖。

② 监测生命体征。

③给予导尿、解除尿潴留。

④注意观察患者的神志、面色及尿量。

⑤给予心理护理，缓解焦虑、忧郁的心情。

脑出血

一、定义

脑出血（ICH）指原发性非外伤性脑实质内出血，占全部脑卒中的20%～30%。年发病率为（60～80）/10万人口，急性期病死率为30%～40%，是急性脑血管病中最高的。基底核区的血液供应来自豆纹动脉，该动脉自大脑中动脉垂直分支而出，故基底核区为脑出血的好发部位。在脑出血中大脑半球出血占80%，脑干和小脑出血占20%。

二、病因与发病机制

脑出血的最常见的病因是高血压病，此类脑出血属于高血压病的一种最严重也是最高级别的并发症之一，可在短时间内出现极为严重的症状，甚至短时间内影响患者呼吸、心跳等基本生理活动，造成患者的死亡。

① 外界因素：脑血管病在季节变化时尤为多见，如春夏、秋冬交界的季节。季节的变化以及外界温度的变化可以影响人体神经内分泌的正常代谢，改变血液黏稠度，血浆纤维蛋白质、肾上腺素均升高，毛细血管痉挛性收缩和脆性增加。短时间内颅内血管不能适应如此较为明显的变化，即出现血压的波动，最终导致脑出血的发生。

② 情绪改变：情绪改变是脑出血的又一重要诱因，包括极度的悲伤、兴奋、恐惧等，多数脑出血患者发病之前都有情绪激动病史。短时间情绪变化时出现交感神经兴奋、心跳加快、血压突然升高，原本脆弱的血管破裂所致。

③ 不良生活习惯：吸烟对人体有较为严重的健康影响是得到世界卫生组织公认的，长期吸烟可以使得体内血管脆性增加，对血压波动的承受能力下降，容易发生脑血管破裂。而长期饮酒

可引起血管收缩舒张调节障碍，并出现血管内皮的损伤，血管内脂质的沉积，使得血管条件变差，易发生脑出血。此外，经常过度劳累，缺少体育锻炼，也会使血黏度增加，破坏血管条件，导致脑出血的发生。

三、临床表现

① 基底核区出血：包括壳核出血、丘脑出血和尾状核头出血。壳核、丘脑出血均可累及内囊，典型表现为"三偏征"，即病灶对侧偏瘫、偏身感觉障碍和同向性偏盲，可有意识障碍，累及优势半球时可有失语。其中壳核出血常引起较严重的运动障碍、持续的同向性偏盲；丘脑出血则产生较明显的感觉障碍、短暂的同向性偏盲，可伴有偏身自发性疼痛和感觉过度；尾状核头出血较少见，表现为头痛及轻度脑膜刺激征，两眼向病灶侧凝视麻痹。

② 脑叶出血：以顶叶出血最多见。脑叶出血部位不同，临床表现也不同，如顶叶出血，出现偏身感觉障碍和空间构象障碍；额叶出现偏瘫、Broca失语等；颞叶出现Wernicke失语、精神症状；枕叶出现对侧偏盲等。

③ 脑桥出血：出血量大时患者多迅速陷入昏迷，双侧瞳孔缩小呈针尖样固定于正中位，出现四肢瘫痪，呕吐咖啡样胃内容物。中枢性高热、中枢性呼吸障碍等，多在48小时内死亡。小量出血表现交叉性瘫痪或共济失调性轻偏瘫。

④ 小脑出血：起病突然，数分钟内出现枕部头痛、眩晕、呕吐、病侧肢体共济失调等，无肢体瘫痪。病初多无意识障碍，但大量出血时则很快陷入昏迷，出现呼吸不规则，因枕骨大孔疝而死亡。

⑤ 原发性脑室出血：由脑室内脉络丛动脉或室管膜下动脉破裂出血所致。小量脑室出血表现酷似蛛网膜下腔出血，可完全恢复，预后良好。大量脑室出血时，患者迅速出现深昏迷，四肢弛缓性偏瘫、去大脑强直状态、频繁呕吐、针尖样瞳孔等，多迅

速死亡。

四、实验室及其他检查

脑出血属于神经科急诊，需要在短时间内立刻明确诊断，目前辅助检查主要分为实验室检查和影像学检查两种，随着目前医疗水平的逐渐提高，影像学检查因为其具有时间短、无创、结果准确等优点，已逐渐成为首选的检查方法。

① 头颅CT检查：临床疑诊脑出血时首选CT检查，可显示圆形或卵圆形均匀高密度血肿，发病后即可显示边界清楚的新鲜血肿，并可确定血肿部位、大小、形态以及是否破入脑室，血肿周围水肿带和占位效应等；如脑室大量积血可见高密度铸型，脑室扩张，1周后血肿周围可见环形增强，血肿吸收后变为低密度或囊性变，CT动态观察可发现脑出血的病理演变过程，并在疾病治疗过程中的病情变化时第一时间指导临床治疗。目前头颅CT已成为较为广泛的检查方法。

② MRI检查：可发现CT不能确定的脑干或小脑小量出血，能分辨病程4～5周后CT不能辨认的脑出血，区别陈旧性脑出血与脑梗死，显示血管畸形流空现象，还可以大致判断出血时间，是否多次反复出血等，但MRI检查需要患者较长时间（10分钟以上）静止不动躺在扫描机内，对已有意识障碍的患者较难做到，一般不及CT检查应用广泛。

③ DSA全脑血管造影检查：脑血管造影曾经是脑出血的重要诊断手段，因其不能显示血肿本身，仅能根据血肿周围相关血管的移位来推测血肿的部位及大小，且DSA检查为一项有创检查，目前一线应用已明显减少。值得一提的是，DSA在脑出血原因的鉴别上仍意义重大，因其可直观地看到脑血管的走形及形态，怀疑有脑血管畸形或动脉瘤破裂的患者应该需要做DSA检查明确诊断。

④ 脑脊液检查：脑出血诊断明确者一般不做脑脊液检查，以防脑疝发生，但在无条件做脑CT扫描或脑MRI检查时，腰穿

仍有一定诊断价值。脑出血后由于脑组织水肿，颅内压力一般较高，80%患者在发病6小时后，由于血液可自脑实质破入到脑室或蛛网膜下隙而呈血性脑脊液，所以脑脊液多数呈血性或黄色，少数脑脊液清亮。因此，腰穿脑脊液清亮时，不能完全排除脑出血的可能，术前应给脱水剂降低颅内压，有颅内压增高或有脑疝的可能时，应禁忌做腰穿。

五、治疗

脑出血急性期的治疗原则是防止再出血，控制脑水肿，维持生命功能和防治并发症。治疗目的是挽救患者生命，减少神经功能障碍程度和降低复发率。治疗措施是减轻脑水肿，降低颅内压，调整血压，必要时手术治疗，促进神经功能恢复。恢复期加强肢体、语言及生活自理能力等的功能锻炼。

六、观察要点

密切观察并记录生命体征、意识状况、有无剧烈头痛、呕吐、烦躁不安、意识障碍突然加重、瞳孔等变化，早期每半小时测1次，平稳后2～4小时测1次，发现异常情况，及时与医生联系并配合做好相应处理。

① 体温：发病后迅速出现持续高热，提示脑出血累及下丘脑体温调节中枢，应给予物理降温；体温逐渐升高，多系合并感染；体温下降或不升，提示病情严重。

② 呼吸：快而不规则呼吸或潮式呼吸，提示呼吸中枢严重受损；呼吸突然停止，提示痰液阻塞或脑疝。

③ 血压和脉搏：血压、脉搏出现大幅度波动或血压急剧下降，提示延髓血管舒缩中枢受累，是危重征象。

④ 意识状态：意识障碍进行性加重，提示有进行性出血。

七、护理要点

（1）常规护理

① 休息：急性期安静休息，一般应卧床2～4周，避免搬

动，尤其是在发病24～48小时；必须搬动时，保持患者身体长轴在一条直线上，以免牵动头部；患者取侧卧位，头部抬高15°～30°，以利颅内静脉血回流，减轻脑水肿。病室保持安静，光线柔和，限制亲友探视。各项护理操作轻柔，集中进行，防止患者受刺激而加重出血。嘱患者排便时避免屏气用力，以免颅内压增高或诱发再次出血，便秘者可遵医嘱应用缓泻剂，禁止灌肠。

② 皮肤护理及功能锻炼：协助患者每2～3小时翻身1次，最长不超过4小时。翻身时避免拖、拉、推等动作；将患者安置妥当后，可在身体空隙处垫软枕或海绵垫，必要时使用防压疮气垫。发病后保持瘫痪肢体于功能位；病后10～14天病情稳定后，即可对瘫痪肢体关节进行按摩和被动运动，进行康复治疗。

③ 饮食护理：给予高蛋白、高维生素、清淡饮食，根据病情及时添加富含纤维素的蔬菜、水果；伴意识障碍、消化道出血的患者禁食24～48小时，昏迷或有吞咽困难者在发病第2～3天应鼻饲。清醒患者摄食时，以坐位或头高侧卧位为宜，进食要慢；面颊肌麻痹时，应将食物送至口腔健侧近舌根处，容易吞咽。

④ 预防感染：向患者及家属解释发生坠积性肺炎、尿路感染的危险因素及预防措施。保持病室清洁和空气流通，定时消毒，限制探视，以防交叉感染；定时吸痰、翻身拍背，做好口腔护理，随时清除呼吸道分泌物；对意识清醒的患者，鼓励其深呼吸及咳嗽，有效排痰；留置导尿过程中严格无菌操作，每天消毒尿道口1～2次；观察患者体温、呼吸的变化，若有发热、咳嗽、咳黄脓痰应考虑感染，及时处理。

（2）专科护理

① 降低颅内压药物：颅内压增高主要是因为早期血肿的占位效应和血肿周围脑组织的水肿。脑出血后3～5天，脑水肿达到高峰。药物治疗可以减轻脑水肿，降低颅内压，防止脑疝形成。常用药物有20%甘露醇、呋塞米和白蛋白等。

② 降压药：经降颅内压治疗后，收缩压≥200mmHg或舒张压≥110mmHg时，应降血压治疗，可适当给予作用温和的降压药物如硫酸镁等，避免使用利血平等强降压药物。用降压药时密切观察血压变化，防止血压降低得过快、过低，根据血压变化及时调整用药的速度和剂量。急性期后，血压仍持续过高时可系统地应用降压药。

癫痫持续状态

一、定义

癫痫持续状态（SE）或称癫痫状态，传统定义认为癫痫持续状态指"癫痫连续发作之间意识尚未完全恢复又频繁再发，或癫痫发作持续30分钟以上未自行停止。"目前观点认为，如果患者出现全面强直阵挛性发作（GTCS）持续5分钟以上即有可能发生神经细胞损伤，对于GTCS的患者若发作持续时间超过5分钟就该考虑癫痫持续状态的诊断，并须用抗癫痫药物紧急处理。癫痫状态是内科常见急症，若不及时治疗可因高热、循环衰竭、电解质紊乱或神经细胞兴奋毒性损伤导致永久性脑损害，致残率和病死率均很高。任何类型的癫痫均可出现癫痫状态，其中全面强直阵挛发作最常见，危害性也最大。

二、病因与发病机制

可分为特发性和继发性，特发性多与遗传因素有关，多为难治性癫痫。继发性居多。

（1）原因包括

① 不规范抗痫药治疗：多见于新近发病患者开始规范药物治疗后突然停药、减量、不及时或未遵医嘱服药、多次漏服药物、自行停药、改用"偏方"和随意变更药物剂量或种类等，导致不能达到有效血药浓度，使21%的癫痫患儿和34%的成人患者发生癫痫状态。

② 脑器质性病变：脑外伤、脑肿瘤、脑出血、脑梗死、脑炎、代谢性脑病、变性病、围生期损伤和药物中毒患者，无癫痫

史以癫痫持续状态为首发症状占50%～60%，有癫痫史出现癫痫持续状态占30%～40%。

③ 急性代谢性疾病：无癫痫发作史的急性代谢性疾病患者以癫痫持续状态为首发症状占12%～41%，有癫痫史者以持续状态为反复发作症状占5%。

④ 自身因素：癫痫患者在发热、全身感染、外科手术、精神高度紧张及过度疲劳等时，即使维持有效血药浓度也可诱发持续状态。

（2）诱发因素　发热、感染、劳累、饮酒、酒精戒断、妊娠及分娩等，停用镇静剂，服用异烟肼、三环或四环类抗抑郁药亦可诱发。

三、临床表现

（1）全面性发作持续状态　①全面性强直阵挛发作持续状态：是最常见、最严重的持续状态类型。是以反复发生强直-阵挛性抽搐为特征，2次发作间歇患者意识不恢复，处于昏迷状态。患者同时伴有心动过速，呼吸加快，血压改变，发热，酸中毒，腺体分泌增多（可致呼吸道梗死）等全身改变。②强直性发作持续状态：主要见于Lennox-Gastaut综合征患儿，表现为不同程度意识障碍（昏迷较少），间有强直性发作或其他类型发作，如肌阵挛、非典型失神、失张力发作等。EEG出现持续性较慢的棘慢或尖慢波放电。③阵挛性发作持续状态：阵挛性发作持续状态时间较长时可出现意识模糊甚至昏迷。④肌阵挛发作持续状态：特发性肌阵挛发作患者很少出现癫痫持续状态，严重器质性脑病晚期如亚急性硬化性全脑炎、家族性进行性肌阵挛癫痫较常见。⑤失神发作持续状态：主要表现为意识水平降低，甚至只表现反应性低下，学习成绩下降。EEG可见持续性棘慢波放电，频率较慢（<3Hz）。

（2）部分性发作持续状态　①单纯部分性发作持续状态：临床表现以反复的局部颜面或躯体持续抽搐为特征，或持续的躯体局部感觉异常为特点，发作时意识清楚，EEG上有相应脑区局限性放电。②边缘叶性癫痫持续状态：常表现为意识障碍和精神症状，又称精神运动性癫痫状态，常见于颞叶癫痫。③偏侧抽搐状态伴偏侧轻瘫：多发生于幼儿，表现为一侧抽搐，伴发作后一过性或永久性同侧肢体瘫痪。

四、实验室及其他检查

（1）实验室检查

① 血常规检查：可除外感染或血液系统疾病导致症状性持续状态。

② 血液生化检查：可排除低血糖、糖尿病酮症酸中毒、低血钠，以及慢性肝、肾功能不全和CO中毒等所致代谢性脑病癫痫持续状态。

（2）其他辅助检查　癫痫持续状态患者辅助检查应在迅速控制发作前提下酌情进行。

① 常规EEG、视频EEG和动态EEG监测可显示尖波、棘波、尖-慢波、棘-慢波等痫性波型，有助于癫痫发作和癫痫持续状态的确诊。

② 心电图检查可排除大面积心肌梗死、各种类型心律失常导致广泛脑缺血、缺氧后发作和意识障碍。

③ 胸部X线检查可排除严重肺部感染导致低氧血症或呼吸衰竭。

④ 必要时可行头部CT和MRI检查。

五、治疗

癫痫持续状态的治疗目的为：保持稳定的生命体征和进行心肺功能支持；终止呈持续状态的癫痫发作，减少癫痫发作对脑部神经元的损害，寻找并尽可能根除病因及诱因；处理并发症。

（1）控制发作　是治疗的关键，否则危及生命。①首选地西泮，静脉注射。适用于成人或儿童各型持续状态。地西泮偶尔可抑制呼吸，则停止注射，必要时使用呼吸兴奋药对症处理。

②异戊巴比妥钠：静脉注射至控制发作为止。③10％水合氯醛：根据成人及儿童用量加等量植物油，保留灌肠。④苯妥英钠：溶于生理盐水静脉注射，速度适宜。

（2）其他治疗　①保持呼吸道通畅，给予鼻导管或面罩吸氧，必要时行气管切开；进行心电、血压、呼吸、血氧饱和度监护，定时做血气、血生化分析。②治疗诱发因素。③牙关紧闭者放置牙垫，防止舌咬伤。④给予20％甘露醇快速静脉滴注，也可用地塞米松10～20mg静脉注射，防治脑水肿。⑤控制感染或预防性应用抗生素，防治并发症。⑥高热者给予物理降温，纠正代谢紊乱，维持水电解质平衡，给予营养支持。

（3）药物选择　理想的抗癫痫持续状态的药物应有以下特点：①能静脉给药；②可快速进入脑内，阻止癫痫发作；③无难以接受的不良反应，在脑内存在足够长的时间以防止再次发作。控制癫痫持续状态的药物都应静脉给药，难以静脉药的患者如新生儿和儿童，可以直肠内给药。因此，药物的选择应基于特定的癫痫持续状态类型及它们的药代动力学特点和易使用性。常用药物有地西泮、苯妥英钠、10％水合氯醛。

六、观察要点

严密观察生命体征、神志及瞳孔变化；观察发作类型，发作过程中有无心率加快、血压升高、呼吸减慢或暂停、瞳孔散大、牙关紧闭及大小便失禁等表现；观察并记录发作频繁、持续时间及意识恢复时间，在意识恢复过程中，有无自动症、头痛、疲乏及行为异常等表现。

七、护理要点

（1）常规护理

① 休息与活动：保证充足睡眠、避免过度劳累。病情允许者，适当参加体力和脑力活动，劳逸结合，做力所能及的事，保持愉悦心情。若有发作先兆应立即卧床休息。

② 环境：保持环境安静，温湿度适宜，避免强光、惊吓等

刺激，居住环境光线柔和。

③ 饮食护理：给予清淡、富营养、易消化饮食。避免暴饮暴食、辛辣刺激性食物，戒烟酒。保持良好饮食习惯。

（2）专科护理

① 防止受伤：出现发作先兆时，立即平卧，或发作时陪伴者迅速抱住患者缓慢就地平放，避免摔伤；取下眼镜和义齿，将手边的柔软物垫在患者头下；将牙垫或厚纱布垫在上下臼齿之间，以防咬伤舌、口唇及颊部，但不可强行塞入。抽搐发作时，适度扶住患者手脚，以防自伤及趾伤，切不可用力按压肢体，以免造成骨折、肌肉撕裂及关节脱位。大小便失禁时，及时处理。少数患者抽搐停止、意识恢复过程中有兴奋躁动，应专人守护，放置保护性床档，必要时使用约束带。

② 保持呼吸道通畅：使患者取平卧、头偏向一侧或侧卧位，使呼吸道分泌物由口角流出；解开衣领、衣扣和裤带，以免过紧影响呼吸；防止舌后坠阻塞呼吸道，必要时使用舌钳；吸氧，预防缺氧所致脑水肿，尤其是癫痫持续状态者；准备吸引器、气管切开包等，及时清除口鼻腔分泌物；不可强行喂食，防止窒息。

③ 心理护理：帮助患者正确对待疾病，理解患者，耐心倾听，鼓励患者说出自己的内心感受，指导患者做好自我调节，维持良好的心理状态；鼓励患者积极参与各种社交活动，承担力所能及的社会工作；鼓励家属关爱、理解和帮助患者，减轻患者的精神负担，给予患者全身心照顾。

重症肌无力

一、定义

重症肌无力（MG）是一种神经肌肉传递障碍的获得性自身免疫性疾病，主要表现为受累骨骼肌极易疲劳，经休息和服用抗胆碱酯酶药物后部分恢复为特征。

二、病因与发病机制

① 遗传易感性：近年来人类研究显示，MG 发病可能与遗传

因素有关。

② 近年研究发现，MG与非MHC抗原基因，如T细胞受体（TCR）、免疫球蛋白、细胞因子及凋亡等基因相关，TCR基因重排不仅与MG相关，且可能与胸腺瘤相关，确定MG患者TCR基因重排方式不仅可为胸腺瘤早期诊断提供帮助，也是MG特异性治疗基础。

三、临床表现

全身骨骼肌均可受累，但以脑神经支配的肌肉及脊神经支配的肌肉受累更为多见。不管何组年龄和任何群骨骼肌受累，共同的临床特点为：①受累骨骼肌极易疲劳，经休息或服用抗胆碱酯酶药物以后肌无力症状减轻或暂时好转；②肌无力症状易波动，常朝轻夕重，妊娠、上呼吸道感染、精神刺激等均可使症状加重；③受累骨骼肌无力的范围不能按神经分布解释。除肌无力外，一般不伴神经系统受累之症状和体征。

本病起病隐袭，最常见的首发症状为眼外肌不同程度的无力，包括上睑下垂，眼球活动受限而出现复视，但瞳孔括约肌不受累。眼外肌力弱由单眼开始，以后累及双眼，或双眼同时发病，但两侧受累程度常不对称。除眼肌外，其他骨骼肌也可受累。延髓肌无力，常伴有表情肌和咀嚼肌无力症状，表现为兔眼、表情淡漠、苦笑面容、鼓腮和吹气不能等。延髓肌无力者表现为口齿不清、语言不利、重鼻音、伸舌不灵，以致进食困难、饮水呛咳等。早期患者仅为进食时间延长、讲话时间久后极易疲劳，后期患者则有伸舌、上提不能，乃至咽反射消失等。此时，若不及时诊治必将危及生命。少数急性起病，同时累及眼外肌、延髓肌、四肢甚至呼吸肌无力者，称为进展型重症肌无力。

四、实验室及其他检查

1. 实验室检查

（1）血、尿及脑脊液常规检查均正常。

（2）可疑MG可进行甲状腺功能测定。

（3）血清自身抗体谱检查

① 血清AChR-Ab测定：MG患者AChR-Ab滴度明显增加，国外报道阳性率70% ～ 95%，是一项高度敏感、特异的诊断试验。

② 不建议将AChR结合抗体（Ab）作为筛选试验，该抗体或横纹肌自身抗体也见于13%的Lambert-Eaton肌无力综合征患者。

③ 肌纤蛋白（如肌凝蛋白、肌球蛋白、肌动蛋白）抗体见于85%的胸腺瘤患者，是某些胸腺瘤早期表现。

2. 辅助检查

① 肌疲劳试验（Jolly试验）：受累随意肌快速重复收缩，如连续眨眼50次，可见眼裂逐渐变小；令患者仰卧位连续抬头30 ～ 40次，可见胸锁乳突肌收缩力逐渐减弱出现抬头无力；举臂动作或眼球向上凝视持续数分钟，若出现暂时性瘫痪或肌无力明显加重，休息后恢复者为阳性；如咀嚼肌力弱可令重复咀嚼动作30次以上，如肌无力加重以至不能咀嚼为疲劳试验阳性。

② 抗胆碱酯酶药试验：腾喜龙试验和新斯的明试验诊断价值相同，用于MG诊断和各类危象鉴别。

③ 肌电图检查：低频（1 ～ 5Hz）重复神经电刺激（RNS）是常用的神经肌肉传导生理检查，是检测神经-肌肉接头疾病（NMJ）疾病最常用方法。

④ 病理学检查：诊断困难的患者可做肌肉活检，电镜下观察NMJ，根据突触后膜皱褶减少、变平坦及AChR数目减少等可确诊MG。

五、治疗

（1）药物治疗

① 抗胆碱酯酶药物：通过抑制胆碱酯酶的活性，使释放至突触间隙的ACh存活时间延长而发挥效应。常用药物有溴吡斯的明片剂、安贝氯铵片剂，同时可辅用氯化钾、麻黄碱，有加强

抗胆碱酯酶药物疗效的作用。

② 糖皮质激素：通过抑制 AChR 抗体的生成发挥作用。

③ 免疫抑制药：首选硫唑嘌呤。

（2）血浆置换法　应用正常人血浆或血浆代用品置换重症肌无力患者的血浆，以去除患者血液中的 AChR 抗体，其效果仅维持1周左右，需重复进行。

（3）淋巴细胞置换法　定期应用正常人血淋巴细胞替代患者血中产生 AChR 抗体的淋巴细胞，疗效短暂。

（4）手术和放射治疗　对年轻女性、病程短、进展快的患者可行胸腺摘除术，对年龄较大、不宜手术者可行胸腺放射治疗。

（5）重症肌无力危象的处理　应尽快改善呼吸功能，有呼吸困难者应及时行人工呼吸；勤吸痰，保持呼吸道通畅，预防肺不张和肺部感染。根据肌无力危象、胆碱能危象等不同类型进行对症处理。

六、观察要点

本症患者常出现呼吸困难，应细心观察注意有无口唇、指甲发绀及鼻翼扇动，如有呼吸困难应及时吸氧或做人工呼吸。对口腔、呼吸道分泌物过多，黏稠不易咳出者，严重影响通气量时，应及时进行气管切开，并严密观察呼吸频率、深浅，缺氧情况，及时调节潮气量。经常检查患者的氧分压、氧饱和度和血液 pH 等，以助了解呼吸功能有无改善。

七、护理要点

（一）常规护理

① 满足患者的心理需要：患者常因眼睑下垂、表情呆板或语言低沉、鼻音、呐吃等而疏于与外界交流，护士应主动关心体贴患者，多与其交谈，帮助其适应周围环境及住院生活，消除其自卑心理，鼓励其进行正常的人际交往。帮助患者保持乐观情绪，使其积极配合治疗。因本病呈进行性加重趋势，需长期治疗，如果症状加重可能长期卧床不起，要尽力宽慰患者，使其保

持情绪稳定，树立战胜疾病的信心。

② 满足患者的生理需要：患者应在安静、舒适的环境中休息，避免剧烈运动。保证足够的睡眠，养成定时作息的良好习惯。注意劳逸结台，尤其注意午后休息和妇女月经期休息。症状明显或使用大剂量激素冲击治疗期间，应限制在室内活动，发生危象时则应卧床休息。在饮食方面，应进食低盐、高蛋白、富含钾钙的饮食，以补充营养，减少糖皮质激素治疗的不良反应。咀嚼无力或吞咽困难者，以软食、半流质、糊状物或流质如肉汤、牛奶等为宜。并在药物生效后小口缓慢进食，反呛明显不缓解时给予鼻饲流质，以免发生窒息和误吸。

③ 做好口腔护理：患者咀嚼、吞咽困难，伸舌不能，咽反射消失，口腔内常留有食物残渣，加之口腔分泌物过多，易引起口腔感染，必须保持口腔清洁，口腔护理1天2次。

④ 做好皮肤护理：因患者长期卧床，易形成压疮，应做好皮肤护理，每天用50%红花乙醇按摩皮肤受压部位，严防压疮的发生。

（二）专科护理

1. 抗胆碱酯酶药物是本病最主要的有效药物，常用药物有：

（1）新斯的明：片剂15mg/片，常用剂量为15～30mg，每天2～4次。针剂为0.5mg/支，每次0.5～1.0mg，每天注射数次，或遵医嘱。该药作用时间快，肌内注射后30分即见作用，1小时左右最好，半衰期为1～2小时。适用于临床症状较轻或疾病早期。

（2）溴吡斯的明：最常用，片剂60mg/片，每次60～120mg，每天3～6次。该药具有作用时间长，不良反应轻的特点，适用于治疗眼肌型、延髓肌和全身肌无力型患者。严重或伴发感染患者对药物吸收和敏感性均降低。

（3）安贝氯铵：片剂5mg、10mg/片。抗胆碱酯酶作用强，约为新斯的明2～4倍，持续时间长，可维持6～8小时，但不良反应大，安全系数小。常用剂量为5～10mg，每天2～4次。

所有抗胆碱酯酶药物的应用均应按个体差异决定，从最小剂量开始，以保持最佳效果和维持进食能力等标准为度。所有抗胆碱酯酶药物的不良反应包括腹痛、腹泻、出汗、肌肉跳动、瞳孔缩小等。严格掌握用药的时间及剂量，如用药不足或突然停药易导致肌无力危象。一旦给药过量，可发生胆碱能危象，造成病情恶化甚至有生命危险。护理人员应严密观察患者的用药反应，发现异常，及时报告医师处理。

2. 免疫抑制药

（1）肾上腺皮质激素指征　①成年人，特别是40岁后起病的全身肌无力、延髓肌无力而病程在1年之内，抗胆碱酯酶药物疗效不满意者；②胸腺肿瘤或胸腺增生已做胸腺切除而临床症状不能改善者；③胸腺手术无指征，做胸腺放射治疗前，机体免疫功能活跃者；④儿童重症肌无力，病程在2年以上且无任何恢复征象，或儿童肌无力累及全身骨骼肌且对抗胆碱酯酶药物无效者。

给药方法为每天50～100mg或隔日口服，或地塞米松10～20mg静脉滴注，每天1次，至症状改善后改为口服。症状改善后仍需维持大剂量皮质激素8～12周，此后，较快减量至隔日60mg，逐步减量至隔日15～30mg口服，并继续维持数年。此种药物的缺点是反应大，用药初期有症状加重。因此，在大剂量冲击期间有可能出现呼吸肌瘫痪，应做好气管切开、人工呼吸器的准备。长期应用者应注意骨质疏松、股骨头坏死等并发症。

（2）环磷酰胺　每次100mg，每天3次口服，或每天200～400mg，每周2次。适用于泼尼松治疗不满意的联合应用。长期应用将引起白细胞数减少，但能较快地使血清抗体水平降低。

（3）硫唑嘌呤　每天50～200mg，分次口服。连续使用将抑制T淋巴细胞功能，继之使血清抗体水平降低。常与泼尼松或其他免疫抑制药联合使用。

3. 禁用和慎用的药物　奎宁，氯仿，吗啡，链霉素，黏菌素，多黏菌素A、B，紫霉素及巴龙霉素等均有加重神经肌肉接头传递障碍或抑制呼吸肌作用，应当禁用。地西泮、苯巴比妥等镇静药对部分精神紧张、情绪不稳定的病例常有改善症状之效，但呼吸衰竭、严重缺氧者必须慎用。

4. 肌无力危象的处理　肌无力危象是一种危急状态，病死率为15.4％～50％。不管何种肌无力危象，基本的处理原则完全相同。

① 保持呼吸道通畅：当自主呼吸不能维持正常通气量时应尽早行气管切开和人工辅助呼吸。

② 积极控制感染：选用有效而足量的抗生素，可用林可霉素、哌拉西林、红霉素、头孢菌素等静脉滴注。感染控制的好坏与预后直接相关。反之，神经功能是否恢复又是影响感染能否积极控制的重要条件。

③ 皮质激素：大剂量开始，逐渐减量，可以大大降低病死率，缩短危象期。在足量的抗生素应用条件下，即使合并肺部感染，仍应给予激素治疗。

④ 不用或少用抗胆碱酯酶药物。

⑤ 严格做好气管切开和鼻饲护理：保持呼吸道通畅、湿化，严防窒息和呼吸机故障。

5. 预防肺部感染　出现肌无力危象后，因呼吸肌麻痹，咳嗽反射减弱或消失，呼吸道分泌增多又不能自行排除，故肺部感染很难控制。为了防止肺部感染，患者出现吞咽困难时应及时尽早给予鼻饲，以防止误吸。在发生严重肺部感染时，应早期做气管切开，以利于排痰。另外根据痰培养的致病菌种，选择应用大剂量抗生素。勤翻身拍背，吸痰，定期气管内滴抗生素、生理盐水及糜蛋白酶，利于痰的湿化。

脑膜炎

一、定义

脑膜炎是脑膜或脑脊膜（头骨与大脑之间的一层膜）被感染

引起的疾病。通常伴有身体任何一部分细菌或病毒感染的并发症，比如耳部、鼻窦或上呼吸道感染。

二、病因与发病机制

化脓性脑膜炎最常见的致病菌是脑膜炎双球菌、肺炎球菌和B型流感嗜血杆菌，其次为金黄色葡萄球菌、链球菌、大肠埃希菌、变形杆菌、厌氧杆菌、沙门菌、铜绿假单胞菌等。

大肠埃希菌、B组链球菌是新生儿脑膜炎最常见的致病菌；金黄色葡萄球菌或铜绿假单胞菌脑膜炎往往继发于腰椎穿刺、脑室引流及神经外科手术后。

最常见的3种脑膜炎致病菌来源于鼻咽部。

最常见的途径是菌血症引起脑膜炎。然而这些微生物是通过脉络丛还是通过脑膜血管侵入脑脊液尚不十分清楚。推测细菌进入蛛网膜下隙与外伤、循环内毒素或脑膜本身存在病毒感染破坏了血-脑脊液屏障有关。

除血液感染外，细菌可通过下列途径直接感染脑膜，如先天性神经外胚层缺陷、颅骨切开部位、中耳和鼻旁窦疾病、颅骨骨折、外伤引起的硬脑膜撕裂等。脑脓肿偶尔破溃进入蛛网膜下隙或脑室，从而侵犯脑膜。从脑脊液中分离出厌氧链球菌、类杆菌、葡萄球菌及混合菌群，常可提示脑膜炎与脑脓肿破溃有关。

较少数病例是医源性感染，由神经外科手术所致，极少数病例由中枢神经系统侵袭性诊疗操作引起。

三、临床表现

① 结核性脑膜炎：早期表现为患儿精神状态改变，如烦躁好哭；精神呆滞；不喜欢游戏；还可有低热、食欲减退、呕吐、睡眠不安，消瘦表现。

年长儿可自诉头痛。如果病情严重，头痛呈持续性并加重，呕吐加重并可变为喷射性，逐渐出现嗜睡，还可出现抽搐，病情进一步加重则出现昏迷，频繁抽搐，四肢肌肉松弛、瘫痪。还可出现呼吸不规则，部分患儿死亡。

② 化脓性脑膜炎：是小儿常见的，由各种化脓性细菌引起的脑膜炎症。以发热、头痛、呕吐、烦躁等症状为主要表现。神经系统检查和脑脊液检查异常。由于小儿抵抗力较弱，血-脑脊液屏障发育未完善，细菌易进入大脑神经系统。一般为身体其他部位感染引起败血症，细菌进入大脑所致。部分由于中耳炎、头部外伤后感染，细菌直接进入脑膜所致。

儿童时期起病急，高热可达39℃以上，小儿常诉剧烈头痛，精神差，乏力，食欲减退，呕吐频繁。起病时小儿神志清醒，病情进展可发生嗜睡，神志模糊，言语杂乱，不能正确辨别方向，高热惊厥、昏迷。病情严重者在发病后24小时内就出现高热惊厥及昏迷。如果未及时治疗，病情进展，小儿颈部僵硬，头向后仰，背部僵硬，小儿整个身体向背后弯曲似"弓"样，医学上称角弓反张。小儿还可出现呼吸不规则，甚至出现呼吸衰竭，部分小儿皮肤有出血点。

较小的患儿由于囟门还没有闭合，骨缝可以裂开，所以症状出现晚，先有发热和呼吸道感染或腹泻症状，以后出现嗜睡、烦躁、易受惊吓、尖声哭叫、眼球固定，有时用手打头，摇头，往往到出现惊厥时才引起家长注意。

由于病变可引起脑膜粘连和脑实质的损害，因此可以出现脑神经麻痹、失明、听力障碍、肢体瘫痪、癫痫及智力减退等后遗症。

四、实验室及其他检查

1. 实验室检查

① 急性期周围血常规：白细胞计数明显增高，以中性粒细胞为主，可出现不成熟细胞。

② 脑脊液压力增高，外观浑浊、脓样，白细胞计数在（1～10）×10⁹/L，少数病例更高，以中性粒细胞为主，可占白细胞总数的90%以上。有时脓细胞集积呈块状物，此时涂片及致病菌培养多呈阳性。偶有首次腰穿正常，数小时后复查变为脓性。蛋

白升高，可达1.0g/L以上。糖含量降低，可低于0.5mmol/L以下。氯化物含量亦降低。

③ 细菌抗原测定：常用的方法有聚合酶链反应（PCR）、对流免疫电泳法（CIE）、乳胶凝集试验（LPA）、酶联免疫吸附试验（ELISA）、放射免疫法（RIA）等。

④ 其他选择性的检查项目包括：血常规、血电解质、血糖、尿素氮、尿常规。

2. 其他辅助检查

（1）X线检查

① 化脓性脑膜炎患者胸部X线片特别重要，可发现肺炎病灶或脓肿。

② 颅脑和鼻窦平片可发现颅骨骨髓炎、副鼻窦炎、乳突炎，但以上病变的CT检查更清楚。

（2）CT、MRI检查 病变早期CT或颅脑MRI检查可正常，有神经系统并发症时可见脑室扩大、脑沟变窄、脑肿胀、脑移位等异常表现。并可发现室管膜炎、硬膜下积液及局限性脑脓肿。增强MRI扫描对诊断脑膜炎比增强CT扫描敏感。增强MRI扫描时能显示脑膜渗出和皮质反应。采取合适的技术条件，能显示静脉闭塞和相应部位的梗死。

五、治疗

细菌性脑膜炎是有生命危险的疾病，应立即治疗。症状出现就应马上去急诊。脑膜炎患者应及时就诊。

细菌性脑膜炎的治疗主要是根据脑脊液涂片和培养找到细菌，根据药物敏感试验选择有效的抗生素，及时治疗，争取减少后遗症的发生。还要对症处理高热，控制高热惊厥，减低颅内压，减轻脑水肿，还要使用激素减少颅内炎症粘连。

抗生素对病毒性脑膜炎不起作用，应该加用抗病毒的药物。

预防结核性脑膜炎最基本方法是防止小儿受到结核菌感染，对小儿要做好预防接种，出生后即接种卡介苗，每隔3～4年复种，并避免接触有结核病患者。当小儿出现反复低热、咳嗽不易治愈时，应到医院拍胸片，如确定为肺结核应彻底治疗，以防向脑部扩散。如果小儿出现长期低热，精神状态发生改变，持续头痛、呕吐应到医院检查脑脊液，如果确诊为结核性脑膜炎，要彻底、正规地治疗，减少后遗症的发生。

六、观察要点

① 监测生命体征：若患者出现意识障碍、瞳孔改变、躁动不安、频繁呕吐、四肢肌张力增高等先兆，提示有脑水肿、颅内压增高的可能。若呼吸节律不规则、瞳孔忽大忽小或两侧不等大、对光反应迟钝、血压升高，应注意脑疝及呼吸衰竭的存在。应经常巡视、密切观察、详细记录，以便及早发现，给予急救处理。

② 做好并发症的观察：如患者在治疗中发热不退或退而复升，呕吐不止、频繁抽搐，应考虑有并发症的存在。可做颅骨透照法、头颅CT扫描检查等，以期早确诊，及时处理。

七、护理要点

（1）常规护理

① 高热的护理：保持病室安静、空气新鲜。绝对卧床休息。每4小时测体温1次。并观察热型及伴随症状。鼓励患者多饮水。必要时静脉补液。出汗后及时更衣，注意保暖。体温超过38.5℃时，及时给予物理降温或药物降温，以减少大脑氧的消耗，并记录降温效果。

② 饮食护理：保证足够热量摄入，按患者热量需要制定饮食计划，给予高热量、清淡、易消化的流质或半流质饮食。少量多餐，以减轻胃胀，预防呕吐的发生。注意食物的调配，增加患者食欲。频繁呕吐不能进食者，应注意观察呕吐情况并静脉输液，维持水电解质平衡。监测患者每天热卡摄入量，及时给予适当调整。

③ 日常生活护理：协助患者洗漱、进食、大小便及个人卫

生等生活护理。做好口腔护理，呕吐后帮助患者漱口，保持口腔清洁，及时清除呕吐物，减少不良刺激。做好皮肤护理，及时清除大小便，保持臀部干燥，预防压疮的发生。注意患者安全，躁动不安或惊厥时防坠床及舌咬伤。

④ 心理护理：对患者及家属给予安慰、关心和爱护，使其接受疾病的事实，鼓励战胜疾病的信心。根据患者及家属的接受程度，介绍病情、治疗护理的目的与方法，使其主动配合。及时解除患者不适，取得患者及家属的信任。

（2）专科护理

① 做好抢救药品及器械的准备：如氧气、吸引器、人工呼吸机、脱水剂、呼吸兴奋药、硬脑膜下穿刺包及侧脑室引流包等。

② 药物治疗的护理：了解各种用药的使用要求及不良反应。如静脉用药的配伍禁忌；青霉素稀释后应在1小时内输完，防止破坏，影响疗效；高浓度的青霉素须避免渗出血管外，防止组织坏死；注意观察氯霉素的骨髓抑制作用，定期做血常规检查；静脉输液速度不宜太快，以免加重脑水肿；保护好血管，保证静脉输液通畅；记录24小时的入水量。

第十三章　妇科急症

第一节　异位妊娠

一、定义

异位妊娠是指受精卵在宫腔以外的器官着床发育，又称宫外孕。按其发生的部位不同，可分输卵管妊娠、卵巢妊娠、腹腔妊娠、子宫颈妊娠及残角子宫妊娠。其中输卵管妊娠最为常见，占异位妊娠的95%左右。故本节主要阐述输卵管妊娠。

二、病因与发病机制

任何妨碍受精卵正常进入宫腔的因素，均可造成输卵管妊娠。

① 输卵管炎症：可分为输卵管黏膜炎和输卵管周围炎，两者均为输卵管妊娠的常见病因。输卵管黏膜炎严重者可引起管腔完全堵塞而致不孕，轻者尽管管腔未全堵塞，但黏膜皱褶发生粘连使管腔变窄，或纤毛缺损影响受精卵在输卵管内正常运行，中途受阻而在该处着床。输卵管周围炎病变主要在输卵管的浆膜层或浆肌层，常造成输卵管周围粘连，输卵管扭曲，管腔狭窄，管壁肌蠕动减弱，影响受精卵的运行。淋球菌及沙眼衣原体所致的输卵管炎常累及黏膜，而流产或分娩后感染往往引起输卵管周围炎。结核性输卵管炎病变重，治愈后多造成不孕，偶尔妊娠，约1/3为输卵管妊娠。

② 输卵管发育不良或功能异常：输卵管发育不良，如输卵管过长、肌层发育差、黏膜纤毛缺乏。其他还有双输卵管、憩室或有副伞等，均可成为输卵管妊娠的原因。输卵管蠕动、纤毛活动以及上皮细胞的分泌功能异常，也可影响受精卵的正常运行。此外，精神因素也可引起输卵管痉挛和蠕动异常，干扰受精卵的运送。

③ 放置宫内节育器：放置宫内节育器与异位妊娠发生的关系已引起国内外的重视。随着宫内节育器的广泛应用，异位妊娠的发生率增高，其原因可能是由于使用宫内节育器后的输卵管炎所致。最近相关调查研究表明，宫内节育器本身并不增加异位妊娠的发生率，但若宫内节育器避孕失败而受孕时，则发生异位妊娠的机会较大。

④ 输卵管手术：曾患过输卵管妊娠的妇女，再次发生输卵管妊娠的可能性较大。由于原有的输卵管病变或手术操作的影

响，不论何种手术后再次输卵管妊娠的发生率为10%～20%。输卵管绝育术后若形成输卵管瘘或再通，均有导致输卵管妊娠的可能，尤其是腹腔镜下电凝输卵管绝育及硅胶环套术。因不孕曾接受过输卵管分离粘连术、输卵管成型术，使不孕患者有机会获得妊娠，同时也有发生输卵管妊娠的可能。

⑤ 其他：内分泌失调、神经系统或精神功能紊乱、受精卵游走、输卵管周围肿瘤以及子宫内膜异位等，都可增加受精卵着床于输卵管的可能性。

三、临床表现

① 多有停经史，一般为6～8周，间质部妊娠可达3～5个月。

② 患者常有突然一侧下腹剧痛，呈持续性或间歇性，伴肛门坠胀感，内出血多时，全腹疼痛。

③ 不规则阴道出血。

④ 可有晕厥及脉快而弱、血压下降、面色苍白、四肢冰冷等休克现象。

四、实验室及其他检查

（1）常见检查项目　人绒毛膜促性腺激素、妇科超声检查、腹腔镜、直肠指检、尿人绒毛膜促性腺激素（HCG）。

（2）检查方法

① 尿妊娠试验：简单、快捷，阳性者可协助诊断，阴性者需待血β-HCG定量予以排除。

② 血β-HCG定量：是早期诊断异位妊娠的重要方法，除可协助诊断外，还可帮助判断胚胎的活性以指导治疗。

③ 血孕酮测定：异位妊娠患者孕酮水平偏低，也可以作为诊断早期异位妊娠的指标。

④ 超声检查：阴道超声优于腹部超声，诊断异位妊娠准确率为70%～94%，在输卵管部位见到妊娠囊（输卵管环）或胎心搏动可确诊。

⑤ 腹腔镜检查术：是诊断输卵管妊娠的"金标准"，但为有创性方法，费用较高，明确诊断的同时可进行镜下手术，避免了开腹手术的盲目性，创伤小、恢复快，在有条件的医院应用较为广泛。

⑥ 子宫内膜病理检查：阴道出血较多、超声提示子宫内膜不均质增厚或伴囊区者，可行诊断性刮宫，刮出物有绒毛，可确诊为宫内孕流产，否则送病理检查，如病理仅见蜕膜未见绒毛有助于诊断输卵管妊娠。

五、治疗

异位妊娠的治疗原则以手术治疗为主，其次是非手术治疗。

六、观察要点

① 出血量的观察：腹腔内出血量与阴道出血量不成正比。患者出现烦躁不安、面色苍白，皮肤湿冷及少尿等，说明腹腔急性内出血，应积极准备手术。

② 生命体征的观察：应严密监测并记录患者的血压、脉搏、体位、呼吸、尿量及腹痛的变化情况。严重患者应进行心电监护。

七、护理要点

（1）常规护理　患者应卧床休息，取平卧位，勿搬动，勿按压腹部，避免再次破裂加重休克。吸氧。记录24小时出入水量。休克患者按休克护理常规进行护理。对急症手术者，积极做好禁食、备皮、备血等术前准备。

（2）术后护理

① 根据麻醉方式选择术后的卧位：鼓励患者尽早下床活动，避免肠粘连。

② 做好心理护理和生活护理：安抚患者，与患者建立良好的护患关系，增加患者的信任感及安全感，治疗、护理前加以解释，告之医疗护理计划，以减轻患者紧张和恐惧情绪。保持床单

位干净、整洁，确保患者身心得到充分休息。

③ 注意患者的饮食：指导患者摄取足够的营养物质，尤其是富含铁蛋白的食物，如动物肝、鱼肉、豆类、绿叶蔬菜等，以促进血红蛋白的增加，增强患者的抵抗力。

④ 输血、输液的护理：对急性大出血的患者，应迅速建立静脉输液通道，积极补充血容量。加强巡视，保持输液管道的通畅。

第二节 前 置 胎 盘

一、定义

前置胎盘是最常见的产前出血疾病。胎盘在正常情况下附着于子宫体部的后壁、前壁或侧壁。前置胎盘即胎盘种植于子宫下段或覆盖于子宫颈内口上，位于胎先露之前。前置胎盘的表现是在妊娠中期至妊娠晚期可以出现轻微直至严重的阴道出血；是妊娠期的严重并发症，处理不当可危及母儿生命安全。所以，它是引起孕产妇死亡和围生儿死亡的重要原因之一。

二、病因与发病机制

目前造成前置胎盘的真正原因尚不清楚，可能与下列因素有关。

① 子宫内膜病变与损伤：如子宫内膜炎以及多次人工流产，使子宫内膜受损，瘢痕形成，局部血液供应不良，受精卵植入时为了得到足够的营养，致使胎盘面积扩大而延伸至子宫下段。

② 胎盘面积过大：如双胎妊娠时胎盘面积较单胎妊娠时为大，因而扩展至子宫下段。

③ 胎盘异常：如副叶胎盘，主要胎盘在子宫体部，而副叶胎盘可达子宫下段。

④ 受精卵滋养层发育迟缓：位于宫腔的受精卵尚未发育到能着床的阶段，而继续下移至子宫下方，并在该处生长发育形成

前置胎盘。

三、临床表现

（1）症状

① 妊娠晚期出现无痛性阴道出血，出血量及出血时间与前置胎盘类型有关。

② 中央性前置胎盘出血时间早，孕28周即可开始，出血量多。

③ 边缘性前置胎盘出血时间较晚，孕37～40周或临产开始出血，出血量少。

④ 部分性前置胎盘的出血时间与出血量介于两者之间。

（2）体征

① 贫血貌与出血量相符合。

② 阴道出血多时，可有血压下降、脉搏细弱、面色苍白等休克体征。

③ 子宫大小与妊娠月份符合，临产时可有阵缩，间歇时子宫松弛。

④ 可伴有胎位异常，如横位、臀位或胎先露高浮。

⑤ 在耻骨联合上方或侧方可闻及与孕妇脉搏一致的吹风样的胎盘血管杂音。

⑥ 处于休克状态时，可伴有胎心变化。

四、实验室及其他检查

（1）实验室检查　检查血常规、血小板、出凝血时间以了解贫血的程度及排除凝血功能障碍性疾病。

（2）特殊检查

① 超声检查：B超已成为诊断前置胎盘的最基本方法，从胎盘显像可看到其边缘与宫颈内口的关系，从而确定前置胎盘的诊断和类型，其最大优点为准确、无创伤及可重复性。在妊娠中期，B超检查约1/3的胎盘位置较低甚至越过内口，但是以后随

子宫长大，宫体上升、下段形成，胎盘随之上移，故妊娠中期B超检查发现胎盘低置时，不宜过早做出诊断，应嘱患者随访，以观察其位置的变化。

② 产后检查胎盘：见胎盘边缘或部分胎盘有凝血块，胎膜破口距胎盘边缘在7cm以内提示胎盘前置。

五、治疗

前置胎盘的处理原则为止血、补血。根据阴道流血量、有无休克、妊娠周数、产次、胎位、胎儿是否存活、是否临产等做出决定。

六、观察要点

① 阴道出血的观察：密切观察并记录阴道出血的次数和量，及早发现出血性休克。

② 生命体征的观察：严密监测并记录血压、脉搏、呼吸、神志、尿量的变化。重症患者进行心电监护。

③ 输液、输血的观察：根据病情调节输液、输血的速度。急性大出血者，积极建立有效的静脉输液通道。

七、护理要点

（1）常规护理

① 患者应绝对卧床休息。左侧卧位，保证睡眠每天8～9小时，精神放松，减少紧张。低流量吸氧，每天2次，每次30min，不随意作阴道检查。

② 做好心理护理和生活护理。安抚患者，耐心向患者解释病情，消除紧张和顾虑。保持床单位整洁、干燥、平整。保证外阴清洁，垫消毒卫生巾，勤换内衣裤，防止感染。

（2）专科护理

① 对需急诊手术患者，应积极做好备皮、皮试、备血、插导尿管等术前准备。准备产妇、新生儿抢救物品。

② 产后出血的观察，密切观察并记录。

第三节 胎盘早剥

一、定义

妊娠20周以后或分娩期胎儿娩出前，正常位置的胎盘部分或全部从子宫壁剥离，称胎盘早期剥离（胎盘早剥）。

二、病因

目前尚不十分清楚，其发病可能与以下因素有关。

① 血管病变：妊娠高血压综合征、慢性高血压和肾炎患者常并发胎盘早剥。其原因是当底蜕膜螺旋小动脉痉挛或硬化，引起远端毛细血管缺血坏死以致破裂出血，血液流至底蜕膜层形成血肿，导致胎盘自子宫壁剥离。

② 机械性因素：腹部受到撞击、震动等，或操作不当的外倒转术、脐带小于30cm或脐带绕颈，均可造成胎盘早剥。

③ 子宫体积骤然缩小：双胎妊娠者第一胎儿娩出过快，羊水过多破膜时羊水流出过快，使子宫内压骤然降低，子宫突然收缩，导致胎盘自子宫壁剥离。

④ 子宫静脉压突然升高：妊娠晚期或临产后，孕产妇长时间取仰卧位时，可发生仰卧位低血压综合征。此时巨大的妊娠子宫压迫下腔静脉，回心血量减少，血压下降，而子宫静脉淤血，静脉压升高，导致蜕膜静脉床淤血或破裂，部分或全部胎盘自子宫壁剥离。

三、临床表现

① 妊娠晚期（28周以后）突发下腹部持续疼痛，阴道出血，很快发生休克，有血压、脉搏变化。

② 腹部检查示子宫呈高张性，有弥漫性或局限性压痛。若胎盘剥离面＞1/3时，可有胎心率变化或消失。

③ 人工破膜后常见血性羊水。

四、实验室及其他检查

（1）实验室检查

① 血常规检查：可出现不同程度的血色素水平下降，但是阴道出血量不一定与血色素下降程度呈正比，血小板减少，出凝血时间延长。

② 尿常规检查：在出血量比较多，导致肾受损害时，可表现出不同程度的肾功能减退。

③ 凝血功能检查：如怀疑有DIC，应进行纤维蛋白原定量、凝血酶原时间、部分凝血活酶时间测定，在纤溶方面可进行凝血时间及血浆鱼精蛋白副凝试验（3P试验）。

（2）其他检查　B超检查底蜕膜区回声带消失，常为早剥的最早征象。在胎盘及子宫壁之间出现液性暗区或界限不清，常提示胎盘后血肿存在。如见胎盘绒毛板向羊膜腔内凸出，乃胎盘后血肿较大的表现。然而，B型超声检查阴性，不能除外胎盘早剥。仅25%的胎盘早剥病例可经B超证实，但B超检查有助于除外前置胎盘。

五、治疗

① 纠正休克：患者处于休克状态者，应积极输液、输血、补充血容量，纠正休克。

② 及时终止妊娠：一旦确诊，必须及时终止妊娠，绝大多数以剖宫产终止妊娠。经产妇一般情况好，出血以显性为主，宫口已开大，估计短时间内能迅速分娩者，可经阴道分娩。

③ 预防产后出血：胎盘早剥的患者容易发生产后出血，故在分娩后应用子宫收缩剂，并按摩子宫，若经各种措施仍不能控制出血，子宫收缩不佳时，须及时做子宫切除术。

④ 及时防治弥散性血管内凝血（DIC）。

⑤ 预防肾衰竭。

六、观察要点

① 严密观察腹痛并正确评估阴道出血情况：对未临产而出

现腹痛或阴道流血的妊高征患者，应考虑有胎盘早剥的可能。注意观察腹痛性质、程度及子宫高度、范围，严防子宫胎盘卒中发生，子宫胎盘卒中越严重子宫收缩越差，产后出血量越多，如经各种止血、促宫缩处理后无效，最终会导致子宫切除，甚至会威胁母婴生命，故应特别警惕。对阴道出血患者应正确评估其阴道出血量及腹腔内出血情况，并做好记录。但阴道出血量不能反映剥离程度、真正失血量和凝血障碍的情况，一旦孕产妇出现腹部胀感、子宫张力变大或阴道少量流血，要马上进行B超检查，因B超是诊断胎盘早剥最重要的辅助检查手段。一旦确诊，应迅速终止妊娠，这是挽救母婴的最佳方法。

② 严密观察羊水性质：胎盘后血肿穿破胎膜溢入羊水中成为血性羊水，是胎盘早剥的一个重要体征。行人工破膜时应在宫缩间歇期行高位穿刺，使羊水缓慢流出，发现血性羊水或胎心音改变时应引起高度重视，并立即配合做好阴道分娩或即刻手术的准备及抢救新生儿窒息的准备。

七、护理要点

（一）常规护理

让患者绝对静卧，注意保暖，吸氧。

（二）专科护理

1. 纠正休克　对处于休克状态的危重患者，积极开放静脉通道，补充血容量。及时输入新鲜血，若发生DIC，应测中心静脉压指导补液量。

2. 终止妊娠　终止妊娠的方式可根据患者的具体情况选择。

（1）经阴道分娩　适用于经产妇宫口已开大、估计短时间内能结束分娩者，应先行人工破膜，然后用腹带扎紧腹部以利于止血。如宫缩乏力可静脉滴注缩宫素引产，同时密切观察血压、脉搏、胎心变化及阴道出血情况。

（2）剖宫产适应证：①重型胎盘早剥短时间不能经阴道分娩者；②轻型早剥胎儿存活但有胎儿宫内窘迫者；③破膜后产程

进展缓慢，患者情况恶化，无论胎儿存活与否均应剖宫产抢救孕妇。

（3）并发症的处理

① 子宫胎盘卒中：子宫胎盘卒中其子宫表面颜色青紫甚至发黑，但不是子宫切除的绝对指征。而应在胎儿和胎盘娩出后视子宫收缩情况而定，如宫缩欠佳用宫缩剂无效，则应行子宫切除术。

② 预防产后出血：胎盘早剥患者易发生产后出血，故分娩后应及时使用缩宫素或麦角新碱。如各种措施仍未控制出血，需及时行子宫切除；如大量出血无凝血块，应按凝血功能障碍进行处理。

③ 凝血功能障碍：观察产程，同时应注意阴道出血有无凝血块。应根据患者的情况输新鲜血及纤维蛋白原，必要时加用肝素及抗纤溶治疗。

④ 防治急性肾衰竭：诊治过程中随时注意尿量，如少于30ml/h应及时补充血容量；如尿量少于17ml/h或无尿，应考虑急性肾衰竭，应静脉滴注呋塞米40～80mg，必要时重复，通常1～2天可以恢复。若短期内尿量不增且血中尿素氮、肌酐、血钾明显增高，二氧化碳结合力下降，提示肾衰竭，出现尿毒症时应行血液透析。

第四节　急　产

一、定义

急产分娩是指在产道无阻力的情况下，宫口迅速开全，分娩在短时间内结束，总产程小于3小时，以经产妇为多见，占正常分娩的3%。

二、病因与发病机制

① 多数急产发生于经产妇，有时亦发生在有流产史、中期

引产史的初产妇。上述产妇过去经过妊娠生理变化，再次妊娠分娩，软产道及盆底组织相对较为松弛。

② 个别孕妇肌肉、筋膜组织先天发育软弱亦可发生急产，产后常有阴道膨出及子宫脱垂倾向。

③ 胎儿偏小，骨盆相对宽大，先露部位低下，都易发生急产。

④ 宫缩力强是急产主要因素，宫缩时宫腔内压力常达50mmHg（6.67kPa）以上，宫缩有间歇，但较短。

⑤ 宫缩持续时间偏长也是造成急产的因素。

⑥ 个别情况下也有错误应用宫缩剂造成超强宫缩致使产程缩短，发生急产。

⑦ 精神、内分泌的改变也是宫缩强烈的内在因素，但这方面真正引起急产的原因尚不清楚。

三、临床表现

因为引起急产的一个主要原因是宫缩过强、过频。由于宫缩过强、过频使患者疼痛难忍，而出现痛苦面容，呻吟、大喊大叫、辗转不安。

四、治疗

① 如宫缩急、有下坠感，宫口全开或已露胎头，多已来不及送产房分娩，可在急诊科准备接生。

② 常规消毒外阴，备皮。

③ 开始接生，注意保护会阴和处理脐带。

④ 产后检查胎盘、胎膜是否完整。

⑤ 检查会阴部，如有裂伤及时缝合。

⑥ 观察婴儿性别及一般情况，向产妇交代。

⑦ 填写分娩记录及产程时间和所用药物。

⑧ 测量产妇血压、脉搏，观察宫缩和阴道出血情况，产后观察1小时左右，如无异常将产妇送到病房，详细交代病情。

五、观察要点

① 新生儿处理：胎儿娩出后，迅速清理新生儿口鼻内分泌物，在严格无菌操作下处理脐带，擦干新生儿身体表面的羊水和血迹，立即保暖，尤其注意转运暖箱的正确使用，不但要预热还应根据新生儿不同体重设置不同温度做好安全护理。

② 急救中接产护理：对宫缩强烈、剧痛的产妇，除心理安慰外，还要严密观察其生命体征、宫缩强度、频率，监测胎心，了解宫口扩张程度、速度及阴道出血量等，必要时应用宫缩抑制剂延缓产程；对胎膜早破者，嘱产妇取左侧卧位，抬高臀部，防止脐带脱出，严禁产妇起床活动；对脐带脱出者，立即还纳脐带；宫口开全者，做好接产准备，尽快结束分娩。

③ 待产孕妇入院时，应认真复习产前检查情况，有急产史者嘱其勿离开病房外出，并向孕妇说明急产的危害以取得合作。加强巡视，重点交班，一旦发生分娩先兆，应尽早进产房做好接生准备。实行"一对一"全程陪伴分娩，助产士不得随意离开孕妇，随时观察孕妇的产程进展，及时解决孕妇的各种生活需要。

④ 严密观察产程进展及胎儿情况，监测宫缩、胎心及产妇的生命体征的变化，发现异常及时通知医生，迅速、准确执行医嘱。子宫收缩过强者，静脉推注硫酸镁抑制子宫收缩时，推注时间应不少于5min，并严格掌握剂量，处理的重点在于对急产的处理，产程中产妇应取左侧卧位，氧气吸入，防止宫缩过强引起胎儿缺氧，提早做好接生及抢救新生儿的准备工作。

⑤ 产后观察子宫收缩、宫体恢复情况及阴道出血的性质和出血量。注意产妇的生命体征变化。新生儿有异常时，应及时处理，但应避开产妇，以免加重产妇的心理负担，要掌握沟通技巧，尽可能解除产妇及家属的哀伤。指导产妇注意产褥期卫生，做好健康宣教及出院指导。

六、护理要点

（1）减轻疼痛的支持性措施　指导孕妇宫缩时做深呼吸，双手轻揉下腹部或腰骶部，以减轻疼痛；与孕妇交谈，帮助孕妇做腹部按摩，以分散其注意力，减轻疼痛。

（2）减轻焦虑、恐惧　热情接待孕妇，提供温馨舒适的待产环境，让亲属陪伴在其身边。多与孕妇交谈，鼓励其说出焦虑、恐惧的心理感受，听取孕妇的诉说并给予同情、安慰和鼓励。用温馨的语言、和蔼的态度、娴熟的操作技术，赢得孕妇的信赖，增加其安全感。密切观察孕妇的产程进展和胎心音变化情况，及时给予指导与帮助。

（3）接诊过程中提供协助　对经产妇或有过急产史的孕妇，因出现规律宫缩而到急诊科就诊时，急诊护士应立即通知产科医生。当医生尚未到达现场而产程已进入第二产程阶段，应采取如下措施：

① 第二产程开始的征象：阴道检查触不到宫颈边，胎头降至骨盆出口压迫骨盆底组织，孕妇出现排便感，并不自主的向下屏气。随着产程进展，会阴逐渐膨隆和变薄，肛门松弛。

② 协助孕妇取左侧卧位或屈膝仰卧位，并指导其每次宫缩时张口哈气且不要向下用力，可使生产速度减缓。同时迅速做好接生准备。

③ 鼓励孕妇放松并陪她同步呼吸，有助于孕妇调整呼吸频率。

④ 绝不可夹紧孕妇的双腿或用力将胎头往内推回以企图减缓生产，因为这样可造成新生儿头颈部的伤害。

第五节　流　　产

一、定义

妊娠不足28周，胎儿体重不足1000g而终止妊娠者为流产。发生在妊娠12周前为早期流产，妊娠12周至不足28周者为晚期流产。流产临床类型分先兆流产、难免流产、不完全流产、完全流产、过期流产、习惯性流产等。

二、病因与发病机制

① 遗传基因缺陷。

② 外界不良因素刺激母体、母体体质差。

③ 弓形虫、巨细胞病毒感染。

④ 子宫异常、内分泌紊乱。

⑤ 母儿血型不合，均可导致流产。

三、临床表现

（1）先兆流产

① 阴道少量出血，色鲜红或褐色，伴轻度下腹痛或腰酸下坠感。

② 妇科检查宫颈口未开，子宫大小与停经月份相符。

③ 羊膜囊未破。

④ 尿妊娠试验阳性。

（2）难免流产

① 阴道出血量增多，阵发性腹痛加剧。

② 妇科检查宫颈口已开大，可伴有羊水流出，有时可见胚胎组织或胎盘堵于宫口。

③ 子宫大小与停经周数相符或略小。

（3）不全流产

① 子宫收缩差，阴道出血多且持续不止，阵发性腹痛。

② 妇科检查见宫颈口已开，有时可见部分胎盘组织堵于宫颈口，子宫小于停经月份。

（4）完全流产

① 阴道出血逐渐减少，腹痛明显减轻。

② 妇科检查宫颈口逐渐关闭，子宫稍大或接近正常大小。

（5）习惯性流产　连续发生3次或以上自然流产者，每次流产常发生于同样妊娠月份，其流产过程与前述一般流产相同。

四、实验室及其他检查

① 妊娠试验：胚胎或绒毛滋养细胞存活时，妊娠试验阳性，

当妊娠物与子宫壁分离已久失活时妊娠试验阴性。

② 激素测定：定期测定绒毛膜促性腺激素（hCG）、胎盘生乳素（HPL）、雌二醇（E_2）及孕酮（P）的含量，动态观察其变化情况，如有进行性下降，提示将发生流产。

③ 细菌培养：疑有感染时做阴道或宫腔拭子的细菌培养及药物敏感试验，有助于感染的诊断和治疗。

④ B超检查：显示子宫增大，明确宫腔内有无孕囊、胚胎、胎心搏动及残留组织或积血，以协助诊断。

⑤ 病理检查：对于阴道排出的组织，可以用水冲洗寻找绒毛以确定是否为妊娠流产。对于可疑的病例，要将组织物送病理检查以明确诊断。

五、治疗

① 先兆流产：在未明了胚胎是否停止发育的情况下，以保胎、镇静、密切观察为主，如胚胎存活，遵医嘱予以黄体酮20 mg/d肌内注射，并口服维生素E 100mg，每天3次；如胚胎发育不好或停止发育，需考虑终止妊娠。

② 难免流产、不全流产及完全流产：因胚胎及胎盘组织即将排出或已部分排出，孕妇多感腹痛加剧，阴道流血增多，大出血可引起休克，患者常急诊入院。给予抗生素的同时立即行清宫手术。

③ 稽留流产：胎死宫内一定时间后，由于胎盘组织有可能机化，与子宫壁紧密粘连，不易完全剥离，又因雌激素不足，子宫收缩差，故流产时往往伴有大量流血。偶因死胎长期稽留宫腔，胎盘自溶，产生凝血活酶进入母体血液循环，可引起母体凝血机制障碍，在行清宫手术前需检查有无凝血机制异常。为了有利于死胎排出，术前可口服己烯雌酚5mg，每天3次，连用5天。术前配好新鲜血，做好子宫穿孔抢救准备，包括切除子宫的准备。

六、观察要点

① 观察并记录阴道出血及腹痛情况。如有异常及时与医生

联系。

② 严密观察与感染有关的体征，如体温、脉搏、血常规检查等。

③ 密切观察患者面色、一般情况、血压、脉搏及体温变化。

七、护理要点

（1）先兆流产、习惯性流产

① 帮助患者认识疾病，消除疾病的顾虑，树立信心，积极配合治疗。

② 卧床休息，严禁性生活。避免劳累及情绪紧张。为患者营造一个有利于心情稳定，解除紧张气氛的环境，耐心倾听患者的诉说，了解患者的顾虑。曾有过流产史者，应给予更多的精神支持。

（2）难免流产、不全流产及完全流产

① 向患者及家属解释流产时阴道大出血的治疗护理计划以解除恐惧情绪。

② 协助医生止血并维持正常血容量，迅速进行输液、配血、输血等抢救，做好清理宫腔手术等各项准备。注意无菌操作，配合医生完成清理宫腔的手术，并将刮出组织及时送病理检查。术后患者嘱其卧床休息，可取半卧位，以利于宫腔内容物引流。

③ 注意外阴清洁，可用0.25％络合碘液抹洗外阴，每天2次。术后无论有无感染，均应按医嘱给予抗生素。

第六节　妊娠高血压综合征

一、定义

妊娠高血压综合征（简称妊高征）是妊娠期特有的疾病。指妊娠20周以后，出现高血压、蛋白尿、水肿，严重时出现抽搐、昏迷、心肺肝肾功能衰竭，甚至发生母婴死亡。精神紧张，贫血，营养不良，多胎妊娠或羊水过多，严寒季节气候突变，遗传等为诱发因素。全身小动脉痉挛是妊高征的基本病理生理变化。

二、病因与发病机制

（1）妊娠期高血压疾病的好发因素 ①初产妇；②年龄＞40岁或＜18岁；③精神过分紧张或受刺激致使中枢神经系统功能紊乱者；④有慢性高血压、慢性肾炎、糖尿病、抗磷脂综合征、血管紧张素基因T_{235}阳性等病史的孕妇；⑤营养不良；⑥体重指数＞0.24者；⑦子宫张力过高（如羊水过多、双胎妊娠、糖尿病巨大儿及葡萄胎等）者；⑧妊娠期高血压病史及家族史；⑨寒冷季节或气温变化过大。

（2）病因学说

① 免疫学说。

② 胎盘浅着床。

③ 血管内皮细胞受损。

④ 遗传因素。

⑤ 营养缺乏。

⑥ 胰岛素抵抗。

（3）基本病变 全身小血管痉挛为本病的基本病变。

三、临床表现

（1）按妊高征三大特征（即高血压、蛋白尿、水肿）的程度不同，分为轻、中、重3度。① 轻度妊高征：血压≥140/90 mmHg、＜150/100mmHg或较基础血压升高30/15mmHg，可伴有轻微蛋白尿（＜0.5g/24小时）和（或）水肿；② 中度妊高征：血压≥150/100mmHg、＜160/110mmHg，蛋白尿＋（≥0.5g/24小时）和（或）水肿，无自觉症状或有轻度头晕等；③ 重度妊高征：血压≥160/110mmHg，蛋白尿＋＋～＋＋＋＋（≥5g/24小时）和（或）水肿，有头痛、眼花、胸闷等自觉症状，称为先兆子痫，有以上表现并发生全身抽搐及昏迷者为子痫。急诊护士发现先兆子痫或子痫应立即安排患者进入抢救室，马上通知医生处理。

（2）胎儿情况的判断　妊高征患者，由于子宫血管痉挛，引起胎盘供血不足，胎盘功能减退而使胎儿宫内窘迫。因此，急诊护士应评估胎心音、胎动，必要时行胎儿心电监护，确定胎儿情况。

四、实验室及其他检查

1. 实验室检查

（1）血液检查

① 正常妊娠期血细胞比容（HCT）＜0.35，先兆子痫时可＞0.35，提示血液浓缩。

② 血小板计数＜100×10^9/L，而且随病情加重而呈进行性下降。

③ 重度先兆子痫　若尿中大量蛋白丢失，致血浆蛋白低，白蛋白/球蛋白比例倒置。

④ 血中尿酸、肌酐和尿素氮升高提示肾功能受损；谷丙转氨酶（ALT）升高和纤维蛋白原下降提示肝功能受损；心肌酶谱异常表示心脏受累。

⑤ 重度先兆子痫可出现溶血，表现为红细胞形态改变、血胆红素＞20.5μmol/L，而LDH的升高出现最早。若出现DIC，则有相应改变。

⑥ 对子痫患者应查血、电解质和血气分析，可了解有无电解质代谢紊乱和酸碱平衡失调。

（2）尿液检查　根据尿蛋白异常程度来确定病情严重程度。尿比重若＞1.020提示有血液浓缩，若固定在1.010左右，表明有肾功能不全。先兆子痫患者尿镜检多为正常，若有多数红细胞和管型，应考虑为急性肾衰竭或肾本身有严重疾患。

2. 其他辅助检查

① 眼底检查：视网膜小动脉可以反映全身脏器小动脉的情况。视网膜动静脉管径比正常为2∶3，妊高征时为1∶2，甚至1∶4。严重者伴视网膜水肿、渗出和出血，甚至视网膜剥脱。

② 心脑监测：对重度先兆子痫、子痫患者做心电图和脑电图检查，可及时发现心、脑异常。对可疑有颅内出血或脑栓塞者，应做CT（或MRI）检查有助于早期诊断。

③ B型超声检查：定期B型超声检查观察胎儿生长发育，可及时发现FGR，并可了解羊水量和胎盘成熟度。羊水量减少，如羊水指数（AFI）≤5cm，胎儿发育小于孕周，子宫动脉、脐动脉血流高阻，均提示胎儿缺氧，应积极处理。

④ 胎心监护：自孕32周后每周行胎心监护，了解胎儿情况。若无激惹试验（NST）或缩宫素激惹试验（OCT）结果可疑者应于3天内重复试验。

临产患者，若宫缩应激试验（CST）异常，提示胎儿缺氧，对产程中宫缩不耐受，应及时做剖宫产终止妊娠。

⑤ 胎肺成熟度：胎肺成熟是胎儿出生后能否存活的基本条件。胎肺是否成熟对先兆子痫的处理影响较大，了解胎肺成熟度，适时终止妊娠，有利于减少孕产妇并发症和减少因早产所造成的围生儿死亡。目前常做羊膜腔穿刺取羊水做羊水振荡试验（FST）和羊水卵磷脂/鞘磷脂比值（L/S）测定等。如胎肺成熟，可终止妊娠。

五、治疗

轻度妊娠高血压综合征患者应酌情增加产前检查的次数，密切注意病情变化，防止发展成为中、重度，防止子痫发生。中、重度妊娠高血压综合征患者的治疗原则为解痉 、降压、镇静、合理扩容及必要时利尿、适时终止妊娠。

六、观察要点

① 生命体征的观察　应严密监测并记录患者血压、脉搏、呼吸、神志的变化，如血压居高不降或持续上升，应防止子痫的发生。如发现面色苍白、心慌气促、咳粉红色泡沫痰，应警惕发生心力衰竭。

② 自觉症状的观察　随时询问患者有无头痛、头昏、眼花、

呕吐、恶心等症状。如出现上述自觉症状，说明病情在发展。血压可能在上升，应防止发展为先兆子痫或子痫。

③ 水肿的观察　坐位或卧位时抬高下肢，勿穿过紧裤和袜，衣着宽松，避免盘腿而坐，以利于增加静脉回流，减轻水肿。每天空腹测体重1次，及时发现隐性水肿，记录24小时出入水量，及时检查尿蛋白。

④ 药物疗效及不良反应的观察　使用解痉降压药物后，应观察疗效，如血压是否有下降，是否平稳；使用利尿药后，尿量是否增加，水肿是否好转；使用硫酸镁过量会使呼吸及心肌收缩功能受到抑制，危及生命，故对使用硫酸镁的患者应定时检查膝反射、呼吸、尿量，如出现膝反射消失，呼吸<16次/min，尿量<600ml/24h，<25ml/h等中毒现象，应立即停药，并静脉推注10%葡萄糖酸钙10ml解救。

七、护理要点

1. 常规护理　患者要注意劳逸结合，保证充分睡眠，尽量卧床休息，休息及睡眠时取左侧卧位，以增加回心血量，维持正常的子宫胎盘血液循环。昏迷患者按昏迷护理常规护理。

2. 专科护理

（1）做好心理护理和生活护理　安慰患者，让孕妇了解妊娠、分娩的一般常识，减少生活压力及不良刺激，解除对分娩的恐惧心理。保持床单干净、整洁，环境安静舒适，确保患者身心得到充分休息。

（2）输液的护理　根据病情调节输液速度。子痫患者应尽快建立有效的静脉输液通道，采取双路或三路输液，尽快控制抽搐。使用硫酸镁治疗时，注意滴速。

（3）临产的护理　患者出现有规律的子宫收缩，腹部阵痛，阴道出血，多为临产，应按临产护理常规护理。

（4）子痫的护理　①子痫患者应绝对卧床休息，减少声、光、触动等刺激，保持室内绝对安静和空气流通。室内关大灯开小灯，帘幔遮光。治疗及护理操作尽量轻柔，相对集中，减少干扰；②取下义齿，并放置缠以纱布的压舌板，以防咬伤唇舌；③保持呼吸道通畅，头偏向一侧，防止误吸和窒息。

第七节　子　痫

一、定义

子痫系妊娠期特有的疾病，为妊娠高血压综合征最严重的阶段，临床表现除高血压、蛋白尿、水肿外，在先兆子痫的基础上突然出现胸闷、剧烈头痛、视物模糊、抽搐或昏迷等，同时易并发心、肾衰竭。在子痫发作前大都有先兆子痫的症状和体征，但也有无任何警告征象而突然发病的病例。子痫可发生在产前、产中和产后7天内。很多病例产前、产时在医生的严密监视下被认为已度过危险期，但产后遇到冲动或兴奋刺激时突发抽搐、昏迷。另外，子痫抽搐可重复发作，重复次数愈多，预后愈差。是孕产妇和围生儿死亡的主要原因之一。

二、病因与发病机制

（1）病因　目前不十分清楚，一般认为与下列因素有关：

① 子宫、胎盘缺血缺氧，引起血管痉挛，血压上升；或与肾素-血管紧张素-前列腺素系统的平衡失调有关。

② 与胎盘某些抗原物质的免疫反应有关，如母体血浆的IgG和补体均低下，组织不容性增高。

③ 根据流行病学调查总结出本病的诱因有精神因素、年龄大小、体形、外界气温变化及遗传因素等。

（2）发病机制　为全身小动脉痉挛，导致各脏器缺血和缺氧。由于小动脉痉挛，造成管腔狭窄，周围阻力增大，血管内皮细胞损伤，通透性增加，体液和蛋白质渗漏，表现为血压升高、蛋白尿、水肿和血液浓缩等。全身器官组织因缺氧受到损害，严重时脑、心、肝、肾及胎盘等的病理组织学变化可导致抽搐、昏迷、脑水肿、脑出血、心和肾衰竭、肺水肿、肝细胞坏死及被膜下出血、胎盘绒毛退行性变、出血和梗死，胎盘早剥以及凝血功能障碍而导致DIC等。

三、临床表现

（1）在重度妊高征的基础上（少数也可能是轻度妊高征）突然发生抽搐，抽搐前有剧烈头痛或上腹疼痛、眼花等症状。

（2）典型的子痫发作分为四期

① 侵入期：开始两眼球固定，口角及面部肌肉颤动，头扭向一侧，持续数秒钟。

② 强直期：全身及四肢肌强直，双手紧握，双臂屈曲，两腿内旋，牙关紧闭，迅速发生强烈抽动。

③ 阵挛性搐搦期：上、下腭猛烈地一开一闭，眼睛及其他肌肉也轮流痉挛，如不加保护，舌可被咬伤出血，甚至身体翻动跌落在地。呼吸暂停，面色青紫，口吐泡沫，持续约1分钟。

④ 静止期：抽搐停止，全身肌肉松弛，呼吸渐恢复，深而有鼾声，面色恢复，进入昏迷状态，可伴有大、小便失禁。昏迷时间不定，轻者可能立即清醒，重者一次昏迷尚未醒又接着下一次抽搐，甚至可连续发作数十次。发作前后血压测量可上升达200/160mmHg，呼吸加快，体温也可上升，尿少或出现血尿。

四、实验室及其他检查

① 血液生化检查：血液的黏稠度及血细胞比容升高；尿酸、尿素氮和血脂升高；二氧化碳结合力降低；纤维蛋白原和血小板计数下降；PT、PTT延长；试管法凝血时间异常；血3P试验可阳性；肝、肾功能测定也可出现异常。

② 尿液检查：尿蛋白定量≥5g/24小时，镜检可有红、白细胞和（或）管型。

③ 眼底检查：视网膜小动脉痉挛，视网膜水肿、渗出，视网膜剥离，有絮样渗出物、出血等。

④ 其他检查：如心电图、超声心动图、胎盘功能、胎儿成

熟度检查等，可视病情而定。

五、治疗

① 协助医生控制抽搐。

② 专人护理，防止受伤。

③ 减少刺激，以免诱发抽搐。

④ 密切监护。

⑤ 为终止妊娠做好准备。

六、观察要点

（1）临床观察内容　子痫患者在抽搐发作尚未控制或病情未稳定之前，一般不宜搬运。

① 生命体征的观察：注意每次抽搐持续的时间、次数及昏迷时间。每15～30分钟测血压、脉搏、呼吸1次，每4小时测量体温1次。测量体温不宜用口表，宜腋下试温，以防发生意外。如发现患者高热、尿少、动脉收缩压降至100mmHg以下、脉搏持续增快至120次/min以上、发绀或呼吸困难及长时间昏迷和出血倾向者，都是病情恶化的表现。

② 观察尿量：如发现尿少或无尿时，首先应检查尿管是否通畅，位置是否适当。如确诊为尿少或无尿（每小时尿量少于20ml），提示肾衰竭或入量不够；相反，应用利尿剂（如呋塞米注射液等）后，尿量过多，短时间内（1小时内尿量超过1000ml以上），应警惕水、电解质平衡失调，尤其是低血钾的发生。

③ 观察产前先兆及胎心音：产前子痫患者在抽搐时，子宫因缺血而使宫缩开始，此时患者常处于昏睡或昏迷状态，加上镇静剂的应用，患者对疼痛的敏感性不强，宫缩仅出现规律性躁动，可用手直接触摸腹部，观察宫缩，按时查肛诊，注意胎心变化，必要时用胎儿监护仪监护。子痫患者产程进展快，应及早做好分娩准备。

④ 并发症的观察：子痫抽搐时易引起心、脑、肾等重要器

官的损害。应严密观察病情变化，早期发现，及时治疗。

⑤ 皮肤的观察：患者有皮肤水肿，皮肤紧张、菲薄，血液循环不良，抵抗力下降，加上长期卧床受压，尤应加强护理。经常给患者变换体位，保持皮肤清洁干燥，防止压疮的发生；肌内注射时应严格消毒且常变换注射部位，对已多次注射的部位应观察有无漏液、感染等。

（2）预见性观察

① 左心衰竭、急性肺水肿：注意患者出现咳嗽、气急不能平卧等早期心力衰竭症状，出现血性泡沫样痰提示伴发左心衰竭。

② 弥散性血管内凝血（DIC）：抽取标本过程中如发现针头易堵塞、血液易凝固，要警惕血液有高凝现象。若肌内注射或静脉穿刺部位有瘀斑，则已有出血倾向，更应注意患者的尿色，如呈现茶色或咖啡色，有可能发生DIC。

③ 视网膜剥离：患者诉视物模糊时应警惕有无视网膜剥离的发生，应立即通知医生做眼底检查。

④ 肾衰竭：留置导尿管者应每小时记尿量1次，尿量少于30ml/h或无尿时，应报告医生。

⑤ 要重视患者的主诉，自觉症状常为患者突发子痫的前驱症状，应尽最大努力避免子痫的发生。

子痫虽是产科最严重的急症之一，但也是一种有可能预防的病症。预防措施是做好产前检查，早期发现预兆，并予以恰当的处理。

七、护理要点

护士应掌握解痉、降压、利尿、扩容等药物的作用、剂量、用法、不良反应等。在执行医嘱的过程中，除做到准时、准量投药外，还应熟知副反应的表现及抢救措施。

（1）应用硫酸镁时应注意　①尿量每天需多于600ml（每小时不少于25ml）；②膝反射存在；③呼吸不少于16次/min；

④无心律不齐。具备以上条件时，可继续用药。观察硫酸镁中毒症状：恶心、呕吐、头胀、全身发热感、疲乏、嗜睡、说话含糊不清，出现以上症状时应减慢滴速或停止使用。应备葡萄糖酸钙，一旦出现呼吸抑制即按医嘱用10%葡萄糖酸钙10ml静脉缓注，以缓解镁离子中毒。

（2）应用静脉滴注降压药时　注意血压变化，最好用血压监护仪，每10～15分钟测血压1次，使血压保持在130～140/90～100mmHg之间。如血压≤130/90mmHg时，应停用静脉降压药，避免血压骤降至过低。

（3）应用催眠药物时　必须卧床休息，专人护理，防止直立性低血压，突然摔倒发生意外。

（4）应用利尿剂时　注意患者有无倦怠、腹胀、心音低钝等低血钾表现，并注意观察有无脉搏增快等血液浓缩、血容量不足的临床表现。

第八节　产后出血

一、定义

胎儿娩出后24小时内阴道出血量超过500ml者称为产后出血。产后出血是分娩期的严重并发症，是产妇死亡的重要原因之一，在我国居产妇死亡的首位，其发生率占分娩总数的2%～3%。产后出血的预后随失血量、失血速度及产妇体质不同而异。若短时间内大量失血可迅速发生失血性休克，严重者危及产妇生命，休克时间过长可引起脑垂体缺血坏死，继发严重的脑垂体功能减退即席汉综合征。因此应特别重视护理以加强防治工作。

二、病因与发病机制

（1）子宫收缩乏力　子宫肌纤维不能有力地收缩和缩复，影响胎盘附着部位的血窦有效地关闭，从而导致出血过多。子宫收缩乏力是产后出血的主要原因，占产后出血总数的70%～80%。子宫收缩乏力可因产妇的全身因素，也可因子宫局部因素所致。

① 全身因素：产妇精神过度紧张，产程时间过长或难产，造成产妇体力衰竭；临产后过多使用镇静剂、麻醉剂；产妇合并有急、慢性全身疾病。

② 局部因素：子宫过度膨胀，如多胎妊娠、巨大胎儿、羊水过多，使子宫肌纤维过度伸展失去弹性；子宫肌水肿，如妊娠高血压综合征或严重贫血；子宫肌纤维发育不良，如妊娠合并子宫肌瘤或子宫畸形，影响子宫肌的正常收缩；胎盘早剥所致的子宫胎盘卒中，以及前置胎盘均可引起产后出血。

（2）胎盘因素　根据胎盘剥离情况，胎盘因素所致产后出血的类型有：

① 胎盘剥离不全：多见于宫缩乏力或胎盘未剥离而过早牵拉脐带或刺激子宫，使胎盘部分自宫壁剥离。由于部分胎盘未剥离影响宫缩，剥离面血窦开放引起出血不止。

② 胎盘剥离后滞留：由于宫缩乏力、膀胱膨胀等因素影响，胎盘从宫壁全部剥离后未能排出而潴留在宫腔内，影响子宫收缩。

③ 胎盘嵌顿：由于使用宫缩剂不当或粗暴按摩子宫等，引起宫颈内口附近子宫肌呈痉挛性收缩形成狭窄环，使已全部剥离的胎盘嵌顿于宫腔内，影响宫缩引起出血。

④ 胎盘粘连：胎盘全部或部分粘连，不能自行剥离为胎盘粘连，全部粘连时无出血，部分粘连时因胎盘剥离面血窦开放以及胎盘滞留影响宫缩，易引起出血。子宫内膜炎症或多次人工流产导致子宫内膜损伤，是胎盘粘连的常见原因。

⑤ 胎盘植入：由于子宫蜕膜发育不良等因素影响胎盘绒毛植入子宫肌层者为胎盘植入，临床上少见。根据植入面积的大小分为完全性与部分性两类，前者因胎盘未剥离不出血，后者往往发生大量出血。

⑥ 胎盘和（或）胎膜残留：部分胎盘小叶、副胎盘或部分胎膜残留于宫腔内，影响子宫收缩而出血，常因过早牵拉脐带、过早用力揉挤子宫所致。

（3）软产道裂伤　子宫收缩力过强，产程进展过快，胎儿过大，接产时未保护好会阴或阴道手术助产操作不当等，均可引起会阴、阴道、宫颈裂伤，严重者裂伤可达阴道穹隆、子宫下段，甚至盆壁，形成腹膜后血肿或阔韧带内血肿。过早行会阴后斜切开术也可引起失血过多。

（4）凝血功能障碍　较少见。包括妊娠合并凝血功能障碍性疾病，以及妊娠并发症导致凝血功能障碍两类情况。前者如血小板减少症、白血病、再生障碍性贫血、重症肝炎等在孕前已存在，为妊娠禁忌证；后者常因重度妊高征、重型胎盘早剥、羊水栓塞、死胎滞留过久等影响凝血功能，发生弥散性血管内凝血。凝血功能障碍所致的产后出血，常为难以控制的大量出血。

三、临床表现

1．症状

（1）胎儿娩出或胎盘娩出后阴道出血，出血有时急、有时缓。

（2）有头晕、恶心、出冷汗、口渴、打呵欠等早期休克症状。

（3）阴道血肿形成时会阴部胀痛，有便意。

2．体征

（1）子宫大而软，轮廓不清，收缩无力，或有膀胱充盈致子宫底升高达脐上。

（2）胎盘未娩出

① 胎盘嵌顿于子宫内口处。

② 胎盘已剥离，尚未排出宫腔。

③ 胎盘部分剥离，部分粘连于宫壁上。

④ 胎盘部分或全部与子宫壁紧密相连。

（3）胎盘娩出后，有胎盘小叶或副胎盘缺损或胎膜不全。

（4）软产道损伤

① 子宫下段有裂伤。

② 宫颈裂伤：3点、9点处超过1cm的裂伤或有活动性出血；或其他部位裂伤或并有活动性出血。

③ 阴道及会阴裂伤：Ⅰ度是阴道黏膜及会阴皮肤裂伤；Ⅱ度是黏膜、皮肤及会阴部肌肉损伤；Ⅲ度是肛门外括约肌断裂，或并有阴道直肠隔及直肠前壁黏膜裂伤。

④ 产道血肿。

（5）阴道出血，血液不凝固，无血块形成。

（6）出血多时面色苍白、四肢冰冷、脉搏细数、血压下降、尿量减少。

四、实验室及其他检查

① 血常规检查：了解现时的血红蛋白、血细胞比容水平，以判断产后出血量，同时测定血小板数量，除外因血小板减少引起的出血。

② 凝血功能检测：检查凝血酶原时间、部分凝血活酶时间、纤维蛋白原、纤维蛋白降解产物（FDP）、D-二聚体，了解是否存在凝血功能障碍。

③ 超声检查：通过超声检查，可以了解宫腔内是否有胎盘和（或）胎膜残留，以及是否有积血、积血的量。

五、治疗

针对原因迅速止血，补充血容量以纠正休克及防治感染。

六、观察要点

产后出血的主要临床表现是阴道流血过多。对于产后出血量在500ml以上的产妇，及时查明出血原因。产后子宫高浮松软，收缩乏力可致大出血，如胎盘残留、胎盘胎膜剥离不全、胎盘部分植入等；软产道、宫颈裂伤出血色鲜红、凶猛，按摩子宫、使用缩宫素无效；凝血功能障碍者孕前或妊娠期已有出血倾向，出凝血时间、凝血酶原及纤维蛋白测定改变，可表现为全身不同部位弥漫性出血。

七、护理要点

1. 常规护理 为产妇及家属提供心理支持，宣传并指导产褥期康复的技巧。产妇发生大失血后虽然得救，但因垂体缺血可能出现席汉综合征，面临体力差，生活自理有困难等问题。面对上述情况，尽量给产妇及家属提供解释的机会，鼓励产妇说出内心的感受并参与出院计划的讨论。针对产妇的具体情况，指导其如何加强营养，有效地纠正贫血，逐步增加活动量，以促进身体的康复。出院后，指导产妇及家属注意继续观察子宫复旧及恶露情况，发现异常情况及时就诊。护士要使产妇及家属明确产后检查时间、目的、意义，使产妇能按时接受检查以核实产妇心身康复情况，解决哺乳中的问题，调整产后指导计划，部分产妇分娩24小时后，于产褥期内发生子宫大出血，被称为晚期产后出血，多于产后1～2周内发生，也可迟至6～8周甚至于10周发病，应予以高度警惕，以免导致严重后果。

2. 专科护理

（1）重视预防

① 妊娠期　加强孕期保健，定期接受产前检查，及时识别并治疗高危妊娠，如妊高征、肝炎、贫血、巨大儿、羊水过多等，有产后出血史的孕妇应提前入院。

② 分娩期　临产后，护士继续为孕妇提供精神心理护理，维持孕妇的正常营养及水电平衡，防止产程延长，避免孕妇衰竭状态，必要时给予镇静剂以保证孕妇的休息。第二产程注意科学接生，严格执行无菌技术，指导孕妇正确运用腹压，适时适度做会阴侧切，胎儿娩出要缓慢，胎盘娩出后立即肌内注射或静脉滴注缩宫素，以加强子宫收缩，防止产后出血，必要时注射麦角新碱0.2mg，进一步促进子宫收缩。准确测量出血量，仔细检查胎盘、胎膜是否完整，软产道有无裂伤。如有裂伤应逐层缝合。

③ 产后期　产后2小时内，产妇仍留在产房接受监护，因80%的产后出血发生在这一阶段。严密观察产妇的生命体征，子宫收缩，阴道出血及会阴伤口情况。若产后出血较多应及时查找原因以便及时处理，督促产妇及时排空膀胱以免影响子宫收缩致产后出血。对可能发生产后出血的高危孕妇，分娩时注意保持静

脉通道，充分做好输血和急救的准备。

（2）协助医生执行止血措施　遇到发生产后大出血情况，医护人员必须密切配合，统一指挥。在确定原因的同时，争分夺秒进行抢救。

① 子宫乏力性出血：应立即按摩子宫，同时注射宫缩剂以加强子宫收缩，腹部持续按摩子宫，清除宫腔积血。如果按摩止血效果不理想时，及时配合医生做好子宫次全切除的术前准备。

② 软产道裂伤：止血的有效措施是及时准确地修补缝合。若为阴道血肿，补充血容量的同时，切开血肿，清除血块，缝合止血。

③ 胎盘因素：根据不同情况作出处理，如胎盘剥离不全、粘连、滞留均可徒手剥离取出，胎盘部分残留，徒手不能取净时，则用大号刮匙刮取残留组织，胎盘已经剥离而嵌顿，若是膀胱充盈所致，应行导尿术后按摩子宫轻压宫底，促使胎盘娩出。若是胎盘植入，则需做好剖腹切开子宫探查的术前准备。

④ 凝血功能障碍：若观察发现出血不凝，会阴伤口出血不止等，立即通知医生，同时抽血做凝血酶原、纤维蛋白原、3P试验等，急配血备用。

⑤ 做好失血性休克的防治措施：失血多甚至休克者，注意为其提供安静的环境，保持平卧吸氧、保暖，严密观察并详细记录患者的意识状态、皮肤颜色、血压、脉搏、呼吸及尿量。大量失血后观察产妇伤口情况及严格会阴护理。观察子宫收缩情况，按医嘱给予抗生素预防感染。

第九节　晚期产后出血

一、定义

产妇在分娩24小时后到6周内所发生的子宫大量出血，为晚期产后出血。大部分晚期产后出血出现在产后第6天到第10天，又称为延迟的产后出血或继发性产后出血。

二、病因与发病机制

① 胎盘碎片残留：是最常见的原因，其胎盘碎片多为小片。由于滞留的胎盘碎片可在产褥期由子宫排出，使子宫的静脉与血管窦再开放，而有血量不等的出血。

② 胎盘附着部位的伤口复旧不全：指胎盘附着处的凝血块剥落，使血管窦再开放，亦可因胎盘碎片残留或子宫内膜炎所致。

③ 蜕膜的异常滞留与分离：正常情形下胎盘由蜕膜的海绵层分离，分裂线呈不规则状，但某些较厚的地方蜕膜可能会残留、坏死，则可能为产后出血的原因。

④ 局部伤口复发性出血：产道撕裂伤口的局部感染导致缝合线与凝血块脱落，会阴切开与其他裂伤缝合处的伤口出血。

三、临床表现

其症状大致与原发性产后出血相似，但一般不像原发性出血那样凶猛，包括：

① 子宫收缩疲乏，按摩后症状仍无改变。

② 突然大量的鲜红色阴道出血。

③ 子宫复旧不全的征象，如持续性血性恶露、白带、不正常的血块、骨盆或直肠不适感及背痛。

④ 子宫内膜炎的征象，如体温升高、子宫压痛感。

四、实验室及其他检查

① 血常规：了解感染与贫血情况。

② 宫颈分泌物培养。

③ B超：了解宫腔内有无残留胎盘组织以及子宫切口愈合情况。

④ 病理检查：确诊胎盘残留或蜕膜残留。

五、治疗

晚期产后出血应加强支持疗法，并给予足量广谱抗生素、子宫收缩剂及中药治疗。纠正贫血、补充血容量及抗感染的同时，给予子宫收缩剂、手术治疗。最初均以抗生素、缩宫素保守治疗。紧急时可用栓塞子宫动脉等措施处理。

六、观察要点

① 嘱产妇卧床休息，密切观察生命体征、神志变化，观察皮肤黏膜、嘴唇、指甲颜色、四肢温度及尿量，及早发现休克的早期征兆。

② 密切观察阴道出血情况，有阴道排出物应保留并送病理检查。

七、护理要点

（1）常规护理

① 做好心理护理。

② 饮食应易消化，富含营养。

（2）专科护理

① 建立良好的静脉通路，做好输血准备工作，遵医嘱给予止血药或宫缩药。

② 协助医生采取止血措施。遵医嘱应用抗生素预防感染。

③ 病情平稳后，鼓励下床活动，活动量应逐渐增加。

第十四章　儿科急症

第一节　小　儿　腹　泻

一、定义

腹泻病是由多病原、多因素引起的，以腹泻、呕吐为主要症状，并造成水和电解质及酸碱平衡失调的临床综合征。6个月～2

岁婴幼儿的发病率较高，是造成小儿营养不良、生长发育障碍及死亡的重要原因之一。腹泻病可分为感染性及非感染性两大类。

二、病因与发病机制

1. 病因

（1）感染因素　分肠道内和肠道外感染。

① 肠道内感染：常见的有致泻性大肠埃希菌、志贺菌、沙门菌等。细菌感染以大肠埃希菌为主，能引起腹泻的大肠埃希菌分为四型：致病性大肠埃希菌、肠出血性大肠埃希菌、肠产毒性大肠埃希菌及肠侵袭性大肠埃希菌。空肠弯曲菌、金黄色葡萄球菌、变形杆菌、产气荚膜杆菌、耶尔森菌等均可引起感染性腹泻。病毒感染主要有轮状病毒，是婴幼儿秋季腹泻的主要病因；其次有肠道病毒，如柯萨奇病毒、埃可病毒、脊髓灰质炎病毒、腺病毒、小圆形病毒中的诺瓦克病毒、冠状病毒、星状及杆状病毒等。

② 肠道外感染：婴幼儿在消化道外感染（如中耳炎、咽炎、肺炎）时也可并发腹泻。过去认为是肠外感染引起的腹泻，现在很多情况下发现肠道内也有该病原感染的存在。

（2）饮食因素　如饮食过量、加辅食过快、突然改变食物的性质等。

（3）其他因素　如牛奶过敏引起的过敏性腹泻、由于双糖酶缺乏引起的糖原性腹泻、药物过敏引起的腹泻及气候突变不适应所致的腹泻等。

2. 发病机制

（1）细菌及病毒的致病作用

① 细菌黏附在肠黏膜上繁殖，如大肠埃希菌有含丝状膜蛋白的纤毛，可附着在肠黏膜上，并可通过其运动穿透覆盖在肠黏膜上的黏液胶层，而损伤肠黏膜的微绒毛，影响其吸收功能。

② 某些细菌如肠产毒性大肠埃希菌可产生耐热及不耐热的毒素，分别激活腺苷酸及鸟苷酸环化酶，通过一系列作用兴奋细

胞膜上的蛋白激酶，而促进Cl^-分泌，抑制Na^+吸收。另一些细胞毒素则可直接损伤肠黏膜细胞，影响其功能。

③ 微生物的侵袭性：轮状病毒、肠侵袭性大肠埃希菌可侵袭肠黏膜，引起其结构破坏、功能不全。

（2）婴幼儿胃肠道抵抗力差，代谢旺盛，消化系统负荷重，而消化系统发育不完善，消化酶活力差，神经体液调节功能较差。

三、临床表现

① 轻型腹泻：表现为食欲不振、恶心、呕吐。大便次数增多及性状改变，大便次数可达1天10次左右，每次大便量少、呈黄色黏液或黄绿色、有酸味、粪质不多，常见白色或黄白色奶瓣和泡沫，可混有少量黏液。排便前患者有腹痛、哭闹不安。一般无脱水及全身中毒症状。

② 重型腹泻：多为肠道内感染所致。起病常比较急，除有较重的胃肠道症状外，还有明显的脱水、电解质紊乱及全身中毒症状，如发热、烦躁、精神萎靡、嗜睡甚至昏迷、休克。

四、实验室及其他检查

1. 实验室检查

（1）粪便检查　粪便性状呈糊状、稀便或水样，量多或具恶臭，粪便中不含黏液、脓血或仅含脂肪时，常提示为小肠性腹泻或肝、胆、胰腺功能低下性腹泻；如粪便量少，含黏液、脓血时则多提示为结肠性腹泻；粪便中发现原虫、寄生虫或虫卵，又能排除其他原因时，可提示为原虫、寄生虫性腹泻；粪便培养可分离出多种致病菌，对诊断有重要价值，但应强调粪便取材要新鲜，送检应及时，否则会影响诊断。此外，如一次培养阴性时，不能轻易否定感染性腹泻，还应多次送粪便培养，有时会获得阳性结果。

（2）胰腺外分泌功能试验　如怀疑腹泻是胰腺疾病所致时，应进行胰腺外分泌功能试验，如试餐试验（Lundh试验）、苯甲酰-酪氨酸-对氨基苯甲酸试验（PABA试验）及促胰泌素试验等。

（3）小肠吸收功能试验

① 粪便中脂肪球、氮含量、肌纤维和糜蛋白酶含量测定：显微镜高倍视野下，脂肪球高达100个以上时（苏丹Ⅲ染色法），可考虑脂肪吸收不良；粪便中含氮量增加时，考虑系糖类吸收不良；粪便中肌纤维增多，糜蛋白酶含量降低时，都提示小肠吸收不良。

② 右旋木糖试验：小肠吸收功能不良者，尿中D-木糖排出量常减少。

③ 放射性核素标记维生素B_{12}吸收试验（Schilling试验）：小肠吸收功能障碍者，尿内放射性核素含量显著低于正常。

（4）呼气试验　多为^{14}C-三酰甘油呼气试验。脂肪吸收不良者口服^{14}C标记的三酰甘油后，由肺内呼出的^{14}C标记的CO_2减少，而粪中^{14}C标记的CO_2排出量增多。近年来开展较多的^{13}C呼气试验可观察糖类的吸收情况，对乳糖吸收不良亦有重要的诊断价值。此外还有^{14}C甘氨酸呼气试验等方法。

2. 其他辅助检查

① X线检查：钡餐或钡剂灌肠检查可了解胃肠道的功能状态、蠕动情况等，对小肠吸收不良、肠结核、克罗恩病、溃疡性结肠炎、淋巴瘤、结肠癌等有重要诊断价值。

② B超、CT或MRI检查：可观察肝、胆管及胰腺等脏器有无与腹泻有关的病变，对肠道肿瘤性病变也可提供依据。因此，B超、CT及MRI检查对消化吸收不良性腹泻及肿瘤性腹泻等均有辅助诊断价值。

③ 结肠镜检查：结肠镜检查对回肠末端病变，如肠结核、克罗恩病，其他溃疡性病变以及大肠病变，如溃疡性结肠炎、结肠、直肠息肉及癌肿、慢性血吸虫肠病等均有重要诊断价值。

④ 逆行胰胆管造影检查：对胆道及胰腺的病变有重要诊断价值。

⑤ 小肠镜检查：虽然小肠镜检查未能普遍开展，但其对小

肠吸收不良及 Whipple 病等有较重要诊断意义。小肠镜直视下可观察小肠黏膜的情况，活组织病理检查可判断微绒毛及腺体的变化等。

五、治疗

腹泻的治疗原则为调整饮食；合理用药，控制感染；纠正水、电解质和酸碱平衡紊乱；预防并发症的发生。

六、观察要点

① 监测体温变化：体温过高应给予患儿多喝水、擦干汗液、减少衣服、头枕冰袋等物理措施，控制患儿体温在37.5℃以下，以减少消耗。腹泻患儿往往易脱水，加之饮食控制，易畏寒，若出现四肢厥冷，体温不升，可用热水袋保暖，但使用时注意不要烫伤。做好口腔及皮肤护理。

② 监测代谢性酸中毒表现：当患儿出现呼吸深快、精神萎靡、口唇樱红，血 pH 及 CO_2CP 下降时，应及时报告医生及使用碱性药物纠正。

③ 观察低血钾表现：常发生于输液后脱水纠正时，当发现患儿全身乏力、不哭或哭声低下、吃奶无力、肌张力低下、反应迟钝、恶心呕吐、腹胀，听诊发现肠鸣音减弱或消失，心音低钝；心电图显示T波平坦或倒置、U波明显、ST段下移和（或）心律失常，提示有低血钾存在，应及时补充钾盐。

④ 判断脱水程度：通过观察患儿的神志、精神、皮肤弹性、前囟、眼眶有无凹陷、末梢循环情况、机体温度及尿量等临床表现，估计患儿脱水的程度，同时要动态观察经过补充液体后脱水症状是否得到改善。

⑤ 注意大便的变化：观察记录大便次数、颜色、性状、量，做好动态比较，若发现大便黏冻、腥臭、脓样或含血丝时，应立即留取标本送检。

⑥ 观察患儿呕吐和排尿情况：若呕吐频繁、呕吐物为棕黄色黏液，且伴有腹胀，可能为麻痹性肠梗阻，与毒血症或低血钾

有关；尿量减少，甚至无尿，且面色苍白或发绀、四肢发凉、血压下降，提示为休克，须立即给予抗休克处理。

七、护理要点

（一）常规护理

腹泻患儿存在消化功能紊乱，根据患儿病情，合理安排饮食，达到减轻胃肠道负担，恢复消化功能目的。轮状病毒感染使小肠双糖酶尤其是乳糖酶活性降低，导致乳糖不耐受，所以首先应从饮食中除去乳糖，采用去乳糖奶粉、豆奶粉、发酵酸奶、豆浆、米汤。有些患儿是由于对牛奶中蛋白质过敏而腹泻，可选用豆类婴儿配方乳粉。开始出现腹泻后，应给消化道以适当的休息，轻、中型腹泻患儿，停止喂养不易消化的脂肪类食物并减食至平时半量左右4～6小时；重型腹泻患儿6～13h。呕吐、腹泻严重时暂禁食，以利肠道休息。一般在补充累积损失阶段可暂禁食4～6小时，母乳喂养者可适当限制哺乳次数或缩短每次哺乳时间。腹泻次数减少后，给予清淡少渣、少纤维素、易消化、低脂肪流质或半流质如粥、面条、脱脂牛奶、米汤等。禁食生、冷、硬、粗纤维含量高的饮食，可食大蒜、葱，鼓励喝乳酸杆菌多的饮料。少量多餐，随着病情稳定和好转，逐渐增加食量，如能适应，不必过分限制饮食，对食欲差的患者应鼓励进食，逐步过渡到正常饮食。

（二）专科护理

1. 根据病情补充液体

（1）口服补液　用于轻、中度脱水及无呕吐或呕吐不剧烈且能口服的患儿，鼓励患儿少量多次口服ORS补液盐。

（2）静脉补液

① 建立静脉通路，保证液体按计划输入，特别是重度脱水者，必须尽快（30min内）补充血容量。新生儿合并肺炎、重度营养不良、先天性心脏病的脱水患儿，应严格掌握输液速度，及时调整滴速，以防输液过快导致心力衰竭或肺水肿等并发症。

② 每日补钾：总量静脉滴注时间不应短于 6～8 小时，补钾浓度应小于 0.3％，严禁直接静脉推注。

③ 每小时巡回记录输液量，必须根据病情调整输液速度，了解补液后第 1 次排尿时间，以估计疗效。

④ 观察有无发冷、发热等输液反应，并及时给予处理。应严格实行无菌技术操作。输液部位定时更换，不能过久，以免静脉炎发生。

（3）正确记录 24 小时出入量。

2. 严格消毒隔离，防止感染　按肠道传染病隔离，无分室条件时应做好床边隔离，对患儿餐具、奶具及时消毒，护理患儿前后要认真洗手，防止交叉感染。

3. 臀部护理　选用柔软布类尿布，勤更换，每次便后用温水清洗臀部及会阴部（女孩应自前向后冲洗），然后用柔软毛巾吸干水分，不宜擦拭，防止皮肤损伤。局部皮肤发红，涂植物油、消毒鱼肝油、5％鞣酸软膏或 40％氧化锌并按摩片刻，促进局部血液循环。出现臀红用烤灯照射每天 2 次，每次 15～20min，烤灯距照射部位 25cm，防止烫伤。肛门处皮肤潮红、水肿或溃疡，在积极治疗腹泻同时配合用蜂蜡治疗肛门溃烂。若已发生糜烂，可先用 3％温硼酸水或 1∶5000 高锰酸钾溶液轻轻擦洗，然后用消毒软纱布吸干，涂氧化锌鱼肝油或氧化锌糊剂，以减少大便对局部的刺激，利于愈合。避免使用不透气塑料布或橡皮布，防止尿布皮炎发生。保持床单位、尿布清洁，防止上行性泌尿道感染及臀部感染。感染性腹泻应注意消毒隔离。

第二节　小儿惊厥

一、定义

惊厥是小儿时期常见的急症之一，表现为突然发生的意识丧失，两眼上翻，面肌或四肢肌肉的强直性、阵挛性或强直性-阵挛性抽搐，可表现为全身性或局限性抽搐，发作时间由数秒至数分钟。有的于惊厥后出现疲乏、嗜睡。

二、病因

可分为感染性与非感染性两大类。

1. 感染性

（1）颅内感染：细菌、病毒、原虫、寄生虫引起的脑膜炎、脑炎、脑膜脑炎、脑脓肿等。

（2）颅外感染

① 高热惊厥。

② 中毒性脑病：中毒性菌痢、伤寒、重症肺炎、败血症等引起。

③ 其他：破伤风、Reye综合征等。

2. 非感染性

（1）颅内疾病

① 癫痫。

② 颅内占位性疾病：肿瘤、囊肿、血肿等。

③ 颅脑损伤：产伤、缺血缺氧性脑病、颅内出血等。

④ 颅脑畸形：脑血管畸形、脑积水、脑发育不良等。

（2）颅外疾病

① 维生素缺乏：维生素B_6缺乏及依赖症、维生素B_1缺乏症、维生素D缺乏性手足搐搦症等。

② 水、电解质紊乱：低血钙、低血镁、低血钠、高血钠、低血糖等。

③ 脑缺氧缺血：心、肺、肾功能紊乱引起缺氧、缺血、高血压脑病。

④ 各种中毒：药物（中枢兴奋药、氨茶碱、阿托品、抗组胺类药、异烟肼等）；植物（毒蕈、白果、桃仁、苦杏仁、发芽马铃薯、蓖麻子等）；农药（1605、1059、敌敌畏、敌百虫、乐果、666、DDT等）；杀鼠药（磷化锌、安妥）；其他（一氧化碳、煤油、汽油等）。

⑤ 先天性代谢性疾病：苯丙酮尿症、脂质累积症、半乳糖血症等。

三、临床表现

意识突然丧失，同时急骤发生全身性或局部性、强直性或阵挛性面部、四肢肌肉抽搐，多伴有双眼上翻、凝视或斜视。由于喉痉挛、气管不畅，可有屏气甚至青紫。部分小儿大小便失禁。发作时间可由数秒至数分钟，严重者反复多次发作，甚至呈持续状态。惊厥止后多入睡。新生儿可表现为轻微的局部性抽搐，如凝视、眼球偏斜、眼睑颤动，面肌抽搐、呼吸不规则等，由于幅度轻微，易被忽视。

四、实验室及其他检查

必要的化验和检查根据需要选择进行。

① 血、尿、便常规。

② 血生化检查：血糖、血钙、血钠、血镁、血尿素氮、肌酐等。

③ 脑脊液检查。

④ 其他检查：眼底检查、脑电图、头颅 X 线平片、脑 CT、磁共振成像（MRI）等。

五、治疗

① 及时有效控制惊厥，防止窒息和惊厥性脑损伤。

② 病因治疗：尽快找出原发病因及时治疗。

③ 对症处理：如氧气吸入、药物治疗、降温、降颅压等。

④ 促进脑细胞的修复治疗。

六、观察要点

① 惊厥发作时，观察惊厥患儿抽搐的时间和部位，有无其他伴随症状。

② 观察病情变化　尤其随时观察呼吸、面色、脉搏、血压、心音、心率、瞳孔大小、对光反射等重要的生命体征，发现异常

及时通报医生，以便采取紧急抢救措施。

③ 观察体温变化　如有高热，及时做好物理降温及药物降温，如体温正常，应注意保暖。

七、护理要点

1. 常规护理

（1）将患儿平放于床上，取头侧位。保持安静，治疗操作应尽量集中进行，动作轻柔敏捷，禁止一切不必要的刺激。

（2）保持呼吸道通畅　头侧向一边，及时清除呼吸道分泌物。有发绀者供给氧气，窒息时施行人工呼吸。

（3）控制高热　物理降温可用温水或冷水毛巾湿敷额头部，每5～10分钟更换1次，必要时用冰袋放在额部或枕部。

（4）注意安全，预防损伤，清理好周围物品，防止坠床和碰伤。

（5）协助做好各项检查，及时明确病因。根据病情需要，于惊厥停止后，配合医生作血糖、血钙或腰椎穿刺、血气分析及血电解质等针对性检查。

（6）加强皮肤护理　保持皮肤清洁干燥，衣、被、床单清洁、干燥、平整，以防皮肤感染及压疮的发生。

（7）心理护理　关心体贴患儿，处置操作熟练、准确，以取得患儿信任，消除其恐惧心理。说服患儿及家长主动配合各项检查及治疗，使诊疗工作顺利进行。

2. 专科护理

（1）用药护理

① 观察止惊药物的疗效。

② 使用地西泮、苯巴比妥钠等止惊药物时，注意观察患儿呼吸及血压的变化。

（2）预见性观察　若惊厥持续时间长、频繁发作，应警惕有无脑水肿、颅内压增高的表现，如收缩压升高、脉率减慢、呼吸节律慢而不规则，则提示颅内压增高。如未及时处理，可进一步发生脑疝，表现为瞳孔不等大、对光反射消失、昏迷加重、呼吸节律不整甚至骤停。

第三节 异 物

一、定义

异物可以是任何物质，只要其体积大小适当，均可被小儿吞入消化道，吸入呼吸道，塞入耳道、鼻腔、直肠、膀胱或阴道内。按异物的位置、梗阻的程度、异物能引起的组织反应而产生各种症状，临床上时常表现为梗阻、穿孔和刺激征。常需急诊取出异物，特别是呼吸道异物。是小儿常见的危重急症。多见于5岁以内小儿，病情程度取决于异物性质和气管阻塞的程度。重者可造成窒息，甚至死亡。

二、病因与发病机制

① 小儿在口中含物玩耍，不慎吞入食管、吸入气管或吞入胃肠道中。

② 小儿磨牙未长出，咀嚼功能不完善，喉的保护功能不健全。硬的食物不能嚼碎，勉强吞咽容易吸入气管中，或因进食时大笑、不能克制的咳喘引起的异物吸入。

③ 小儿在玩耍或因好奇将异物塞入外耳道、鼻腔、直肠，女孩经尿道塞入膀胱、阴道等处。

④ 因创伤进入软组织的异物如缝针、玻璃片、针灸或肌内注射时断针，或在测体温时肛表断裂或完整的肛表被遗留在体内。

三、临床表现

① 外耳道异物：可有耳痛、耳鸣或听力障碍。耳镜检查可发现。

② 鼻腔异物：多有一侧性鼻塞，鼻涕带血含脓，有臭味。做耐心细致的鼻腔检查常可见异物，多嵌顿于下鼻甲与鼻中隔

之间。

③ 咽、食管异物：颈部可有肿胀压痛，可有咽痛、吞咽困难、唾液外溢等。存留较大异物时可出现呼吸困难。经详查口咽部，再做间接喉镜或鼻咽部检查或观察 1～2 天可以确诊。

④ 气管异物：可出现刺激性咳嗽、吸气性呼吸困难、声音嘶哑及喉鸣等，可听到"拍击音"，可直接做喉镜或支气管镜检查。

⑤ 支气管异物：常表现为阵发性痉挛性咳嗽，若植物性异物存留于支气管内，可有高热、咳嗽、咳痰等炎性症状。容易误诊为肺部一般炎症。

⑥ 胃肠道异物：大多不引起任何症状，能顺利地由肠道经肛门排出。少数带有棱角或尖刺的异物可引起腹痛、肠道出血等。但很少发生胃肠穿孔，因此临床常无腹膜炎症状。

⑦ 直肠异物：可发生便秘症状，肠壁损伤可引起直肠出血，进行直肠指检可以发现异物，检查者有时可用手指将其挖出。

⑧ 软组织异物：可有触痛或压迫症状，位置表浅者可扪及。

四、治疗

1. 外耳道异物

① 细小的异物：用生理盐水将其冲洗出来。

② 圆球形的异物：用小钩从异物后钩出。切勿用镊子夹取，以免将异物推向深部。

③ 昆虫：先在黑暗处将电筒放在耳边，使虫子见光爬出。无效时用酒精滴入耳内，使其溺死，再用耳镊取出。

2. 鼻腔异物

用手指压紧无异物的鼻孔，用力擤鼻。无效时：

① 平卧头低位。

② 0.1%肾上腺素溶液滴入患侧鼻腔。

③ 圆形质硬异物，用一弯钩自前鼻孔伸入，经异物上方伸至异物后面，然后向前钩出。也可将回形针拉开，将小回开口处

捏合，手持大回，以小回伸入鼻腔钩取异物。

④ 有黏膜肿胀和溃疡者，取异物后用0.5％呋麻滴鼻剂滴鼻腔。

3. 咽异物

① 咽部喷2％利多卡因做表面麻醉。

② 喉镜下用长弯钳钳取。

③ 钳取尖锐的异物后应用抗生素。

4. 喉、气管、支气管异物突发窒息的紧急处理

（1）叩背胸部挤压法适用于＜1岁的患儿。

① 患儿背部朝上，头低于肩胛线，注意不应呈倒立位。用右手掌跟部冲击病儿肩胛之间4～5次，方向向前、向下。

② 患儿面部朝上，用右手食指、中指冲击病儿胸骨下段4～5次，方向同上。

③ 清除患儿口鼻部的异物或分泌物。

④ 如患儿无呼吸，立即给予复苏（面罩加压吸氧）。

上述四步循环4～5次。

（2）挤压腹部法适用于＞1岁的患儿。

① 患儿骑坐于医护人员的两腿上，背朝医护人员，用两手的食指和中指放于患儿剑突和脐连线的中点，快速向上向内冲击压迫，手法宜轻柔，重复6～10次；

② 检查患儿口腔，清除其内分泌物或异物；

③ 无自主呼吸者，给予面罩加压呼吸。

（3）准备好气管插管用物，协助气管插管。

（4）若上述处理仍未解除窒息，准备好气管切开包。

（5）紧急情况下，在家长同意下可用大号针头穿刺环甲膜，以争取时间。

（6）如异物为液体凝胶类，应立即电动吸痰。

（7）保持静脉通路通畅，以便应用药物。

5. 气管、支气管异物无窒息时的处理

① 避免剧烈活动、剧烈哭吵，避免肺部叩击、吸痰。

② 尽早胸透或摄片。

③ 抽血做凝血酶谱、乙肝三系、艾滋病病毒抗体测定。

④ 纤支镜、气管镜术前禁食、禁水 4 ~ 6 小时，术前 0.5 小时肌内注射地西泮 0.1 ~ 0.3mg/kg，阿托品 0.01 ~ 0.03mg/kg。

6. 食管异物

① 食管镜直视下将异物取出。

② 禁止用吞咽食物的方法将异物推下或用手指盲目挖取。

③ 尖锐的异物已发生局部感染者先用抗生素，再行手术。

7. 胃肠道异物

① 照常进食，检查排出的粪便有无异物。

② 对停留在某一部位达 5 天而毫无移动的异物，或并发胃肠穿孔、梗阻或溃疡出血者，手术取出。

8. 直肠异物

① 直肠内注入植物油使其自行排出。

② 肛门镜直视下取出异物，嵌塞性异物扩张肛门括约肌后钳取。

五、观察要点

（1）入院时观察患儿的精神状态，面色、口唇。密切观察呼吸、节律、深浅，观察有无声嘶、喉鸣、气管内拍击音，呼吸音是否粗糙、减弱，有无喘鸣音。了解异物种类、大小、形状、存留时间，误吸时情况，院外观察情况。若异物存留于声门裂，大多立即发生窒息，患者出现高声呛咳，呼吸困难、喘鸣、声嘶或失声。若异物在气管内，常因刺激呼吸道黏膜而出现阵发性咳嗽。如活动时咳嗽加剧，持续时间长，咳嗽时听到气管内冲击声，甚至在喉部触及磋擦感，常可判断为异物活动，应高度警惕及时报告医师，及时处理。

（2）术前并发症的观察及处理　呼吸道异物一般均应及早取出，以避免或减少发生窒息及并发症的机会，但如果合并高热、气胸、心衰等应先做相应治疗。若体温 > 38.5℃，而无明显呼吸困难，应先降温。已有气胸、纵隔气肿等并发症，肺被大部压缩者，应待积气消失或明显缓解后再行异物取出术。若有心衰，应给予适当治疗以免术中发生意外。

（3）术中密切观察呼吸情况，缺氧时立即给予吸氧抢救。手术超过30min，应及时提醒手术者，并肌内注射地塞米松5mg，以减轻或预防因术中钳管刺激而引起的喉水肿。全身麻醉患者则应注意肌松剂使用后自主呼吸消失，支气管镜需迅速置入以及高频氧气通气及时应用；完全清醒后需继续观察防止继发喉水肿。

（4）患儿手术结束回病房后严密监测呼吸、心跳和血氧饱和度（SpO_2）。若SpO_2< 90%，及时吸氧。若一侧肺部痰多时，可体位引流：病侧在下，医护人员做杯状叩击，1～3小时一次，每次5min。向术者了解患儿术中异物取出情况。密切观察患儿呼吸频率、深浅度、呼吸音情况及患儿的神志、面色、肤色变化。观察皮下气肿或纵隔气肿、气胸及肺部感染情况。

六、护理要点

1. 外耳道异物

① 细小的异物，用生理盐水将其冲洗出来。

② 圆球形的异物，用小钩从异物后钩出。切勿用镊子夹取，以免将异物推向深部。

③ 昆虫　先在黑暗处将电筒放在耳边，使虫子见光爬出。无效时用乙醇滴入耳内，使其溺死，再用耳镊取出。

④ 观察有无耳鸣、听力减退、耳痛、昆虫爬行骚动感。

⑤ 观察外耳道和黏膜有无损伤或炎症。

2. 鼻腔异物　用手指压紧无异物的鼻孔，用力擤鼻。无效时：

① 平卧头低位。

② 0.1%肾上腺素溶液滴入患侧鼻腔。

③ 圆形质硬异物，用一弯钩自前鼻孔伸入，经异物上方伸至异物后面，然后向前钩出。也可将回形针拉开，将小回开口处

捏合，手持大回，以小回伸入鼻腔钩取异物。

④ 有黏膜肿胀和溃疡者，取异物后用0.5%呋麻滴鼻剂滴鼻腔。

⑤ 观察有无一侧性鼻塞、鼻涕带血含脓、有臭气。阻塞严重的有无头昏、头痛等鼻窦炎症状。

⑥ 观察鼻前庭有无红肿及血脓性分泌物。

⑦ 观察鼻黏膜有无肿胀及溃疡。

3．咽异物

① 咽部喷2%利多卡因做表面麻醉。

② 喉镜下用长弯钳钳取。

③ 钳取尖锐的异物后应用抗生素。

④ 观察有无吞咽困难、疼痛及咽部异物感。

⑤ 鱼刺类异物观察有无刺伤咽部而并发感染症状，如疼痛加剧、发热、颈部肿胀和压痛等现象。

⑥ 尖锐的异物，观察有无脓肿形成。

4． 喉、气管、支气管异物突发窒息的紧急处理

（1）叩背胸部挤压法适用于<1岁的患儿。

① 患儿背部朝上，头低于肩胛线，注意不应呈倒立位。用右手掌跟部冲击患儿肩胛之间4～5次，方向向前、向下。

② 患儿面部朝上，用右手食指、中指冲击患儿胸骨下段4～5次，方向同上。

③ 清除患儿口鼻部的异物或分泌物。

④ 如患儿无呼吸，立即给予复苏（面罩加压吸氧）。

上述四步循环4～5次。

（2）挤压腹部法　适用于>1岁的患儿。

① 患儿骑坐于医护人员的两腿上，背朝医护人员，用两手的食指和中指放于患儿剑突和脐连线的中点，快速向上向内冲击压迫，手法宜轻柔，重复6～10次。

② 检查患儿口腔，清除其内分泌物或异物。

③ 无自主呼吸者，给予面罩加压呼吸。

（3）准备好气管插管用物，协助气管插管。

（4）若上述处理仍未解除窒息，准备好气管切开包。

（5）紧急情况下，在家长同意下可用大号针头穿刺环甲膜，以争取时间。

（6）如异物为液体凝胶类，应立即电动吸痰。

（7）保持静脉通路通畅，以便应用药物。

（8）观察面色、口唇有无发绀，有无呼吸暂停、吸气性呼吸困难、三凹征、喉鸣、声嘶、吞咽困难及咯血症状。

（9）观察有无阵发性强烈的咳嗽、憋气、呕吐等症状，及与身体活动的关系。

（10）观察有无异物刺激和感染引起的炎症反应，如分泌物增多、咳嗽加重或出现高热等。

（11）钳取异物后观察有无喉水肿并发症，一旦出现予镇静、激素、抗生素治疗。

5. 气管、支气管异物无窒息时的处理

① 避免剧烈活动、剧烈哭吵，避免肺部叩击、吸痰。

② 尽早胸透或摄片。

③ 抽血做凝血酶谱、乙肝三系、艾滋病病毒抗体测定。

④ 纤支镜、气管镜术前禁食、禁水 4～6 小时，术前 0.5 小时肌内注射地西泮 0.1～0.3mg/kg、阿托品 0.01～0.03mg/kg。

6. 食管异物

① 食管镜直视下将异物取出。

② 禁止用吞咽食物的方法将异物推下或用手指盲目挖取。

③ 尖锐的异物已发生局部感染者先用抗生素，再行手术。

④ 观察有无咽下困难、咽下疼痛及异物横于食管感，有无唾液增多现象。

⑤ 观察体温、颈部有无肿胀。

⑥ 观察有无食管穿孔的并发症，如疼痛加剧。

7. 胃肠道异物

① 照常进食，检查排出的粪便有无异物。

② 对停留在某一部位达5天而毫无移动的异物，或并发胃肠穿孔、梗阻或溃疡出血者，手术取出。

③ 观察腹痛的部位、性质、腹膜刺激征，有无呕血、便血。

④ 查找每次排出的粪便有无异物，直至找到异物为止。

8. 直肠异物

① 直肠内注入植物油使其自行排出。

② 肛门镜直视下取出异物，嵌塞性异物扩张肛门括约肌后钳取。

③ 观察有无便秘及便血。

④ 查找粪便有无异物。

第四节　小儿心跳呼吸骤停

一、定义

心跳呼吸骤停（CPA）为儿科危重急症，是指心跳、呼吸突然停止，由于血液循环终止，全身器官处于无血流或低血流状态，临床上表现为意识丧失或抽搐、窒息、脉搏消失、血压测不出。心电监护仪示心率极慢或停搏。小儿心跳呼吸停止与成人不同，突然的、原发的心跳停止在年幼儿童中很少发生。常见的是损伤或者疾病造成的呼吸或循环衰竭，伴有低氧血症和酸中毒，最终发生心跳及呼吸停止。此时患儿面临死亡，如抢救及时、措施得当，往往可起死回生。心肺复苏是指对心跳呼吸停止者采取心肺功能抢救的一系列措施，目的是使患儿恢复自主心率和呼吸。

二、病因

（1）呼吸衰竭

① 急性或亚急性呼吸道梗阻：引起呼吸道梗阻的原因有羊水吸入、异物及呕吐物吸入；因感染、炎症、过敏等引起咽喉部水肿；先天性后鼻孔闭锁、肿瘤、扁桃体脓肿以及动脉血管环对

气管的压迫等，也能引起窒息。

② 机械性因素影响通气：如胸壁肌肉或膈肌瘫痪，手术后膈神经损伤，胸腔发育不良，大量胸腔积液、积气或膈疝等。

③ 肺组织换气障碍：肺组织疾患病肺炎、哮喘、肺水肿。

（2）心脏疾病　因心脏疾病引起的心脏收缩力降低或节律异常，导致心功能衰竭，如先天性心脏病、心肌炎、心包炎、各种心律失常以及心导管或心血管造影检查所致的心跳停止。

（3）中枢神经系统损伤　由于损伤直接或间接影响到呼吸、循环中枢，可直接引起心跳呼吸骤停，脑膜炎、脑炎、脑缺氧。

（4）电解质紊乱、酸中毒及代谢性疾病　如血钾过高或过低、低血糖、低血钙及严重的代谢性酸中毒。

（5）休克　心源性、低血容量性、创伤性、过敏性及感染性休克。

（6）中毒　有机磷农药、灭鼠药中毒，主要是医用药物如麻醉性抑制剂、镇静剂、洋地黄及抗心律失常药中毒。

（7）意外损伤　损伤是造成儿童死亡的首要原因，常见的有溺水、交通事故、异物吸入、电击、严重创伤、烧伤。

（8）婴儿猝死综合征。

三、临床表现

① 神志突然丧失，出现昏迷、抽搐。

② 颈动脉和股动脉搏动消失，血压测不出。

③ 呼吸、心跳相继停止，何者先停止由原发损害决定，儿科以呼吸先停止较常见，其间隔可长可短。

④ 瞳孔散大，对光反射消失，面色苍白或青紫。

四、治疗

尽快行国际公认的ABCDE方案：

A（airway）清理呼吸道；

B（breathing）建立呼吸；

C（circulation）恢复循环；

D（drugs）药物治疗；

E（evaluation and environment）评估和环境（保温）。

其中 E 贯穿于整个复苏过程中。

五、观察要点

1. 临床观察内容　对于各类急危重症的患儿应进行严密的病情观察，通过各系统的评估及时发现呼吸衰竭和休克的早期症状，通过及时的病因及对症处理，避免患儿发生呼吸、心跳骤停。

（1）呼吸功能的快速评价

① 呼吸道能否独立维持开放。

② 呼吸频率改变。

③ 呼吸力学如三凹征、呻吟、鼻翼扇动、辅助肌的应用。

④ 呼吸音及胸廓的扩张度。

⑤ 皮肤黏膜的颜色与温度。

（2）心血管功能的快速评价

① 意识情况，瞳孔大小，对声音、疼痛的反应性，肌张力。

② 心率、心律、心音强弱。

③ 血压变化，尤其是脉压的改变。

④ 周围脉搏的强度。

⑤ 毛细血管充盈时间，肢端皮肤的颜色与温度。

2. 复苏后的病情观察及护理　复苏后的患儿仍面临脑缺氧性损害、心律失常、低血压、电解质紊乱以及继发感染等威胁，因此必须进行严密的监护，密切观察病情的变化，防止心跳、呼吸的再次停止，以及各种并发症的发生。

① 监测生命体征，注意体温、心率、心律、呼吸、血压、血氧饱和度、血气及电解质的变化。

② 注意神志、精神、瞳孔、肌张力及周围循环的变化并记录，对预后做出初步的估计。

③ 监测血糖的变化，维持血糖在正常水平。

④ 仔细检查全身情况，注意有无皮肤破损及骨折，如有发生，应给予相应的处理与固定。

⑤ 加强呼吸道管理，做好胸部物理疗法，保持呼吸道通畅。如继续应用人工呼吸机者，按呼吸机的常规护理。

⑥ 做好皮肤护理，经常翻身，保持患儿的体位舒适，防止压疮和坠积性肺炎。

⑦ 注意观察药物的毒副反应，并采取相应的措施。

⑧ 维持有效的循环及水、电解质平衡，准确记录出入量，保证热量供给。

⑨ 备好一切急救用品，以备急需。

3．预见性观察

（1）有下列指征的患儿，随时可能发生心肺骤停，需立即进行心肺功能支持。

① 呼吸急促，大于60次/min。

② 呼吸困难和呼吸音降低，有三凹征、呻吟、鼻翼扇动。

③ 心率变化：儿童≤5岁，心率＜80次/min或＞180次/min；儿童＞5岁，心率＜60或＞160次/min。

④ 意识改变，对家长和疼痛的反应减弱，肌张力改变，易激惹、嗜睡、惊厥。

⑤ 发绀或血氧饱和度降低。

⑥ 创伤、烧伤面积大于10％。

（2）复苏后的患儿如有下列症状和体征，常提示预后不佳，有脑死亡的可能。

① 没有意识，无自主活动，对所有的刺激均无反应。

② 高热后，体温逐渐下降至体温不升。

③ 尿量增多，表现为尿崩。

④ 高血糖，可达30mmol/L以上。

⑤ 血钠浓度持续增高。

六、护理要点

（1）常规护理

① 整个操作过程中应注意保暖，适当地提高室温，必要时在辐射加温装置下进行复苏，防止低温损害。输库血时，应先在室温中复温后再输注，避免加重体温下降。

② 反复评估患儿的病情变化，以便采取相应的复苏措施。

③ 胸外心脏按压时，应定位正确、用力均匀，既能保证有效的心搏出量，又要防止骨折和内脏损害。

④ 建立至少一条以上的可靠静脉通路，患儿病情稳定后应及时拔除骨髓腔通路。

⑤ 做好基础护理，保持五官及皮肤的清洁，复苏过程中的各种穿刺及用药应注意无菌操作，防止继发感染。

⑥ 做好家长的心理护理，应将患儿病情的危险性和治疗、护理方案及期望治疗结果告诉家长，让家长做到心中有数，并得到他们的配合。

（2）专科护理

① 氧气：复苏中及复苏后常规氧气吸入，根据病情及血气提供相应的给氧方式，吸入的氧气要加温、湿化，并有氧浓度的监测，观察面色及血氧饱和度的变化，及时调整吸入氧浓度。

② 肾上腺素：酸中毒可降低儿茶酚胺的作用，应用同时给氧、适度通气和恢复全身灌注等方法纠正代谢性酸中毒，提高肾上腺素的作用。因为碳酸氢钠可使儿茶酚胺灭活，故不能将儿茶酚胺与碳酸氢钠在同一条输液管内输注。肾上腺素有引起心动过速和室性异位搏动的可能，应注意观察心率、心律的变化。大剂量肾上腺素有强烈的缩血管作用，可使四肢、内脏的血管收缩，应注意尿量的变化。

③ 碳酸氢钠：应在有效的通气下使用。碳酸氢钠原液是高渗的，在早产儿中这种高渗性与脑室内出血的危险性增高相关，因此在早产儿中应稀释一倍后使用。应用碳酸氢钠时要密切监测动脉血 pH 的变化。

④ 钙剂：在低钙血症或治疗高血钾时才使用。使用中应防止药物外渗，以防皮肤局部坏死。

⑤ 多巴胺：不同剂量的多巴胺可有不同的临床作用，使用时应注意剂量正确。多巴胺渗入组织可造成局部组织坏死，必须通过安全可靠的静脉通道输入。应注意观察心率变化，防止心动过速。不能与碳酸氢钠混合使用。

⑥ 利多卡因：可造成心肌、循环抑制及中枢神经系统症状，如嗜睡、定向障碍、肌肉痉挛、抽搐、心动过缓。心跳骤停时由于药物清除能力减弱，应特别注意药物剂量，防止过量中毒。如出现中毒表现应立即停止用药。

第五节　新生儿窒息

一、定义

新生儿窒息是指胎儿娩出后1min，仅有心跳而无呼吸或未建立规律呼吸的缺氧状态。为新生儿死亡的主要原因之一，是出生后常见的一种紧急情况，必须积极抢救和正确处理，以降低新生儿死亡率及预防智力异常等远期后遗症。

二、病因

新生儿窒息多为产前或产时因素所致，产后因素较少。常见的病因如下：

① 孕妇缺氧，呼吸功能不全（严重肺部疾病、子痫等）、严重贫血等。

② 孕妇因素导致胎盘循环障碍，充血性心力衰竭、周围血管收缩（妊娠高血压综合征）、低血压（失血、休克）等。

③ 临产和分娩因素导致胎盘-脐带循环障碍，如难产、胎盘并发症（前置胎盘、胎盘早剥）、脐带并发症（脐带绕颈、打结或脱垂）等。

④ 胎儿及新生儿因素导致呼吸中枢功能障碍或肺通气换气障碍，见于多胎、早产、宫内发育迟缓；呼吸中枢受抑制（产妇应用麻醉剂、硫酸镁，新生儿颅内出血、大脑产伤、缺血缺氧性

脑病）；呼吸道梗阻；肺发育不全；宫内感染；贫血（同种免疫性溶血病）；先天性心脏病、心力衰竭或休克；中枢神经系统、心脏或肺畸形、膈疝。

三、临床表现

根据窒息的程度，可分为轻度和重度两个阶段，两个阶段可以相互转化。轻重度的评估往往采用Apgar评分，对新生儿五项观察指标，即出生5分评分，有助于诊断及判断预后。

① 轻度窒息又称青紫窒息：Apgar评分为4～7分。全身皮肤呈青紫色，呼吸表浅或不规律，心跳规则，强而有力，心率常减慢（80～120次/min），肌肉有强度，对外界刺激有反应，喉反射存在，若不及时治疗，可转变为重度窒息。

② 重度窒息又称苍白窒息：Apgar评分为0～3分。皮肤苍白厥冷，指（趾）端及口唇暗紫，无呼吸或仅有喘息样微弱呼吸，心跳不规则，心音弱，心率少于80次/min，喉反射消失，肌肉松弛，对外界刺激无反应，如不及时抢救可致死亡。

四、实验室及其他检查

① 实验室检查：对宫内缺氧胎儿，可通过羊膜镜或在胎头露出宫颈时取头皮血，或取脐动脉血进行血气分析，血pH<7.0。出生后动脉血气分析pH降低、氧分压降低、二氧化碳分压增高。可有低血糖、电解质紊乱、血尿素氮和肌酐升高等生化指标异常。

② 特殊检查：对出现呼吸困难者摄X线胸片，常见两肺纹理增粗紊乱，或见斑片状阴影。头颅B超、CT、MRI检查可发现并发新生儿缺氧缺血性脑病或颅内出血等征象。对心率减慢者查心电图、二维超声心动图、心肌酶谱，可有异常变化。

五、治疗

尽快行国际公认的ABCDE方案：

A（airway）清理呼吸道；

B（breathing）建立呼吸；

C（circulation）恢复循环；

D（drugs）药物治疗；

E（evaluation and environment）评估和环境（保温）。

其中 E 贯穿于整个复苏过程中。

六、观察要点

（1）严密监护生命体征，包括呼吸、心率、心律、心音、血压、体温，必要时给予心电监护、经皮氧饱和度监测。

（2）观察患儿的面色、反应、哭声、吃奶情况。

（3）监测血气分析与电解质、血钙、血糖、胆红素等。

（4）预见性观察

① 缺血缺氧性脑病或颅内出血：观察有无颅内压增高、惊厥、肌张力改变、兴奋或抑制等神经系统症状与体征。必要时给予止惊、降颅压等对症处理。

② 胎粪吸入或皮囊正压通气后，应特别注意观察有无胸廓饱满、呼吸音减低、呼吸困难突然加剧等气胸表现。复苏后患儿呼吸已正常两天后又加快者，常提示继发肺炎。

③ 肾衰竭：准确记录 24 小时尿量，监测肾功能。

④ 应激性溃疡：观察有无呕血、便血情况。

⑤ 坏死性小肠结肠炎：观察有无腹胀、腹壁红肿、呕吐、腹泻、便血表现，必要时拍腹部立位片助诊。

七、护理要点

（1）常规护理

① 早期预测：估计胎儿娩出后有窒息危险时，应做好充分的准备工作，包括器械设备以及复苏人员的配备。主要器械设备有吸引设备、正压通气气囊和面罩、供氧设备、气管插管设备，以及各种抢救药物的准备等。

② 保暖：应贯穿于整个治疗和护理过程中。新生儿的体温调节中枢发育不完善，常因环境改变而受影响。窒息儿由于本身

已缺氧和酸中毒，加上体温降低，更加重了复苏难度。因此，保暖是护理的首要任务。复苏时应放在远红外抢救台上进行，复苏后放入预热好的保暖箱，以维持体温在36.5℃为宜。

③ 复苏后有呼吸困难、发绀者，应根据肺病变的严重程度、羊水或胎粪吸入情况等采用氧疗、机械通气及加强呼吸管理等措施，有反复呼吸暂停者可给予氨茶碱治疗。

④ 保持安静，各项操作应尽量集中进行。

⑤ 保证营养：及早喂养，如无并发症者应在0.5小时内吸吮母亲乳头，及早开奶；重度窒息儿复苏恢复欠佳者，适当延迟开奶时间，防止呕吐物吸入再次引起窒息。如果喂养不能保证营养者予静脉补液。

⑥ 预防感染：曾气管插管、疑有感染者用抗生素预防感染；加强新生儿口腔、皮肤、脐部的护理；工作人员应严格执行无菌操作技术，勤洗手；注意加强环境管理。

（2）专科护理

① 用肾上腺素时注意心率变化，有效者给药30秒后心率＞100次/min，如心率＜100次/min应考虑有代谢性酸中毒或有效血容量减少，应及时纠正酸中毒和扩容。使用肾上腺素后注意观察有无心律失常、血压剧升等不良反应。

② 用扩容剂后如脉搏变强、血压升高、苍白症状改善，说明扩容有效。如持续有低血容量的表现，可反复输注扩容剂并注意代谢性酸中毒。如血压持续低下应用多巴胺。

③ 用碳酸氢钠时要连续监护心率，如心率＞100次/min显示疗效良好，如心率＜100次/min应考虑加用多巴胺。

④ 用多巴胺过程中密切监测心率、血压，直至血压稳定。如用药后血压、心率无改善，可加快多巴胺输注速度。如多巴胺输注速度已增加至20μg/（kg·min），血压仍不稳定或病情仍无改善显示多巴胺无效，应停用多巴胺，改用肾上腺素或阿托品、山莨菪碱等。多巴胺应用中应使用专一的静脉通路，遵医嘱均匀输入，并严防渗出以免引起局部皮肤坏死。

第六节　颅内压增高症

一、定义

正常儿童卧位时脑脊液压力为 7 ～ 20cmH_2O（0.68 ～ 1.96kPa），新生儿为 3 ～ 18cmH_2O（0.29 ～ 1.76kPa），呼吸时颅压可有 0.1 ～ 2cmH_2O（0.01 ～ 0.19kPa）波动，超过此值为颅内高压。颅内高压分为急、慢性两类，机体对颅压增高的代偿有限，急性颅内高压常伴脑水肿、颅内血循环及脑脊液循环障碍，三者相互影响形成恶性循环。当压力极高时可形成脑疝，压迫脑干会立即危及生命。

二、病因

（1）脑组织容量增加因素　脑组织水肿，如脑创伤、中毒、代谢紊乱、低氧血症及急性水中毒等。

（2）脑脊液循环损害

① 交通性脑积水，即脑室系统外脑脊液循环梗阻。

② 阻塞性脑积水，即脑室系统内脑脊液循环受阻。

③ 脉络丛畸形。

④ 脑脊液吸收受损。

（3）脑血容量增加

① 脑内静脉回流受阻（上腔静脉综合征、大静脉窦系统血栓）。

② 代谢变化所致的脑血流增加（低氧血症、高碳酸血症）。

③ 高血压。

④ 高容量血症。

⑤ 脑血流自动调节因素损害（脑创伤、脑肿瘤、脑缺氧、严重低血压）。

（4）占位性损害　脑脓肿、脑肿瘤、颅内血肿。

三、临床表现

① 头痛：为弥漫性，初为阵发性，后为持续性，早起时重，

当咳嗽、大便用力或改变头位时可使头痛加重。婴幼儿有尖声啼哭或拍打头部、激惹、烦躁等，新生儿表现为睁眼不睡和尖叫。

② 呕吐：常呈喷射性，无恶心，与饮食无关。开始早起时重，以后可不定时，呕吐可减轻头痛。

③ 意识障碍：表情淡漠、嗜睡或躁动，进一步发生昏迷。

④ 头部体征：婴儿可见前囟紧张隆起，骨缝分离。

⑤ 眼部体征：可有复视、落日眼、视物模糊，甚至失明等。眼底多有双侧乳头水肿，但婴儿期前囟未闭不一定发生。急性颅压增高时，眼底检查仅见神经边缘模糊、小动脉痉挛及小静脉淤滞。脑疝形成前有瞳孔大小变化及边缘不整现象。

⑥ 肌张力增高及抽搐。

⑦ 生命体征改变：急性颅压增高时，一般血压（收缩压）先升高，继而心率变慢，呼吸节律改变（周期性、潮式呼吸或过度呼吸现象）。生命体征改变乃因脑干受压所致，若不及时治疗，颅内压将继续上升发生脑疝。

四、实验室及其他检查

① 腰椎穿刺脑脊液压力测定及检查有助于出血、感染的诊断，颅内高压者做腰穿时应警惕枕骨大孔疝的发生，操作者必须十分谨慎，用最小号腰穿针进行，腰穿时需有他人观察患者情况。腰穿前先建立静脉通路，必要时可用甘露醇静脉推注，半小时后再行腰椎穿刺。

② 有条件时神经外科医师可做颅骨钻孔，放置螺旋插头做颅内压力监测。

③ 其他辅助检查包括头颅X线片、CT、B超、脑电图、磁共振、脑动脉造影等。

五、治疗

① 病因治疗　就是针对引起颅内压增高的病因进行合理的治疗。

② 降低颅内压和抗脑水肿。

③ 控制液体入量、防止快速输液。

④ 监护病情变化　严密观察患者的主诉、意识状态、瞳孔大小及生命体征的变化，有条件者可进行持续颅内压监护。

六、观察要点

1. 临床观察内容

（1）中枢神经系统

① 密切注意意识、瞳孔大小、对光反射、眼球运动、对刺激的反应、肌张力及头、眼、前庭反射等。

② 记录抽搐状态、发作次数及持续时间。

③ 必须做腰穿时先静脉滴注甘露醇 0.25 ～ 0.5g/kg，30min 后再行腰椎穿刺。

（2）心血管系统　每小时测血压 1 次，必要时监测中心静脉压。

（3）呼吸系统

① 观察呼吸类型、节律，保持呼吸道通畅。

② 吸氧。

③ 每 8 小时测血气 1 次，PaO_2 维持在 90mmHg 以上，$PaCO_2$ 保持在 25 ～ 30mmHg。

（4）颅压监护　可用颅压监护仪对颅压进行监护，有利于及时抢救及指导脱水剂的使用。

（5）避免导致颅内压增高的因素

① 改变体位应缓慢，以利于颅内静脉回流。

② 吸痰或胸部物理治疗时动作应轻快。

③ 疑为枕骨大孔疝者不可用力屈颈，因为给枕骨大孔疝患者做屈颈试验时可因脑疝压迫加重而使呼吸停止，颈部伸直后呼吸恢复。

④ 保持大小便通畅。

2. 预见性观察　密切观察意识、瞳孔大小、对光发射，有无头痛、呕吐、前囟变化，呼吸、心率、血压等，及早发现脑疝。

七、护理要点

（1）常规护理

① 保持安静与休息，避免躁动、剧烈咳嗽，以减少耗氧量。

② 将患儿头肩部抬高30°左右，置中线位，勿偏向一侧，以免颈静脉回流受阻。

③ 保持呼吸道通畅。

（2）专科护理

① 应在15～30min内静脉推注或快速滴入20%甘露醇，才能达到高渗利尿的目的，注射过慢将影响脱水效果。

② 避免药物外漏，因为脱水剂外漏可引起组织坏死，一旦发生药物漏出血管，需尽快用京万红软膏外敷，或用25%～50%硫酸镁局部湿敷和抬高患肢。

③ 甘露醇在室温较低时易产生结晶，冬季使用时需略加温溶解后静脉注射，静脉滴入时最好应用带过滤网的输血器，以防甘露醇结晶进入血管内。

④ 遵医嘱按时给止痉剂，并观察有无呼吸抑制的发生。

⑤ 采用冬眠疗法者，因氯丙嗪可促进气管分泌物增多，需注意吸痰，以防呼吸道堵塞。

第七节　小儿心功能不全

一、定义

心功能不全（心力衰竭）是由于某些原因心脏不能将静脉回心血液充分排出，致使心搏出量相对和绝对不足，不能满足机体代谢的需要而引起以循环障碍为主的一组临床综合征。小儿多为充血性心力衰竭。

二、病因与发病机制

（1）病因

① 心源性：先天性心脏病、风湿性心脏病、心肌炎、心肌

病、心内膜弹力纤维增生症、细菌性心内膜炎、心律失常、心糖原累积症以及高原性心脏病等。

②肺源性：重症肺炎、毛细支气管炎、哮喘持续状态等。

③肾源性：急慢性肾炎、先天性肾发育不全等。

④其他：输液输血过多、重度贫血、克山病、电解质紊乱等。

（2）发病机制　心力衰竭的发病机制比较复杂，不同原因所致的心力衰竭以及心力衰竭发展的不同阶段其机制都有所不同。总体来说主要与下列几方面有关：

①体液调节：当心排出量下降后，体循环供血不足，组织灌注不良，即发挥自身代偿，通过神经、体液调节，使交感神经活性增强，循环中儿茶酚胺（CA）浓度升高，早期使心肌收缩力代偿性增强，但久之循环中高浓度CA对心肌有毒性作用，不仅损伤心肌并使心脏受体密度下调，收缩力下降。

②激活肾素-血管紧张素-醛固酮系统（RAAS）：心力衰竭时通过肾血流减少等多种因素，均可刺激肾小球小动脉的球旁细胞而使RAAS激活，引起水钠滞留。同时心脏局部组织中的肾素-血管紧张素系统（RAS）活性增加，引起血管阻力增大，加重心脏后负荷，并促使心肌细胞增厚增生，顺应性下降，耗氧量增多。

③心肌收缩调节蛋白异常：心肌负荷过重致心肌肥厚，通过不同基因表达的调节导致心肌蛋白成分改变，使心肌兴奋-收缩偶联障碍，收缩功能下降，同时心肌顺应性降低，舒张功能减退。

④心肌能量代谢障碍：由于缺氧及酶缺乏影响心肌代谢、高能磷酸化合物（三磷腺苷、磷酸肌酸）产生减少及心肌关键酶活性降低，使心肌供能不足，心肌收缩无力。

三、临床表现

（1）婴幼儿　呼吸浅促，频率可达50～100次/min，心率增快达150～200次/min，可听到奔马律，肝增大达肋下3cm以上，或短期内较前增大1.5～2cm。喂养困难，吸吮停顿，烦躁多汗，哭声低弱，体重不增，喜依肩入睡，面色苍白或发绀。颜面、眼睑水肿。

（2）年长儿　与成人相似，主要表现为乏力、活动后气促、安静状态下心率、呼吸增快，颈静脉怒张，肝增大，肝-颈静脉反流试验阳性。重者端坐呼吸，肺底听到湿啰音，并有水肿、尿量减少。

（3）心功能级别

① Ⅰ级：无心功能不全症状。

② Ⅱ级：活动轻度受限，仅活动量较大时方出现症状。

③ Ⅲ级：活动明显受限，活动稍多即出现症状。

④ Ⅳ级：安静休息时也有症状。

心功能Ⅱ、Ⅲ、Ⅳ级分别为心功能不全Ⅰ、Ⅱ、Ⅲ度。

四、实验室及其他检查

① X线心影可扩大，搏动减弱，肺纹理增多，肺门阴影增宽，肺部淤血，急性肺水肿时肺野呈云雾状。

② 超声心动图检查可见心室和心房腔扩大，心室收缩间期延长，射血分数降低，有助于对原发疾病的诊断。

五、治疗

治疗原则为尽可能消除病因，加强心肌收缩力，减轻心脏负荷，控制水盐失衡，抢救危急症状（如肺水肿、严重心律失常）以及防治各种并发症。

六、观察要点

（1）临床观察内容

① 心电监护，监测生命体征，注意心率、心律变化，密切观察面色、精神、食欲、尿量（记录每小时尿量）及肝动态变化。

② 中心静脉置管，监测中心静脉压和心功能情况。

（2）预见性观察　注意观察面色、皮肤温度、呼吸、呼吸音、咳嗽情况、痰液颜色、心律、心音等，出现极度呼吸困难、端坐呼吸，面色发绀，四肢凉，极度烦躁，咳粉红色泡沫样痰，双肺闻及大量湿啰音及喘鸣音，心动过速，心尖部听到奔马律，可能为肺水肿，应及时与医生联系。

七、护理要点

（一）常规护理

（1）保证休息　环境安静，避免哭闹、情绪激动。

（2）体位　儿童取半卧位，婴儿可将头部抬高20°～30°。

（3）保持呼吸道通畅，鼻导管或头罩湿化给氧，氧浓度为40%～50%，咳粉红色泡沫样痰时湿化瓶内放20%～30%乙醇。

（4）迅速建立静脉通路，遵医嘱正确应用洋地黄、利尿剂、血管活性药物等。控制输液速度小于5ml/（kg·h）。

（二）专科护理

（1）应用洋地黄药物应注意

① 严密观察洋地黄的疗效和不良反应。

② 用药前测量心率，婴幼儿＜100次/min、儿童＜70次/min或心律紊乱者停用并与医生联系。

③ 用药期间忌用钙剂，必须用时应间隔4～6小时。

（2）使用利尿剂时要注意观察有无电解质紊乱，如低钾、低钠等表现。

（3）应用多巴胺、多巴酚丁胺及血管扩张剂时，应注意观察血压、心率、心律和血流动力学的变化。多巴胺应使用单一的静脉通路，并保持静脉通畅，严防渗出以免引起局部皮肤坏死。

（4）应用氨力农、米利酮时应注意观察心率、心律变化。

第八节　小儿感染性休克

一、定义

感染性休克是发生在严重感染的基础上，由致病微生物及其产物所引起的急性微循环障碍、有效循环血量减少、组织血液灌注不足，导致组织细胞缺氧、细胞代谢障碍甚至重要器官功能衰竭的临床综合征。

感染性休克是儿科临床工作中的危重急症。它来势凶猛，发展迅速，若不尽早认识、正确处理，会带来严重后果。

二、病因与发病机制

1. 病因　多种病原体均可引起小儿感染性休克，但临床上以革兰阴性杆菌多见，如大肠埃希菌、痢疾杆菌、铜绿假单胞菌、脑膜炎双球菌等。其次为金黄色葡萄球菌、溶血性链球菌、肺炎链球菌等革兰阳性球菌。近年来不少条件致病菌如克雷伯菌、沙门菌、变形杆菌及一些厌氧菌等所致的感染，也有上升趋势。

小儿感染性休克常发生在中毒性痢疾、暴发性流行性脑脊髓膜炎、出血性坏死性肠炎、败血症、大叶性肺炎及胆道感染等急性感染性疾病的基础上。

2. 发病机制　对感染性休克发病机制的认识，已从微循环障碍的观念发展到细胞水平、亚细胞水平及分子水平的新观念上。

（1）微循环障碍　根据血流动力学和微循环障碍，可将休克的发展过程分为以下三个时期。

① 休克初期（微循环缺血期，代偿期）：由于细菌及毒素进入人体后血液中儿茶酚胺等物质含量增加，对交感神经有强烈的兴奋作用。于是微动脉、毛细血管前括约肌及肌性微静脉均痉挛性收缩，使整个微循环发生缺血，毛细血管血流量减少，于是动静脉短路开放，使血流取短径进入静脉系统。机体出现代偿状态，临床表现为轻度休克。

② 休克期（微循环淤血期，病情进展期）：长期缺血、缺氧得不到纠正，组织无氧代谢增加，酸性代谢产物（乳酸、丙酮酸）大量聚集，从而导致代谢性酸中毒。微动脉及毛细血管前括

约肌在酸性环境中开放；相反，微静脉、小静脉仍处于收缩状态，这些因素使微循环处于灌入多而流出少的状态。大量血液淤滞造成微循环淤血状态，组织灌注进一步减少，从而导致血容量不足，有效循环血量骤减，回心血量和心排出量进一步降低，动脉血压下降。

③ 休克晚期（弥散性血管内凝血期，难治期）：休克发展到晚期，由于微循环内血液淤积及液体向组织间外渗，造成血液浓缩和血液黏滞性增高，血流速度更加缓慢，酸性代谢产物不断堆积；同时，血管内皮细胞广泛损伤，暴露胶原纤维，从而激活内源性凝血系统。以上因素易导致弥散性血管内凝血（DIC）的发生。

（2）休克时体液因子变化及细胞功能损害

① 儿茶酚胺：休克时交感-肾上腺髓质系统兴奋，儿茶酚胺大量分泌，成为休克的主要始动因素。肾小动脉痉挛缺血，促进肾素释放，继而血管紧张素Ⅱ、血管紧张素Ⅲ形成，其血管收缩作用更加强烈，致冠状动脉痉挛、心肌缺血，加重微循环障碍和组织供血减少。

② 组胺：在缺氧、酸中毒及补体作用下，肥大细胞脱颗粒释放组胺，引起小血管扩张及通透性增加。溶酶体酶亦可促使肥大细胞释放组胺和5-羟色胺，血中组胺浓度升高。溶酶体酶分解胰腺蛋白质，促进心肌抑制因子形成，后者可使心肌收缩力减弱，心排出量减少。

③ 前列腺素和白三烯：当细胞膜受损时可形成花生四烯酸，经一系列反应生成血栓素 A_2、前列腺素和白三烯（LT）等。这些物质影响血管的张力和通透性，加重细胞损害。致病微生物及其有害产物作用于血小板膜，激活血小板释放血栓素 A_2，而致血小板凝集。

④ 内啡肽：休克时机体应激反应使内啡肽大量释放，引起血管扩张、血压下降，纳洛酮有对抗内啡肽的作用。细胞膜是休克时最早发生损害的部位，其钠泵功能失灵，K^+逸出细胞外，

Na^+、Ca^{2+}进入细胞内，细胞肿胀，ATP产生减少，若溶酶体肿胀、破裂，溶酶体酶释放，则导致细胞自身溶解死亡。

（3）自由基的损害 休克时由于缺氧、内毒素的作用，有大量超氧阴离子自由基及羟自由基生成，由于其化学活性强，性能不稳定，易与不饱和脂肪酸起作用，而对机体造成损害，加重休克的病理过程。

（4）纤维连接蛋白减少 休克时血浆纤维连接蛋白浓度降低，血管内皮细胞之间的黏附力减弱，通透性增高。单核-巨噬细胞系统的吞噬功能亦减弱，使感染易于扩散。

（5）钙离子内流 休克时细胞受损，Ca^{2+}大量流入细胞内，使细胞内Ca^{2+}浓度急剧增高，由于钙过载使蛋白质和脂肪被破坏，激活磷酸脂酶A_2，分解膜质成分，产生大量的游离脂肪酸，抑制线粒体的功能和损害细胞膜，因此认为Ca^{2+}内流是造成细胞不可逆损害乃至死亡的最后途径。

三、临床表现

患儿除有严重感染症状外，表现为微循环功能不全和组织缺血、缺氧、重要器官代谢和功能障碍。临床上可出现血压低、脉压小、四肢冷、脉微弱、面色苍白、呼吸急促、精神萎靡或烦躁、尿少等。

四、实验室及其他检查

① 血常规：绝大多数感染性休克和外周血白细胞总数显著增高，分类中性粒细胞占绝对优势，伴核左移，常有中毒颗粒。

② 血气分析：早期有代谢性酸中毒，pH及碱储备降低，晚期动脉血氧下降，血乳酸值升高。

③ 出凝血时间测定：出现弥散性血管内凝血（DIC）时，血小板进行性减少，凝血时间缩短（<3秒），外周血涂片可见破碎异形红细胞，凝血酶原时间延长（>15秒或比对照>3秒），纤维蛋白原减少，血黏度升高。低凝状态时，鱼精蛋白溶解时间缩短（<2小时），活化部分凝血活酶时间延长（>25秒或比对

照＞3秒），全血块溶解时间缩短（20小时以下）。

④ 尿常规：早期尿浓缩，晚期肾衰竭时比重下降，出现尿蛋白，镜检可见管型及红细胞。

五、治疗

① 扩充血容量，纠正酸中毒。

② 解除微循环血管的痉挛。

③ 强心治疗。

④ 抗感染。

⑤ 应用肾上腺糖皮质激素。

⑥ 保护重要脏器功能，防治脑水肿、心功能不全、急性呼吸窘迫综合征（ARDS）、弥散性血管内凝血（DIC）及急性肾功能不全。

六、观察要点

（1）临床观察内容

① 密切观察生命体征变化，定时监测脉搏、呼吸、血压和体温。护士应视病情每15～30min测脉搏和血压1次，病情稳定后改为1～2小时1次。每2～4小时测肛温1次，体温低于正常者保温，高热者降温。

② 观察意识状态、神志的变化，及早发现变化。若原来烦躁的患儿突然嗜睡，或已经清醒的患儿又突然沉闷，表示病情恶化；反之，由昏睡转为清醒、烦躁转为安稳，表示病情好转。

③ 注意四肢皮肤温度及色泽，如面色苍白、甲床青紫、肢端发凉、出冷汗等微循环障碍、休克的表现，如有变化及时与医生联系。

④ 详细记录尿量，必要时留置导尿管。按医嘱要求控制输液速度，准确记录出入量。

⑤ 监测中心静脉压、肺毛细血管楔压、血气分析、血糖等。

（2）预见性观察

① 若部分重型休克患儿，经以上积极治疗休克始终不能缓

解，应详细分析有无其他致病原因，临床常见有腹腔感染或腹部疾病（肠梗阻、肠坏死等）所致的肠原性休克，应随时请外科会诊。

② 注意呼吸的改变，如有进行性呼吸困难，出现呼吸衰竭、发绀、面色暗红或青灰，肺部体征早期可无异常，晚期可有呼吸音减低、啰音或管状呼吸音，是合并 ARDS 的表现。

③ 如并发心功能不全，可表现为低血压、脉细弱、脉压小、中心静脉压高，呼吸心率突然增快，青紫加重，肝有进行性增大。

④ 感染性休克如伴有意识障碍并迅速加深而进入昏迷、惊厥，面色苍灰，肌张力增高，瞳孔改变及中枢性呼吸障碍，显示有脑水肿及颅内高压。

⑤ 如感染性休克长时间不能纠正，扩容后仍表现为少尿或无尿，应用脱水或利尿剂后无反应者，可初步确诊为肾衰竭。

⑥ 若全身皮肤出现花纹、瘀点、瘀斑，则提示为弥散性血管内凝血。

七、护理要点

（1）常规护理

① 平卧位，适当保暖，不随便搬动患儿。

② 保持呼吸道通畅，必要时吸氧、吸痰。

③ 迅速建立两条有效的静脉通路，保证扩容的有效进行。

④ 用心肺监护仪监测生命体征，常规监测心率、脉搏、呼吸、血压。

⑤ 按医嘱迅速扩容，纠正酸中毒，应用血管活性药物，做好降温、止惊等。

（2）药物护理

观察扩容的效果，血容量补充应达到：①面色转红，肢端暖，发绀消失；②脉搏有力，血压达正常，脉压 > 30mmHg；③尿量 > 30ml/(m^2·h)；④中心静脉压 6 ~ 12cmH$_2$O。使用血管收缩及舒张药时密切观察血压的变化；使用多巴胺时注意观察心脏的速率与节律；使用血管扩张药（山莨菪碱、东莨菪碱及阿托品）时注意观察面色是否转红、四肢是否转温和血压是否回升等情况。观察脱水剂的使用效果，注意有无明显的电解质紊乱。

第十五章　五官科急症

第一节　眼外伤

角膜异物

一、定义

细小碎屑刺入并存留于角膜称为角膜异物。角膜受伤后大多数患者会有明显痛苦，使角膜透明度减低、弯曲度失常或感染，故应及时进行急救处理。常见致伤物有细小金属碎屑、砂轮的砂粒、铁屑、火药微粒、炭渣、谷粒等。

二、病因与发病机制

① 空气的灰尘、小昆虫落入眼内。

② 谷物中的碎壳。

③ 工矿意外爆炸或战时的爆炸碎屑溅入眼内。

④ 磨砂轮抛出的金属小块飞入眼内。

三、临床表现

① 局部刺激症状：异物感、畏光、流泪、眼睑痉挛等。

② 疼痛：铁屑引起的棕色的角膜锈环，灼热的碎屑在其周围形成烧伤和碳环。

四、实验室及其他检查

通过荧光素染色，在裂隙灯下检查可明确损伤的深度。

五、治疗

① 异物进入眼内时，不要慌张，不可用手搓揉眼睛。

② 畏光者可用眼罩或墨镜遮盖受伤眼睛。

③ 眼睛疼痛时，可用1%地卡因或4%可卡因滴眼。

④ 急送医院眼科去除异物。

六、观察要点

密切观察患者的角膜有无炎症、溃疡，如有异常立即报告医师处理。

七、护理要点

（1）常规护理　嘱患者闭眼休息以减轻疼痛。

（2）专科护理

① 剔除异物：在表面麻醉下，若为附在有膜表面的异物，可用水冲洗，或用棉签擦掉；若异物进入角膜组织浅层，可用注射器针头剔去；若为深入角膜深层的异物，需将浅层角膜切开后方能将异物剔除；若为磁性异物，于角膜浅层切开后，用电磁铁吸出；若为很多的碎屑或粉末，不易剔除，可分期将表面较大的颗粒去除。

② 预防感染：角膜异物取出后，用0.5%的庆大霉素（或其他抗生素）滴眼液滴眼、涂抗生素眼膏、口服抗生素药物，并盖眼垫。

眼球穿通伤

一、定义

眼球穿通伤是一种常见的眼外伤，是指一切在眼球上有穿通伤口的外伤。常见致伤原因有：尖锐器具、高速飞行物等，车祸、爆炸伤、钝力打击可致眼球破裂。根据穿通的部位可将眼球穿通伤分为角膜穿孔伤、角巩膜穿孔伤、巩膜穿孔伤。

二、病因与发病机制

多因锐利物体刺破，或高速溅入的金属碎屑、碎片，以致眼球穿破，也有受猛烈的钝力撞击，使眼球破裂者。较严重的眼外伤穿通伤不仅使组织受损，而又易继发细菌感染。有时健侧眼也要受到影响，导致交感性眼炎。

本病多由锐器刺入、切割造成眼球壁的全层裂开，伴或不伴有眼内损伤或组织脱出。以刀、针、剪刺伤较常见。预后取决于伤口部位、范围和损伤程度，有否感染等并发症，以及治疗措施是否及时适当。

三、临床表现

① 疼痛、视力下降　视力突然减退，严重者甚至无光感。

② 结膜充血、出血、裂伤，可有脱出的眼内异物位于结膜下。

四、实验室及其他检查

根据临床即可诊断，可做头颅CT，了解外伤情况。

五、治疗

手术缝合以恢复眼球的完整性，防治感染和并发症。

六、观察要点

① 伤口护理　观察患者的神志、血压、呼吸、脉搏、伤情等，特别是复合伤者做好抢救准备。眼球穿通伤急救护理时，切忌冲洗，包扎双眼，止血、止痛，避免对眼球施加任何压力，预防眼内容物脱出或出血。

② 观察伤口和敷料情况　有前房出血者给予半卧位并双眼包扎。遵医嘱应用抗生素、扩瞳、止血、镇静、止痛等药物。查看伤口愈合是否良好，敷料是否有出血、分泌物；指导患者减少头部活动，勿挤眼、揉眼、咳嗽、打喷嚏、用力擤鼻和低头弯腰，防止眼内出血和伤口裂开等。

七、护理要点

① 用干净敷料遮盖双眼。

② 尽量减少不必要的局部检查及治疗操作。在检查和治疗时，禁忌压迫眼球。

③ 伤口的处理　小而对合齐的角膜伤口，若前房形成好，无伤口嵌顿，溪流征阴性，可不行伤口缝合，给予包扎，密切观察前房情况；伤口较大或不整齐者应立即缝合，脱出的色素膜组织如无明显污染，时间不超过 24 小时，可在使用抗生素溶液充分冲洗后送入眼内，时间较长及污染的色素膜应予剪除，位于结膜下的色素膜不必剪除，嵌顿于伤口处的玻璃体应剪除干净，嵌顿于伤口或脱出的晶体应除去。

④ 伤后 24 小时内注射破伤风抗毒素。

⑤ 术后充分散瞳，减轻炎症反应，预防粘连。

⑥ 全身或局部使用抗生素，预防感染。

第二节　眼部急性感染

急性眼眶蜂窝组织炎

一、定义

急性眼眶部蜂窝组织炎是一种累及眼眶内软组织的严重的眶部急性炎症。常见病因有邻近组织炎症的蔓延如鼻窦、副鼻窦、面部、中耳等处感染；穿透伤或带入异物引起感染；或全身性感染灶通过血行扩散至眼眶部等。常见于儿童或年轻人。由于眶与颅腔和眼球的密切关系，此病可严重影响视力，可引起颅内并发症或败血症而致死。

二、病因与发病机制

（1）病因

① 眼眶外伤或手术后感染、全眼球炎、海绵窦血栓、鼻窦炎、面部疖肿或丹毒以及口腔病灶等邻近组织的感染扩散都可导

致眶蜂窝组织炎的发生。其病原体多为溶血性链球菌的金黄色葡萄球菌。

② 全身性传染病，如败血症、猩红热、细菌经血流侵入眼眶组织引起感染。

（2）发病机制　　眼眶蜂窝组织炎可由外部感染病灶、内部感染或菌血症的传播引起。在普遍推广计划免疫以前，在未接受免疫的人群中，b 型流感嗜血杆菌是继发于菌血症的最常见原因（约占80%），肺炎链球菌是占另20%的主要原因，注射了 b 型流感嗜血杆菌疫苗以后，肺炎链球菌成了主要的病原体。外部感染最常见的病原体是金黄色葡萄球菌和化脓性链球菌，但这些细菌很少能从血中分离到。一般说来，眶周蜂窝组织炎患者的病原菌分离阳性率≤33%。眼眶感染大多由筛窦或邻近皮肤直接蔓延而来。眼周围广泛分布的静脉网有利于感染的扩散。这些静脉无静脉瓣，使感染能向各个方向蔓延。局部炎症引起的静脉或淋巴管梗阻造成感染部位的远端肿胀。

三、临床表现

① 局部严重疼痛。

② 眶内眼组织肿胀，眼睑弥漫性红肿。

③ 结膜充血水肿，常突出于睑裂之外，眼球突出伴运动障碍，视力严重受损。

④ 全身症状：高热、头痛、恶心呕吐，严重时出现谵妄、昏迷等。

四、实验室及其他检查

眼底检查可见视网膜静脉扩张，水肿渗出，或合并视神经炎。

五、治疗

针对病因进行对症治疗，全身应用大量广谱抗生素，配合应用皮质类固醇，当肿块出现在结膜或皮肤表面时，行切开排脓，并置入橡皮条引流，眶毗邻组织的炎症，应相应处理。

六、观察要点

每2～4小时测体温、脉搏，观察患者意识及神智，若发现患者出现体温骤降、寒颤、高热、神志不清或体温不升应及时报告医生，防止菌血症的发生。伴糖尿病的患者控制好饮食及监测血糖，随时调整胰岛素的用量。

七、护理要点

①迅速大剂量应用抗生素。

②使用镇静剂和止痛剂，并做局部湿热敷。

③脓肿形成后，切开排脓并引流。

④保护角膜：局部涂眼膏，保护突出的眼球，避免暴露性角膜炎。

⑤静脉补液：特别是儿童，应在儿科医生的指导下适当静脉补液。

电光性眼炎

一、定义

电光性眼炎又称光照性眼炎，是由短波紫外线照射引起的眼球表面组织反应。常发生于工业生产中的电焊工人，是一种常见的职业病。也可发生紫外线灯下工作、用太阳灯治疗、高原地区太阳光照在雪地反射致眼损伤。因眼部受紫外线过度照射引起浅表性结膜炎及角膜炎。

二、病因与发病机制

本病多因在电焊或气焊时，由电弧与熔化金属产生的紫外线照射后引起，也可由紫外线、太阳灯照射等所致，亦有在冰川、雪地、海面、沙漠等地工作，因受阳光照射后反射的紫外线所伤的。现代医学认为眼部被紫外线过度照射后，产生电光性损害，引起结膜、角膜表层的损害而致病。

三、临床表现

① 双眼突发剧烈疼痛、畏光、流泪、异物感，伴眼睑痉挛。

② 眼睑及面部皮肤潮红，眼睑痉挛及肿胀，球结膜混合充血。睑裂部角膜上皮微细点状剥脱，荧光素染色阳性。

四、实验室及其他检查

睑裂部角膜上皮微细点状剥脱，荧光素染色阳性。

五、治疗

① 止痛：局部用麻醉剂，涂眼药膏。还可针刺四白、合谷、内关穴位。目的都在于缓解症状。

② 眼睛保护（防止持续或再度损伤）。发病后必须即刻戴上护目镜。

③ 摘除隐形眼镜，减少角膜刺激和感染的机会。

④ 消毒的棉布敷盖眼睛上。

上述治疗措施必须持续24～48小时，直至眼部刺激症状完全消失。及时防治，一般不留眼部后遗症。恢复后视力也不受影响。

六、护理要点

① 嘱患者24小时内闭双眼休息。

② 为避免光线刺激，应戴墨镜或变色镜。

③ 电光灵眼液滴眼，每隔2～4小时1次，8小时后停用。可解除疼痛和眼睑痉挛。

④ 预防感染：0.5%庆大霉素或0.25%氯霉素眼液滴眼。

第三节 视网膜脱离

一、定义

视网膜脱离（RD）是指视网膜神经上皮层和色素上层的分离。无晶体眼、高度近视、外伤是三大好发因素。发病年龄一般在30岁以上，年轻人多有创伤史，男多于女。按发病的原因可分孔源性、牵拉性、渗出性3类。

二、临床表现

突然加重的飞蚊症、闪光感。视网膜脱离部位相对方位的视野缺损，并逐渐向四周扩大。如视网膜脱离波及黄斑，可导致视力严重下降。多数患者眼压较低，脱离时间越久，范围越广，眼压越低。眼底检查见视网膜颜色变白色或青灰色，隆起如同波涛起伏，视网膜下积液使之失去透明性。脱离区的视网膜血管爬行于隆起和皱褶之间，时隐时现，严重者呈漏斗状全脱离。用三面镜或间接检眼镜检查，可发现视网膜裂孔呈红色，裂孔周围脱离的视网膜呈灰白色。

三、其他检查

眼底镜检查最为重要。查到全部的视网膜裂孔不仅是诊断孔源性视网膜脱离的根据，也是手术成败的关键之一。

四、治疗

本病应采用手术封闭裂孔，术前卧床，戴小孔镜或双眼包扎，避免眼球运动，使脱离区处于最低位置。手术方法较多，可采用电凝固合并放出视网膜下液法，光凝或冷凝疗法，巩膜外加压术及环扎术等方法。复杂病例需同时进行玻璃体手术。

五、观察要点

观察患者眼部敷料是否出现渗液，及时更换污染敷料。经常询问患者是否出现眼胀、眼痛和头痛等症状，有无呕吐、恶心等，注意患者是否出现角膜水肿等，一旦出现眼压升高，立即向主治医师报告，并使用20%甘露醇对患者进行静脉滴注。术后1～3d，将眼罩打开，滴抗生素眼液，滴时动作应轻，禁忌对眼球造成压迫。针对眼痛剧烈的患者，对其应用止痛药物，药物选择颅痛定等。

六、护理要点

① 做好疾病的宣教及健康咨询，与医护人员合作配合治疗，消除患者的顾虑，解释手术的目的及效果，使患者和家属对病情及视网膜脱离的手术治疗和护理有所了解。

② 指导患者取最佳体位卧床休息，使脱离的视网膜处于最低位。防止渗出的视网膜下积液给视网膜施加压力，导致脱离范围扩大。

③ 患者术后有眼痛、恶心、呕吐时，可根据医嘱给予对症处理。

④ 协助患者日常生活。术后有咳嗽、便秘时要及时处理，防止患者全身用力，不利于视网膜的复位。

⑤ 玻璃体内注气、注液者可有一过性眼压升高，术后24小时内患者出现恶心、呕吐，对症用药效果欠佳者要考虑有眼压升高的可能，应及时报告医生。

⑥ 做好出院指导。

第四节　急性会厌炎

一、定义

急性会厌炎是一种以声门上区会厌为主的急性炎症，又称声门上喉炎。本病好发于成人，男性多于女性，具有发病急、进展快、易致急性喉梗阻等临床特点。

二、病因与发病机制

① 感染：最常见的细菌为流感嗜血杆菌，此外有葡萄球菌、链球菌、肺炎双球菌等，也可与病毒混合感染。当上呼吸道感染、咽炎、扁桃体炎或劳累、烟酒过度致身体抵抗力下降之后，易患此病。

② 变态反应：过敏体质的人易患此病，全身性变态反应也可引起会厌及杓会襞的高度水肿。如有变态反应参与，可呼吸不

畅、呼吸困难，引起生命危险。

③ 创伤：异物损伤及放射线损伤或有害气体刺激可致会厌炎。

三、临床表现

① 全身症状：起病急骤，有畏寒、发热、无力等症状，体温常在 38 ～ 39℃ 之间，少数可高达 40℃ 以上。儿童及老年人症状更重，病情进展迅速，四肢发冷，面色苍白，血压下降甚至休克。

② 局部症状：多数患者反应剧烈，咽喉痛，吞咽时尤甚。发音含糊不清。会厌高度水肿时可出现吸气性呼吸困难，严重时可发生窒息。

四、实验室及其他检查

间接喉镜下见会厌红肿，舌面尤甚，重时可呈球形，若脓肿形成，会厌舌面可见黄白色脓点。

五、治疗

① 立即控制感染。

② 如已经形成脓肿，切开排脓处理。

③ 严重呼吸困难者，立即气管切开。

六、观察要点

严密观察呼吸，必要时给氧，床旁备气管切开包，以防窒息。

七、护理要点

（1）常规护理

① 注意口腔清洁，用生理盐水或朵贝液漱口。

② 体温过高者采用物理降温措施。

（2）专科护理

① 及时准确静脉给予抗生素和激素。

② 超声雾化吸入。

③ 已做气管切开者，按气管切开术后护理。

④ 吞咽困难者，由静脉补充营养。

第五节 耳源性脑脓肿

一、定义

耳源性脑脓肿是化脓性中耳乳突炎所并发的脑组织内的脓液积聚，是一严重威胁患者生命的耳原性颅内并发症。发病仅次于脑膜炎、乙状窦血栓性静脉炎而居第三位。约占脑脓肿发病率的80%。本病多见于青壮年。脓肿多位于大脑颞部及小脑。单侧多见。致病菌以杆菌如变形杆菌、铜绿假单胞菌为主，也有混合感染者。

二、病因与发病机制

脑脓肿的形成一般可分为3个阶段。

① 局限性脑炎期：脑组织充血、水肿，炎性细胞浸润，以后部分脑组织软化、坏死，出现许多小液化区。

② 化脓期：液化区融合，形成脓肿。

③ 包膜形成期：一般3～4周后，脓腔周围由肉芽组织、纤维结缔组织及神经胶质细胞形成包膜。包膜各处厚薄不一，包膜周围的脑组织水肿。脓肿继续增大，压迫周围组织，可产生定位体征。若向附近脑室或蛛网膜下腔溃破，形成严重的脑室炎和脑膜炎，甚至引起致命的暴发性脑膜炎。若颅内压明显升高，脑组织发生移位，则形成脑疝，颞叶脓肿常发生小脑幕切迹疝，小脑脓肿则以枕骨大孔疝多见，可出现呼吸、心跳骤停而迅速死亡。

三、临床表现

（1）起病期　畏寒、高热、剧烈头痛、喷射性呕吐，以及轻度脑膜刺激征等早期脑炎与脑膜炎表现，时间持续数日不等。

（2）潜伏期　持续10天或数周不等，多无明显症状，或有不规则头痛、低热以及嗜睡、抑郁、烦躁、少语等精神症状。

（3）显症期　历时长短不一，此期脓肿已形成，可出现下列症状。

① 中毒性症状：发热或体温正常或低于正常、全身乏力、食欲不振等。

② 颅内压增高症状：患侧持续性头痛，喷射性呕吐；意识障碍；脉搏迟缓与体温不一致；性格与行为的异常等。

③ 局灶性症状：局灶性症状出现可早可晚，也可不明显。颞叶脓肿表现为对侧肢体偏瘫、对侧中枢性面瘫、运动性失语、对侧肢体强直性痉挛、同侧瞳孔散大或对侧锥体束征；小脑脓肿表现为中枢性眼震、同侧肢体肌张力减弱或消失、辨距不良、共济失调等。

（4）终期　此期脑疝形成或脓肿破入脑室形成脑室炎及暴发性弥漫性脑膜炎而死亡，患者常有剧烈头痛、呕吐、神志不清，最后呼吸、心跳停止。

四、实验室及其他检查

① 头颅CT扫描：可显示脓肿大小、位置等情况，对脑脓肿早期定位诊断具有重要意义。

② 脑超声波检查：幕上脓肿可出现脑中线波移位。

③ 经颈动脉脑血管造影：对大脑脓肿有诊断意义，但无助于小脑脓肿的诊断。

④ 脓肿诊断性穿刺：除钻颅底探查外，尚可经乳突做诊断性穿刺，颅内压增高者，腰椎穿刺要慎重，以防诱发脑疝。

五、治疗

① 颅内压增高，进行脱水疗法，降低颅压。病情严重，有脑疝危象者，可先钻颅穿刺抽脓，或做侧脑室引流术，待颅压降低后再做乳突手术。

② 及时进行乳突探查术，清除乳突病灶。

③ 脓肿处理：可穿刺抽脓和切开排脓处理，脓肿包膜较厚，反复穿刺无效或多发、多房性脓肿者，应行脓肿摘除。

④ 控制感染：应用足量广谱抗生素。

⑤ 支持疗法：维持水、电解质平衡。

六、观察要点

严密观察神志、瞳孔、四肢活动及血压、脉搏、呼吸、体温的变化。

七、护理要点

出现脑疝或脑疝前驱症状时，应立即静脉用20%甘露醇、气管插管、给氧、人工呼吸，并行紧急脑脓肿穿刺术，必要时进行侧脑室引流，降低颅压，抢救生命。

第六节　鼻出血

一、定义

鼻出血是耳鼻喉科最常见的急症之一，是以鼻腔、鼻窦或鼻咽部出血为表现，由局部或全身疾病所引起的鼻部症状。治疗以局部处理为主。

二、病因

（1）局部原因

① 创伤：鼻和鼻窦创伤常引起鼻出血，挖鼻、用力擤鼻、剧烈喷嚏以及气压急剧变化等损伤鼻黏膜，均可引起出血。

② 炎症：鼻腔和鼻窦的非特异性或特异性炎症，均可因黏膜病变损伤血管而出血。

③ 肿瘤：鼻腔、鼻窦或鼻咽部恶性肿瘤溃烂出血，早期常反复少量出血，晚期破坏大血管导致大出血。

④ 异物：鼻腔异物损伤鼻黏膜血管，可致出血或涕中带血。

⑤ 鼻变态反应：因鼻痒难忍经常用手揉鼻、挖鼻，加之打

喷嚏、擤鼻涕等易损伤鼻黏膜引起出血。

（2）全身原因

① 血液病。

② 心血管疾病。

③ 肝肾疾病。

④ 营养障碍或维生素缺乏。

三、临床表现

① 鼻出血量少或为鼻涕中带血，亦可为动脉性大量出血，甚至发生休克。鼻出血可为间歇反复出血，亦可持续出血。

② 鼻出血大多数为一侧性，很少为两侧性。两侧性出血时，多为一侧出血后血经鼻咽部流到另一侧后鼻孔，然后从对侧前鼻孔流出。

③ 出血多发生在鼻腔前方，血从前鼻孔滴出。少数后方出血者，血可经鼻咽部从口吐出或咽下，患者可出现呕血或咯血。

④ 多数少量出血可自止或将鼻捏紧后止住。较为严重的出血需行止血处理。

⑤ 鼻中隔前下区、下鼻道后部或鼻咽部可见出血灶。

四、实验室及其他检查

① 如血液系统疾病患者，可发现全身细胞计数、出血和凝血时间、凝血酶原时间等异常。

② 高血压、心脏病等患者，X线胸片和心电图可显示异常。

③ 鼻窦肿瘤患者，影像学检查可发现窦腔的占位性改变。

五、治疗

① 安慰镇静：多数鼻出血患者都精神紧张，医护人员应沉着处理，安定患者情绪，必要时给予镇静剂。

② 准备好止血物品及设备，尽快止血，如指压法、烧灼法、鼻腔填塞法等。

③ 病因治疗：治疗引起鼻出血的病因，如高血压、血液病、

急性传染病等。

六、观察要点

严密观察病情变化：流出的血量不多而患者面色苍白、出冷汗、烦躁不安、脉速、胸闷或血压下降，提示血液流入胃中，患者已进入休克或休克前期，应及时处理；多次反复出血或高血压鼻出血者，更应密切观察患者生命体征，特别是血压、脉搏的变化。遇有头发热、发胀或其他不适的反复出血或高血压鼻出血者，要及时报告医生处理。观察前鼻孔有无渗血，痰中有无血液。鼻腔填塞者，观察咽后壁有无血液流下，鼻腔填塞纱条、纱球有无松动，防止坠入咽喉部引起窒息。注意了解有无耳鸣、耳痛、咽下痛、发热等并发症的表现。

七、护理要点

1. 常规护理

① 患者取坐位或半坐位。可疑休克者，取平卧位。

② 出血严重者应准备输血，查血型及行交叉配血试验。

③ 做好心理护理，减轻紧张恐惧：大量出血者及老年患者都会紧张和恐惧，应热情接待和安慰患者。在行诊疗措施前，耐心解释其目的、意义或使其安心接受治疗，必要时给予镇静剂。

2. 专科护理

（1）嘱患者切勿将血液咽下，应立即全部吐出，以便观察出血量。

（2）对出血严重者，立即予以止血。

① 简便止血措施：冷敷鼻部及前额以收缩血管。用拇指和示指紧捏两侧鼻翼 10～15min，以压迫易出血区。或用 1%麻黄碱或肾上腺素棉片（高血压患者忌用）塞入鼻腔暂时止血。

② 鼻腔填塞、后鼻孔栓塞止血：用于出血较严重，渗血面较大或出血部位不明者。鼻腔填塞可用吸收性药物填塞如明胶止血海绵、止血纱布或凡士林纱条填塞等。后鼻孔栓塞用凡士林锥形纱球压迫后鼻孔，再加凡士林纱条鼻腔填塞。将锥形纱条尖

端丝线固定前鼻孔，另一条线留置口咽部，以便取出。填塞物于48～72小时内取出或更换，以免引起感染、鼻窦及中耳的并发症。

③ 烧灼、冷冻、激光止血：发现出血点后，用麻黄碱棉片行局部收缩，再用丁卡因棉片做表面麻醉，然后再行烧灼、冷冻或激光止血。止血后创面涂以抗生素眼膏，起保护作用。

（3）鼻腔或鼻咽部气囊或水囊压迫止血。

（4）药物止血　可选用酚磺乙胺、巴曲酶、抗血纤维芳酸、维生素C、维生素K_4。

（5）输液、输血和抗感染　对重患者予以输液、输血补充血容量，纠正水、电解质平衡紊乱。行鼻腔填塞者，使用抗生素预防感染。

（6）手术止血　各种方法止血无效者，可采取鼻窦内窥镜下电凝止血术或手术结扎相应血管并达到止血目的。

第七节　咽与食管异物

一、定义

咽和食管异物是耳鼻喉科常见的急症。可发生于任何年龄，以鱼刺、肉骨、果核最多见。

二、病因与发病机制

1. 咽部异物病因

（1）咽喉部和邻近器官的病变

① 慢性炎症：咽炎、喉炎、扁桃体炎、鼻咽炎、食管炎、鼻窦炎等。

② 增生肥大性病变：腭扁桃体、舌扁桃体、咽扁桃体、舌根异位甲状腺等。

③ 解剖异常：悬雍垂过长、茎突过长症、颈椎骨质增生等。

④ 消化系统疾病：食管炎、食管憩室、胃或十二指肠溃疡、

胃炎、胃下垂、慢性阑尾炎、食管及胃肿瘤、肠寄生虫等。

⑤ 囊肿：舌根囊肿、会厌囊肿、咽喉部囊肿等。

⑥ 肿瘤：各种良性或恶性肿瘤。

（2）全身性疾病

① 缺铁性贫血。

② 内分泌疾病：甲状腺、性腺功能异常、绝经期综合征、糖尿病等。

③ 心血管疾病：高血压性心脏病、左心室肥大等。

（3）功能性

① 癔病及其他精神障碍。

② 神经官能症、恐癌症。

③ 过度紧张、忧虑、恐惧等精神刺激。

2. 咽部异物感机制　咽部异物感的机制相当复杂，目前尚未完全清楚。多数学者认为与局部病变、全身疾病和精神因素有关。

三、临床表现

① 咽异物常引起咽异物感，吞咽困难，局部持续刺痛，部位固定。吞咽时症状更明显。

② 食管异物有不同程度异物梗阻感，吞咽困难，患者常张口流涎，不敢吞咽，也可表现为反复呕吐。

四、治疗

原则上一旦确诊应尽早将异物取出，有利于减轻患者痛苦，防止并发症的发生与发展。且早期黏膜肿胀轻，有利于异物的显露与取出。咽部异物一般在口咽视诊或在间接喉镜下用镊子或钳子取出。食管异物可在直接喉镜或食管镜下取出。

五、观察要点

① 对于食管黏膜损伤较重或炎症反应严重者，需密切观察病情变化，禁食24～48小时，视具体病情，考虑逐渐进流质或

半流质饮食。

　　②　对于食管穿孔者，给予置入鼻饲管，维持生理需要的热量和营养，同时密切注意是否发生并发症。若证实有圆钝异物进入胃内，可嘱患者进食韭菜等富含纤维的饮食，以利于异物排出。需观察大便情况，直至找到异物为止。

六、护理要点

　　①　对精神紧张不能合作者，应给予安慰。

　　②　简单介绍取异物的方法，使患者能配合。

　　③　异物取出后应禁食1天，给予输液。并注意观察痰中带血情况，遵医嘱酌情给予抗生素。

第八节　气管、支气管异物

一、定义

　　气管、支气管异物有内源性及外源性2种。前者是指呼吸道内有假膜、干痂、干酪样坏死等堵塞。一般所指的气管、支气管异物属外源性，即外界物质误入气管、支气管内所致的疾病。是耳鼻喉科最为危险的急症之一。多见于5岁以下的儿童，3岁以下最多，可占60%～70%，偶见于成年人。

二、病因与发病机制

　　气管、支气管异物多见于儿童，特别是5岁以下的儿童，偶见于成人。异物分为不透X线的如铁钉、假牙、针、钱币等和可透X线的花生米、果核、纽扣、塑料玩具等。根据异物的大小和形状的差异，异物可停留于喉咽、会厌下气管、主支气管及支气管。较小的异物多进入支气管内，以右下叶常见，因右侧主支气管同气管连接较直，管腔较左侧大，异物容易坠入。依据异物的形状、大小和是否固定，可产生不同程度的机械性阻塞和炎症等病理改变。

　　（1）机械性阻塞

① 部分性呼气活瓣性阻塞：异物多较固定，吸气时因支气管腔主动扩张，空气经支气管狭窄处进入肺，呼气时支气管收缩，异物阻塞空气排出，导致阻塞性肺气肿，纵隔向健侧移位。

② 部分性吸气活瓣性阻塞：异物多可活动，吸气时异物随气流向下移动，致支气管阻塞，肺含气量较对侧减少，纵隔向患侧移位；吸气时，肺内气体排出无明显障碍，两肺含气量无明显差别，纵隔居中。

③ 完全性阻塞：导致肺不张。

（2）异物刺激性炎症　异物对局部黏膜的刺激。损伤可引起充血、水肿、溃疡，慢性刺激可引起局部肉芽组织增生和纤维组织增生。

三、临床表现

① 气管异物：异物经喉进入气管，刺激黏膜引起剧烈咳嗽、反射性喉痉挛而出现憋气、面色青紫等。活动性异物在咳嗽或呼吸气末期可闻及拍击音；异物固定不完全阻塞时发生肺气肿则出现呼吸音减低，完全性阻塞可致呼吸音消失，出现肺不张等相应体征。

② 支气管异物：早期症状与气管异物相似。异物进入支气管后，停留于内，刺激减少，咳嗽减轻。

四、治疗

呼吸道异物是危及生命的急症，应及时诊断尽早取出，以保持呼吸道通畅，并防止发生呼吸困难、缺氧而致心功能衰竭。

① 游离性异物用直接喉镜下钳取，失败后改用支气管镜明视下取出异物。

② 固定性异物应在支气管镜下取出，喉阻塞严重又缺乏取出异物条件时，可紧急气管切开，解除喉梗阻。

③ 尖锐异物或有气胸等并发症时，请胸外科协助治疗。

④ 较大异物可行气管切开术，在切口处取出。

五、观察要点

密切观察生命体征及全身情况，注意观察有无缺氧、呼吸困难、发热等情况，若出现面色青紫、呼吸窘迫、三凹征或窒息时，可将患儿立起，拍击后背使异物改变位置，以暂缓症状，为后续治疗争取时间，必要时配合医生采用环甲膜穿刺或气管插管等急救措施。

六、护理要点

① 经支气管镜检查，未发现异物或取出不全者，仍应严密观察呼吸变化，以防漏诊。

② 若为尖锐异物取出后黏膜会有损伤，常发生黏膜肿胀，也应严密观察患者呼吸情况，有无发热、胸痛、咳嗽、咳痰等，预防发生气管炎、肺炎。

③ 防止并发症发生　遵医嘱合理使用抗生素、类固醇喉部雾化吸入，防止喉痉挛而窒息；经常漱口，保持口腔清洁，积极预防感染的发生；如体温升高、咳嗽、痰多提示感染的存在。

第九节　喉阻塞

一、定义

喉阻塞亦称喉梗阻，是因喉部或其邻近组织的病变使喉部通道发生阻塞，引起呼吸困难。喉阻塞通常较危重，如不及时治疗可引起窒息而死亡。

二、病因与发病机制

① 喉的急性炎性疾病：小儿患急性喉炎易发生急性喉阻塞，因为小儿喉腔小，炎症时黏膜稍微肿胀就可致声门阻塞。又因小儿喉软骨软，黏膜与黏膜下层附着不紧密，黏膜下淋巴组织及腺体丰富，易产生黏膜下浸润，咳痰能力差，喉气管内的分泌物不易排除，小儿神经系统不稳定，容易发生喉痉挛等特点都使小儿急性喉阻塞机会多于成人。其他如白喉，邻近组织的急性炎症如

咽后脓肿、口底蜂窝组织炎等炎症向喉部蔓延时都可造成急性喉阻塞。

② 喉水肿：麻醉插管、变态反应、心肾疾病等均可引起喉水肿。

③ 喉创伤：喉外部和喉内部（如异物、烧灼等）的损伤，可因水肿、血肿、气肿等引起急性喉阻塞。

④ 喉痉挛破伤风、喉气管异物的刺激，低钙所致的手足搐搦症都可产生喉痉挛而致喉阻塞。

⑤ 喉肿瘤：良性和恶性肿瘤均能引起喉阻塞。带蒂的较大声带息肉突然嵌顿于声门时常可造成危急的急性喉阻塞。

⑥ 双侧声带外展麻痹。

⑦ 先天性畸形：巨大喉蹼，先天性喉喘鸣等。

三、临床表现

① 吸气期呼吸困难：为喉阻塞的临床特征。

② 吸气期喉喘鸣：吸气时气流挤过狭窄的声门裂，产生一种尖锐的喉喘鸣声，为喉阻塞突出表现。喉鸣声的大小与喉阻塞程度有关。

③ 吸气期软组织凹陷：吸气时空气不易通过声门进入肺部，胸腹辅助呼吸肌代偿性加强运动，使胸廓扩张，胸腔内负压增加，将胸廓周围软组织吸入，出现胸骨上窝、锁骨上下窝、胸骨剑突下或上腹部、肋间隙在吸气期凹陷，即"四凹征"。儿童的肌张力较弱，凹陷更为显著。

④ 声音嘶哑。

四、治疗

对急性喉阻塞的患者，必须争分夺秒，因地制宜，迅速解除呼吸困难，以免造成窒息或心力衰竭。

五、观察要点

术后密切观察切口变化，早期发现吻合口痣：术后患者均密切观察体温及切口变化。

六、护理要点

① 一度：明确病因，积极治疗。如由炎症引起，使用足量抗生素和糖皮质激素。

② 二度：积极治疗病因。如炎症引起，用足量有效抗生素和糖皮质激素；若为异物，应迅速取出；如为喉肿瘤、喉创伤、双侧声带麻痹等一时不能去除病因者，应考虑做气管切开术。

③ 三度：由炎症引起，喉阻塞时间较短，在密切观察下积极使用药物治疗，并做好气管切开术的准备。若药物治疗未见好转，全身情况较差时，应及早行气管切开术。

④ 四度：立即行气管切开术。若病情十分紧急，可先行环甲膜切开术，或先气管插管，再行气管切开术。

第十六章　传染科急症

第一节　流行性腮腺炎

一、定义

流行性腮腺炎是腮腺炎病毒引起的急性呼吸道传染病。其主要临床表现为以腮腺非化脓性肿痛为特征，偶可无腮腺肿大（20%～40%腮腺不肿大），大多有发热、咀嚼受限，并可累及其他腺体组织或脏器。好发于儿童和青少年。冬春季是发病的高峰季节。早期患者和隐性感染者是本病的传染源。

二、病因与发病机制

腮腺炎病毒感染，主要通过呼吸飞沫传播。流行为世界性。

全年均可发病。

　　腮腺炎病毒从呼吸道侵入人体后，在局部黏膜上皮细胞和局部淋巴结中复制，然后进入血流，播散至腮腺和中枢神经系统，引起腮腺炎和脑膜炎。病毒在此进一步繁殖复制后，再次侵入血流，形成第2次病毒血症，并侵犯第1次病毒入血而未受累的器官，因此临床上出现不同器官相继发生病变。

三、临床表现

　　① 前驱症状：多无前驱症状，少数病例可有发热、肌肉酸痛、周身不适、食欲不振等前驱症状。

　　② 腮肿期：发病1～2天后出现颧骨弓或耳部疼痛，腮腺逐渐肿大，体温随之上升可达40℃以上。腮腺肿大通常先为单侧，2～4天后对侧亦肿大，双侧肿大者约占75%。腮腺肿大以耳垂为中心向前、下、后方向发展，边界不清，触之有弹性并有触痛。局部皮肤发亮但不红，皮温增高。早期腮腺导管阻塞，故咀嚼或进食食物等促进唾液分泌增加时疼痛加剧。腮腺肿大于48小时达高峰，持续4～5天后渐消退。颌下腺或舌下腺可单独或同时受累。颌下腺肿大时，下颌部明显肿胀，可触及椭圆形腺体。舌下腺肿大时，可见舌下及颈前下颌部明显肿胀，并有吞咽困难。

　　③ 恢复期：腮肿持续4～5天后逐渐消退，体温恢复正常，整个病程10～14天。

四、实验室及其他检查

　　① 血常规检查：白细胞计数大多正常或减少，淋巴细胞相对增多。

　　② 血清和尿淀粉酶测定：约90%的患者发病早期有血清和尿淀粉酶增高，此项检查可作为早期诊断依据。

　　③ 脑脊液检查：无脑膜炎表现的患者中，约50%病例脑脊液中白细胞计数轻度升高，并能从脑脊液中分离出腮腺炎病毒。

④ 血清学检查：特异性IgM抗体检测的敏感性高、特异性强，可作为早期诊断的依据。

⑤ 病毒分离：从早期患者的唾液、血液、尿液及脑膜炎患者的脑脊液中可分离出腮腺炎病毒。

五、治疗

（1）抗病毒治疗　发病早期可使用利巴韦林（病毒唑）静脉滴注，疗程5～7天。

（2）对症治疗　体温过高者给予药物或物理降温；腮腺胀痛者，局部选用青黛散或如意金黄散等以适量食醋调和后外敷，胀痛较重者可给予镇静剂。

（3）并发症的治疗

① 睾丸炎：用丁字带将肿大的睾丸托起，局部冷敷，以减轻疼痛。疼痛剧烈者可用2%普鲁卡因做精索封闭。早期可口服己烯雌酚以预防睾丸炎的发生。

② 脑膜脑炎：除对高热、头痛、呕吐等进行治疗外，可静脉滴注20%甘露醇进行脱水治疗。重症患者可短期应用肾上腺糖皮质激素。

六、观察要点

主要观察体温、脉搏，腮腺肿痛的表现及程度、口腔是否清洁、腮腺导管开口有无红肿及脓性分泌物；其他器官与腺体有无受累的表现，特别是当体温恢复过程中又升高时更应注意，及早发现和处理并发症。及时了解血常规、血及尿淀粉酶等化验检查结果。

七、护理要点

（1）呼吸道隔离　患者应隔离至腮腺肿胀完全消退。对于接触者，儿童留院观察3周。

（2）急性期应卧床休息。保证营养和液体摄入，给予清淡、易消化的流质或半流质饮食，勿进食酸性食物，以避免加剧腮腺疼痛。

（3）高热时按高热护理常规护理。

（4）局部疼痛可选用中药制剂局部外敷以减轻受累组织的胀痛。

（5）嘱患者勤刷牙、经常用温盐水漱口，以保持口腔的清洁卫生，防止继发细菌感染。

（6）有睾丸炎者用棉花垫和丁字带将肿胀的睾丸托起，注意避免过紧影响血液循环。

（7）按《传染病防治法》的要求上报疫情。

第二节　流行性出血热

一、定义

流行性出血热（EHF）又称肾综合征出血热，是由汉坦病毒引起的一种自然疫源性疾病。临床上以发热、低血压休克、出血、肾损害等为主要特征。黑线姬鼠和褐家鼠是我国主要传染源，可通过呼吸道、消化道、接触、虫媒等途径传播。人群普遍易感，感染后可获持久免疫力。以男性青壮年发病较多。有明显季节性，其中黑线姬鼠传播者以11月至次年1月为高峰，5～7月为小高峰，家鼠传播者3～5月为高峰。

二、病因与发病机制

布尼亚病毒科汉坦病毒为本病致病病毒。

本病发病过程复杂，可能与病毒及其产物直接损伤机体尤其是广泛的血管损伤有关（此为引起发病的重要始动环节）；此外病毒引起的免疫功能紊乱亦为主要原因，已知与Ⅲ型变态反应、Ⅰ型变态反应的参与以及自身免疫损伤等均密切有关。

三、临床表现

流行性出血热的潜伏期为4～46天，一般为7～14天，典型病例有发热期、低血压休克、少尿期、多尿期和恢复期的5

期经过，亦可有越期或几期重叠现象。

① 发热期：起病急骤，主要表现为全身中毒症状、毛细血管损伤和肾损害。具体表现为高热，多呈稽留热或弛张热型，热程多为3～7天。发热同时伴有剧烈头痛、腰痛、眼眶痛（三痛征）及颜面、颈部、前胸皮肤潮红（三红征）。全身皮肤、黏膜均可有充血、出血、水肿现象。穿刺部位可见大片瘀斑，球结膜充血、水肿，重者可呈水疱样。肾损害表现为蛋白尿和尿镜检发现管型等。

② 低血压休克期：多在病程的第4～6天出现，多数患者在发热末期或热退时出现血压下降，一般持续数小时至3天，持续时间长短与病程轻重、治疗措施是否及时和正确有关。主要为全身小血管病变、血管壁通透性增加、血浆外渗、血容量下降所致原发性休克。一般血压开始下降时四肢尚温暖，若血容量继续下降则表现为面色苍白、四肢厥冷、脉搏细弱或不能触及，尿量减少。当脑供血不足时出现烦躁、谵妄。少数顽固性休克患者，由于长期组织灌注不良出现发绀，并促进DIC、脑水肿、急性呼吸窘迫综合征（ARDS）和急性肾衰竭的发生。此外，在病程中还可发生因腔道大出血、继发感染、水及电解质平衡紊乱、DIC等引起的继发性休克，应注意与原发性休克鉴别。

③ 少尿期：少尿期一般出现于病程第5～8天，持续2～5天，继休克期之后出现，亦可与休克期同时出现，因而要与肾前性少尿鉴别。若尿相对密度＞1.20，尿钠＜40mmol/L。尿尿素氮与血尿素氮之比＞10∶1，应考虑为肾前性少尿。24小时尿量＜400ml为少尿，＜100ml为无尿。此期患者主要表现为尿毒症、酸中毒和水、电解质紊乱，严重者可出现高血容量综合征和肺水肿。多数患者此期由于DIC、血小板功能障碍或肝素类物质增加而出现出血现象加重，表现为皮肤瘀斑增加、鼻出血、便血、呕血、咯血、血尿或阴道出血，少数患者出现颅内出血及其他内脏出血。少数患者无明显少尿而存在氮质血症，称无少尿型肾衰竭。这是肾小球受损而肾小管受损不严重所致。此期并发症

多见，容易引起患者死亡。

④ 多尿期：多尿期一般在病程第9～14天，分3个阶段。移行期：每天尿量逐渐增至2000ml，此期虽尿量增加但血尿素氮和肌酐等反而上升，症状加重，需特别注意病情变化；多尿早期：尿量由每天2000ml增至3000ml，此期氮质血症未见改善，症状仍重；多尿后期：每天尿量＞3000ml，一般尿量可达4000～8000ml/d，少数可达15000ml/d，尿素氮、肌酐逐步下降，精神食欲逐日好转。此时若水和电解质补充不足或继发感染，可发生继发性休克，亦可发生低钠、低钾症状。

⑤ 恢复期：多尿期过后，尿量逐渐恢复到2000ml/d以下，症状基本消失，尿素氮、肌酐恢复正常。一般需1～3个月体力才能完全恢复，少数患者可遗留高血压、肾功能障碍、心肌劳损和垂体功能减退等症状。

四、实验室及其他检查

① 血常规检查：早期表现"四高一低"，即血红蛋白、白细胞总数、中性粒细胞、异常淋巴细胞升高，血小板减少。白细胞计数第3天后逐渐升高，可达（15～30）×10⁹/L，少数重症患者可达（50～100）×10⁹/L。发病初期中性粒细胞增多，第4～5天后淋巴细胞增多，并出现较多的异形淋巴细胞，发热后期和低血压期血红蛋白和红细胞明显增高，血小板从第2天开始减少，并可见异形血小板。

② 尿常规检查：病程第2天开始出现大量蛋白尿，对明确诊断有意义。重症患者尿中可出现膜状物，为大量蛋白和脱落上皮的凝聚物。尿镜检可发现管型和红细胞。

③ 生化检查：多数患者尿素氮和肌酐在低血压期开始升高，少数发热期开始升高，血钠、钙、氯在本病各期中多数降低，而血钾在发热期和休克期较低，少尿期升高，多尿期又降低，发热期血气分析以呼吸性碱中毒多见，休克期和少尿期以代谢性酸中毒为主。

④ 免疫学检查：特异性抗体IgM和IgG测定，如双份血清呈4倍升高即可确诊。特异性抗原检查，早期患者的血清及周围血中性粒细胞、单核细胞、淋巴细胞以及尿沉渣细胞均可检测出汉坦病毒抗原。

⑤ 凝血功能检查：若有DIC，早期高凝阶段凝血时间缩短。转入低凝阶段后，凝血时间和凝血酶原时间延长，血小板减少，纤维蛋白原降低。若继发纤溶亢进，则纤维蛋白降解产物（FDP）明显增多。

⑥ 其他检查：常出现血清谷丙酸氨基转氨酶（ALT）升高；心电图可出现心肌损害高钾（T波高尖）、低钾（U波）表现。眼压常升高，脑水肿患者可见视盘水肿。少数患者胸部X线有肺淤血和肺水肿表现。

五、治疗

本病以综合治疗为主，早期抗病毒治疗，中晚期则针对病理生理改变进行对症治疗。"三早一就"是本病的治疗原则，即早期发现、早期休息、早期治疗和就近治疗。

六、观察要点

① 生命体征的观察：应严密监测患者的生命体征，尤其对血压的观察更为重要，发热期应每2～4小时测血压1次，发热末期和低血压休克期每30分钟测量1次，或按需要随时测量，并做详细记录。

② 出血的观察及护理：观察是否有鼻出血、咳血、呕血、便血，是否有烦躁不安、面色苍白、脉搏增快、血压下降等休克表现；常规查血型、交叉配血，并做好输血准备；根据不同的出血部位做相应处理，遵医嘱给予止血药；进行有关凝血功能的检查；根据病情准备抢救用物及药品；注射后需延长按压时间，防止出血及皮下血肿。

③ 急性肾衰竭的观察及护理：严密观察尿量，准确记录24小时出入液量；少尿期严格控制入液量，每天入量为前1天出量

加500～700ml；还应限制钠盐及钾盐的摄入，并给予低蛋白饮食；遵医嘱使用利尿药，并观察利尿效果，及时采血监测肾功能和电解质；导泻患者应记录大便次数、量及性质；进行血液透析的患者给予相应的护理。

④ 肺水肿的观察及护理：注意观察是否存在呼吸困难、烦躁、心率增快、咳粉红色泡沫样痰、肺底湿啰音等，发现有左心功能不全表现后立即停止输液或控制输液速度，立即报告医生共同处理。患者取坐位或半卧位，双下肢下垂，给予30%～50%乙醇湿化后氧气吸入；遵医嘱使用强心、利尿、降压等药物并观察药物疗效及不良反应。

七、护理要点

（1）常规护理　患者应绝对卧床休息，避免随意搬动。给予清淡可口、高热量、高维生素、富有营养的流质或半流质饮食，少量多餐。少尿期宜给予低盐、低蛋白饮食。加强皮肤及口腔护理。注意空气消毒，预防继发感染。

（2）专科护理

① 高热的护理：绝对卧床休息，禁止搬动。严密观察病情，每4小时测体温1次。发热末期注意血压、脉搏、尿量的变化。注意观察发热的程度及热型，伴随症状并详细记录。体温超过38.5℃时，可在体表大血管处冷敷，不宜用乙醇擦浴和发汗退热药物。及时送检尿标本，遵医嘱给予补液治疗。

② 组织灌注量不足的护理：将患者置于休克体位，给氧。注意保暖，室温保持在20℃左右，可加盖棉被、毛毯等，但忌用热水袋保温，防止机体反应性低而造成烫伤。严密观察并记录脉搏、血压、意识状态、皮肤温度、24小时出入水量。迅速建立静脉通道，以利快速扩容及静脉用药。遵医嘱扩充血容量，纠正酸中毒，使用血管活性药物并观察药物疗效。

③ 按《传染病防治法》的要求上报疫情。

第三节　钩端螺旋体病

一、定义

钩端螺旋体病简称钩体病，是致病性钩端螺旋体引起的动物源性传染病。临床上主要表现为急性发热与全身酸痛，重者可累及多个脏器，引起肺出血、黄疸、肾衰竭、脑膜炎，甚至死亡。我国钩体病的主要传染源为黑线姬鼠、猪和犬等。人体主要通过间接接触传播。带菌动物从尿排出钩体，污染周围环境，钩体通过皮肤和黏膜，特别是破损的皮肤侵入体内。人群普遍易感，病后可获得较强的同型免疫力。但对不同型钩体仍然易感。以青壮年、农民、渔民、屠宰工人发病为主。主要流行于夏秋季（6～10月）。

二、病因与发病机制

病原体为钩端螺旋体。

钩体穿过破损的皮肤黏膜进入人体，经淋巴管或微血管侵入血流，并在其中繁殖，形成钩体败血症。引起严重的中毒症状和有关脏器的病变。恢复期可由于免疫病理反应，引起眼及中枢神经等后发损伤。病情轻重与钩体菌型和人体免疫状态有关。各种菌型可引起多种临床表现，各种临床类型可由多种菌型引起，故临床表现多样，轻重差别很大。

钩体病的基本病变是全身毛细血管中毒性损伤，重者引起内脏病变。其中以肝、肺、肾、心脏、脑、横纹肌、肾上腺等损害较严重。

三、临床表现

钩体病的潜伏期为2～20天，一般为7～13天。病情轻重不一，整个病程分为3期。

（1）早期　多数患者起病急骤，畏寒发热，热型多为稽留热，部分为弛张型，热程一般为4～7天。头痛、全身肌痛，尤以腓肠肌及腰背肌疼痛最为显著，腓肠肌压痛，拒按。全身乏力，腿软，行走困难。浅表淋巴结肿大与压痛，以腹股沟淋巴结及腋下淋巴结群较常见。一般为黄豆至蚕豆大小，呈软性隆起，伴压痛。部分患者伴呼吸道、消化道症状，可能有肝脾大及出血倾向。

（2）中期　为症状明显期，常见临床类型如下。

① 流感伤寒型：又称感染中毒型，即单纯败血症。除初期表现外，无明显内脏损害，病程一般5～10天，发热渐退而愈。

② 肺出血型：病程3～4天后病情加重而出现不同程度的肺出血。轻度肺出血型表现为咳嗽与痰中带血，肺部可闻及少量湿啰音，X线胸片可见双肺散在点状或小片状阴影，经及时而适当的抗菌治疗较易痊愈；肺弥漫性出血型表现为发热及其他中毒症状进行性加重，同时出现面色改变，由潮红转为苍白或青灰，继之在口唇、甲床、鼻尖等处出现发绀，这往往是钩体病肺弥漫性出血病情严重的一个重要标志，也是严重缺氧的一个标志。呼吸、脉搏增快，肺部出现湿啰音，咳血痰或咯血，血液呈暗红色。患者神志恍惚或昏迷，临终前常口、鼻涌血。肺弥漫性出血型病情进展迅猛，死亡率极高。早期诊断、早期治疗具有非常重要的临床意义。

③ 黄疸出血型：病程的4～5天以后出现黄疸、出血倾向和肾损害表现。黄疸逐渐加深，于病程10天左右达高峰。深度黄疸者预后较差，多数伴有明显出血，肝、肾衰竭。部分病例可伴皮肤瘙痒、相对缓脉、呃逆等。肝轻至中度肿大，触痛，部分病例可有脾轻度肿大。多数病例发生不同程度的出血现象，常表现为鼻出血，皮肤黏膜瘀点、瘀斑，腔道出血尤其是消化道出血。本型肾损害很普遍，轻者有蛋白尿、镜下血尿，重者发生急性肾衰竭，表现为少尿或无尿。急性肾衰竭是黄疸出血型最常见的死亡原因，此外肝衰竭也是本型死亡原因之一。部分病例可合并脑膜炎、心肌炎、心包炎、胸腔积液等。

④ 肾衰竭型：各型钩体患者都可有肾损害的表现，如尿中

有蛋白质、红细胞与管型等。仅少数发生肾衰竭，表现为少尿、氮质血症和尿毒症。肾衰竭型常与黄疸出血型合并出现，单独肾衰竭型少见。一般于发病3天后出现肾实质损害表现，少尿或无尿常发生于病程的第1周内，平均病程2～3周，恢复期一般无肾后遗损害，远期预后良好。

⑤ 脑膜脑炎型：在钩体病发病后2～3天，出现头痛加重、烦躁，甚至恶心呕吐，颈部有抵抗力，克氏征阳性等脑膜炎表现，以及嗜睡、神志不清、谵妄、瘫痪、抽搐与昏迷等脑炎表现。重者可发生脑水肿、脑疝与呼吸衰竭等。脑脊液压力增高，蛋白含量增高，白细胞计数增多，一般在$500×10^6$/L以下，以淋巴细胞为主，糖正常或稍低，氯化物正常。脑脊液的钩体培养阳性率较高。单纯脑膜炎者，预后较好。脑炎或脑膜脑炎者病情较重，脑炎较重伴有脑水肿者预后差。

⑥ 后期并发症：少数患者在发热消退进入恢复期后可出现再次发热，体温38℃左右，经1～3天退热，称为后发热。此时无钩体血症，不需抗生素治疗。某些患者在后发热时或稍后出现脑膜脑炎症状和体征，但脑脊液钩体培养阴性，称为反应性脑膜炎，预后良好。部分患者在退热后1周至1个月左右眼出现的后发症，主要为虹膜睫状体炎、脉络膜炎、葡萄膜炎、巩膜表层炎、球后视神经炎等，主要发生于波摩那型钩体。另外某些波摩那型钩体患者在钩体病后2～5个月出现偏瘫、失语，可为短暂的反复发作，是钩体病后期并发症中的闭塞性脑动脉炎，可能为变态反应所致。

四、实验室及其他检查

① 血、尿常规：白细胞总数和中性粒细胞轻度增高或正常。尿常规约2/3的患者存在轻度蛋白尿，显微镜检查可见红细胞、白细胞或管型。

② 血培养：取柯氏液体培养基3管，抽初期患者静脉血1～2ml，于床旁接种3滴于每管中，置28℃孵育约1周才能生

长，阳性率20%～70%。

③ 血清学试验：常用显微镜凝集溶解试验（显凝试验，又称钩体凝溶试验），一般在病后7～8天出现阳性，逐渐升高，效价达1∶400以上为阳性，可持续数日至数年。在流行地区采取病初与2周后的双份血清同时检测，第2次血清效价增高在4倍以上者有诊断意义。

五、治疗

钩端螺旋体病的治疗原则是早期诊断，及早进行抗菌治疗和相应的对症治疗。

六、观察要点

密切观察患者的生命体征。观察患者是否有心悸、烦躁不安、面色苍白、呼吸急促等表现，以早期发现肺部大出血；观察皮肤、黏膜有无出血点及紫癜，并注意鼻出血、呕血、便血、咯血及血尿等出血现象；观察神志、瞳孔等变化，以便及早发现脑水肿及脑疝；准确记录24小时出入水量，尤其是尿量。

七、护理要点

（1）常规护理　急性期患者应严格卧床休息，直至临床症状及体征消失方可下床活动，并应注意逐渐增加活动量及逐渐延长活动时间。协助患者洗漱、床上大小便，减少体力消耗，并保持皮肤的清洁干燥。急性期应给予高热量、低脂、适量蛋白、少渣及易消化的流质或半流质饮食，以保证营养充足。局部肌肉疼痛者可用热敷，每次15min，每天3～4次。明显头痛伴肌肉痛者可给予镇静剂。

（2）专科护理

① 高热的护理：每4小时测量1次体温、脉搏、呼吸，并做好记录。降温以物理降温法的冰枕、冰帽、冰敷等为主。有皮肤出血倾向者，不宜乙醇擦浴。降温后0.5小时测量体温，并准确记录于体温单上。鼓励患者多饮水，出汗后及时更换衣服，注

意保暖。协助进行口腔护理，每天 2 次，口唇干燥时可涂护唇油。

② 肺出血的护理：病后若未注意休息、未及时治疗、患者免疫力低（如未接种钩体菌苗者或新到疫区的人）、病原菌毒力很强、情绪紧张、赫氏反应等均可诱发肺弥漫性出血，故应尽量避免诱发因素。密切观察病情变化，及时发现肺弥漫性出血的先兆并立即报告医生。保持患者安静，避免一切不必要的检查和操作，禁止搬动。咯血时需保持侧卧位，防止血液堵塞呼吸道引起窒息。一旦发生呼吸道阻塞，应紧急行气管切开，以保持呼吸道通畅。遵医嘱吸氧并给予镇静剂、氢化可的松、强心药物。输液速度应缓慢，控制在 1ml/min 以内。

③ 药物治疗的护理　赫氏反应可促发肺弥漫性出血使病情加重，故在首剂应用青霉素 15min 至 6 小时内，应密切观察有无突起发冷、寒颤、高热、大汗、低血压等表现，应随时询问患者的感觉，以便及时发现，并给予妥善处理。

④ 按《传染病防治法》的要求上报疫情。

第四节　麻　疹

一、定义

麻疹是由麻疹病毒引起的急性呼吸道传染病，多见于小儿，在易感人群聚集的地方易发生暴发流行。临床上以发热、咳嗽、流涕、眼结膜充血、颊黏膜有麻疹黏膜斑及全身性斑丘疹为特征。

二、病因与发病机制

病原体为麻疹病毒。

麻疹病毒侵入上呼吸道、眼结膜上皮细胞内复制繁殖，引起局部炎症和发热；继而通过局部淋巴组织进入血流（初次病毒血症），病毒被单核-巨噬细胞系统吞噬，在该处广泛繁殖，大量病毒再侵入血流，造成第2次病毒血症，出现高热和出疹。病毒血症持续到出疹后第2天，以后渐愈。

三、临床表现

（1）典型麻疹分3期

① 前驱期：从发热到出疹为前驱期，一般持续3～4天。有咳嗽、流涕、流泪等，以口腔黏膜见麻疹黏膜斑为特征。

② 出疹期：发热后3～5天，皮肤开始见疹，自耳后发际向面颈躯干四肢蔓延直至手足心。疹色淡红，疹间可见正常皮肤界线，压之退色，少数可融合成片，重症者可见出血性皮疹、嗜睡、谵妄、抽搐等。

③ 恢复期：出疹1～2天后热渐退，疹色变深，退疹后有脱屑及色素沉着。

④ 无并发症者病程10～14天。非典型麻疹有轻型麻疹、重型麻疹（中毒性、休克性、出血性、疱疹性）、异型麻疹。

（2）体征

① 眼结膜充血。

② 发病第2～3天出现口腔麻疹黏膜斑。

③ 发病第3～5天皮肤出现皮疹，出疹顺序先耳后、颈部，迅速发展到面部、躯干、四肢，2～3天遍及手掌、足底，皮疹2～5mm大小，初呈淡红色、散在，后渐密集呈鲜红色，进而转为暗红色，疹间皮肤正常。

④ 出疹时全身浅表淋巴结及肝脾轻度肿大，肺部可闻及干湿啰音。

⑤ 疹退后遗留淡褐色色素沉着，伴糠麸样脱屑，1～2周消退，疹消退后全身症状减轻，热退。

四、实验室及其他检查

① 血常规示白细胞总数减少，淋巴细胞相对增高。

② 血清中的抗麻疹IgM检测是早期特异性诊断方法。

五、治疗

① 对症治疗：高热者酌情用小剂量退热药，咳嗽用祛痰止咳药，烦躁不安可用镇静剂。

② 并发症治疗：支气管肺炎主要为抗菌治疗；心肌炎有心力衰竭者按心力衰竭处理，重症者可同时用肾上腺皮质激素保护心肌；喉炎者给予雾化吸入稀释痰液，选用抗菌药物，重症者可同时用肾上腺皮质激素以减轻喉部水肿。

六、观察要点

① 注意体温、脉搏、呼吸及神志状态，如出现体温过高或下降后又升高、呼吸困难、发绀、躁动不安等，均提示可能出现并发症。

② 皮疹变化　　出疹期应观察出疹顺序、皮疹颜色及分布情况，如出疹过程不顺利，提示可能发生并发症，需报告医生及时处理。

③ 观察有无脱水、酸中毒及电解质紊乱的表现。

④ 观察支气管肺炎、喉炎等并发症表现。

七、护理要点

（1）常规护理　　呼吸道隔离至出疹后5天，有并发症者延长至出疹后10天；绝对卧床休息，保持室内空气新鲜、通风，室内光线不宜过强以防止强光对患者眼睛的刺激；饮食以营养丰富、高维生素、易消化的流质、半流质为主，避免生冷、干硬、油腻及含刺激性调料品，并应注意补充充足的水分，可给予果汁等少量多次喂服，脱水、摄入过少者给予静脉补液，注意水、电解质平衡。

（2）专科护理

① 发热：在前驱期尤其是出疹期，如体温不超过39℃不予处理，因体温太低影响发疹。如体温过高，可用温水擦浴（忌用乙醇擦浴，以免刺激皮肤影响皮疹透发及体温骤降引起末梢循环障碍），或服用小剂量退热药，使体温略降为宜。

② 皮疹的护理：注意保持皮肤清洁，每天用温水轻擦皮肤，禁用肥皂水与乙醇擦拭皮肤；有皮肤瘙痒者应避免搔抓，防止抓伤皮肤造成感染；应注意修剪指甲，幼儿自理能力差，可将手包起来；皮肤剧痒者可涂炉甘石洗剂等；退疹后皮肤干燥可涂以润滑油。衣着应宽松，内衣裤应勤换洗；床褥应保持清洁、松软、平整、干燥；有口腔黏膜斑的患者，应注意做好口腔护理，每日用生理盐水或朵贝液彻底清洗口腔2～3次，每次进食后用清水擦拭口腔，以保持口腔清洁、黏膜湿润；皮疹发生破溃后应及时处理，可涂以抗生素软膏防继发感染。

③ 眼、鼻的护理：因麻疹患者有结膜炎，应每天用生理盐水或硼酸溶液冲洗双眼2～3次，冲洗后滴入眼药水，以预防继发细菌感染。随时清除鼻腔分泌物，保持鼻腔通畅。

④ 按《传染病防治法》的要求上报疫情。

第四篇
常用药物

第十七章　升压药与降压药

第一节　升压药

盐酸肾上腺素

【药理作用】

对α和β受体都有激动作用，使心肌收缩力加强，心率加快，心肌耗氧量增加，使皮肤、黏膜及内脏小血管收缩，但冠状血管和骨骼肌血管则扩张。对血压的影响与剂量有关，在常用剂量下，收缩压上升而舒张压并不升高，剂量增大时，收缩压与舒张压均上升。此外，还有松弛支气管和胃肠道平滑肌的作用。

【适应证】

① 抢救过敏性休克：常用于抢救过敏性休克，如青霉素引起的过敏性休克。由于本品具有兴奋心肌、升高血压、松弛支气管等作用，故可缓解过敏性休克的心跳微弱、血压下降、呼吸困难等症状。

② 抢救心跳骤停：可用于由麻醉和手术中意外、药物中毒或心脏传导阻滞等原因引起的心跳骤停，对电击引起的心跳骤停，亦可用本品配合电除颤器或利多卡因等进行抢救。

③ 治疗支气管哮喘：效果迅速但不持久。

④ 与局麻药合用可减少局麻药的吸收而延长其药效，并减少毒副反应，亦可减少手术部位的出血。

⑤ 制止鼻黏膜和齿龈出血。

⑥ 治疗荨麻疹、枯草热、血清反应等。

【用法与用量】

① 皮下注射，每次0.25 ～ 1mg；心室内注射，每次

0.25～1mg。极量：皮下注射，每次1mg。皮下注射或肌内注射0.5～1mg，也可用0.1～0.5mg缓慢静脉注射（以0.9%氯化钠注射液稀释到10ml）。如疗效不好，可改用4～8mg静脉滴注（溶于5%葡萄糖溶液500～1000ml中）。

② 抢救心跳骤停：以0.25～0.5mg心内注射，同时作心脏按压、人工呼吸和纠正酸血症。对电击引起的心跳骤停，亦可用本品配合电除颤器或利多卡因等进行抢救。

③ 治疗支气管哮喘：皮下注射0.25～0.5mg，3～5分钟即见效，但仅能维持1小时。必要时可重复注射1次。

④ 与局麻药合用时加少量1∶（200000～500000）于局麻药（如普鲁卡因）内。

⑤ 制止鼻黏膜和齿龈出血：将浸有1∶20000～1∶1000溶液的纱布填塞出血处。

⑥ 治疗荨麻疹、枯草热、血清反应等：皮下注射1∶1000溶液0.2～0.5ml，必要时再以上述剂量注射1次。

【不良反应】

① 心悸、头痛、血压升高、震颤、无力、眩晕、呕吐、四肢发凉。

② 有时可有心律失常，严重者可由于心室颤动而致死。

③ 用药局部可有水肿、充血、炎症。

【禁忌证】

高血压、器质性心脏病、冠状动脉病变、糖尿病、甲状腺功能亢进症、洋地黄中毒、创伤性及出血性休克等慎用，心源性哮喘忌用。

【注意事项】

① 与其他拟交感药有交叉过敏反应。

② 可透过胎盘。

③ 抗过敏休克时，须补充血容量。

④ 用量过大或皮下注射时误入血管后，可引起血压突然上

升而导致脑出血。

⑤ 常见的不良反应为心悸、头痛，有时可引起心律失常，严重者可由于心室颤动而致死。

⑥ 每次局麻使用量不可超过300μg，否则可引起心悸、头痛、血压升高等。

盐酸多巴胺

【药理作用】

本品为体内合成肾上腺素的前体，具有β受体激动作用，也有一定的α受体激动作用。能增强心肌收缩力，增加心排血量，加快心率的作用较轻微（不如异丙肾上腺素明显）；对周围血管有轻度收缩作用，升高动脉压，使内脏血管（肾、肠系膜、冠状动脉）扩张，增加血流量；使肾血流量及肾小球滤过率均增加，从而促使尿量及钠排泄量增多。能改善末梢循环，明显增加尿量，对心率则无显著影响。

【适应证】

用于各种类型的休克，包括中毒性休克、心源性休克、出血性休克、中枢性休克，特别对伴有肾功能不全、心排血量降低、周围血管阻力增高而已补足血容量的患者更有意义。

【用法与用量】

常用量为静脉滴注，每次20mg，稀释后缓慢滴注；极量为静脉滴注，每分钟20μg/kg。将20mg加入5％葡萄糖溶液200～300ml中静脉滴注，开始每分钟20滴左右（即每分钟滴入75～100μg），以后根据血压情况可加快速度或加大浓度。

【不良反应】

常见的有胸痛、呼吸困难、心悸、心律失常（尤其用大剂量）、全身软弱无力感；心跳缓慢、头痛、恶心呕吐者少见。长期应用大剂量或小剂量用于外周血管病患者，出现的反应有手足疼痛或手足发凉；外周血管长时期收缩，可能导致局部坏死或坏疽；过量时可出现血压升高，此时应停药，必要时给予α受体阻滞剂。

【禁忌证】

对本品任何成分过敏者禁用。

【注意事项】

① 大剂量时可使呼吸加速、心律失常，停药后即迅速消失，过量可致快速型心律失常。

② 使用以前应补充血容量及纠正酸中毒。

③ 静脉滴注时，应密切观察血压、心率、尿量和一般状况。

盐酸多巴酚丁胺

【药理作用】

为选择性心脏β₁受体激动剂，能增强心肌收缩力，增加心排血量，但对心率的影响远小于异丙肾上腺素，较少引起心动过速。临床对心肌梗死后或心脏外科手术时心排血量低的休克患者有较好疗效，优于异丙肾上腺素，较为安全。

【适应证】

用于心排血量低和心率慢的心力衰竭患者，其改善左心室功能的作用优于多巴胺。

【用法与用量】

静脉滴注时250mg加入5％葡萄糖溶液250ml或500ml中稀释后滴注，每分钟2.5～10μg/kg。

【不良反应】

可有心悸、恶心、头痛、胸痛、气短等。如出现收缩压增加［多数增高10～20mmHg（1.33～2.67kPa），少数升高50mmHg（6.67kPa）或更多］，心率增快（多数在原来基础上每分钟增加5～10次，少数可增加30次以上）者，与剂量有关，应减量或暂停用药。

【禁忌证】

梗阻型肥厚性心肌病患者禁用。

【注意事项】

① 可有心悸、恶心、头痛、胸痛、气短等。

② 用药期间应定时或连续监测心电图、血压、心排血量。

重酒石酸间羟胺

【药理作用】

主要激动α受体，升压效果比去甲肾上腺素稍弱，但较持久，有中等度加强心脏收缩的作用，无局部刺激，供皮下注射、肌内注射及静脉注射。可增加脑及冠状动脉血流量，肌内注射后5分钟内血压升高，可维持1.5～4小时之久。静脉滴注1～2分钟内即可显效。

【适应证】

适用于各种休克及手术时低血压。在一般用量下不致引起心律失常，因此也可用于心肌梗死性休克。

【用法与用量】

① 常用量：肌内注射，每次10～20mg；静脉滴注，每次10～40mg，稀释后缓慢滴注，如以15～100mg加入0.9%氯化钠注射液或5%～10%葡萄糖溶液250～500ml中静脉滴注，每分钟20～30滴，用量及滴速随血压情况而定。极量：静脉滴注，每次100mg（每分钟0.2～0.4mg）。

② 局部鼻充血：可用0.25%～0.5%等渗缓冲液（pH=6），每小时喷入或滴入2～3滴，每天不超过4次，一个疗程为7天。

【不良反应】

① 心律失常，发生率随用量及患者的敏感性而异。

② 升压反应过快过猛可致急性肺水肿、心律失常、心跳停顿。

③ 过量表现为抽搐、严重高血压、严重心律失常，此时应立即停药观察，血压过高者可用5～10mg酚妥拉明静脉注射，必要时可重复。

④ 静脉滴注时药液外溢，可引起局部血管严重收缩，导致组织坏死糜烂或红肿硬结形成脓肿。

⑤ 长期使用骤然停药时可能发生低血压。

【禁忌证】

对本品过敏者禁用。

【注意事项】

① 不可与环丙烷、氟烷等药品同时使用，因易引起心律失常。

② 甲状腺功能亢进症、高血压、充血性心力衰竭及糖尿病患者慎用。

③ 有蓄积作用，如用药后血压上升不明显，必须观察10分钟以上，才决定是否增加剂量，以免贸然增量致使血压上升过高。

④ 连用可引起快速耐受性。

⑤ 不宜与碱性药物共同滴注，因可引起分解。

重酒石酸去甲肾上腺素

【药理作用】

本品为强烈的α受体激动剂，对β受体的激动作用很弱，具有很强的血管收缩作用，使全身小动脉与小静脉都收缩（但冠状血管扩张），外周阻力增高，血压上升。兴奋心脏及抑制平滑肌的作用都比肾上腺素弱。

【适应证】

临床上主要利用其升压作用，静脉滴注用于各种休克（出血性休克禁用），以提高血压，保证对重要器官（如脑）的血液供应。使用时间不宜过长，否则可引起血管持续强烈收缩，使组织缺氧情况加重。应用酚妥拉明以对抗过分强烈的血管收缩作用，常能改善休克时的组织血液供应。

【用法与用量】

① 静脉滴注：临用前用5％葡萄糖注射液或葡萄糖氯化钠

注射液稀释，每分钟滴入4～10μg，根据病情调整用量。可用1～2mg加入生理盐水或5%葡萄糖100ml内静脉滴注，根据情况掌握滴注速度，待血压升至所需水平后减慢滴速，以维持血压于正常范围。如效果不好，应换用其他升压药。对危急病例可用1～2mg稀释到10～20ml，徐徐推入静脉，同时根据血压调节其剂量，待血压回升后，再用滴注法维持。

② 口服：治疗上消化道出血，每次服注射液1～3ml（1～3mg），每天3次，加入适量冷盐水服下。

【药物不良反应】

① 药液外漏可引起局部组织坏死。

② 本品强烈的血管收缩作用可以使重要脏器官血流减少，肾血流锐减后尿量减少，组织供血不足导致缺氧和酸中毒；持久或大量使用时，可使回心血流量减少，外周血管阻力升高，心排血量减少，后果严重。

③ 需要重视的反应包括静脉输注时沿静脉径路皮肤发白，注射局部皮肤破溃，皮肤发绀，发红，严重眩晕，上述反应虽属少见，但后果严重。

④ 个别患者因过敏而有皮疹、面部水肿。

⑤ 在缺氧、电解质平衡失调、器质性心脏病患者中或逾量时，可出现心律失常；血压升高后可出现反射性心率减慢。

⑥ 以下反应如持续出现应注意：焦虑不安、眩晕、头痛、皮肤苍白、心悸、失眠等。

⑦ 逾量时可出现严重头痛及高血压、心率缓慢、呕吐、抽搐。

【禁忌证】

禁止与含卤素的麻醉剂和其他儿茶酚胺类药合并使用，可卡因中毒及心动过速患者禁用。

【注意事项】

① 抢救时长时间持续使用本品或其他血管收缩药，重要器官如心、肾等将因毛细血管灌注不良而受到不良影响，甚至导致

不可逆性休克，须注意。

② 高血压、动脉硬化、无尿患者忌用。

③ 本品遇光即渐变色，应避光贮存，如注射液呈棕色或有沉淀，即不宜再用。

④ 不宜与偏碱性药物如磺胺嘧啶钠、氨茶碱等配伍注射，以免失效；在碱性溶液中如与含铁离子杂质的药物（如谷氨酸钠、乳酸钠等）相遇，则变紫色，并降低升压作用。

⑤ 浓度高时，注射局部和周围发生反应性血管痉挛、局部皮肤苍白，时久可引起缺血性坏死，故滴注时应严防药液外漏，滴注以前应对受压部位（如臀部）采取措施，减轻压迫（如垫棉垫）。如一旦发现坏死，除使用血管扩张剂外，还应尽快热敷并给予普鲁卡因大剂量封闭。小儿应选粗大静脉注射，并须更换注射部位。静脉给药时必须防止药液漏出血管外。

⑥ 用药当中须随时测量血压，调整给药速度，使血压保持在正常范围内。

⑦ 其他参见肾上腺素。

第二节　降压药

硝普钠

【药理作用】

硝普钠为强有力的血管扩张剂，扩张周围血管使血压下降，作用迅速，给药后 5 分钟即见效，停药后作用能维持 2 ～ 15 分钟。

【适应证】

用于其他降压药无效的高血压危象，疗效可靠，且由于其作用持续时间较短，易于掌握。用于急性心力衰竭，能使衰竭的左心室排血量增加，心力衰竭症状得以缓解。

【用法与用量】

临用前，先用5％葡萄糖注射液2～3ml溶解，再用5％葡萄糖注射液250～1000ml稀释。静脉滴注，每分钟1～3μg/kg。开始时速度可略快，血压下降后可渐减慢。但用于心力衰竭、心源性休克时开始宜缓慢，以10滴/min为宜，以后再酌情加快速度。用药不宜超过72小时。极量为每分钟10μg/kg，总量为3.5mg/kg。

【不良反应】

短期应用适量不致发生不良反应。

（1）本品毒性反应来自其代谢产物氰化物和硫氰酸盐，氰化物是中间代谢物，硫氰酸盐为最终代谢产物，如氰化物不能正常转换为硫氰酸盐，则造成氰化物血浓度升高，此时硫氰酸盐血浓度虽正常也可发生中毒。

（2）麻醉中控制降压时突然停用本品，尤其血药浓度较高而突然停药时，可能发生反跳性血压升高。

（3）以下三种情况出现不良反应：

① 血压降低过快过剧，出现眩晕、大汗、头痛、肌肉颤搐、神经紧张或焦虑、烦躁、胃痛、反射性心动过速或心律不齐，症状的发生与静脉给药速度有关，与总量关系不大。减量给药或停止给药可好转。

② 硫氰酸盐中毒或超量时，可出现运动失调、视物模糊、谵妄、眩晕、头痛、意识丧失、恶心、呕吐、耳鸣、气短。停止给药可好转。

③ 氰化物中毒或超量时，可出现反射消失、昏迷、心音遥远、低血压、脉搏消失、皮肤粉红色、呼吸浅、瞳孔散大，应停止给药并对症治疗。

④ 皮肤：光敏感与疗程及剂量有关，皮肤石板蓝样色素沉着，停药后经较长时间（1～2年）才渐退。其他过敏性皮疹，停药后消退较快。

【禁忌证】

代偿性高血压如动静脉分流或主动脉缩窄时，禁用本品。

【注意事项】

① 用药过程中可出现恶心、呕吐、精神不安、肌肉痉挛、头痛、厌食、皮疹、出汗、发热等。长期或大剂量使用，特别在肾衰竭患者，可能引起硫氰化物蓄积而导致甲状腺功能减退，亦可出现低血压症，故须严密监测血压。

② 溶液需临用前配制，并于12小时内用完；由于见光易变质，滴注瓶应用黑纸遮住，避光使用；除用5％葡萄糖溶液稀释外，不可加其他药物。

③ 用于心力衰竭时，开始剂量宜小（一般是25μg/min），逐渐增量。平均滴速，血压高者为186（25～400）μg/min，血压正常者为71（25～150）μg/min。停药时应逐渐减量，并加用口服血管扩张剂，以免出现症状"反跳"。用药期间应严密监测血压、心率，以免产生严重不良反应。

④ 孕妇禁用。肾功能不全及甲状腺功能低下者慎用。

利血平

【药理作用】

兼有降血压作用及镇静作用，能降低血压、减慢心率，对精神病性躁狂症状有镇静之效。一方面能使交感神经末梢囊泡内的神经递质（去甲肾上腺素）释放增加，另一方面阻止其再摄入囊泡；因此囊泡内的神经递质逐渐减少或耗竭，使交感神经冲动传导受阻，因而表现出降压作用。其降压作用的特点为缓慢、温和而持久。服药后2～3天至1周，血压缓缓下降，数周后达到最低点。停药后血压在2～6周内回升。

【适应证】

对于轻中度早期高血压疗效显著（精神紧张患者疗效尤好），长期应用小剂量，可将多数患者的血压稳定于正常范围内，但对严重和晚期患者，单用本品疗效较差，常与肼屈嗪、氢氯噻嗪等合用，以增加疗效。

【用法与用量】

作为降压药，每天服 0.25 ～ 0.5mg，1 次顿服或 3 次分服。如长期应用，须酌减剂量只求维持药效即可。作为镇静药，每日量 0.5 ～ 5mg。亦可肌内注射或静脉注射。

【不良反应】

① 常见的不良反应有：倦怠、晕厥、头痛、阳痿、性欲减退、乏力、精神抑郁、注意力不集中、神经紧张、焦虑、多梦、梦呓或清晨失眠。

② 较少见的有柏油样黑色大便、呕血、腹痛、心律失常、室性期前收缩、心动过缓、支气管痉挛、手指强硬颤动等。

③ 停药后仍可以出现的中枢或心血管反应有眩晕、倦怠、晕倒、阳痿、性欲减退、心动过缓、乏力、精神抑郁、注意力不集中、神经紧张、焦虑、多梦、梦呓或清晨失眠。精神抑郁的发生较隐袭，可致自杀，且可出现于停药后数月。

【禁忌证】

① 对本品过敏者禁用。

② 胃及十二指肠溃疡患者禁用。

【注意事项】

① 如用药久不见效，则宜与其他降压药如氢氯噻嗪类、肼屈嗪等合用，而不可增加本品剂量，因增加剂量并不能增加疗效，且每天量超过 0.5mg 时可增强不良反应，如鼻塞、嗜睡、腹泻等。

② 大剂量可引起震颤麻痹。长期应用则能引起精神抑郁症。

③ 胃及十二指肠患者用本品后可能引起出血，妊娠期应用可增加胎儿呼吸系统并发症，均应注意。

盐酸乌拉地尔

【药理作用】

本品具有外周和中枢双重降压作用，其化学结构与哌唑嗪并不相似，它具有阻断突触后 α_1 受体和阻断外周 α_2 受体的作用，但以前者为主。此外，它尚有激活中枢 5-羟色胺 1A 受体的作用，可降低延髓心血管调节中枢的交感反馈而降低血压。本品对静脉的舒张作用大于对动脉的作用，在降压时并不影响颅内压。本品尚可降低心脏前后负荷和平均肺动脉压，改善心排血量，降低肾血管阻力，对心率无明显影响。口服本品缓释胶囊后，生物利用度约 72%。血浆蛋白结合率约 80%。主要在肝内代谢，部分代谢产物仍可能有降压活性。半衰期约 5 小时。

【适应证】

常用于各种类型的高血压（口服），可与利尿降压药、β受体阻断药合用，也用于高血压危象及手术前、中、后对高血压升高的控制性降压（静脉注射）。

【用法与用量】

① 口服：开始时每次 60mg，早晚各服 1 次，如血压逐渐下降，可减量为每次 30mg。维持量每天 30～180mg。

② 静脉注射：一般剂量为 25～50mg，如用 50mg，应分 2 次给药，其间隔为 5 分钟。

③ 静脉滴注：将 250mg 溶于输液 500ml 中，开始滴速为每分钟 6mg，维持剂量滴速平均为每小时 120mg。

【不良反应】

① 使用本品后，患者可能出现下列不良反应：头痛、头晕、恶心、呕吐、出汗、烦躁、乏力、心悸、心律不齐、心动过速或过缓、上胸部压迫感或呼吸困难等症状，其原因多为血压降得太快所致，通常在数分钟内即可消失，一般无须中断治疗。

② 过敏反应（如瘙痒、皮肤发红、皮疹等）少见。

③ 极个别病例在口服本药时出现血小板计数减少，但血清免疫学研究尚未证实其因果关系。

【禁忌证】

① 禁用于对本品中成分过敏的患者。

② 主动脉峡部狭窄或动静脉分流的患者禁用（肾透析时的分流除外）。

③ 哺乳期妇女禁用。

【注意事项】

① 不良反应较少，偶见头痛、头晕、恶心、疲乏、心悸、心律失常、瘙痒、失眠等。直立性低血压较哌唑嗪少，无首剂反应。

② 孕妇、哺乳期妇女禁用。

第十八章　强心药

去乙酰毛花苷

【药理作用】

本品是由毛花洋地黄中提出的速效强心苷毛花苷丙的衍生物，其作用较洋地黄、地高辛快，但比毒毛花苷K稍慢。静脉注射5～30分钟生效，1～2小时达最大效应，3～6日作用完全消失。该药比较稳定，作用迅速，常以注射给药快速饱和，继后用其他慢速、中速类强心苷作维持治疗。

【适应证】

临床用于急性心力衰竭、心房颤动扑动。

【用法与用量】

静脉注射：0.4～0.8mg/次，用葡萄糖注射液稀释后缓慢注射。成人全效量1～1.6mg，于24小时内分次注射。儿童每日20～40μg/kg，分1～2次给药。

【不良反应】

① 常见的不良反应包括：新出现的心律失常、胃纳不佳或恶心、呕吐（刺激延髓中枢）、下腹痛、异常的无力、软弱。

② 少见的反应包括：视物模糊或"黄视"（中毒症状）、腹泻、中枢神经系统反应如精神抑郁或错乱。

③ 罕见的反应包括：嗜睡、头痛及皮疹、荨麻疹（过敏反应）。

④ 在洋地黄的中毒表现中，心律失常最重要，最常见者为室性早搏，约占心脏反应的33%。其次为房室传导阻滞，阵发性或加速性交界性心动过速，阵发性房性心动过速伴房室传导阻滞、室性心动过速、窦性停搏、心室颤动等。儿童中心律失常比其他反应多见，但室性心律失常比成人少见。新生儿可有PR间期延长。

【禁忌证】

① 任何强心苷制剂中毒。

② 室性心动过速、心室颤动。

③ 梗阻性肥厚型心肌病（若伴收缩功能不全或心房颤动仍可考虑）。

④ 预激综合征伴心房颤动或扑动。

【注意事项】

过量时可有恶心、食欲不振、头痛、心动过缓、黄视、绿视等。

第十九章　呼吸兴奋药

尼可刹米

【药理作用】

本品选择性兴奋延髓呼吸中枢，也可作用于颈动脉体和主动脉体化学感受器反射性兴奋呼吸中枢，并提高呼吸中枢对二氧化碳的敏感性，使呼吸加深加快。对血管运动中枢有微弱兴奋作用。一次静脉注射作用维持5～10分钟。对阿片类药物中毒的解救效力较戊四氮好，对吸入麻醉药中毒次之，对巴比妥类药中毒的解救不如印防己碱及戊四氮。口服、注射吸收好。

【适应证】

用于中枢性呼吸及循环衰竭、麻醉药及其他中枢抑制药中毒。

【用法与用量】

成人常用量：皮下、肌内或静脉注射，每次0.25～0.5g。极量：皮下、肌内或静脉注射，每次1.25g。

【不良反应】

常见面部刺激症、烦躁不安、抽搐、恶心呕吐等。大剂量时可出现血压升高、心悸、出汗、面部潮红、呕吐、震颤、心律失常、惊厥，甚至昏迷。

【禁忌证】

抽搐及惊厥患者。

【注意事项】

不良反应少见。大剂量可引起血压升高、心悸、出汗、呕吐、震颤及肌强直，应及时停药以防惊厥。

盐酸洛贝林

【药理作用】

盐酸洛贝林兴奋颈动脉体化学感受器而反射性兴奋呼吸中枢使呼吸加快。

【适应证】

用于新生儿窒息、一氧化碳引起的窒息、吸入麻醉剂及其他中枢抑制药（如阿片、巴比妥类）中毒及肺炎、白喉等传染病引起的呼吸衰竭。

【用法与用量】

① 常用量：皮下注射或肌内注射，成人每次3～10mg，儿

童每次 1～3mg。静脉注射成人每次 3mg，儿童每次 0.3～3mg，必要时每 30 分钟可重复 1 次。静脉注射须缓慢。

② 极量：皮下注射或肌内注射，每次 20mg，每天 50mg。静脉注射，每次 6mg，每天 20mg。

【不良反应】

可有恶心、呕吐、呛咳、头痛、心悸等。

【禁忌证】

尚不明确。

【注意事项】

可有恶心、呕吐、头痛、心悸等；大剂量可引起心动过速、传导阻滞、呼吸抑制，甚至惊厥。

第二十章 利尿药与脱水药

呋塞米

【药理作用】

本品主要抑制髓袢升支髓质部和皮质部对 Cl^- 和 Na^+ 的再吸收，该段存在着一种同时转运 1 个 Na^+、1 个 K^+、2 个 Cl^- 的同向转运体系，且可双向进行。体外研究表明，呋塞米等与该体系呈可逆性结合，并与氯化物竞争细胞膜上的氯化物结合位置而降低该体系的转运能力，从而影响肾髓质高渗状态的形成和维持，减弱尿的浓缩功能，促进 Cl^-、Na^+、K^+ 和水分的大量排出。其利钠效应远较噻嗪类强大。由于尿中 Cl^-、Na^+、K^+ 和 H^+ 排出增加，而 HCO_3^- 的排出不增加，故长期反复用药可出现低氯性和低钾性碱中毒。口服后 20～30 分钟内开始利尿，1～2 小时达最高峰，持续 6～8 小时；静脉注射后 2～5 分钟出现作用，0.5～1.5 小时发挥最大效应，持续 4～6 小时。用噻嗪类利尿药无效的患者，即使在肾小球滤过率发生障碍（肾小球滤过率＜2ml/min）时，使用本品有时亦能奏效，有人认为本品对近曲小管、肾小球滤过也有作用。

口服吸收迅速但不完全。生物利用度60%～70%；血浆蛋白结合率高达91%～97%；半衰期为30～60分钟，肾功能不全患者的半衰期可延长为10～20小时；约10%在体内代谢，主要经肾以原形排出；当心、肾功能不全时，则以非经肾清除为主，如经胆汁出现于粪便中；血浆治疗浓度为0.2～0.3μg/ml（0.6～0.9μmol/L）。但血浆药物浓度与利尿效应的关系不恒定，因有较明显的个体差异。24小时后本品在组织内无明显潴留。

【适应证】

临床上用于治疗心源性水肿、肾性水肿、肝硬化腹水、循环功能障碍或血管障碍所引起的周围性水肿，并可促使上部尿道结石的排出。其利尿作用迅速、强大，多用于其他利尿药无效的严重患者。由于水、电解质丢失明显等原因，故不宜常规使用。静脉给药（20～80mg）可治疗肺水肿和脑水肿。药物中毒时可用来加速毒物的排泄。

【用法与用量】

（1）肌内注射或静脉注射：隔天1次，每次20mg，必要时亦可每天1～2次。每日量视需要可增至120mg。静脉注射必须缓慢，不宜与其他药物混合注射。儿童用量酌减。

（2）口服：开始时每天20～40mg，以后根据需要可增至每天60～120mg。当每天剂量超过40mg时，可以每4小时分服1次。儿童口服量开始按1～2mg/kg，再视情况酌增。长期（7～10天）用药后利尿作用消失，故需长期应用者宜采取间歇疗法，给药1～3天，停药2～4天。

【不良反应】

① 常见者与水、电解质紊乱有关，尤其是大剂量或长期应用时，如直立性低血压、休克、低钾血症、低氯血症、低氯性碱中毒、低钠血症、低钙血症以及与此有关的口渴、乏力、肌肉酸

痛、心律失常等。

② 少见者有过敏反应（包括皮疹、间质性肾炎、甚至心跳骤停）、视物模糊、黄视症、光敏感、头晕、头痛、纳差、恶心、呕吐、腹痛、腹泻、胰腺炎、肌肉强直等，骨髓抑制导致粒细胞减少，血小板减少性紫癜和再生障碍性贫血，肝功能损害，指（趾）感觉异常，高糖血症，尿糖阳性，原有糖尿病加重，高尿酸血症。耳鸣、听力障碍多见于大剂量静脉快速注射时（每分钟剂量大于 4～15mg），多为暂时性，少数为不可逆性，尤其当与其他有耳毒性的药物同时应用时。在高钙血症时，可引起肾结石。尚有报道本药可加重特发性水肿。

【禁忌证】

① 对本品及磺胺药、噻嗪类利尿药过敏者禁用。

② 妊娠3个月以内孕妇禁用。

【注意事项】

① 可能出现轻微恶心、腹泻、药疹、瘙痒、视物模糊等不良反应，有时可发生起立性眩晕、乏力、疲倦、肌肉痉挛、口渴，少数病例有白细胞减少，个别病例出现血小板减少、多形性红斑、直立性低血压。长期应用可致胃及十二指肠溃疡。

② 由于能减少尿酸排出，故多次应用后能产生尿酸过多症，个别患者长期应用可产生急性痛风。痛风病患者慎用。

③ 糖尿病患者应用后可使血糖增高，应慎用。尽管其升血糖作用较噻嗪类利尿药弱，但与降血糖药合并应用时，仍有使血糖增高的可能。

④ 由于利尿作用迅速、强大，因此要注意掌握开始剂量，防止过度利尿引起脱水和电解质不平衡。

⑤ 肝炎患者服用后，因电解质（特别是K$^+$）过度丢失易产生肝性脑病。严重肝功能不全患者慎用。

⑥ 长期大量用药时，应注意检查血中电解质浓度。顽固性水肿患者特别容易出现低钾症状，在同时使用洋地黄或排钾甾体激素时，更应注意补充钾盐。

⑦ 在脱水的同时可出现可逆性血尿素氮水平升高，若肌酐水平不显著升高和肾功能无损害时，可继续使用本品。严重肾功能不全患者慎用。

⑧ 使用第1个月，要定期检查血清电解质、二氧化碳和血中尿素氮水平。与其他利尿药一样，当治疗进展中的肾疾病时却出现血清尿素氮值增加和少尿现象发生，应立即停止用药。

⑨ 能增强降压药的作用，故合并用药时降压药的用量应适当减少。

⑩ 因结构上是与氯噻嗪结构相似的磺胺型化合物，能降低动脉对升压胺（如去甲肾上腺素）的反应，并能增加筒箭毒碱的肌松弛及麻痹作用，故手术前1周应停用。

⑪ 低钾血症、超量服用洋地黄、肝性脑病患者禁用。晚期肝硬化患者慎用。

⑫ 大剂量静脉注射过快时，可出现听力减退或暂时性耳聋。不宜与氨基糖苷类抗生素配伍应用，因更易引起听力减退。

⑬ 孕妇禁用。小儿慎用。

甘露醇

【药理作用】

甘露醇经肾小球滤过，几乎不被肾小管再吸收，机体为在肾小管保持足够的水分以维持其渗透压，导致水和电解质经肾排出体外，产生脱水及利尿作用。注入后由于血浆渗透压升高，可使组织脱水，降低颅内压。用药后20分钟颅内压显著下降，2～3小时达最低水平，可降低43%～66%，作用维持6小时以上。无反跳性回升现象。本品口服不吸收，主要分布于细胞外液。在体内几乎不被代谢。

【适应证】

适用于治疗脑水肿及青光眼、大面积烧烫伤引起的水肿，预防和治疗肾衰竭、腹水等。

【用法与用量】

静脉滴注：按每次1～4.5g/kg计，一般用20%溶液250～

500ml（50～100g），滴速每分钟10ml。

【不良反应】

（1）水和电解质紊乱最为常见。

① 快速大量静注甘露醇可引起体内甘露醇积聚，血容量迅速大量增多（尤其是急、慢性肾衰竭时），导致心力衰竭（尤其有心功能损害时），稀释性低钠血症，偶可致高钾血症。

② 不适当的过度利尿导致血容量减少，加重少尿。

③ 大量细胞内液转移至细胞外可致组织脱水，并可引起中枢神经系统症状。

（2）寒颤、发热。

（3）排尿困难。

（4）血栓性静脉炎。

（5）甘露醇外渗可致组织水肿、皮肤坏死。

（6）过敏引起皮疹、荨麻疹、呼吸困难、过敏性休克。

（7）头晕、视物模糊。

（8）高渗引起口渴。

（9）渗透性肾病（或称甘露醇肾病），主要见于大剂量快速静脉滴注时。其机制尚未完全阐明，可能与甘露醇引起肾小管液渗透压上升过高，导致肾小管上皮细胞损伤。病理表现为肾小管上皮细胞肿胀，空泡形成。临床上出现尿量减少，甚至急性肾衰竭。渗透性肾病常见于老年肾血流量减少及低钠、脱水患者。

【禁忌证】

① 已确诊为急性肾小管坏死的无尿患者，包括对试用甘露醇无反应者，因甘露醇积聚引起血容量增多，加重心脏负担。

② 严重失水者。

③ 颅内活动性出血者，因扩容加重出血，但颅内手术时除外。

④ 急性肺水肿，或严重肺淤血。

【注意事项】

① 本品注射过快，可产生一过性头痛、视物模糊、眩晕、

畏寒及注射部位轻度疼痛等。

② 心功能不全、因脱水而尿少的患者慎用，活动性颅内出血患者，除非在手术过程中或危及生命时，一般不宜应用。

③ 气温较低时常析出结晶，可用热水（80℃）温热、振摇溶解后使用。

④ 漏出血管外可发生局部组织肿胀，热敷后可消退。如漏出较多时，可引起组织坏死。

第二十一章 抗心律失常药

盐酸利多卡因

【药理作用】

盐酸利多卡因属Ⅰb类抗心律失常药。主要作用于浦肯野纤维和心室肌，抑制Na^+内流，促进K^+外流；降低4相除极坡度，从而降低自律性；明显缩短动作电位时程，相对延长有效不应期及相对不应期；降低心肌兴奋性；减慢传导速度；提高室颤阈。本品静脉注射后15分钟左右生效，2小时达峰效应。血浆蛋白结合率为50%～80%，半衰期为1～2小时。在肝内代谢，代谢物仍具药理活性。由肾排泄，原形药约10%。

【适应证】

本品适用于心肌梗死、洋地黄中毒、锑剂中毒、外科手术等所致的室性早搏、室性心动过速和心室颤动。

【用法与用量】

常用制剂为注射液：每支0.1g（5ml），0.4g（20ml）。静脉注射，1～2mg/kg，继以0.1%溶液静脉滴注，每小时不超过100mg。也可肌内注射，4～5mg/kg，60～90分钟重复1次。

【不良反应】

① 本品可作用于中枢神经系统，引起嗜睡、感觉异常、肌肉震颤、惊厥昏迷及呼吸抑制等不良反应。

② 可引起低血压及心动过缓。血药浓度过高，可引起心房传导速度减慢、房室传导阻滞以及抑制心肌收缩力和心排血量下降。

【禁忌证】

① 对局部麻醉药过敏者禁用。

② 阿-斯综合征（急性心源性脑缺血综合征）、预激综合征、严重心脏传导阻滞（包括窦房、房室及心室内传导阻滞）患者静脉禁用。

【注意事项】

① 常见的不良反应有头晕、嗜睡、恶心、呕吐、吞咽困难、烦躁不安等。

② 剂量过大时可引起惊厥及心跳骤停。严重房室传导阻滞、室内传导阻滞者禁用。

③ 与奎尼丁、普鲁卡因胺、普萘洛尔、美西律或妥卡胺合用时，本品的毒性增加，甚至引起窦性停搏。

盐酸普罗帕酮

【药理作用】

① 对心血管系统的作用：本品是一类新型结构的抗心律失常药，属于第一类（即直接作用于细胞膜）抗心律失常药。离体动物心肌的实验结果指出，$0.5 \sim 1\mu g/ml$ 时可降低收缩期的去极化作用，因而延长传导，动作电位的持续时间及有效不应期也稍有延长，并可提高心肌细胞的阈电位，明显减少心肌的自发兴奋。它既作用于心房、心室（主要影响浦肯野纤维，对心肌的影响较小），也作用于兴奋的形成及传导。临床研究资料表明，治疗剂量（口服300mg及静脉注射30mg）时可降低心肌的应激性，作用持久，PQ及QRS均增加，延长心房及房室结的有效不应期。

对各种类型的实验性心律失常均有对抗作用。抗心律失常作用与其膜稳定作用及竞争性β受体阻断作用有关。尚有微弱的钙拮抗作用（比维拉帕米弱100倍），并能干扰钠通道。尚有轻度抑制心肌作用，增加舒张末期压，减少搏出量，其作用均与用药的剂量成正比。它还有轻度降压和减慢心率作用。

② 离体实验表明普罗帕酮能松弛冠状动脉及支气管平滑肌。

③ 具有与普鲁卡因相似的局部麻醉作用。口服后自胃肠道吸收良好，服后 2 ～ 3 小时抗心律失常作用达峰效。作用可持续8小时以上，其半衰期为3.5 ～ 4小时。适用于预防或治疗室性或室上性异位搏动、室性或室上性心动过速、预激综合征、电转复律后室颤发作等。经临床试用，疗效确切，起效迅速，作用时间持久，对冠心病、高血压所引起的心律失常有较好疗效。

【适应证】

用于阵发性室性心动过速、阵发性室上性心动过速及预激综合征伴室上性心动过速、心房扑动或心房颤动的预防。也可用于各种早搏的治疗。

【用法与用量】

口服：每次100 ～ 200mg，每天3 ～ 4次。治疗量，每天300 ～ 900mg，分4 ～ 6次服用。维持量，每天300 ～ 600mg，分2 ～ 4次服用。由于其局部麻醉作用，宜在餐后与饮料或食物同时吞服，不得嚼碎。必要时可在严密监护下缓慢静脉注射或静脉滴注，每次70mg，每8小时1次，1日总量不超过350mg。

【不良反应】

① 早期的不良反应有头痛、头晕等，其后可出现胃肠道障碍如恶心、呕吐、便秘等。也有出现房室传导阻断症状。有两例在连续服用2周后出现胆汁淤积性肝损伤的报道，停药后2 ～ 4周各酶的活性均恢复正常。据认为这一病理变化属于过敏反应及个体因素性。

② 在试用过程中未见肺、肝及造血系统的损害，有少数患者出现上述口干、头痛、眩晕、胃肠道不适等轻微反应，一般

都在停药后或减量后症状消失。有报道个别患者出现房室传导阻滞，Q-T间期延长，PR间期轻度延长，QRS时间延长等。

【禁忌证】

无起搏器保护的窦房结功能障碍、严重房室传导阻滞、双束支传导阻滞患者，严重充血性心力衰竭、心源性休克、严重低血压及对该药过敏者禁用。

【注意事项】

① 不良反应较少，主要为口干、舌唇麻木，可能是由于其局部麻醉作用所致。此外，早期不良反应还有头痛、头晕、复视，其后可出现胃肠道障碍，如恶心、呕吐、便秘等。老年患者用药后可能出现血压下降，也有出现房室传导阻断症状。

② 在试用过程中未见肺、肝及造血系统损害，有少数患者出现上述口干、头痛、眩晕、胃肠不适等轻微反应，一般都在停药后或减量后消失。

③ 严重心肌损害者慎用。

④ 窦房结功能障碍、严重房室传导阻滞、双束支传导阻滞、心源性休克者禁用，严重心动过缓、肝肾功能不全、明显低血压者慎用。

⑤ 如出现窦房结或高度房室传导阻滞时，可静脉注射乳酸钠、阿托品、异丙肾上腺素或间羟胺、肾上腺素等解救。

盐酸胺碘酮

【药理作用】

盐酸胺碘酮具有抗心律失常作用，属Ⅲ类药物，能延长房室结、心房和心室肌纤维的动作电位时程和有效不应期，并减慢传导。

【适应证】

临床适用于室性和室上性心动过速和早搏、阵发性心房扑动和颤动、预激综合征等，也可用于伴有充血性心力衰竭和急性心肌梗死的心律失常患者。对其他抗心律失常药如丙吡胺、维拉帕米、奎尼丁、β受体阻滞剂无效的顽固性阵发性心动过速常能奏效。此外，还可用于慢性冠脉功能不全和心绞痛。

【用法与用量】

口服：每次0.1～0.2g，每天1～4次；或开始每次0.2g，每天3次，餐后服，3天后改用维持量，每次0.2g，每天1～2次。

【不良反应】

① 胃肠道症状：恶心、呕吐、口干、腹胀、便秘、食欲不振等。

② 心血管系统：窦性心动过缓、一过性窦性停搏或窦房传导阻滞、房室传导阻滞。

③ 偶见甲亢、药疹、瘙痒，也有角膜色素沉着及皮肤色素沉着。

【禁忌证】

① 窦性心动过缓和窦房传导阻滞，患者未安置人工起搏器。

② 窦房结疾病，患者未安置人工起搏器（有窦性停搏的危险）。

③ 高度房室传导障碍，患者未安置人工起搏器。

④ 双或三分支传导阻滞，除非安装人工起搏器。

⑤ 甲状腺功能异常。

⑥ 已知对碘、胺碘酮或其中的辅料过敏。

⑦ 妊娠。

⑧ 循环衰竭。

⑨ 严重低血压。

⑩ 静脉注射禁用于低血压、严重呼吸衰竭、心肌病或心力衰竭（可能导致病情恶化）。

⑪ 3岁以下儿童（因含有苯甲醇）。

⑫ 哺乳期。

【注意事项】

① 主要有胃肠道反应（食欲不振、恶心、腹胀、便秘等）及角膜色素沉着（占20%～90%），偶见皮疹及皮肤色素沉着，但停药后可自行消失。

② 房室传导阻滞、心动过缓、甲状腺功能障碍及对碘过敏者禁用。

盐酸维拉帕米

【药理作用】

本品为钙通道阻滞剂（钙拮抗剂）。由于抑制钙内流可降低心脏舒张期自动去极化速率，而使窦房结放冲动减慢，也可减慢传导。可减慢前向传导，因而可以消除房室结折返。对外周血管有扩张作用，使血压下降，但较弱，一般可引起心率减慢，但也可因血压下降而反射性心率加快。对冠状动脉有舒张作用，可增加冠脉流量，改善心肌供氧；此外，尚有抑制血小板聚集作用。

口服吸收完全，30～40分钟血药浓度达峰值，30分钟起效，维持5～6小时。口服85%经肝灭活，故口服剂量较静脉注射者大10倍。在血浆中90%与血浆蛋白结合。静脉注射后1～2分钟开始作用，10分钟达最大效应，作用持续15分钟。

【适应证】

可用于抗心律失常及抗心绞痛。对于阵发性室上性心动过速最有效，对房室交界区心动过速疗效也很好，也可用于心房颤动、心房扑动、房性早搏。

【用法与用量】

口服：每次40～120mg，每天3～4次。维持剂量为每次40mg，每天3次。稀释后缓慢静脉注射或静脉滴注，0.075～0.15mg/kg，症状控制后改用片剂口服维持。

【不良反应】

① 发生率在≥1%的不良反应：症状性低血压（1.5%）、心动过缓（1.2%）、眩晕（1.2%）、头痛（1.2%）、皮疹（1.2%）、严重心动过速（1.0%）。

② 发生率＜1%的不良反应：恶心（0.9%）、腹部不适（0.6%）、静脉给药期间发作癫痫、精神抑郁、嗜睡、旋转性眼球震颤、眩晕、出汗、超敏患者发生支气管/喉部痉挛伴瘙痒和

荨麻疹、呼吸衰竭等。

【禁忌证】

① 重度充血性心力衰竭（继发于室上性心动过速且可被维拉帕米纠正者除外）。

② 严重低血压（收缩压小于90mmHg）或心源性休克。

③ 病窦综合征（已安装并行使功能的心脏起搏器患者除外）。

④ Ⅱ或Ⅲ度房室传导阻滞（已安装并行使功能的心脏起搏器患者除外）。

⑤ 心房扑动或心房颤动患者合并有房室旁路通道。

⑥ 已用β受体阻滞剂或洋地黄中毒的患者。

⑦ 室性心动过速。QRS增宽（≥0.12秒）的室性心动过速患者静脉用维拉帕米，可能导致显著的血流动力学恶化和心室颤动。用药前需鉴别宽QRS心动过速为室上性或室性。

⑧ 已知对盐酸维拉帕米过敏的患者。

【注意事项】

① 可有眩晕、恶心、呕吐、便秘、心悸等不良反应。

② 若与β受体阻滞剂合用，易引起低血压、心动过缓、传导阻滞，甚至停搏。

③ 支气管哮喘患者慎用。心力衰竭患者慎用或禁用。低血压、传导阻滞及心源性休克患者禁用。

④ 与地高辛合用可使后者的血药浓度升高，如需合用时应调整地高辛剂量。

第二十二章　镇静镇痛药

地西泮

【药理作用】

本品为苯二氮䓬类抗焦虑药，具有抗焦虑、镇静、催眠、抗惊厥、抗癫痫及中枢性肌肉松弛作用。其抗焦虑作用选择性很强，是氯氮草的5倍，这可能与其选择性地作用于大脑边缘系统、与中枢苯二氮草受体结合而促进γ-氨基丁酸（GABA）释放或促进突触传递功能有关。较大剂量时可诱导入睡，与巴比妥类催眠药比较，具有治疗指数高、对呼吸影响小、对快波睡眠（REM）几乎无影响、对肝药酶无影响、大剂量时亦不引起麻醉等特点，是目前临床上最常用的催眠药。此外还具有较好的抗癫痫作用，对癫痫持续状态极有效，静脉注射时可使70%～80%的癫痫得到控制，但对癫痫小发作及小儿阵挛性发作不如硝西泮。中枢性肌肉松弛作用比氯氮草强，为其5倍，而抗惊厥作用很强，为氯氮草的10倍。口服吸收快，约1小时达血浆峰浓度，肌内注射后吸收不规则而慢，静脉注射迅速进入中枢而生效，但快速再分布，故而持续时间短。血浆半衰期为20～50小时。经肝代谢为奥沙西泮，仍有生物活性，故连续应用可蓄积。可透过胎盘屏障进入胎儿体内。主要自肾排出，亦可从乳汁排泄。

【适应证】

① 焦虑症及各种神经官能症。

② 失眠：尤对焦虑性失眠疗效极佳。

③ 癫痫：可与其他抗癫痫药合用，治疗癫痫大发作或小发作，控制癫痫持续状态时应静脉注射。

④ 各种原因引起的惊厥：如子痫、小儿高热惊厥等。

⑤ 脑血管意外或脊髓损伤性中枢性肌强直或腰肌劳损、内镜检查等所致的肌肉痉挛。

⑥ 破伤风：镇静与减少抽搐发作。

【用法与用量】

口服：

① 抗焦虑：每次2.5～5mg，每天3次，严重状态时可增至每天15～30mg，分次服。

② 催眠：每次5～10mg，睡前服用。

③ 抗癫痫：常用量，每次50～100mg，每天100～300mg；

极量，每次300mg，每天500mg。宜从小剂量开始，酌情增量，但需注意避免过量。体重在30kg以下的小儿按每天5～10mg/kg给药，分2～3次服用。用于癫痫持续状态时，肌内注射每次100～250mg。

④ 抗惊厥：成人每次2.5～10mg，每天2～4次，6个月以上儿童，每次0.1mg/kg，每天3次。肌内或缓慢静脉注射：每次10～20mg，必要时，4小时再重复1次。

【不良反应】

① 常见的不良反应：嗜睡，头昏、乏力等，大剂量可有共济失调、震颤。

② 罕见的有皮疹，白细胞减少。

③ 个别患者发生兴奋，多语，睡眠障碍，甚至幻觉。停药后，上述症状很快消失。

④ 长期连续用药可产生依赖性和成瘾性，停药可能发生撤药症状，表现为激动或忧郁。

【禁忌证】

孕妇、妊娠期妇女、新生儿禁用。

【注意事项】

① 本品有嗜睡、轻微头痛、乏力、运动失调等不良反应，与剂量有关。老年患者更易出现以上反应。偶见低血压、呼吸抑制、视物模糊、皮疹、尿潴留、忧郁、精神紊乱、白细胞减少。高剂量时少数患者出现兴奋不安。

② 长期应用可致耐受与依赖性，突然停药有戒断症状出现。宜从小剂量用起。

③ 青光眼、重症肌无力等患者慎用。新生儿、哺乳期妇女、孕妇（尤其妊娠开始3个月及分娩前3个月）忌用，粒细胞减少、肝肾功能不良者慎用。老年人剂量减半。

苯妥英钠

【药理作用】

① 抗癫痫作用：苯妥英钠对大脑皮质运动区有高度选择性

抑制作用，防止了异常放电的传播而抗癫痫。对大发作、局限性发作疗效好，对精神运动性发作次之，对小发作无效。机制尚未完全阐明，有人认为由于本品能稳定细胞膜，从而减少高频放电的扩散。近年来证明，本品能增加脑中抑制性递质γ-氨基丁酸（GA-BA）的含量，与其抗癫痫作用亦有关。本品无催眠作用，亦对正常活动无影响。主要用于防治癫痫大发作和精神运动性发作。因本品在脑组织中达有效浓度较慢，故出现疗效缓慢，需连服数日后才出现疗效。而苯巴比妥的作用则出现较快（口服后1～2小时时即显效）。所以，控制症状仍以苯巴比妥为主，而维持或预防发作则以本品为佳。静脉注射可控制癫痫持续状态，但不良反应较大，疗效不如苯巴比妥。

② 治疗三叉神经痛和坐骨神经痛：有一定疗效，可减少发作次数或减轻疼痛或使疼痛消失，此作用亦与其稳定细胞膜有关。

③ 抗心律失常：为一个较好的抗心律失常药，对心房与心室的异位节律点有抑制作用，亦加速房室的传导，降低心肌自律性，故可用于治疗室上性或室性早搏、室性心动过速，尤适用于强心苷中毒时的室性心动过速，室上性心动过速亦可用。

④ 降压作用：轻症高血压患者的血压可降低，其疗效与利尿剂、普萘洛尔、甲基多巴、利血平等相似。口服可吸收，但慢而不全。一次剂量平均4～6小时达血浆峰浓度（早者3小时，晚者12小时）。一般口服数日方能达稳态血浓度。肌内注射有刺激性，且吸收不规则。在血液中约90％与血浆蛋白结合。抗癫痫作用的有效血浓度为10～20μg/ml。可分布全身，易透过血脑屏障。主要经肝代谢，经肾排泄，半衰期为25小时。

【适应证】

适用于治疗全身强直-阵挛性发作、复杂部分性发作（精神运动性发作、颞叶癫痫）、单纯部分性发作（局限性发作）和癫痫持续状态。也可用于治疗三叉神经痛，隐性营养不良性大疱性表皮松解，发作性舞蹈手足徐动症，发作性控制障碍（包括发怒、焦虑和失眠的兴奋过度等的行为障碍疾病），肌强直症及三环类抗抑郁药过量时心脏传导障碍等。本品也适用于洋地黄中毒所致的室性及室上性心律失常，对其他各种原因引起的心律失常疗效较差。

【用法与用量】

① 抗癫痫：常用量，每次50～100mg，每天100～300mg；极量，每次300mg，每天500mg。宜从小剂量开始，酌情增量，但须注意避免过量。体重在30kg以下的小儿按每天5～10mg/kg给药，分2～3次服用。用于癫痫持续状态时，每次肌内注射100～250mg。如患者未用过苯妥英钠，可用150～250mg，加5%葡萄糖注射液20～40ml，在6～10分钟内缓慢静脉注射。必要时经30分钟再注射100～150mg。

② 治疗三叉神轻痛：每次100～200mg，每天2～3次。

③ 治疗心律失常：每次100～200mg，每天2～3次。或将125～250mg加灭菌注射用水适量以便溶解，于5～15分钟内缓慢静脉注射（每分钟不超过50mg）。必要时每隔5～15分钟重复静脉注射100mg，但1日总量不超过500mg。静脉滴注时可用相同剂量溶于5%葡萄糖注射液100ml中滴注。肌内注射：每天200～400mg。

④ 治疗高血压：每次100mg，每天3次。

【不良反应】

本品不良反应小，长期服药后常见眩晕、头痛、恶心、呕吐、厌食、皮疹等反应。有时有牙龈增生（儿童多见，并用钙盐可减轻），偶见共济失调、白细胞减少、神经性震颤，严重时有视力障碍及精神错乱、紫癜等。

【禁忌证】

对乙内酰脲类药有过敏史或阿斯综合征、Ⅱ～Ⅲ度房室传导阻滞，窦房结传导阻滞、窦性心动过缓等心功能损害者禁用。

【注意事项】

① 久服不可骤停，否则可使发作加剧，或引起癫痫持续

状态。

② 静脉注射时不宜过快，过快易致房室传导阻滞、血管性虚脱、心动过缓和呼吸抑制。

③ 本品可加速维生素D的代谢，小儿长期服用易引起软骨病，可服用维生素D预防。也可引起淋巴结肿大甚至恶性变，此时应停药。

④ 常见巨幼细胞性贫血，可能是由于本药有抗叶酸作用，发生时可加用叶酸和维生素B_{12}。偶见白细胞减少，再生障碍性贫血罕见。长期使用应定期检查血常规。

⑤ 孕妇和哺乳期妇女慎用。

⑥ 肝疾患或先天性肝微粒体酶缺乏时，血中苯妥英钠浓度升高，与肝微粒体酶诱导剂苯巴比妥、卡马西平、叶酸合用或口服吸收不良时，血药浓度降低，所以应注意调整剂量。

第二十三章　激素类药

地塞米松

【药理作用】

地塞米松的抗炎作用及控制皮肤过敏的作用比泼尼松更显著，而对水钠潴留和促进排钾的作用较轻微，对垂体-肾上腺皮质的抑制作用较强。血浆蛋白结合率低，血浆半衰期约190分钟，组织半衰期约为3天。肌内注射地塞米松磷酸钠或醋酸地塞米松，分别于1或8小时达血浆峰浓度。

【适应证】

临床上主要用于过敏性与自身免疫性炎症性疾病。

【用法与用量】

口服，每天0.75～9mg，分2～4次服用。维持剂量，每天 0.5～0.75mg。肌内注射（醋酸地塞米松注射液），每次 8～16mg，间隔 2～3 周 1 次。静脉滴注（地塞米松磷酸钠注射液），每次 2～20mg，或遵医嘱。

【不良反应】

糖皮质激素在应用生理剂量替代治疗时无明显不良反应，不良反应多发生在应用药理剂量时，而且与疗程、剂量、用药种类、用法及给药途径等有密切关系。常见不良反应有以下几类：

① 长程使用可引起以下副作用：医源性库欣综合征面容和体态、体重增加、下肢水肿、紫纹、易出血倾向、创口愈合不良、痤疮、月经紊乱、肱骨或股骨头缺血性坏死、骨质疏松及骨折（包括脊椎压缩性骨折、长骨病理性骨折）、肌无力、肌萎缩、低血钾综合征、胃肠道刺激（恶心、呕吐）、胰腺炎、消化性溃疡或穿孔、儿童生长受到抑制、青光眼、白内障、良性颅内压升高综合征、糖耐量减退和糖尿病加重。

② 患者可出现精神症状：欣快感、激动、谵妄、不安、定向力障碍，也可表现为抑制。精神症状易发生于患慢性消耗性疾病的患者及以往有过精神不正常者。

③ 并发感染为肾上腺皮质激素的主要不良反应。以真菌、结核菌、葡萄球菌、变形杆菌、铜绿假单胞菌和各种疱疹病毒为主。

④ 糖皮质激素停药综合征：有时患者在停药后出现头晕、昏厥倾向、腹痛或背痛、低热、食欲减退、恶心、呕吐、肌肉或关节疼痛、头痛、乏力、软弱，经仔细检查如能排除肾上腺皮质功能减退和原来疾病的复发，则可考虑为对糖皮质激素的依赖综合征。

【禁忌证】

对本品及肾上腺皮质激素类药物有过敏史患者禁用，特殊情况下权衡利弊使用，注意病情恶化的可能：高血压、血栓症、胃与十二指肠溃疡、精神病、电解质代谢异常、心肌梗死、内脏手术、青光眼等患者一般不宜使用。

【注意事项】

（1）较大量服用，易引起糖尿病及类库欣综合征。

（2）长期服用，较易引起精神症状及精神病，有癫病史及精神病史者最好不用。

（3）溃疡病、血栓性静脉炎、活动性肺结核、肠吻合手术后患者忌用或慎用。

（4）其余注意事项同糖皮质激素类药物。

甲泼尼龙

【药理作用】

抗炎作用较强，钠潴留作用微弱，作用同地塞米松。甲泼尼龙醋酸酯混悬剂分解缓慢，作用持久，可供肌内、关节腔内注射。甲泼尼龙琥珀酸钠为水溶性，可供肌内注射，或溶于葡萄糖中静脉滴注。半衰期2～3小时，故治疗严重休克时应于4小时后重复给药。目前还用于异体器官移植抗排斥反应。

【适应证】严重休克，异体器官移植抗排斥反应。

【用法与用量】

口服：开始每天16～24mg，分2次，维持量，每天4～8mg。关节腔内及肌内注射：每次10～80mg。

【不良反应】

与氢化泼尼松相似，引起钠潴留、电解质紊乱和水肿，较氢化泼尼松更轻。

【禁忌证】

对糖皮质激素过敏者、全身性真菌感染者。

【注意事项】

注射液在紫外线和荧光下易分解破坏，故应避光，其他注意事项同泼尼松。

胰岛素

【药理作用】

胰岛素可增加葡萄糖的利用，能加速葡萄糖的无氧酵解和有氧氧化，促进肝糖原和肌糖原的合成和贮存，并能促进葡萄糖转变为脂肪，抑制糖原分解和糖异生，因而使血糖降低。此外，本品能促进脂肪的合成，抑制脂肪分解，使酮体生成减少，纠正酮症酸中毒的各种症状。能促进蛋白质的合成，抑制蛋白质分解。本品和葡萄糖同用时，可促使钾从细胞外液进入组织细胞内。口服易被胃肠道消化酶破坏，故不口服给药。皮下注射吸收迅速，0.5～1小时后出现作用，2～4小时达高峰，持续5～10小时，半衰期约2小时。不同部位皮下注射的吸收差别很大。静脉注射后10～30分钟起效，10～30分钟达高峰，持续0.5～1小时，在血液循环中半衰期为5～10分钟。

【适应证】

主要用于糖尿病，特别是胰岛素依赖型糖尿病。

① 重型、消瘦营养不良者。

② 轻、中型经饮食和口服降血糖药治疗无效者。

③ 合并严重代谢紊乱（如酮症酸中毒、高渗性昏迷或乳酸酸中毒）、重度感染、消耗性疾病（如肺结核、肝硬化）和进行性视网膜、肾、神经等病变，以及急性心肌梗死、脑血管意外者。

④ 合并妊娠、分娩及大手术者。也可用于纠正细胞内缺钾。此外，胰岛素休克疗法曾用于精神病的治疗，现已少用。

【用法与用量】

一般为皮下注射，每天3～4次。早餐前的1次用量最多，午餐前次之，晚餐前又次之，夜宵前用量最少。有时肌内注射。静脉注射只有在急症时（如糖尿病性昏迷）才用。因患者的胰岛素需要量受饮食热量和成分、病情轻重和稳定性、体形胖瘦、体力活动强度、胰岛素抗体和受体的数目和亲和力等因素影响，使用剂量应个体化。可按患者尿糖多少确定剂量，一般24小时尿中含糖量每2～4g需注射1U。中型糖尿病患者每天需要量为5～40U，于每次餐前30分钟注射（以免给药后发生血糖过低），较重患者用量在40U以上。对糖尿病性昏迷，用量在100U左右，与葡萄糖（50～100g）同时静脉注射。此外，小量（5～10U）尚可用于营养不良、消瘦、顽固性妊娠呕吐、肝硬化初期（同时注射葡萄糖）。

【不良反应】

（1）低血糖反应　一般而言，低血糖是胰岛素治疗最常见的不良反应。如果注射胰岛素的剂量高于患者对胰岛素的需求量，就可能发生低血糖反应。

（2）代谢及营养不良　严重的低血糖，特别是复发的，可能导致神经系统的损害。长期或严重的低血糖发作有可能危及生命。

（3）免疫系统不适　对胰岛素的速发型变态反应是罕见的。

（4）神经系统不适　味觉障碍。

（5）眼部不适

① 血糖控制明显改变时，由于晶体肿胀及折射系数的暂时性改变，可能发生一过性视力障碍。

② 长期改善血糖控制，降低了糖尿病性视网膜病变进展的危险。然而因强化胰岛素治疗而使血糖控制迅速改善，糖尿病视网膜病变有可能暂时性恶化。增生性视网膜病变的患者，特别是尚未用激光凝固治疗者，严重的低血糖发作时可能发生一过性黑矇。

（6）皮肤及皮下组织不适

① 常见：脂肪组织增厚。

② 不常见：脂肪组织萎缩。

（7）肌肉骨骼及结缔组织不适　极罕见，如肌痛。

（8）全身及注射部位不适

① 常见：注射部位反应。这些反应包括发红、疼痛、瘙痒、荨麻疹、肿胀或炎症。多数胰岛素注射部位的轻微反应，通常在数天或数周内恢复。

② 罕见：水肿。罕见胰岛素产生的钠潴留和水肿，特别是

用强化胰岛素疗法改善先前控制不好的代谢时，须加注意。

【禁忌证】

对甘精胰岛素或其注射液中任何一种辅料过敏者。

【注意事项】

① 胰岛素过量可使血糖过低，其症状视血糖降低的程度和速度而定。必须及时给予食用糖类。出现低血糖休克时，静脉注射50%葡萄糖溶液50ml，必要时再静脉滴注5%葡萄糖液。注意必须将低血糖性昏迷与严重酮症酸血症相鉴别。有时在低血糖后可出现反跳性高血糖，即Somogyi反应。若睡前尿糖阴性，而次晨尿糖强阳性，参考使用胰岛素剂量，应想到夜间可能有低血糖症，此时应试行减少胰岛素剂量，切勿再加大胰岛素剂量。

② 为了防止血糖突然下降、来不及呼救而失去知觉，应给每一患者发放随身记有病情及用胰岛素情况的卡片，以便不失时机地及时抢救处理。

③ 注射部位可有皮肤发红、皮下结节和皮下脂肪萎缩等局部反应，故须经常更换注射部位。

④ 少数发生荨麻疹等，偶见过敏性休克（可用肾上腺素抢救）。

⑤ 极少数患者可产生胰岛素耐受性，即在无酮症酸中毒的情况下，每日胰岛素需用量高于200U。其主要原因可能为感染、使用皮质激素或体内存在胰岛素抗体，能和胰岛素结合。此时可更换用不同动物种属的制剂或加用口服降血糖药。

⑥ 低血糖、肝硬化、溶血性黄疸、胰腺炎、肾炎等患者忌用。

⑦ 注射液中多含有防腐剂，一般不宜用于静脉注射。静脉注射宜用注射用胰岛素制剂。

⑧ 胰岛素可少量被注射器吸附，含量愈低吸附愈高，使用剂量应考虑此因素。

第二十四章　凝血与抗凝血药

立止血

【药理作用】

立止血能增加血液中血小板数量，增强其聚集性和粘附性，促使血小板释放凝血活性物质，缩短凝血时间，加速血块收缩。尚可增强毛细血管抵抗力，降低毛细血管通透性，减少血液渗出。止血作用迅速，静脉注射后1小时作用达高峰，作用维持4～6小时。口服也易吸收。

【适应证】

适用于预防和治疗外科手术出血过多、血小板减少性紫癜或过敏性紫癜以及其他原因引起的出血，如脑出血、胃肠道出血、泌尿道出血、眼底出血、齿龈出血、鼻出血等。可与其他类型止血药如氨甲苯酸、维生素K并用。

【用法与用量】

① 预防手术出血：术前15～30分钟静脉注射或肌内注射，每次0.25～0.5g，必要时2小时后再注射0.25g，每日0.5～1.5g。

② 治疗出血：成人，口服每次0.5～1g。儿童，每次10mg/kg，每天3次。肌内注射或静脉注射，也可与5％葡萄糖溶液或生理盐水混合静脉滴注，每次0.25～0.75g，每日2～3次。

必要时可根据病情增加剂量。

【不良反应】

不良反应发生率较低，偶见过敏样反应。如出现此类情况，可按一般抗过敏处理方法，给予抗组胺药和（或）糖皮质激素及对症治疗。

【禁忌证】

① 虽无关于血栓的报道，为安全考虑，有血栓病史者禁用。

② 对本品或同类药品过敏者禁用。

【注意事项】

本品毒性低，但有报道静脉注射时可发生休克。

垂体后叶素

【药理作用】

垂体后叶素含缩宫素，小剂量可增强子宫的节律性收缩，大剂量能引起强直性收缩，使子宫肌层内血管受压迫而起止血作用。作用较麦角快而维持时间短（约半小时），故常与麦角合用（其作用可持续1小时以上）。所含加压素有抗利尿和升压作用。

【适应证】

本品可用于产后出血、产后复旧不全、促进宫缩、引产、肺出血、食管-胃底静脉曲张破裂出血和尿崩症等，由于有升高血压作用，现产科已少用。因能被消化液破坏，故不宜口服。

【用法与用量】

① 一般应用肌内注射，每次5～10U。

② 肺出血：可静脉注射或静脉滴注，静脉滴注加生理盐水或5%葡萄糖500ml稀释后慢滴，静脉注射加5%葡萄糖20ml稀释慢注。极量为每次20U。大量肺咯血静脉注射10U。

③ 产后出血：必须在胎儿和胎盘均已娩出后再肌内注射10U，如作预防性应用，可在胎儿前肩娩出后立即静脉注射10U。

④ 临产阵缩弛缓不正常者：偶亦用于催产，但须慎用，以5%葡萄糖液500ml稀释后缓慢滴注，并严密观察。

【不良反应】

尚不明确。

【禁忌证】

本品对患有肾炎、心肌炎、血管硬化、骨盆过窄、双胎、羊水过多、子宫膨胀过度等患者不宜应用。在子宫颈尚未完全扩大时亦不宜采用本品。高血压成冠状动脉病患者慎用。

【注意事项】

① 用药后如出现面色苍白、出汗、心悸、胸闷、腹痛、过敏性休克等，应立即停药。

② 高血压、冠状动脉疾病、心力衰竭、肺源性心脏病患者忌用。

③ 凡胎位不正、骨盆过狭、产道阻碍等，均忌用本品引产。

凝血酶

【药理作用】

凝血酶（thrombin）可促使纤维蛋白原转化为纤维蛋白，有局部止血作用。

【适应证】

可用于手术中不易结扎的小血管止血、消化道出血及创伤出血等。

【用法与用量】

① 局部出血：以干燥粉末或灭菌氯化钠溶液（50～250U/ml）洒或喷雾于创伤表面。

② 消化道出血：以溶液（10～100U/ml）口服或局部灌注。

【不良反应】

① 偶可致过敏反应，应及时停药。

② 外科止血中应用本品曾有致低热反应的报道。

【禁忌证】

对本品有过敏史者禁用。

【注意事项】

严禁注射，不得与酸碱及重金属等药物配伍。本品必须直接与创面接触才能起止血作用，如出现过敏症状应立即停药。10℃以下贮存。

肝素钠

【药理作用】

① 肝素钠在体内外均有抗凝血作用，可延长凝血时间、凝

血酶原时间和凝血酶时间。现认为肝素钠通过激活抗凝血酶Ⅲ（AT Ⅲ）而发挥抗凝血作用。

② 肝素钠在体内还有降血脂作用，这是由于它能活化和释放脂蛋白脂酶，使乳糜微粒的三酰甘油和低密度脂蛋白水解。

③ 口服无效，须注射给药。静脉注射后在血内均匀分布于白细胞和血浆，很快进入组织、胎盘和乳汁。

【适应证】

① 防治血栓形成和栓塞，如心肌梗死、肺栓塞、血栓性静脉炎及术后血栓形成等。

② 治疗各种原因引起的弥散性血管内凝血（DIC），如细菌性脓毒血症、胎盘早期剥离、恶性肿瘤细胞溶解所致的DIC，早期应用可防止纤维蛋白原和凝血因子的消耗。

③ 其他体内外抗凝血，如心导管检查、心脏手术体外循环、血液透析等。

【用法与用量】

① 静脉滴注，成人首剂5000U加入100ml 5％～ 10％葡萄糖溶液或0.9％氯化钠注射液中，30 ～ 60分钟内滴完。需要时可每隔4～ 6小时重复滴注1次，每次5000U，总量可达每天25000U。为维持恒定的血药浓度，也可每24小时10000 ～ 20000U加于1000ml 5％葡萄糖溶液或0.9％氯化钠注射液中静脉滴注，速度20滴/min。用于体外循环时为375U/kg，体外循环超过1小时者，每千克体重加125U。

② 静脉或深部肌内注射（或皮下注射） 每次5000 ～ 10000U。

【不良反应】

① 主要不良反应是用药过多可致自发性出血，故每次注射前应测定凝血时间。如注射后引起严重出血，可静注硫酸鱼精蛋白进行急救（1mg硫酸鱼精蛋白可中和100U肝素）。

② 偶可引起过敏反应及血小板减少，常发生在用药初5 ～ 9天，故开始治疗1个月内应定期监测血小板计数。偶见一次性脱

发和腹泻。

③ 尚可引起骨质疏松和自发性骨折。肝功能不良者长期使用可引起抗凝血酶Ⅲ耗竭而血栓形成倾向。

【禁忌证】

对肝素过敏、有自发出血倾向者、血液凝固迟缓者（如血友病、紫癜、血小板减少）、溃疡病、创伤、产后出血者及严重肝功能不全者禁用。

【注意事项】

① 用药过量可致自发性出血，表现为黏膜出血（血尿、消化道出血）、关节积血和伤口出血等，故用药期间应测定凝血时间或活化部分凝血活酶时间（APTT），凝血时间＞30分钟或APTT＞100秒均表明用药过量。发现自发性出血应立即停药。严重出血可静脉注射硫酸鱼精蛋白注射液中和肝素钠，注射速度以每分钟不超过20mg或在10分钟内注射50mg为宜。通常1mg鱼精蛋白在体内能中和100U肝素钠。

② 偶有过敏反应，如哮喘、荨麻疹、结膜炎和发热等。长期用药可致脱发和短暂的可逆性秃头症、骨质疏松和自发性骨折。尚见短暂的血小板减少症。

③ 对肝素钠过敏、有出血倾向及凝血机制障碍者，血小板减少症、血友病、消化性溃疡、严重高血压、颅内出血、细菌性心内膜炎、活动性结核、先兆流产或产后、内脏肿瘤、外伤及手术后，均禁用肝素钠。妊娠妇女仅在有明确适应证时，方可用肝素钠。

④ 肌内注射或皮下注射刺激性较大，应选用细针头做深部肌肉或皮下脂肪组织内注射。

链激酶

【药理作用】

链激酶具有促进体内纤维蛋白溶解系统活性的作用。能使纤维蛋白溶解酶原激活因子前体物转变为激活因子，后者再使纤维蛋白原转变为有活性的纤维蛋白溶酶，使血栓溶解。

【适应证】

用于治疗血栓栓塞性疾病，如深静脉栓塞、周围动脉栓塞、急性肺栓塞、血管外科手术后血栓形成、导管给药所致血栓形成、新鲜心肌梗死、中央视网膜动静脉栓塞等。

【用法与用量】

① 给药前半小时，先肌内注射异丙嗪25mg，静脉注射地塞米松2.5～5mg或氢化可的松25～50mg，以预防不良反应（出血倾向、寒颤、发热等）。

② 初导剂量　将本品50万U溶于100ml 0.9%氯化钠注射液或5%葡萄糖溶液中，静脉滴注（30分钟左右滴注完毕）。

③ 维持剂量　将本品60万U溶于250～500ml 5%葡萄糖溶液中，加入氢化可的松25～50mg或地塞米松1.25～2.5mg，静脉滴注6小时，保持每小时10万U水平。按此疗法每天4次治疗持续24～72小时，或直到血栓溶解或病情不再发展为止。疗程根据病情而定，视网膜血管栓塞一般用药12～24小时，新鲜心肌梗死用药18～20小时，周围动静脉血栓用药3天左右，至多5～6天，慢性动脉阻塞用药时间较长，但不宜超过6～7天。

④ 治疗结束时，可用低分子右旋糖酐作为过渡，以防血栓再度形成。

⑤ 儿童的初次剂量应根据抗链激酶值的高低而定，维持剂量根据血容量换算，保持在每小时每毫升血容量20U的水平。

【不良反应】

① 发热、寒颤、恶心呕吐、肩背痛、过敏性皮疹；本品静脉滴注时可发生低血压，如血压下降应减慢滴注速度；过敏性休克罕见。轻度过敏反应不必中断治疗，重度过敏反应需立即停止静脉滴注。过敏反应可用抗组胺药物或激素处理。

② 出血：穿刺部位出血，皮肤瘀斑，胃肠道、泌尿道或呼吸道出血；重组链激酶用于急性心肌梗死溶栓治疗时，脑出血的发生率为0.1%～0.3%。大出血时可用6-氨基己酸，输新鲜血浆

或全血。

③ 其他反应：本品用于急性心肌梗死溶栓治疗时可出现再灌注心律失常，偶见缓慢心律失常、加速性室性自搏性心率、室性早搏或室颤等；偶可引起溶血性贫血、黄疸及 ACT 升高；溶栓后可发生继发性栓塞，如肺栓塞、脑栓塞或胆固醇栓塞等。

【禁忌证】

① 2 周内有出血、手术、外伤史、心肺复苏或不能实施压迫止血的血管穿刺等患者禁用。

② 近 2 周内有溃疡出血病史、食管静脉曲张、溃疡性结肠炎或出血性视网膜病变患者。

③ 未控制的高血压，血压 > 180/110mmHg 以上或不能排除主动脉夹层动脉瘤患者。

④ 凝血障碍及出血性疾病患者。

⑤ 严重肝肾功能障碍患者。

⑥ 二尖瓣狭窄合并心房颤动伴左房血栓者（溶栓后可能发生脑栓塞）、感染性心内膜炎患者。

⑦ 妊娠期妇女。

⑧ 对链激酶过敏患者。

【注意事项】

① 人体常受链球菌感染，故体内常有链激酶（即溶栓酶）的抗体存在，使用时必须先给以足够的链激酶初次剂量将其抗体中和。新近患有链球菌感染的患者，体内链激酶抗体含量较高，使用本药前应先测定抗链激酶值，如 > 100 万 U，即不宜应用本品治疗。链球菌感染和亚急性心内膜炎患者禁用。

② 出血为主要的并发症，一般为注射部位出现血肿，不需停药，可继续治疗，严重出血可给予氨基己酸或氨甲苯酸对抗溶栓酶的作用，更严重者可补充纤维蛋白原或全血。在使用本品过程中应尽量避免肌内注射及动脉穿刺，因可能引起血肿。

③ 新做外科手术者为相对禁忌，原则上 3 天内不得使用本品，但如产生急性栓塞必须紧急治疗时，亦可考虑应用高剂量的

本品（高剂量可减少出血机会），应严密注意手术部位的出血问题。

④ 怀孕6周内、产前2周内和产后3天内，在使用本品以前必须充分估计出血危险。有慢性胃溃疡、新近空洞型肺结核、严重肝病伴有出血倾向者，均应慎用。出血性疾病禁用。

⑤ 用过抗凝血药如肝素的患者，在使用本品前可用鱼精蛋白中和。如系双香豆素类抗凝血药，则须测定凝血状况，待正常后方可使用本品。

⑥ 用本品后少数患者可能有发热、寒颤、头痛、不适等症状，可给以解热镇痛药对症处理。

⑦ 注入速度太快时，有可能引起过敏反应，故需给予异丙嗪、地塞米松等预防其产生。

⑧ 溶解时不可剧烈振荡，以免使活力降低。溶液在5℃左右可保持12小时，室温下要稀释应用，放置稍久即可能减失活力。

⑨ 因本品是一种酶制剂，许多化学品如蛋白质沉淀剂、生物碱、消毒灭菌剂都会使其活力降低，故不宜配伍使用。

尿激酶

【药理作用】

尿激酶为一溶血栓药，本品可直接使纤维蛋白溶酶原转变为纤维蛋白溶酶，从而水解纤维蛋白，因而可溶解血栓。它对新鲜血栓效果较好。

【适应证】

用于急性心肌梗死、肺栓塞、急性脑血栓形成和脑血管栓塞、周围动脉或静脉栓塞、视网膜动脉或静脉栓塞等，也可用于眼部炎症、创伤性组织水肿、血肿等。

【用法与用量】

临床前加灭菌注射用水适量溶解。急性心肌梗死：每次（50～150）万U，溶于0.9%氯化钠注射液或5%葡萄糖注射液50～100ml中静脉滴注，或（20～100）万U溶于0.9%氯化钠或5%葡萄糖注射液20～60ml中冠状动脉内灌注。急性脑血栓和脑栓塞及外周动静脉血栓：每天（2～4）万U，1次或分2次给药，溶于20～40ml 0.9%氯化钠注射液中静脉注射，或溶于5%葡萄糖氯化钠注射液或低分子右旋糖酐注射液500ml中静脉滴注。疗程一般为7～10天，剂量可根据病情增减。近有采用大剂量冲击疗法：重症肺栓塞者尽早经静脉导管插至右心房，在10分钟内滴入1.5万U/kg，随即改用肝素。静脉注射：开始时（最初2～3天）每天（3～4）万U，分2次静脉注射，以后每天（1～2）万U，维持7～10天。眼科应用时，其剂量按病情做全身静脉滴注或推注。眼科局部注射应用，每次150～500U，每天1次，疗程一般7～10天。前房冲洗液为每毫升含1000U。

【不良反应】

① 本品临床最常见的不良反应是出血倾向。以注射或穿刺局部血肿最为常见。其次为组织内出血，发生率5%～11%，多轻微，严重者可致脑出血。

② 本品用于冠状动脉再通溶栓时，常伴随血管再通后出现房性或室性心律失常，发生率高达70%以上。需严密进行心电监护。

【禁忌证】

① 下列情况的患者禁用本品：急性内脏出血、急性颅内出血、陈旧性脑梗死、近2个月内进行过颅内或脊髓内外科手术、颅内肿瘤、动静脉畸形或动脉瘤、血液凝固异常、严重难控制的高血压患者。

② 相对禁忌证包括延长的心肺复苏术、严重高血压、近4周内的外伤、3周内手术或组织穿刺、妊娠、分娩后10天、活跃性溃疡病及重症肝疾病。

【注意事项】

本品溶解后应立即应用，不得用酸性液稀释，以免药效下降。

第二十五章　解毒药

谷胱甘肽

【药理作用】

谷胱甘肽是甘油醛磷酸脱氢酶的辅基，又是乙二醛酶及磷酸丙糖脱氢酶的辅酶，参与体内三羧酸循环及代谢，使人体获得高能量。它能激活各种酶，如体内的巯基（-SH）酶等，从而促进糖类、脂肪及蛋白质代谢，也能影响细胞的代谢过程。

【适应证】

① 解毒：对丙烯腈、氟化物、一氧化碳、重金属及有机溶剂等的中毒均有解毒作用，对红细胞膜有保护作用，故可防止溶血，从而减少高铁血红蛋白。

② 对某些损伤的保护作用：由于放射线治疗、放射性药物或使用抗肿瘤药物所引起的白细胞减少症，以及由于放射线引起的骨髓组织炎症，本品均可改善其症状。

③ 保护肝：能抑制脂肪肝的形成，也能改善中毒性肝炎和感染性肝炎的症状。

④ 抗过敏：能纠正乙酰胆碱、胆碱酯酶的不平衡，从而消除由于这种不平衡所引起的过敏症状。

⑤ 改善某些疾病的症状：对缺氧血症的不适、恶心、呕吐、瘙痒等症状以及由于肝疾病引起的其他症状，均有改善作用。

⑥ 防止皮肤色素沉着：可防止新的黑色素形成并减少其氧化。

⑦ 眼科疾病：可抑制晶体蛋白质巯基的不稳定，因而可以抑制进行性白内障及控制角膜及视网膜疾病的发展等。

【用法与用量】

肌内或静脉注射：将本品注射剂与2ml维生素C注射液溶解

后使用，每次 50 ～ 100mg，每天 1 ～ 2 次。

【不良反应】

① 偶见脸色苍白，血压下降，脉搏异常等类过敏症状，应停药。

② 偶见皮疹等过敏症状，应停药。

③ 偶有食欲不振、恶心、呕吐、胃痛等消化道症状，停药后消失。

④ 注射局部轻度疼痛。

【禁忌证】

对本品有过敏反应者禁用。

【注意事项】注射时不得与维生素 B_{12}、维生素 K_3、泛酸钙、乳清酸、抗组胺制剂、磺胺制剂及四环素制剂混合使用。

二巯丙醇

【药理作用】

二巯丙醇因分子中具有 2 个活性巯基（-SH），与金属原子的亲和力大，能夺取已与组织中酶系统结合的金属，形成不易离解的无毒性、较稳定的水溶性复合物而由尿排出，使巯基酶恢复活性，从而解除金属引起的中毒症状。

【适应证】

本品主要用于治疗砷、汞和金中毒，与依地酸钙钠合用治疗儿童急性铅脑病。

【用法与用量】

一般用肌内注射方法给药，其剂量为 2 ～ 3mg/kg。最初 2 天每 4 ～ 6 小时注射 1 次，第 3 天每 6 小时注射 1 次，以后减少到每 12 小时注射 1 次，疗程一般为 10 天。

【不良反应】

本品有特殊气味。常见不良反应依次有恶心、呕吐、头痛、唇和口腔灼热感、咽和胸部紧迫感、流泪、流涕、流涎、多汗、腹痛、肢端麻木和异常感觉、肌肉和关节酸痛。

【禁忌证】

① 严重肝功障碍者禁用，但砷中毒引起的黄疸除外。

② 禁用于铁、硒、镉中毒，因与这些物质形成的化合物毒性更大。

③ 有严重高血压、心力衰竭和肾衰竭的患者应禁用。

【注意事项】

① 有花生或花生制品过敏者，不可应用本品。

② 老年人的心脏和肾代谢功能减退，故应慎用。

③ 对有心脏病、高血压、肾病、肝病和营养不良的患者应慎用。

④ 应用本品前后应测量血压和心率。治疗过程中要检查尿常规和肾功能。大剂量长期应用时还要检查血浆蛋白。本品与金属结合的复合物，在酸性条件下容易离解，故应碱化尿液，保护肾。

⑤ 二次给药间隔时间不得少于4小时。本品为油剂，肌注局部可引起疼痛，并可引起无菌坏死，肌注部位要交替进行，并注意局部清洁。

二巯丁二钠

【药理作用】

二巯丁二钠作用与二巯基丙醇相似，对酒石酸锑钾的解毒效力较之强10倍（但因能提高锑的排泄率，使血吸虫病患者血液内的含锑量降低，致使锑剂的疗效亦降低），且毒性较小。从血液中消失快，4小时排出约80％。

【适应证】

用于治疗锑、铅、汞、砷、铜等金属中毒（治疗汞中毒的效果不如二巯丙磺钠）及预防镉、钴、镍中毒，对肝豆状核变性病有驱铜及减轻症状的效果。

【用法与用量】

（1）肌内注射：每次0.5g，每天2次，防止疼痛可加2％普鲁卡因2ml（先做皮试）。

（2）缓慢静脉注射（不宜静脉滴注）。

① 用于急性中毒（如锑剂引起的心律失常），首次2g，以注射用水 10 ～ 20ml 稀释后注射，以后每次1g，每小时1次，共4 ～ 5 次。

② 用于亚急性中毒，每次1g，每天2 ～ 3次，共用3 ～ 5天。

③ 用于慢性中毒，每次1g，每天1次，1疗程5 ～ 7天，停药5 ～ 7天。可间断用2 ～ 4个疗程。

【不良反应】

服药后，呼气、汗、尿和大便常带有大蒜样臭味。可有轻微胃肠道不适、食欲减退、腹胀、恶心、呕吐、腹泻。个别患者出现皮疹或暂时性血清丙氨酸氨基转移酶（ALT）和门冬氨酸氨基转移酶（AST）增高。

【禁忌证】

① 严重肝功能损害者禁用。

② 孕妇一般忌用。

【注意事项】

① 可有口臭、头痛、恶心、乏力、四肢酸痛等不良反应，注射速度越快反应越重，但可于数小时内自行消失。

② 粉剂溶解后应立即使用，水溶液不稳定，不可久置，也不可加热。正常者为无色或微红色，如呈土黄色或混浊，则不可用。

依地酸钙钠

【药理作用】

依地酸钙钠能与多种二价和三价金属离子结合成稳定而可溶的络合物，由尿中排泄，故用于一些金属的中毒，尤其对无机铅中毒效果好（但对四乙基铅中毒无效），对钴、铜、铬、镉、锰及放射性元素（如镭、钚、铀、钍等）均有解毒作用，但对锶无效。依地酸或依地酸钠由于易与钙络合，静脉注射时（特别在静脉注射速度快时）能使血中游离钙浓度迅速下降，严重者引起抽搐甚至心脏停搏，因此不用作金属解毒剂。本品与汞的络合力不强，很少用于汞中毒的解毒。胃肠道吸收差，不宜口服给药。静脉注射后在体内不被破坏，迅速自尿排出，1小时内约排出50%，24小时排出95%以上。仅少量通过血脑屏障。

【适应证】

主要用于治疗铅中毒，亦可治疗镉、锰、铬、镍、钴和铜中毒，以及作诊断用的铅移动试验。

【用法与用量】

以短程间歇疗法为原则，长期连续使用则排毒率低，不良反应大。

① 肌内注射或皮下注射：每次0.5g，每天1次，每次加1%普鲁卡因2ml。

② 静脉滴注：每次0.5～1g，每天2次，用生理盐水或5%～10%葡萄糖液稀释成0.25%～0.5%浓度，总剂量不宜超过30g。

③ 口服：成人每次1～2g，每天2～4次。

④ 局部用药：0.5%溶液于每晨做电离子透入1次，然后每0.5～1小时滴眼1次，每晚结膜下注射1次，治眼部金属异物损害一般以连用3天休息4天为1个疗程，注射一般可连续3～5个疗程。必要时可间隔3～6个月再重复。以静脉滴注疗效最高。

【不良反应】

① 头昏、前额痛、食欲不振、恶心、畏寒、发热，组胺样反应有鼻黏膜充血、喷嚏、流涕和流泪。

② 少数有尿频、尿急、蛋白尿、低血压和心电图T波倒置。

③ 过大剂量可引起肾小管上皮细胞损害，导致急性肾衰竭。肾病变主要在近曲小管，亦可累及远曲小管和肾小球。

④ 有患者应用本品出现高钙血症，应予以注意。

⑤ 不良反应和肾损害一般在停药后恢复。

【禁忌证】

少尿、无尿和肾功能不全的患者禁用。

【注意事项】

① 部分患者可有短暂的头晕、恶心、关节酸痛、腹痛、乏力等不良反应。

② 大剂量时可有肾小管水肿等损害，用药期间应注意查尿，若出现管型、蛋白、红细胞、白细胞甚至少尿或肾衰竭等，应立即停药，停药后可逐渐恢复正常。

③ 如静脉注射过快、血药浓度超过0.5%时，可引起血栓性静脉炎。

④ 个别患者于注入4～8小时后可出现全身反应，症状为疲软、乏力、过度口渴、突然发热及寒颤，继以严重肌痛、偏头痛、食欲不振等。也有报道出现类组胺反应和维生素B_6缺乏样皮炎者。

⑤ 对铅脑病的疗效不高，与二巯丙醇合用可提高疗效和减轻神经症状。治疗铅脑病及脑压增高患者，应避免给予过多水分，可由肌内给药，同时给予甘露醇等脱水剂。

青霉胺

【药理作用】

青霉胺为青霉素的代谢产物，系含有巯基的氨基酸，对铜、汞、铅等重金属离子有较强的络合作用，性质稳定、溶解度高，广泛用于肝豆状核变性病，用药后可使尿铜排出增加5～20倍，症状也可改善，作用比二巯丙醇强。对铅、汞中毒亦有解毒作用，但不及依地酸钙钠及二巯丙磺钠。在汞中毒的治疗中，以用N-乙酰-DL-青霉胺为好。此外尚可治疗某些免疫性疾病，如类风湿性关节炎、与自体免疫有关的慢性活动性肝炎等。口服后吸收良好，在体内不易破坏，故可用于口服。

【适应证】

适用于重金属中毒、肝豆状核变性（Wilson病）、胱氨酸尿及其结石，亦治疗其他药物无效的严重活动性类风湿性关节炎。

【用法与用量】

① 治疗肝豆状核变性病：每日量为20～25mg/kg（每日服

$125 \sim 250mg$），长期服用，症状改善后可间歇给药。

② 铅、汞中毒：用量为每天1g，分4次服，$5 \sim 7$天为1个疗程。停药2日后开始下一疗程。一般可用$1 \sim 3$个疗程。

③ 免疫性疾病：成人用量为每天$1.5 \sim 1.8g$，分$3 \sim 4$次服，可用6个月以上。以上均宜空腹服。

【禁忌证】

① 肾功能不全、孕妇及对青霉素类药过敏的患者禁用。

② 粒细胞缺乏症、再生障碍性贫血患者禁用。

【注意事项】

① 偶可引起头痛、咽痛、乏力、恶心、腹痛、腹泻等不良反应，还可出现发热、皮疹、白细胞减少、血小板减少。

② 长期服用可引起视神经炎（由于抗吡哆醛所致，可用维生素B_6治疗）。

③ 对肾有刺激，可出现蛋白尿及肾病综合征，故用药时应经常检查尿蛋白。肾病患者禁用。

④ 用前应做青霉素皮试。

碘解磷定

【药理作用】

有机磷酸酯类杀虫剂（如敌敌畏、1609、1059等）进入机体后，与体内胆碱酯酶结合，形成磷酰化酶而使之失去水解乙酰胆碱的作用，因而发生体内乙酰胆碱的蓄积，出现一系列中毒症状。碘解磷定等解毒药在体内能与磷酰化胆碱酯酶中的磷酰基结合，而将其中的胆碱酯酶游离，恢复其水解乙酰胆碱的活性，故又称胆碱酯酶复活剂。碘解磷定等尚能与血中有机磷酸酯类直接结合，成为无毒物质而由尿排出。

碘解磷定类仅对形成不久的磷酰化胆碱酯酶有作用，但如经过数小时磷酰化胆碱酯酶已"老化"，酶活性即难以恢复，故应用此类药物治疗有机磷中毒时，中毒早期用药效果较好，治疗慢性中毒则无效。

对有机磷的解毒作用有一定选择性，如对1605、1059、特普、乙硫磷的疗效较好；而对敌敌畏、乐果、敌百虫、马拉硫磷的效果较差或无效；对二嗪农、甲氟磷、丙胺氟磷及八甲磷中毒则无效。

对轻度有机磷中毒，可单独应用本品或阿托品以控制症状；中、重度中毒时则必须合并应用阿托品，因对体内已蓄积的乙酰胆碱几无作用。静脉给药后血中很快达到有效浓度，大剂量时还能通过血脑屏障进入脑组织，由肾很快排出，无蓄积中毒现象。

【适应证】

对急性有机磷杀虫剂抑制的胆碱酯酶活力有不同程度的复活作用，用于解救多种有机磷酸酯类杀虫剂的中毒。但对马拉硫磷、敌百虫、敌敌畏、乐果、甲氟磷、丙胺氟磷和八甲磷等的中毒效果较差；对氨基甲酸酯杀虫剂所抑制的胆碱酯酶无复活作用。

【用法与用量】

① 治疗轻度中毒：成人每次0.4g，以葡萄糖液或生理盐水稀释后静脉滴注或缓慢静脉注射，必要时2～6小时重复1次。小儿每次15mg/kg。

② 治疗中度中毒：成人首次0.8～1.2g，以后每2小时0.4～0.8g，共2～3次；或以静脉滴注给药维持，每小时0.4g，共4～6次。小儿1次20～30mg/kg。

③ 治疗重度中毒：成人首次用1～1.2g，30分钟后如无效可再给0.8～1.2g，以后每小时每次0.4g。小儿每次30mg/kg，静脉滴注或缓慢静脉注射。

【不良反应】

① 注射后可引起恶心、呕吐、心率增快、心电图出现暂时性ST段压低和Q-T时间延长。

② 注射速度过快引起眩晕、视物模糊、复视、动作不协调。

剂量过大可抑制胆碱酯酶、抑制呼吸和引起癫痫发作。

③ 口中苦味和腮腺肿胀与碘有关。

【禁忌证】

对碘过敏患者禁用本品。

【注意事项】

① 有时可引起咽痛及腮腺肿大，注射过速可引起眩晕、视物模糊、恶心、呕吐、心动过缓，严重者可发生阵挛性抽搐，甚至抑制呼吸中枢，引起呼吸衰竭。

② 在体内迅速被分解而维持时间短（仅1.5～2小时），故根据临床症状和血胆碱酯酶水平必须反复给药。

③ 在碱性溶液中易水解为氰化物，故忌与碱性药物配伍。

④ 粉剂较难溶，溶时可加温（40～50℃）或振摇。

⑤ 应避光贮存。

亚甲蓝

【药理作用】

亚甲蓝为一氧化还原剂，高浓度时直接使血红蛋白氧化为高铁血红蛋白；低浓度时在还原型辅酶Ⅰ脱氢酶（NADPH）的作用下，将本品还原成还原型亚甲蓝，能将高铁还原型蛋白还原成为血红蛋白。所以临床使用本品低浓度（1～2mg/kg，1%溶液5～10ml）以治疗亚硝酸盐、氯酸盐、醌类、醌亚胺类、苯胺及硝基苯等所引起的高铁血红蛋白血症；高浓度（5～10mg/kg，1%溶液25～50ml）则对血红蛋白起氧化作用，使之生成高铁血红蛋白。原因是大量本品进入体内，NADPH生成减少，不能使本品全部转变为还原型亚甲蓝，氧化亚甲蓝量多，血红蛋白被氧化为高铁血红蛋白。高浓度的本品因其氧化作用可用于治疗氰化物中毒。原理与亚硝酸钠相同，但不如亚硝酸钠作用强。小剂量在临床上用于治疗高铁血红蛋白血症（如化学物亚硝酸盐、硝基苯、硝酸甘油、苯胺、苯醌、苯肼等，或产生芳香胺的药物对乙酰氨基酚、非那西丁、苯佐卡因、伯氨喹等及肠源性青紫症），注意此时剂量切忌过大，否则会生成高铁血红蛋白而使症状加重。大剂量用于轻度氰化物中毒，并在静脉注射本品后再给予硫代硫酸钠静脉注射，以使游离的氰离子和已与高铁血红蛋白结合的氰离子结合成硫氰酸盐（毒性仅为氰化物的1/200）而从尿中排出。

大剂量维生素C和葡萄糖对高铁血红蛋白亦有还原作用，故可与本品合用。

【适应证】

本品对化学物亚硝酸盐、硝酸盐、苯胺、硝基苯、三硝基甲苯、苯醌、苯肼等和含有或产生芳香胺的药物（乙酰苯胺、对乙酰氨基酚、非那西丁、苯佐卡因等）引起的高铁血红蛋白血症有效。

对先天性还原型二磷酸吡啶核苷高铁血红蛋白还原酶缺乏引起的高铁血红蛋白血症效果较差。对异常血红蛋白M伴有高铁血红蛋白血症无效。对急性氰化物中毒，能暂时延迟其毒性。

【用法与用量】

① 治疗亚硝酸盐（包括烂白菜及腌渍不好的蔬菜、酸菜等）及苯胺类引起的中毒：静脉注射，每次1～2mg/kg。用1%溶液5～10ml稀释于25%葡萄糖溶液20～40ml中，静脉注射；或口服本品150～250mg，每4小时1次。

② 治疗氰化物中毒：每次5～10mg/kg，最大剂量为20mg/kg。用1%溶液50～100ml静脉注射，再注入硫代硫酸钠。二者交替使用。

【不良反应】

本品静脉注射过速，可引起头晕、恶心、呕吐、胸闷、腹痛。剂量过大，除上述症状加剧外，还出现头痛、血压降低、心率增快伴心律失常、大汗淋漓和意识障碍。用药后尿呈蓝色，排尿时可有尿道口刺痛。

【禁忌证】

尚不明确。

【注意事项】

① 不可做皮下、肌内或鞘内注射，以免造成损害。

② 静脉注射剂量过大（500mg）时，可引起恶心、腹痛、心前区痛、眩晕、头痛、出汗和神志不清等不良反应。

硫代硫酸钠

【药理作用】

硫代硫酸钠（sodium thiosulfate）为氰化物的解毒剂，在酶的参与下能和体内游离的（或与高铁血红蛋白结合的）氰离子（CN-）相结合，使之变为无毒的硫氰酸盐排出体外而解毒。此外尚有抗过敏作用。

【适应证】

临床上主要用于氰化物中毒的解救，也可用于皮肤瘙痒症、慢性荨麻疹、药疹等的治疗。

【用法与用量】

① 抗过敏：每次静脉注射 5% 硫代硫酸钠 10 ～ 20ml，每天 1 次，10 ～ 14 天为 1 疗程。

② 抢救氰化物中毒：由于本品的解毒作用较慢，须先用作用迅速的亚硝酸钠、亚硝酸异戊酯或亚甲蓝，然后缓慢静脉注射 12.5 ～ 25g（25% ～ 50% 溶液 50ml）。口服中毒者还需用 5% 溶液洗胃，洗后留本品溶液适量于胃内。

【不良反应】

本品静注后除有暂时性渗透压改变外，尚未见其他不良反应。

【禁忌证】

尚不明确。

【注意事项】

① 有头晕、乏力、恶心、呕吐等不良反应。

② 静脉注射不宜过快，以免引起血压下降。

解氟灵

【药理作用】

解氟灵为氟乙酰胺（一种有机氟杀虫农药）中毒的特效解毒剂，具有延长中毒潜伏期、减轻中毒症状或制止中毒的作用。其解毒机制可能是由于本品的化学结构和氟乙酰胺相似，故能竞争某些酶（如酰胺酶）使之不产生氟乙酸，从而消除氟乙酸对机体三羧酸循环的毒性作用。

【适应证】

用于氟乙酸胺、氟醋酸钠及甘氟中毒特效解毒。

【用法与用量】

肌内注射每次2.5～5g，每天2～4次；或每天0.1～0.3g/kg，分2～4次注射。一般连续注射5～7天。

【不良反应】

① 注射时可引起局部疼痛，本品一次量2.5～5g，注射时可加入盐酸普鲁卡因20～40mg混合使用，以减轻疼痛。

② 大量应用可能引起血尿，必要时停药并加用糖皮质激素使血尿减轻。

【禁忌证】

锥体外系疾病、Huntington舞蹈症者禁用本品，以免加重症状。

【注意事项】

① 所有氟乙酰胺中毒的患者，包括可疑中毒者，不管发病与否都应及时给予本品，尤其在早期应给予足量，危重病例一次可给予5.0～10g。

② 本品pH低，刺激性较大，注射可引起局部疼痛，故本品一次量（2.5～5g）需加普鲁卡因20～40mg混合注射，以减轻疼痛。

③ 与解痉药、半胱氨酸合用，疗效更好。

第二十六章　肌松药

泮库溴铵

【药理作用】

泮库溴铵为中长时效非去极化型肌松药，其肌松作用可被胆碱酯酶抑制剂拮抗。化学结构上属雄甾烷衍生物，但无雄激素样作用。其肌松作用类似筒箭毒碱，但强度要大5～7倍。静脉注射后起效快，1分钟出现肌松，2～3分钟达高峰，持续20～40分钟。

在体内20%经肝代谢，40%由肾排出，40%由胆汁排泄。本品无神经节阻滞作用，不促进组胺释放。治疗剂量时对心血管系统影响较小，很少通过胎盘，对胎儿几无影响。较大剂量时可使心率加快，心肌收缩力减弱，外周阻力增加等。主要用作外科手术麻醉的辅助用药（气管插管和肌松）。

【适应证】

用于气管插管、术中肌肉松弛维持。

【用法与用量】

静脉注射，成人常用量40～100μg/kg；儿童常用量20～100μg/kg。与乙醚、氟烷合用时应酌减剂量。

【不良反应】

① 可产生心血管作用，如心率略增快，平均动脉血压和心排血量略增加。

② 极少数患者可出现过敏反应和组胺释放。

③ 在麻醉过程中有时出现流涎，特别是术前未使用抗胆碱能药物时。

④ 可使正常及升高的眼压明显下降达数分钟之久，也会产

生缩瞳。

【禁忌证】

① 对本品及溴离子过敏史者、严重肝肾功能不全和重症肌无力患者禁用。

② 高血压、心动过速及心肌缺血时应避免使用。

【注意事项】

过量中毒时可静脉注射新斯的明及阿托品解救。

维库溴铵

【药理作用】

维库溴铵为中等时效非去极化型肌松药。肌松效应及用途等均似泮库溴铵，但稍强，并起效快，持续时间为泮库溴铵的 1/3 ~ 1/2。肝硬化、胆汁淤滞或严重肾功能不全者，应用时肌松持续时间及恢复时间均延长。孕妇及儿童不宜使用。

【适应证】

主要作为麻醉辅助用药，用于全麻时气管插管及手术中的松弛肌肉。

【用法与用量】

静脉注射，常用量为70 ~ 100μg/kg。常用其粉针剂，每支40mg，以所附溶剂溶解后应用。

【不良反应】

① 神经肌肉阻滞作用：延长非去极化阻断药物最常见的不良反应是药物的药理作用延长，超过了所需的作用时间。这种作用会有不同的临床表现，从肌无力到因长时间的深度肌麻痹而导致呼吸功能不全或缺氧。

② 过敏反应：尽管包括本品在内的神经肌肉阻断药产生严重过敏反应的病例非常罕见，但临床已有报道。出现的过敏、类过敏反应包括：支气管痉挛，心血管改变，皮肤改变。

③ 组胺释放与类组胺反应：神经肌肉阻断药物对局部注射部位及全身诱导组胺释放，因此在使用这些药物的过程中，应该

考虑到可能会发生注射部位的瘙痒及红斑反应和（或）全身性类组胺反应。

④ 皮内注射本品的试验研究表明，该药仅引起局部轻微的组胺释放。在人体的对照研究中，亦未证明静脉注射本品后，血浆组胺水平有明显升高。尽管如此，在该药广泛应用的情况下，仍偶有这类反应发生的报道。

【禁忌证】

对本品或溴离子有过敏史者禁用。

【注意事项】

（1）须在有使用本品经验的医师监护下使用。

（2）本品可致呼吸肌肉松弛，使用时应给患者机械通气，直至自主呼吸恢复。

（3）与吸入麻醉药同用时，本品应减量15%。

（4）在可能发生迷走神经反射的手术中（如使用刺激迷走神经的麻醉药、眼科手术、腹部手术、肛门直肠手术等），麻醉前或诱导时，应用迷走神经阻断药，如阿托品等有一定意义。

（5）ICU中重症患者长时间使用维库溴铵，会导致神经肌肉阻滞延长。在持续神经阻滞时，应给予患者足够的镇静和镇痛剂，连续监测神经肌肉的传导，调节本品的用量，以维持不完全阻滞。

（6）对脊髓灰质炎患者、重症肌无力或肌无力综合征患者，对神经肌肉阻断药反应均敏感，使用本品应慎重。

（7）脓毒症、肾衰竭的患者慎用。

（8）肝硬化、胆汁郁积或严重肾功能不全者，持续时间及恢复时间均延长。

（9）本品在低温下手术时，其神经肌肉阻断作用会延长。

（10）下列情况可使本品作用增强：①低钾血症、高镁、低钙血症；②低蛋白血症、脱水、酸中毒、高碳酸血症、恶病质。

（11）对严重电解质失衡、血液 pH 的改变和脱水均应尽力纠正。

（12）使用本品完全恢复后的24小时内，不可进行有潜在危险的机器操作或驾驶车辆。

哌库溴铵

【药理作用】

哌库溴铵为长时效非去极化型肌松药，系泮库溴铵的类似物，作用类似泮库溴铵，强度为泮库溴铵的1～1.5倍，肌松持续时间约20分钟，但无心率加快、心肌收缩力减弱等不良反应。本品主要（66%）由肾排泄。

【适应证】

主要用作外科手术麻醉的辅助用药。适用于心肌缺血及长时间手术的患者。

【用法与用量】

在静脉注射3分钟后达气管插管状态，用药量为静脉注射0.07～0.1mg/kg，肾功能不全者用量不超过0.04mg/kg。制剂为注射用哌库溴铵，每支4mg。

【不良反应】

① 神经肌肉阻滞作用：延长非去极化阻断药物最常见的不良反应是药物的药理作用延长，超过了所需的作用时间。这种作用会有不同的临床表现，从肌无力到因长时间的深度肌麻痹而导致呼吸功能不全或缺氧。

② 过敏反应：尽管包括本品在内的神经肌肉阻断药产生严重过敏反应的病例非常罕见，但临床已有报道。出现的过敏、类过敏反应包括：支气管痉挛，心血管改变，皮肤改变。这些反应在某些病例甚至是致死性的。鉴于这些反应可能的严重性，临床医生应假定不良反应会发生，并采取必要的预防措施。

③ 组胺释放与类组胺反应：神经肌肉阻断药物对局部注射部位及全身诱导组胺释放，因此在使用这些药物的过程中，应该考虑到可能会发生注射部位的瘙痒及红斑反应和（或）全身性类

组胺反应。

【禁忌证】

对本品过敏者禁用。

阿曲库铵

【药理作用】

阿曲库铵为非去极化型肌松药，为短或中等时效肌松药。作用与筒箭毒碱相同，但起效快（1分钟）、持续时间短（15分钟）。治疗剂量时不影响心、肝、肾功能、无蓄积性。大剂量时可促使组胺释放。

【适应证】

用于各种手术时需肌松或控制呼吸等情况。

【用法与用量】

静脉注射或静脉滴注给药。静脉注射起始剂量为$0.3 \sim 0.6mg/kg$，然后可以每分钟$5 \sim 10\mu g/kg$静脉滴注维持。阿曲库铵苯磺酸盐注射液，每支25mg（2.5ml）或50mg（5ml）。

【不良反应】

① 皮肤潮红或皮疹，心动过缓，低血压和支气管痉挛。

② 使用神经肌肉阻滞剂后可观察到不同程度的过敏反应。极少数情况下，当本品与一种或多种麻醉药合用时，有严重过敏反应的报道。

③ 有报道在重症监护病房的严重疾病患者在过长时间使用肌肉松弛剂后出现肌无力和（或）肌病。大部分患者同时接受类固醇类制剂，上述情况在使用本品后偶有报告。但其因果关系尚未确定。

【禁忌证】

已知对顺阿曲库铵、阿曲库铵或苯磺酸过敏及对本品中任何成分过敏的患者禁止使用。

【注意事项】

① 过量症状表现为肌瘫延长及其后遗症。治疗用辅助性正

压通气维持患者呼吸道通畅直至达到充分的自主呼吸。一旦出现自身恢复征象时，使用抗胆碱酯酶药物配合阿托品可促进恢复并同时保持患者镇静。

② 仅在充分全麻下和由经验麻醉医师的严密监护下使用本品。

③ 下列情况慎用：支气管哮喘、有过敏史的患者，妊娠和哺乳期间的妇女，重症肌无力与其他神经肌肉疾病的患者和电解质失衡的患者。

④ 本品在高 pH 下失效，故不能与硫喷妥钠或任何碱性药物混合在同一注射器内使用。如选择在小静脉注射本药，注射后应使用生理盐水把本药冲进该静脉。

⑤ 本药用于烧伤患者时会产生抗药性。剂量调整取决于烧伤后多长时间以及烧伤的范围。

⑥ 对眼压无直接影响，因此可用于眼科手术。

⑦ 本品只能静注，肌注可引起肌肉组织坏死。

⑧ 本品需冷藏贮存。

氯化琥珀胆碱

【药理作用】

氯化琥珀胆碱属去极化型肌松药，肌肉松弛作用快，持续时间短，故易于控制。

【适应证】

适用于外科手术，可使气管插管更容易进行。

【用法与用量】

成人静脉注射每次 1～2mg/kg，多用其 2%～5% 溶液。注射后 1 分钟即出现肌肉松弛，持续 2 分钟。如需继续维持其作用，可用其 0.1%～0.2% 溶液，以每分钟 2.5mg 的速度静脉注射；亦可静脉滴注，静脉滴注液可用生理盐水或 5% 葡萄糖液稀释至 0.1% 浓度。极量，静脉注射每次 250mg。

【不良反应】

① 高钾血症：本品引起肌纤维去极化时使细胞内 K^+ 迅速流

至细胞外。正常人血钾上升 $0.2 \sim 0.5mmol/L$；严重烧伤、软组织损伤、腹腔内感染、破伤风、截瘫及偏瘫等，在本品作用下引起异常的大量 K^+ 外流致高钾血症，产生严重室性心律失常甚至心搏停止。

② 心脏作用：本品的拟乙酰胆碱作用可引起心动过缓、结性心律失常和心搏骤停，尤其是重复大剂量给药最易发生。

③ 眼内压升高：本品对眼外肌引起痉挛性收缩以致眼压升高。

④ 胃内压升高：最高可达 $40cmH_2O$，并可引起饱胃患者胃内容物反流误吸。

⑤ 恶性高热：多见于本品与氟烷合用的患者；也多发生于小儿。

⑥ 术后肌痛：给药后卧床休息者肌痛轻而少，$1 \sim 2$ 天内即起床活动者肌痛剧而多。

⑦ 可能导致肌张力增强。以胸大肌最为明显，其次是腹肌，严重时波及肱二头肌和股四头肌等。这时不仅机体总的氧耗量加大，足以引起胃内压甚至颅内压升高。

【禁忌证】

脑出血、青光眼、视网膜剥离、白内障摘除术、低血浆胆碱酯酶、严重创伤大面积烧伤、上运动神经元损伤的患者及高钾血症患者禁用。

【注意事项】

① 大剂量时可引起呼吸麻痹，使用时应注意，故使用以前先备好人工呼吸设备及其他抢救器材。

② 忌与硫喷妥钠配伍。

③ 呼吸麻痹时不能应用新斯的明对抗。

④ 脑出血、青光眼、视网膜剥离、白内障摘除术及高钾血症患者禁用，孕妇及使用抗胆碱酯酶药患者慎用。

第二十七章 吗啡拮抗药

盐酸纳洛酮

【药理作用】

盐酸纳洛酮的化学结构与吗啡相似，与阿片受体的亲和力比吗啡大，能阻断阿片类药物与阿片受体的结合，为阿片受体的完全拮抗剂。

【适应证】

临床上用于阿片类药物过量中毒的解救和阿片类药物成瘾的诊断，以及用于吗啡类复合麻醉药术后解除呼吸抑制及催醒。

【用法及用量】

① 用于促使吗啡或芬太尼全麻后自发呼吸的恢复，皮下、肌内或静脉注射，$1.3 \sim 3\mu g/kg$。

② 用于阿片类中毒，成人皮下、肌内或静脉注射，每次量 $400\mu g$ 或 $10\mu g/kg$，需要时 $2 \sim 3$ 分钟可重复1次。

【不良反应】

① 术后：低血压、高血压、室性心动过速和室颤、呼吸困难、肺水肿和心跳骤停。

② 阿片类药物抑制效应：突然纠正阿片类药物抑制效应可引起恶心、呕吐、出汗、震颤、心动过速、高血压、低血压、发抖、癫痫、室性心动过速和室颤、肺水肿和导致死亡的心跳骤停。

③ 阿片类药物依赖性：突然纠正对阿片类药物有生理依赖性的患者可诱发阿片类药物戒断综合征，包括但不限于以下体征和症状：全身疼痛、发热、流鼻涕、喷嚏、出汗、呵欠、虚弱、震颤、神经质、坐立不安或易怒、恶心或呕吐、腹部痉挛、血压

升高、心搏过速。新生儿阿片戒断反应还包括惊厥、剧烈哭闹、反射亢进。

④ 有关使用本品引起焦虑不安和感觉异常的报道不多。

【禁忌证】

对本品过敏者禁用。

【注意事项】

① 当本品用量超过 0.3mg 时，可引起收缩压上升，记忆力下降。

② 本品在逆转阿片类药物作用包括镇痛的同时，患者会突然出现疼痛，引起明显的交感神经兴奋，心血管功能亢进。临床表现为血压升高、心率增快、心律失常，甚至肺水肿和心室颤动。因此，本品用量可以从每次 20 ~ 40μg 静脉注射开始，逐步加量，直至患者呼吸恢复而无明显的疼痛感。

③ 由于本品的作用时间较短，可发生呼吸抑制再现。所以先静脉注射本品 5μg/kg，待 15 分钟后再肌内注射 10μg/kg，则不发生呼吸抑制再现。

第五篇
护理操作

第二十八章　标本采集

第一节　血培养标本采集

一、目的

根据医嘱采集患者血培养标本，进行临床检验，为诊断和治疗提供依据。

二、采血方式

（1）"双瓶双侧"是指从一个部位采血接种一套培养瓶，再从另一部位采血接种另一套培养瓶，通常选上臂静脉。一般用于怀疑菌血症、真菌血症的成人患者。

（2）"双侧双瓶"是指从一个部位采血接种一个需氧瓶，再从另一部位采血接种另一个厌氧瓶。一般用于婴幼儿患者。

三、采集部位要求

从两侧上肢静脉采血，"双瓶双侧"采血培养。至少做到"双侧双瓶"。必要时从下肢静脉采血做第三套血培养。

四、血液标本在需氧瓶和厌氧瓶中的分配要求

以一个需氧瓶和一个厌氧瓶为一套血培养，作为常规血培养的组合。当采血量不够推荐的采血量时，应首先满足需氧瓶，剩余标本再接种入厌氧瓶。

五、操作标准

（一）操作前准备

（1）评估患者　询问了解患者身体状况，向患者解释，取得

配合。观察患者采血部位有无异常情况。

（2）个人准备　仪表端庄，服装整洁，洗手，戴口罩。

（3）用物准备　无菌手套、止血带、消毒液、棉棒、采血器、培养瓶、培养单。

（4）环境准备　清洁、安静、舒适、无人员走动。

（二）操作步骤

① 核对医嘱及患者。

② 安尔碘消毒血培养瓶瓶口3遍，待干60秒。

③ 抽血部位皮肤消毒，安尔碘消毒3遍，待干60秒，消毒时从穿刺点向外画圈消毒，至消毒区域直径达5cm以上，待挥发干燥后采血。

④ 戴无菌手套，用采血器无菌穿刺成功后，连接血培养瓶，采集后轻轻混匀以防血液凝固。

⑤ 再次核对患者姓名、床号。

⑥ 洗手，记录。

六、注意事项

① 严格无菌操作，避免污染。

② 不应从留置静脉或动脉导管处取血，因为导管易被固有菌群污染。

③ 采血量及采血间隔，成年患者推荐的采血量为20～30ml，每套不少于10ml，每瓶不少于5ml。婴幼儿患者推荐的采血量应少于患儿总血容量的1％，每瓶不少于2ml。两部位采血时间≤5分钟。

④ 采血时机，在患者发热期间越早越好，最好在抗菌治疗前，以正在发冷发热前半小时为宜或在停用抗生素24小时后。

⑤ 采集后应立即送往实验室，最好在2小时内。如果不能及时送检，应置于室温环境。

⑥ 送检标本应注明来源、检验目的和采样时间，使实验室

能正确选用相应的培养基和适宜的培养环境。

第二节　粪便标本采集

一、目的

根据医嘱采集患者粪便培养标本，进行临床检验，为诊断和治疗提供依据。

二、操作标准

（一）操作前准备

（1）评估患者　询问患者身体状况，向患者解释，取得配合。

（2）个人准备　仪表端庄，服装整洁，洗手、戴口罩。

（3）用物准备　培养瓶、培养单、无菌手套。

（4）环境准备　适当遮挡，保护患者隐私。

（二）操作步骤

① 核对医嘱及患者。

② 戴手套，取少量大便3 ～ 5g（蚕豆大小）放于培养瓶中，合盖。

③ 再次核对患者。

④ 洗手，记录。

三、注意事项

① 常规检查选取有黏液、脓血等病变成分的粪便，外观无异常的粪便隐血检测标本需从表面、深处和粪端多处取材。

② 标本应尽快送检，不能及时送检的标本可室温保存≤2小时，入4℃冰箱保存，一般可保存24小时。

③ 粪便标本应避免混有经血、尿液、消毒剂及污水等各种物质。

④ 送检标本应注明来源、检验目的和采样时间，使实验室能正确选用相应的培养基和适宜的培养环境。

第三节　尿标本采集

一、目的

根据医嘱采集患者尿培养标本，进行临床检验，为诊断和治疗提供依据。

二、操作标准

（一）操作前准备

（1）评估患者　询问了解患者身体状况，向患者解释，取得配合。

（2）个人准备　仪表端庄，服装整洁，洗手戴口罩。

（3）用物准备　止血钳一把、安尔碘、棉棒、20ml空针一个、培养瓶、培养单、无菌手套一副。

（4）环境准备　适当遮挡，保护患者隐私。

（二）操作步骤

① 核对医嘱及患者。

② 戴手套，用安尔碘消毒尿道口处的导尿管壁（接头上端接近会阴部）2遍，待干。

③ 用无菌注射器的细针斜穿管壁抽吸尿液10ml，做尿培养时应采集尿液20ml。

④ 将抽好的尿液导入培养瓶中，盖好盖子。

⑤ 再次核对患者。

⑥ 洗手，记录。

三、注意事项

① 严格无菌操作，避免污染。

② 不可从集尿袋下端管口留取标本。

③ 标本应尽快送检，最好在2小时内。如果不能及时送检，放置于冰箱内，但不要超过24小时。

④ 送检标本应注明来源、检验目的和采样时间，使实验室

能正确选用相应的培养基和适宜的培养环境。

第四节　痰标本采集

一、目的

根据医嘱采集患者痰液标本，进行临床检验，为诊断和治疗提供依据。

二、操作标准

（一）操作前准备

（1）评估患者　询问了解患者身体状况，向患者解释，取得配合，昏迷患者病情平稳。观察患者口腔黏膜有无异常和咽部情况。

（2）个人准备　仪表端庄，服装整洁，洗手戴口罩。

（3）用物准备　无菌手套、一次性痰培养器。

（4）环境准备　安静、舒适。

（二）操作步骤

（1）核对医嘱及患者。

（2）洗手，戴无菌手套。

（3）助手协助打开痰培养器，若为呼吸机辅助呼吸患者，助手协助按下纯氧和静音按钮。

（4）痰培养器接负压吸引器。

（5）助手协助固定患者头部，若为气管插管患者，助手协助断开患者气管插管接头处。

（6）吸痰管插入到合适深度后，开放负压吸引痰液。当标本瓶内痰液达到需要量时关闭负压，退出吸痰管，痰培养器加盖。

（7）再次核对患者姓名。

（8）洗手，记录。

三、注意事项

（1）严格无菌操作，避免污染标本，影响检验结果。

（2）在抗生素使用前采集价值高。

（3）痰液标本采集最好在上午进行。

（4）连续采集3～4次，采集间隔时间＞24小时。

（5）不能用无菌水冲洗吸痰管，否则会稀释标本。

（6）退吸痰管时不能开放负压，否则会引起上呼吸道分泌物污染标本。

（7）标本送检不超过2小时，不能及时送检者可暂存4℃冰箱。

（8）痰液标本采集后应评估标本量、颜色、形状，进行痰液涂片，检查确定标本来源，若怀疑细菌感染，应进行革兰染色、细菌培养和药物敏感试验。

（9）送检标本应注明来源、检验目的和采样时间，使实验室能正确选用相应的培养基和适宜的培养环境。

第二十九章　仪器操作

第一节　多功能监护仪使用

一、定义

监护仪指能够对患者生理参数进行实时、连续监测的医用仪器设备。

二、目的

对生命体征不稳定患者进行监护。

三、原理

主机由各种传感器物理模块和计算机系统构成，负责信号检测和处理，包括信号模拟处理、数字处理及信息输出。

四、基本结构

由主机、显示器、各种传感器及连接系统等四部分组成。

五、操作标准

（一）操作前准备

（1）评估患者病情、意识状态及皮肤情况，对清醒患者，告知监护的目的及方法，取得患者合作。

（2）评估监护仪各功能是否良好。

（3）个人准备　仪表端正，服装整洁，洗手。

（4）用物准备　心电监护仪、电极片5个、75%乙醇、纱布、弯盘、笔、记录卡、洗手液。

（5）环境准备　安静、无强光照射、无电磁波干扰。

（二）操作步骤

见表29-1。

表29-1　多功能监护仪操作步骤

步骤	要点说明
1. 核对　医嘱及患者	确认患者
2. 接收　按主菜单，接收患者	选择患者类型和有无起搏
3. 脱脂　用75%乙醇将贴电极片部位和血氧饱和度指套连接部位脱脂后用纱布擦干	保证电极与皮肤表面接触良好
4. 贴电极贴　将电极片按监护仪标识贴于患者胸部正确位置，扣好患者衣扣，盖好被子	使电极贴与皮肤接触良好，避开伤口，必要时避开除颤部位
5. 捆无创血压袖带　使测压标志压在肱动脉上	位置正确，松紧合适。选合适的袖带
6. 安放血氧饱和度探头	
7. 调报警范围　根据患者实际监测数值调整报警上下限	上下限度合适。小范围设置，不要以正常生理指标作为上下限
8. 再次核对　床号、姓名。告知患者或家属注意事项	

续表

步骤	要点说明
9. 记录 监测数值、时间	注意观察电极片周围皮肤情况
10. 停止 向患者告知，取得合作；关监护仪，取下电极片，观察局部皮肤情况，用干纱布擦净皮肤。协助患者取舒适体位，整理床单位，整理用物	整理导线，避免打结损伤
11. 洗手、记录 停止监护时间	

六、注意事项

① 各监护线应与患者连接紧密，勿脱落。

② 安放电极贴前须皮肤脱脂，避免干扰，各电极贴位置安放正确。

③ 无创血压袖带捆绑正确。

④ 有创血压监测时，换能器须与心脏同一水平，肝素液冲洗或采血后应将传感器重新校零。

⑤ 各参数报警范围调节适当。

七、维护和保养

各监护线用后均应擦拭消毒，仪器定时清洁；各导联线不能打折；无创血压袖带，当没有捆绑患者手臂时，不能启动主机测量血压；发现故障应及时排除或报修。

第二节 输液泵使用

一、定义

输液泵是用于准确控制单位时间内液体输注的量和速度的仪器。

二、目的

准确、匀速、安全地给患者输入药物。

三、基本原理

微型计算机控制步进电机带动偏心凸轮作用于蠕动排，使蠕动排以波动方式连续挤压输液管。

四、基本结构

由微机系统、泵装置、检测装置、报警装置和输入及显示装置组成。

五、操作标准

（一）操作前准备

① 评估患者病情、意识状态、皮肤情况及血管情况，向患者及家属解释输液及药物作用，取得合作，询问大小便。

② 评估仪器性能是否完好，将输液泵妥善固定在输液架上，连接电源，打开开关，处于备用状态。

③ 个人准备：仪表端正，服装整洁，洗手戴口罩。

④ 用物准备：输液泵、输液器2套、止血带、小枕、弯盘、0.5%聚维酮碘或安尔碘、棉棒、胶布、一次性头皮针、液体和药物、病历、输液卡、洗手液、笔、手表、锐器盒、垃圾桶，必要时备网套、启瓶器。

（二）操作步骤

见表29-2。

表29-2　输液泵操作步骤

步骤	要点说明
1. 核对　医嘱及患者	确认患者
2. 排气　检查输液器、插入液体并排气	使茂菲滴管的1/2～2/3充盈液体，对光检查无气泡，防止气体进入体内

续表

步骤	要点说明
3. 连接设定 将输液器置于泵的卡式管道内，设定总量、速度	卡道内管道松紧合适
4. 静脉穿刺 取合适体位，备胶布。铺垫巾，扎止血带，消毒皮肤，再次检查输液管有无气泡。穿刺成功，按启动键盘，固定穿刺处，再次核对	三查七对
5. 观察 取舒适卧位，观察患者病情及有无输液反应，讲解注意事项	
6. 输液结束 按停止键，关输液泵，拔针	输液泵用75%乙醇纱布擦拭，放置于清洁干燥处备用
7. 整理用物，洗手，记录	

（三）贝朗容积输液泵的使用

见表29-3。

表29-3　贝朗容积输液泵的使用

操作流程	要点说明
1. 准备物品	输液泵、液体
2. 连接输液管路	将输液管排气，关闭"流量夹"，备用
3. 安装输液管路	打开输液泵泵门，自上而下安装输液管，关闭泵门，打开流量夹
4. 开机	等待自检完成
5. 确认输液管路	按YES键确认
6. 设置输液总量	按VOL键输入输液总量，按VOL键确认
7. 设置输液速率	在主屏直接输入数值即是速度
8. 开始输液	按START键，开始输液（屏幕上出现移动光标，显示泵在运行中）

续表

操作流程	要点说明
9. 运行中修改速率	直接于面板上设置新速率，再按RATE键，确认新数值，泵按新速率继续运行
10. 快推功能	手动BOLUS操作按BOL键，屏幕出现另外BOL键，同时按下两个BOL键 BOLUS操作按BOL键，直接输入预置BOLUS量，按YES键确认，快推运行。如需中断BOLUS，按屏幕上提示的STOP键，BOLUS停止。

报警原因及纠正方法见表29-4。

表29-4　贝朗容积输液泵报警原因及纠正方法

报警显示	可能原因入处理方法
Pressure alarm（压力报警）	输液管夹闭了么（打开旋夹） 输液管有压折吗（使管路通畅） 患者静脉通路阻塞（恢复静脉通路通畅）
Air alarm（空气报警）	管路系统中有空气（准备输液时将管路中的气泡完全排尽，报警后重新排气）
Preselect volume（未设定预置总量报警）	未设定输液总量（设定输液总量）
Invaid rate（未设定速度报警）	未设定速率（重新设定速率）
KOR end（液体输完前预置报警）	输液瓶已空（更换新的输液瓶）
Recall alarm（暂停结束报警）	暂停结束后报警（调至Standby或Start开始输液）
Pump door open（泵门打开报警）	泵门打开（关闭泵门）
Battery pre-alarm（蓄电池预报警）	蓄电池电量将耗尽（连接主电源）
Battery alarm（蓄电池报警）	蓄电池没电（连接主电源）

（四）Space输液泵基本操作

见表29- 5。

表29-5 Space输液泵基本操作

操作流程	要点说明
1. 准备物品	输液泵、液体
2. 连接输液管路	将输液管排气，关闭"流量夹"，备用
3. 开机	按开机键，开启电源，设备自检
4. 打开泵门	按开门键，按Yes键
5. 安装输液管路	从右向左放置输液器，关闭泵门，进入intrafix PVC菜单，按OK键，确认管型
6. 设置预置输液总量	在VTBI菜单，设置预置输液量，按OK键确认
7. 设置输液速率	进入Rate菜单，设置速率，按OK键确认
8. 开始输液	按START键，开始输液
9. 更改速率	（1）不停止输液时，按C键，按OK键，键入新的速率，按OK键确认 （2）停止输液时，按Stop键，按OK键，键入新的速率，按Start键启动输液
10. 快推功能	（1）手动快推，按Bol键松开，按住OK键不放，系统进入快推功能并显示快推剂量，松开OK键停止快推 （2）自动快推，按Bol键，按左箭头键进入Bol. Dose设置菜单，设置快推剂量，按Bol键开始快推，结束后自动切换到原速率工作，如需中途停止快推，按OK键自动切换到原始速率
11. 等待模式	按Stop键停止输液，按关机键小于3秒，切换到Standby菜单，按OK键确认进入等待模式，再按OK键退出等待模式

报警原因及纠正方法见表29-6。

表29-6　Space输液泵基本操作报警原因及纠正方法

报警显示	可能原因及处理方法
Pressure high alarm（阻塞报警）	输液管夹闭了吗（打开旋夹） 输液管有压折吗（使管路通畅） 患者静脉通路阻塞（恢复静脉通路通畅）
Air bubble alarm（气泡报警）	管路系统中有空气（准备输液时将管路中的气泡完全排尽，报警后重新排气）
Value not accepted（未设定预置总量报警）	未设定输液总量（设定输液总量）
Not rate set（未设定速度报警）	未设定速率（重新设定速率）
reminder alarm（未接受数值报警）	电源开启，未设置参数或未启动输液（设置参数开启输液）
VTBI near end（预设输液量结束报警）	预设输液量接近结束（准备新的液体）
Standby time expired（暂停结束报警）	暂停结束后报警（调至Standby或Start开始输液）
VTBI infused（预设输液量结束）	预设输液量结束（自动切换到KVO功能）
Battery pre-alarm（蓄电池预报警）	蓄电池电量将耗尽（连接主电源）
Battery alarm（蓄电池报警）	蓄电池没电（连接主电源）

六、注意事项

① 特别注意观察穿刺部位有无液体渗漏。

② 使用一段时间后更换蠕动挤压部位。

七、维护和保养

首次使用前或长时间不使用，当再次使用时，要将泵与交流电源连接，充电至少12小时。长期不使用，电池每月至少充放电1次。出现故障及时报修。定期清洁擦拭。

第三节　微量泵使用

一、定义

微量泵是一种给药量非常准确且给药速度缓慢或长时间流速均匀的仪器。

二、目的

非常均匀地给患者输注药物。

三、基本原理

微型计算机控制步进电机带动注射器推杆匀速直线运动，实现匀速推动注射器匀速给药。

四、基本结构

泵、数据显示窗、数据输入键、功能键和注射器安全支架。

五、操作标准

（一）操作前准备

（1）评估患者　病情、意识状态、皮肤情况及血管情况，向患者及家属解释使用微量泵的目的及药物作用，取得合作。

（2）评估仪器　性能是否完好，将微量泵妥善固定在输液架上，连接电源，打开开关，处于备用状态。

（3）个人准备　仪表端正，服装整洁，洗手，戴口罩。

（4）用物准备　微量泵、头皮针2个、20ml或50ml注射器、砂轮、止血带、小枕、弯盘、0.5%聚维酮碘或安尔碘、棉棒、胶布、无菌纱布、无菌巾、液体和药物、病历、治疗卡、洗手液、笔、手表、锐器盒饭、垃圾桶。

（5）环境准备　安静、无尘、适合无菌操作。

（二）操作步骤

见表29-7。

表29-7 微量泵操作步骤

步骤	要点说明
1. 核对 医嘱及患者	不能只核对一项
2. 抽取药物 检查药物，将药物抽入注射器内并核对。将注射器放入无菌巾内	在注射器上贴标签（注明床号、姓名、药名、剂量、浓度、用法、加药时间），严格无菌操作
3. 核对患者	携用物至床旁，查对床号、姓名、协助合适体位，备胶布
4. 连接设定 再次核对药液，连接延长管，排气，安装入泵。打开开关，调好速度	注意防止污染
5. 查对连接 确定无误后，消毒输液通路的肝素帽，将头皮针插入肝素帽内，用胶布固定，启动泵	患者、药物、泵入速度、三查七对
6. 交代观察 取舒适卧位，观察反应及泵运行情况，讲解注意事项	协助取舒适卧位，整理床单位
7. 洗手记录	
8. 注射结束 按停键，关输液泵，拔针	核对患者，向患者告知，取得合作。按下Stop键，揭去胶布拔出头皮针，关电源
9. 整理用药	分类整理用物，分离针头放于锐器盒，洗手记录。微量泵用75%乙醇纱布擦拭，放置于清洁干燥处备用

（三）Perfusor Compact注射泵用法

见表29-8。

表29-8 Perfusor Compact注射泵

操作流程	要点说明
1. 准备物品	注射泵、抽好液体的注射器
2. 连接注射器管路	将注射器和延长管排气，备用

续表

操作流程	要点说明
3. 安装注射器管路	向上推动"推杆锁",拉出"推杆",向外拉出"针筒夹",逆时针转动90°,安装注射器,固定针栓尾端,使"推杆锁"咔嗒一声复位,之后"针筒夹复位"
4. 开机	自检后自动识别注射器,显示OPS/-XX,按F键确认注射器
5. 静脉穿刺	按F键及8键(STANDBY键),"暂停"设备,进行静脉穿刺。静脉穿刺后,按F键结束"暂停"
6. 设置输液速率	在主屏直接输入数值即是速度
7. 开始输液	按START键,开始输液(此时泵显示屏上将显示有风轮状光标转动,显示泵在运行中)
8. 运行中修改速率	运行中按C键,设置新速率,再按F键确认新数值,泵按新速率继续运行
9. 快速功能	运行中进行按F键不放,同时持续按住1键(BOL键),快推运行,松开任何一键,结束快推运行

Space注射泵见表29-9。

表29-9　Space注射泵

操作流程	要点说明
1. 准备物品	注射泵、抽好液体的注射器
2. 连接注射器管路	将注射器和延长管排气,备用
3. 开机	按开机键,开启电源,设备自检。等待注射器推柄自动释放
4. 安装注射器管路	拉开注射器针管固定卡并右旋,打开泵门,放置注射器,按OK键,确认注射器型号,注射器推柄自动前移并扣住注射器针栓

续表

操作流程	要点说明
5. 设置预置输液总量	在VTBI菜单，设置预置输液量，按OK键确认
6. 设置输液速率	进入Rate菜单，设置速率，按OK键确认
7. 静脉穿刺	
8. 开始输液	按START键，开始输液
9. 更改速率	不停止输液：按C键，按OK键，键入新的速率，按OK键确认 停止输液：按Stop键，按OK键，键入新的速率，按Start键启动输液
10. 快推功能	手动快推：按Bol键松开，按住OK键不放，系统进入快推功能并显示快推剂量，松开OK键停止快推 自动快推：按Bol键盘按左箭头键进入Bol Dose设置菜单，设置快推剂量，按Bol键开始快推，结束后自动切换到原速率工作，如需中途停止快推，按OK键直动切换到原始速率
11. 等待模式	按Stop键停止输液，按关机键小于3秒，切换到Standby菜单，按OK键确认进入等待模式，再按OK键退出等待模式
12. 关闭泵	按Stop键停止输液，打开注射器固定卡并右旋，等待注射器推柄直到松开并释放，打开泵门取下注射器，关上泵门合上注射器固定卡，按关机键持续3秒，关机

六、注意事项

① 更换注射器前一定要排尽空气。

② 特别注意观察穿刺部位有无液体渗漏。

七、维护和保养

① 首次使用前或长时间不使用，当再次使用时，要将泵与交流电源连接，充电至少12小时。长期不使用，电池每月至少1次充放电。出现故障及时报修。定期清洁擦拭。

② 使用完后将固定栓或推动柄复位。

第四节　肠内营养泵的使用

一、定义

肠内营养泵是调节经胃肠道营养液流量的电子机械设置。

二、结构及组成

肠内营养泵包括泵座和泵两部分。泵座上有固定装置、电源接口和呼叫系统接口，泵表面有显示屏和功能键，泵侧面有泵门和拉杆。

三、目的

为患者准确均匀输注肠内营养液，减少胃肠道不良反应，减轻护士工作量。

四、工作原理

通过机械挤压作用，将喂养管内的液体以一定速度均匀地输注胃肠内。

五、操作标准

（一）操作前准备

（1）评估患者　病情及治疗情况，胃（肠）管通畅情况，评估肠内营养泵的性能。

（2）环境准备　整洁、安静、合适。

（3）个人准备　着装整齐，洗手戴口罩。

（4）用物准备　营养泵、电源线、专用泵管、肠内营养液、温开水、空针、手套、纱布等。

（5）患者准备　了解泵的目的、操作过程及配合的相关知识，患者愿意配合。

（二）操作步骤

见表29-10。

表29-10　肠内营养泵操作步骤

步骤	要点说明
1. 核对　医嘱及患者，合适体位	确认患者，抬高床头30°～45°
2. 检查　营养泵性能及各功能键	确保仪器功能正常
3. 准备营养液 接输注泵管并挂于输液架上，排尽泵管内的气体	营养液温度适中，必要时用加热器
4. 开机自检	自检后，屏幕显示前次喂养所设定的参数
5. 安装　肠内营养输注管	按箭头标示方向将输注管上截流夹安放于泵的工作区，确保截流夹方向正确
6. 检查　胃（肠）管位置及通畅情况，将胃管与泵管连接	确认胃（肠）管位置：一抽、二听、三冲洗
7. 调节　输注总量及速度	根据患者的胃肠功能及要求调节
8. 启动　输注泵按START键开始输注	观察患者反应、泵运作情况
9. 结束　输注完毕按STOP键停止	关闭电源
10. 封闭胃管　将胃肠（管）与泵管分离，封闭胃管末端	脉冲式冲洗管道，防止堵塞
11. 整理床单位、整理用物	观察患者反应，听取患者主诉，清洁输注泵，消毒备用
12. 洗手记录	记录肠内营养方式、速度、剂量、名称

六、注意事项

① 配置营养液应无菌操作，温度适宜。

② 输注前彻底排净空气。

③ 喂养前检查胃管是否在胃内，确保在胃内方可喂养。

④ 营养前、中、后用温水20ml脉冲式冲洗。

⑤ 营养过程中，密切观察患者反应（腹胀、腹泻、恶心呕吐等）、滴速、泵运作情况，及时处理各种报警，并做好记录。

七、维护和清洁

① 放于阴凉干燥处，避免剧烈震动和阳光直射。

② 专人管理，建立使用登记、定期检查、保养维修制度。

③ 营养液滴注到机器上时，立即擦拭干净。

④ 每年检查一次，每周清洗一次，清洁前应断开电源。

⑤ 清洁后，启动或接通电源前应先干燥约5分钟。

八、报警显示、故障原因及处理方法

见表29-11。

表29-11　报警显示、故障原因及处理方法

警报	原因	处理
电池报警	显示插头符号（电池失效）	通知专业人员更换电源
	不显示插头符号：① 泵座电源指示灯不亮；② 泵座上电源指示灯亮	检查电源线是否连接；泵插入泵座位置正确
空管报警	泵和泵座上的电源有污垢	去污后晾干
	管路中有气泡	排除气泡
	传感器区域有污垢	去污后晾干
	输注管放置位置不正确	检查重新安装
输注管	输注管安装不准确	重新正确安装
	安装截流夹部位有污物	去污后晾干
堵塞报警	输注管或喂养管堵塞	检查冲洗

续表

警报	原因	处理
泵门 未关	泵启动时泵门未关	关闭泵门
	启动后泵门打开	关闭泵门
	泵门从固定点松脱	重新固定
	泵门机械损坏	专业技术人员修理
系统 错误	设备内部障碍	通知专业技术人员修理

第五节　GEM Premier3000 血气分析仪的使用

一、定义

血气分析仪是用于检测血液中的氧气、二氧化碳等气体的含量和血液酸碱度及相关指标的医学设备。

二、目的

检测体内酸碱失衡及血氧、二氧化碳及钾、钠等离子情况。

三、基本原理

血气、电解质、酸碱成分三者相互影响，相互依赖，受电中性原理（即细胞外阴阳离子总量必须相等；各种酸碱成分比值必须适当）支配，使机体血液 pH 维持在 7.35 ～ 7.45。

四、基本结构

主机由微电脑、显示器、电极、测试包、打印装置组成。

五、操作标准

（1）操作前准备

①评估血样标本是否合格。

②评估仪器性能是否完好，机器处于备用状态。

（2）操作步骤

① 选择血样种类：根据标本情况，按 Arterial 或 Venous 或 Capillary 或 Other。

② 准备进样：等待 2 秒并上下左右旋转血样且弃去第一滴血。

③ 进样：将进样针插入注射器至接近底部，避免插入底部阻塞吸样针。

④ 吸样：按 OK 启动吸样，听到四次"哗"声，移开标本。避免吸入空气。

⑤ 处理剩余样品：将标本扔进生物废品桶。禁止乱扔样品、避免血液滴出污染机器外壳。

⑥ 输入患者信息：必须输入体温和取血样时患者吸氧浓度。

⑦ 等待自动打印

⑧ 检查：有无错误项目及危急值。

⑨ 登记：将患者床号姓名登记在血气登记本上。方便核对。

六、注意事项

① 样本要合格。

② 在输入患者信息时输入体温和吸氧浓度。

③ 不能在关机时取出分析包。

④ 出现故障时及时通知工程师，禁止继续使用。

七、维护和保养

① 专人管理仪器。

② 使用蘸水的湿布擦拭。

第六节　多功能病床

病床是患者抢救、治疗、诊断和恢复过程中必不可少的设备。

一、基本结构

床体、可调节床面、X 线盒、体重秤和电控系统。

二、功能作用

（1）为患者提供一个舒适的体位。

（2）为医护人员提供一个便捷的操作平台。

（3）在不移动患者情况下完成一些基本辅助检查。

三、操作步骤

（1）背部抬高　可调节背部床板的角度，在水平至约75°之间进行调节。先按绿色键，然后按上下键调节适当高度。

（2）膝部抬高　可调节膝部床板的角度，可在水平至约45°角之间进行调节。先按绿色键，然后按上下键调节适当高度。

（3）高度调节　可调节床的高度，从地面至床板表面的高度，可在60～100cm间进行调节。先按绿色键，然后按上下键调节适当高度。

（4）CPR脱扣器　紧急时用CPR脱扣器的柄，或者先按绿色键后再按CPR键，可迅速地将背部床板恢复到水平状态。

（5）床边护栏的使用　按下床挡下面的红色按键，然后向内轻推床挡，就能放下床挡。

四、保养维护

（1）拔下电源插头后再进行维护。

（2）医用电动床不能用水清洗，否则有触电的危险。

（3）床主体、床边护栏、床用桌清洁时，先将浸有用水稀释的中性洗涤剂的布拧干擦拭，再用干布擦干净。

（4）不要用挥发性溶剂擦拭。

（5）使用洗涤液擦拭时，必须稀释到指定浓度再使用。

（6）床垫清洁时间，根据使用状态和出汗多少而定。

（7）患者转出后，床单位可用紫外线进行床边消毒，或送医院消毒部门集中消毒。

第七节　ACT Ⅱ的使用

一、定义

激活全血凝固时间是国内外应用在心脏手术血液体外循环时检查凝血时间的一项标定指标。监测ACT值可确定患者的血液所需肝素抗凝和鱼精蛋白拮抗的剂量。是防止术后渗血及栓堵的重要措施。仪器可用于心脏手术血液体外循环时ACT值的测定及搭桥手术、PTCA、ECMO、血滤、血管造型术患者的溶栓及肝素治疗时的ACT值的测定。临床单位可通过ACT值的测定对患者进行监护和针对性治疗。

二、意义

TT的正常参考值是（17.8±4.92）秒，其测定结果反映纤维蛋白原减少或FDP增多的指标。如低或无纤维蛋白原血症；异常纤维蛋白血症时TT延长；FDP是继发性纤溶亢进的分子标志物，可用作静脉血栓治疗和肝素抗凝的用药指导和疗效观察，如DIC时FDP增高，所以TT延长；当用肝素抗凝治疗时，使血中肝素增多或类肝素抗凝物质存在时，如SLE、肝病、肾病等，可使TT延长。肝素抗凝治疗时TT需控制在参考值的4倍以内。

三、操作步骤

① 打开ACT Ⅱ仪电源，指示灯亮。

② 试管放入ACT Ⅱ仪中预热3～5分钟，不能关闭试剂槽。温度在（37±0.5）℃。

③ 抽取血液标本，将血液缓缓注入，使量达到两线之间，不能将血液黏在黑色旗杆和试管壁上。

④ 关闭试剂槽，等待测试。

⑤ 测试结束后，试剂槽自动弹开，屏幕显示测得的数值。

⑥ 将试管弃去，用1∶500含氯消毒液擦净。

⑦ 关闭电源。

四、注意事项

① ACT II 必须在配合的试管和（37±0.5）℃下工作才能得到正确的结果。

② 血液必须避开任何的凝血剂，需在离体后立即测定。

③ 在测试之前应明确患者的诊断和用药的情况，当结果异常无法解释时，应按正常程序重新测定，结果仍然异常无法解释时，应将血样送检验室测 PT。

④ ACT 使用中应避开爆炸气体和麻醉药。

⑤ 应将血液制品、用过的针筒视为具有潜在传染性污物处理。

⑥ 在测试前应将试管放入 ACT II 仪中预热 3～5 分钟，此时不能关闭试剂槽。

⑦ 在放入试剂之前应轻弹试管底部，使活性剂悬浮。

⑧ 注入试剂时，不能将血液粘在黑色旗杆和试管壁上，并将血液缓缓注入，使量达到两线之间。

第八节　吊　　塔

一、定义

指安装在楼板上，集医用气体、电源、网络终端和通讯呼叫设备等为一体的组合装置，它能够承载一个床单位所需的全部医疗仪器设备。

二、目的

① 设备仪器悬挂空中，为临床手术和护理提供良好的空间。

② 电源及管道悬空布局，安全稳妥。

③ 医疗护理操作方便灵活。

④ 室内布局整洁有序，利于清洁卫生。

⑤ 为患者创造良好的环境。

三、基本结构

（1）桥架　起支撑作用。

（2）湿段　配置升降灵活的输液架和输液泵架。

（3）干段　可升降调节的医疗监护仪器平台。

四、种类

有单臂、双臂、多臂旋转吊塔、吊桥等。

① 医用气体终端通常设有氧气、负压吸引、压缩空气等。

② 各种气体压力表、电压表、电源保护开关、照明灯等。

③ 多个多功能稳压电源插座，根据需要尚可配备远程网络接口、电话接口、视频接口、数据接口、接地端子等。

④ 可升降输液架、输液架泵、药物架等。

⑤ 多层可调仪器平台。组合放置呼吸机、监护仪等。

⑥ 治疗灯若干个，进行床边气管切开术等小手术。

⑦ 刹车制动、储物篓、抽屉等。

以上主要结构和组成部分可根据临床实际需要自由组合。

五、操作应用

① 旋转、移动：吊塔移动时，多采用刹车片，只需按下气体制动开关，即可迅速移动至适当位置，松开气压制动系统，即自动精确锁定位置。

② 升降：平台升降多采用电动控制。操作时只需按住电动升降开关，即可在允许高度范围升降。平衡式设计有利于保证设备平台的水平和设备安全。

六、安全使用

① 吊塔内部管线复杂，内臂包含可随吊塔移动的电缆接线、各种气体管道、通讯呼叫网络连接等。因此，使用前应详细阅读随机使用说明书，并有专业技术人员对操作使用者进行专业培训指导。

② 必须熟悉掌握吊塔各结构组成和功能，确保正确操作、

安全使用和急救、监护工作的顺利进行。

③ 为避免在实际使用时接错接头，各出口端标示应明确清晰。

④ 严禁在病房内吸烟。

七、常见故障及处理

① 各连接结构之间不紧密，易松散。使用配套工具将关节处紧密连接。

② 仪器设备平台承载过重。严格执行随机使用说明书的承载范围，合理选择所放置仪器设备的种类与数量。

③ 电源插座没有电源，氧供及吸引装置无反应。请专业技术人员详细检查各接口和臂内线路。

八、日常管理与维护保养

① 吊塔应设专人管理，正确保养，以保证正常使用。

② 每次使用后，应及时使用清水将污渍擦拭干净，严禁污渍残留，以免细菌、灰尘滞留，引起交叉感染。

③ 吊塔上的氧气湿化瓶和负压吸引瓶应每天更换，并进行含氯消毒液浸泡或进行高温消毒，预防感染。

④ 中心供氧或中心负压长期不使用时，应拔下供氧、负压设备，终端插孔用保护帽保护，以防灰尘进入接口处。

⑤ 对吊塔进行旋转、升降或移动时，动作轻柔，严禁违规操作。

⑥ 专业技术人员应定期对吊塔进行功能检查和维护保养。

第九节　亚低温治疗仪的使用

一、概述

（一）定义

亚低温治疗在临床上又称冬眠疗法或人工冬眠，它是利用对中枢神经系统具有抑制作用的镇静药物，使患者进入睡眠状态，再配合物理降温，使患者体温处于一种可控性的低温状态。根据治疗温度的不同，分为深低温治疗（<30℃或28℃）、亚低温治疗（30～35℃）等。

（二）适应证与禁忌证

（1）适应证

① 严重感染引起的高热、惊厥，如中毒性痢疾、脑炎、破伤风等。

② 中枢性高热、中暑等。

③ 严重的中毒性休克、创伤性休克及严重的烧伤。

④ 重症脑外伤或其他重症脑病。

⑤ 甲状腺危象。

⑥ 子痫及其各种原因引起的高血压危象。

⑦ 顽固性疼痛，如急性心肌梗死、患肢痛、肿瘤引起的剧痛，一般措施不能止痛者。

⑧ 高度精神紧张。

（2）禁忌证

① 血容量显著减少而未纠正之前。

② 肝肾功能严重损害者。

③ 严重的贫血。

（三）亚低温治疗作用机制

① 降低脑组织氧耗量，减少脑组织中乳酸堆积。

② 保护血脑屏障，减轻脑水肿。

③ 抑制乙酰胆碱、儿茶酚胺以及兴奋性氨基酸等内源性毒性物质对脑细胞的损害作用。

④ 减少钙离子内流，阻断钙对神经元的毒性作用。

⑤ 减少脑细胞结构蛋白破坏，促进脑细胞结构和功能修复，减轻弥漫性轴索损伤。

（四）低温对生理的影响

① 大脑每降低1℃，脑代谢下降10%～13%。下降到30℃，脑代谢下降54%，电解质中的Glu增加、K^+下降、Ca^{2+}轻度降低、

Na$^+$、Cl$^-$、Mg^{2+}基本无变化。见表29-12。

② 低温对循环系统的影响：低温下HR下降、代谢下降，P-R间期、QRS、Q-T间期延长。降至17℃时仍能保持窦性节律。10～15℃时心脏停跳。心脏在25～28℃时易发生室颤。

③ 低温对呼吸系统的影响较少，随体温下降逐渐抑制，16～20℃时呼吸停止。

表29-12　体温与代谢率的关系

项目	体温（℃）	代谢率（%）
正常	36.8	100
降低5℃	31.8	75～80
	30.0	60～70
降低10℃	26.8	50
	20.0	25
降低20℃	16.8	20
	6.8	6

（五）降温时机的选择

亚低温治疗实施越早，对脑保护作用越明显，疗效越好。亚低温持续时间根据病情而定，一般持续3～7天，病情重者可适当延长时间，但一般不应超过10天，温度不低于33℃。

（六）物理降温

物理降温方法有冰袋、冰帽、冰毯、降低室温、减少盖被、血管内导管降温、输液降温、腹腔冷灌注法等。

（七）降温方法

① 降温：首先遵医嘱静脉滴注冬眠药物，待患者进入昏睡状态后，方可开始物理降温。为增强冬眠效果，减轻御寒反应，可酌情使用苯巴比妥或水合氯醛。

② 降温速度：以每小时下降1℃为宜，体温降至肛温32～34℃，腋温31～33℃较为理想。

③ 复温先撤除物理降温，后停止使用药物，禁止复温过快，因易引起复温性休克。若设定体温32～35℃，可直接停机。若体温在32℃以下，一般将体温缓慢恢复至32℃，平均每4小时升高1℃，10～12小时恢复至37℃左右。

（八）冬眠低温疗法的注意事项

① 体温过低：易诱发心律失常、低血压、凝血障碍等并发症。体温高于35℃则疗效不佳，最佳脑室温度32～35℃。

② 诊断明确、无循环衰竭、呼吸道通畅者方可施行人工冬眠。必须正确了解冬眠下的病理生理变化及所用药物的药理作用以及对疾病可能产生的影响。

③ 用药前应行各种临床护理，如翻身、口腔清洁。冬眠过程中患者须取平卧位，避免体位剧烈变动及头高足低位，以免发生直立性低血压。

④ 用药以少量多次为原则，避免体温过低。体温过低易诱发心律失常、低血压、凝血障碍等并发症，体温高于35℃则疗效不佳。大量注射以免发生对呼吸、循环的不良影响。

⑤ 冬眠开始后须有专人守护，每隔30～60分钟测定血压、脉搏、呼吸及体温1次，记出入量，严密观察意识变化。若脉搏超过100次/min，收缩压低于100mmHg，呼吸不规则时，应时通知医生停药。

⑥ 严密观察病情变化，如出现体温上升、肌肉紧张、仍然持续高热或加用物理降温时出现寒颤，均提示冬眠药物剂量不足，应酌情增加药量。

⑦ 对呼吸道分泌物多且病情严重者，必要时应先行气管内插管或气管切开，以便于清除呼吸道分泌物，保持呼吸道通畅。

⑧ 应每天行白细胞计数、分类及血清电解质、血生化的检查。每周检查肝功能1次。

⑨ 治疗前如有电解质紊乱，应及时纠正。尤应注意低血钾情况，因冬眠药物可进一步降低血钾。

⑩ 冬眠疗法系对症治疗，虽可改善病情，但不应忽视对原

发疾病的治疗。

⑪ 停止治疗时，先停物理降温，再停冬眠药物，让其自然复温。

⑫ 解除冬眠后，如体温不能自动回升，可给温水袋或肌内注射阿托品，以助复温。

⑬ 人工冬眠一般可持续2～5天，必要时可延长至1～2周。若冬眠期延长，为防止产生耐药性，宜定期更换药物的组合。

二、HICO–HYPOTHERM680使用

亚低温治疗仪适用于医疗、急救、消防等特殊领域，以降低人体温度，使人体生命体征得以维持，从而大大增加患者的存活概率。

（一）目的

以物理方法将患者体温降至预期水平而达到治疗疾病目的。

（二）基本原理

通过患者和温毯的直接接触进行降温，本仪器将水作为理想和安全的降温介质。

（三）基本结构

由主机、HICO-温毯、帽、连接管等部分组成。

（四）操作标准

1. 操作前准备

① 评估患者：病情、意识状态及皮肤情况，对清醒患者，告知目的及方法，取得患者合作。

② 评估仪器：各功能是否良好。

③ 个人准备：仪表端正，服装整洁，洗手。

④ 用物准备：冰毯、冰帽、测温探头、连接管、笔、记录卡、洗手液。

⑤ 环境准备：安静、舒适。

2. 操作步骤

（1）核对　医嘱及患者，确认患者。

（2）检查水位　从水箱加入灭菌用水至前面板上的最高水

平显示线之下。需加水：①水位低于最低值；②显示"Water Level"；③安装上全新未充水毯。

（3）连接毯、帽　冷毯要根据需要放在患者身上或身下。使用前检查毯子表面和连接是否有损坏。

（4）连接电源、开机自检、设置　按↑或↓设置所需温度。待所有显示器都正常工作时方可使用。设置温度低于20℃时须同时按下辅助键＜20℃。

（5）进入温度控制状态　屏幕可显示状态。根据患者体温调节水温度。

（6）运行中监测　监测患者体温、监视主机水位和水流。

（7）停止治疗　按开关"O/I"关闭电源开关。水循环停止，撤除毯、帽消毒备用。

（8）拔出电源，整理仪器。

（9）再次核对床号姓名，告知患者或家属注意事项。

（10）洗手、记录。

（五）注意事项

①温度设置：温度调节范围15～35℃。

②功能和安全检查：开机前检查，第1次使用时检查主机和温毯，同时检查水位流量控制，水流充足时眼睛看不清旋转的轮片。功能检测，长时间运行中每天对独立保护部位手检查一次。

③连接顺序：主机开机后再与冰毯帽相连接，停止时先断开连接再关闭主机。

（六）常见报警及处理

（1）TEMP DIFF＞1℃（温毯温度高于设置温度1℃）

①原因：室温过高或设置温度过低。

②处理：检查主机，此报警出现不允许长时间运行。

（2）WATER LEVEL！？

①原因：水位过低、管道或冰毯打折。

②处理：立即蓄水，整理管道，铺平冰毯。

（3）ALARM TEST FALL 和＞CALL CUSTOMER SERVICE

① 原因：主机的独立保护部位出现故障或者在进行自动或手动功能监测中没有反应。

② 处理：关掉主机一段时间（1～2小时），如果开机时仍然发生报警，联系工程师。

（4）LOW TEMPERATURE 和 CHECK UNIT

① 原因：水箱温度低于测量范围。

② 处理：检查存储和环境温度。

（5）CHECK UNIT 和＞CALL CUSTOMER SERVICE

① 原因：有可能有多重故障。

② 处理：联系维修人员。

（七）维护和保养

① 机器表面可以用一般清洁剂清洁，温毯表面也可用一般清洁剂清洁，待干燥后才可以卷起来存储。

② 水箱中的水每6个月必须换1次。

③ 每6个月黑色密封圈必经润滑油涂抹。

④ 每6个月要检查两边的通风孔，必要时进行清理。

三、HCG-200Ⅲ亚低温治疗仪使用

（一）目的

以物理方法将患者体温降低到预期水平达到治疗疾病目的。

（二）基本原理

利用半导体制冷原理，将水箱内蒸馏水冷却。然后通过主机工作与冰毯、冰帽内的水进行循环交换，促使毯、帽面接触皮肤进行散热，达到降温目的。

（三）基本结构

由控制系统、制冷系统、水循环系统、加热器等组成。

（四）操作标准

（1）操作前准备

① 评估患者：病情、意识状态及皮肤情况，对清醒患者告知目的及方法，取得患者合作。

② 评估仪器：仪器各功能是否良好。

③ 个人准备：仪表端正，服装整洁，洗手。

④ 用物准备：冰毯、冰帽、测温探头、连接管、笔、记录卡、洗手液。

⑤ 环境准备：安静、舒适。

（2）操作步骤

① 核对：医嘱及患者。确认患者。

② 水箱加制冷液：从水箱先加入500ml纯（95%）乙醇。再加入纯净水至显示板上的水位显示线。

③ 连接体温传感器：按颜色插好，位置不可调换。

④ 连接毯、帽：按标记方向接好，出入接口处有方向标志。

⑤ 冰毯上铺一层薄毡。

⑥ 开机：连接电源打开开关，开机自检。中间线段示压缩机，旋转符号表示水循环。

⑦ 设置：选择合适水温档、体温档。液晶屏显示"开"。

⑧ 按水温开关"ON/OFF"：液晶屏显示"开"。

⑨ 温传感器放在患者腋窝，按体温控制开关"ON/OFF"。

⑩ 停止治疗：再次接体温开关"ON/OFF"，关闭电源开关。液晶屏上"开"消失，水循环停止。

⑪ 拔出电源、整理仪器。撤除毯、帽。

⑫ 再次核对床号姓名，告知患者家属注意事项。

⑬ 整理用药、洗手记录：记录停止时间，患者温度，仪器消毒备用。

（五）注意事项

① 保证仪器的电源及接地环境安全稳定。

② 不得在水箱中加入任何固体物质。

③ 不得拉拽本仪器的电缆、导联线、冰毯接头及软管。

④ 毯、帽使用后必须平放，不能折叠，以免损坏。

（六）亚低温治疗仪各参数设置

① 体温档的选择：各种原因所致发热，体温低于40℃，未出现谵妄、昏迷者，建议使用24～35℃档。体温高达40℃以上，出现谵妄、昏迷者，建议使用33～34℃档。小儿发热建议使用35～37℃档。如需保持正常体温使用36～37℃档，如有必要此时可使用复温功能。

② 水温档的选择：水温设置范围在4～10℃、10～15℃、15～20℃时表示使用降温功能，在35～40℃时表示使用复温功能。

（七）亚低温治疗仪常见报警及处理

① 缺水报警：水箱水位过低时，仪器发出间隙报警声，液晶显示的水位线指示只显示一条，表示水箱缺水。

② 传感器脱落报警：如果显示体温温度≤32℃，仪器发出急促报警声，表明传感器从人体脱落，反之则不报警。

③ 传感器断路、短路报警：传感器短路（显示＞50℃）或传感器断路（显示0℃），仪器报警。

（八）维护和保养

① 当仪器较长时间不使用时，应清洁后包装储存，每年取出通电1次，以防受潮、发霉损坏。

② 本仪器为微电脑控制压缩机的运行，不可频繁按动水温开关，造成仪器工作不正常。

③ 将毯、帽快接头正确接在连接口上，使用时不可用力拉扯软管，否则会发生漏水现象。

④ 本毯、帽为塑料制品，患者在治疗中，不可戴有金属、硬物，以免弄破。

⑤ 毯、帽使用过程中，若空气中湿度超过60%，容易在毯面、接口处形成冷凝水，请用毛巾擦干。

⑥ 定期清洗毯、帽护套，以防发霉。

⑦ 定期更换水箱内的水，不可在水箱中加入固体物质。

⑧ 毯、帽为耗材，其使用期限为3个月。

第十节　气压治疗仪的使用

一、定义

运用间歇压力，通过空气波的反复膨胀和收缩作用，改善血液循环，加强肢体氧合度，解决因血液循环障碍所引起疾病的一种治疗方法，又名空气波压力治疗仪。

二、目的

缓解神经肌肉疼痛，防止深静脉血栓形成。

① 适应证：适用于有上、下肢体水肿；偏瘫、截瘫、瘫痪；糖尿病足、糖尿病末梢神经炎；肢体血液循环差；静脉功能不全；中老年人等。

② 禁忌证：已经有深静脉血栓形成；可疑肺栓塞、静脉炎、充血性心力衰竭引起的下肢水肿或肺水肿、严重的血管硬化或其他局部缺血性血管病等。套筒接触的局部状况的禁忌（开放性伤口、烧伤、断骨、皮炎、坏疽、皮肤近期移植、静脉结扎手术后不久）。

三、基本原理

利用气压袋对肢体反复压迫和松弛，促进静脉血液和淋巴液回流，能够增加血液循环，恢复肌肉疲劳。

四、基本结构

小腿套筒、脚套筒、主机、管路。

五、操作标准

（1）操作前准备

① 评估患者：病情、意识状态及皮肤情况，对清醒患者，告知其目的及方法，取得患者合作。

② 评估仪器：功能是否良好。

③ 个人准备：着装整洁，仪表端庄，洗手戴口罩。

④ 用物准备：治疗巾若干、气压治疗仪、消毒液、笔、记录本、手套等。

⑤ 环境准备：安静、无强光照射、无电磁波干扰。

（2）操作步骤

① 携用物至床旁，遵医嘱核对患者。

② 帮助患者取合适体位，包裹治疗巾于小腿及足部。

③ 将套筒套于患者小腿及足部。

④ 将仪器挂于床旁，将套筒与管路连接。

⑤ 插电源，打开开关，仪器进行自检。

⑥ 监测生命体征。

⑦ 洗手、记录。

⑧ 结束治疗：关电源，将套筒与管路断开。将套筒从患者小腿及足部取下。

⑨ 整理床单元。

⑩ 洗手记录（特护单）。

一般治疗时间为30分钟，小腿套筒压力45mmHg（±10mmHg），脚套筒压力150mmHg（±10mmHg）。

六、常见报警及处理

① 泵未打开：检查电源线是否正确连接，如有需要，更换保险丝。

② 管道故障：检查管道是否连接到系统上，检查管路有无纠结或弯曲，重新启动。

③ 套筒故障：检查套筒有无任何泄露，重新启动。

七、注意事项

① 每次治疗前检查患肢皮肤有无出血，若有尚未结痂的溃疡或压疮，应加以隔离保护后再进行治疗。若有出血伤口则应暂缓治疗。

② 治疗过程中应注意观察患肢的肤色变化情况，并询问患者的感觉（昏迷者监测生命体征），根据情况及时调整治疗剂量。

③ 对老年人、血管弹性差的患者，压力值应从小开始，逐步增加，直到耐受为止。

④ 患者如果暴露肢体部位，请注意穿一次性棉质隔离衣或护套，防止交叉感染。

⑤ 提倡初次使用正压顺序疗法的治疗人员应先亲身试用一下仪器，以便为感觉障碍的患者治疗时有常规剂量可依。

⑥ 治疗过程中多巡视患者，患者如果有麻痹、刺痛的感觉或是腿部受伤，则应移除套筒。

⑦ 若单肢使用时，可将两个套筒连接到气体管道上，且将不使用的一个放在一边即可。

八、维护保养

① 清洁：使用中性的清洁剂定期擦拭外部和空气管道组件，消毒液不能直接喷溅到该设备上。

② 定点放置，放于通风、干燥、避免阳光直射的地方。

③ 定期检查套筒有无漏气，定时请专业人员进行维修和保养。

④ 定期检查管路有无纠结或弯曲。

⑤ 有详尽工作记录（患者情况、操作时间、操作状况及机器故障情况等）。

第十一节　除颤仪的使用

一、目的

用电能来治疗异位性快速性心律失常，使之转复为窦性心律。

二、基本原理

除颤仪在某些严重快速性心律失常时产生通过心脏的高能量电流脉冲使全部（或大部分）心肌细胞在瞬间同时除极，造成心脏电活动暂时停止，然后由最高自律性起搏点重新主导心脏节律。

三、基本结构

除颤器基本结构由除颤充电、除颤放电、控制电路、电源及监视装置等五部分组成。

四、除颤仪能量的选择和安放位置

（一）电除颤时双相波和单相波的能量选择

成人双相波形电击的能量设定相当于200J，单相波形电击的能量设定相当于360J。

儿童首剂量2J/kg，后续电击，能量级别应至少为4J/kg并可使用更高能量级别，但不超过10J/kg或成人最大剂量。

（二）电极板放置位置

（1）前侧位　一个电极板放置在左侧第五肋间与腋中线交界处，另一电极板放置在胸骨右缘第二肋间。

（2）前后位　一个电极板放置胸骨右缘第二肋间，另一电极板放置在左背肩胛下面。

五、操作标准

（一）操作前准备

（1）评估患者　病情、意识状态、心电图状态及是否有室颤波、皮肤情况。

（2）评估仪器　除颤仪器各功能是否良好。

（3）个人准备　仪表端正，服装整洁，洗手。

（4）用物准备　除颤仪、导电糊、治疗盘（内有75％乙醇棉球、镊子）、干纱布、棉签。

（5）报告心律情况"需紧急除颤"。

（二）操作步骤

见表29-13。

表 29-13　除颤仪操作步骤

步骤	要点说明
1. 核对　医嘱及患者	确认患者
2. 安置体位　平卧于硬板床上，充分暴露除颤部位	处于复苏体位
3. 皮肤处理　清洁皮肤，酒精脱脂擦干	同时去除身上所有金属和其他导电物品
4. 除颤仪准备　电极板涂抹导电糊，调节参数选择能量开始充电	导电糊涂抹均匀，具体参数根据医嘱调节
5. 电极板安放　电极板与皮肤紧密安放，压力适当	请他人离开床旁
6. 放电　按放电按钮电击除颤	须双电极同时放电
7. 除颤结束　打回监护屏	观察心电示波变化，若不成功再次除颤
8. 整理患者　擦净皮肤，取舒适卧位	严密监测心率变化
9. 整理用药　清洁除颤仪电极板	用物整理归位，关闭除颤仪
10. 洗手、记录	

六、注意事项

① 在准备电击除颤同时，做好心电监护以确诊心律失常类型。

② 定时检查除颤仪性能，及时充电。

③ 电极板安放位置要准确，并应与患者皮肤密切接触，保证导电良好。

④ 电击时，任何人不得接触患者及病床，以免触电。

⑤ 对于细颤型室颤者，应先进行心脏按压、氧疗及药物治疗，使之变为粗颤，再进行电击，以提高成功率。

⑥ 电击部位皮肤可有轻度红斑、疼痛，也可出现肌肉痛，

3～5天后可自行缓解。

⑦ 对于能明确区分QRS和T波的室速，应进行同步电复律，无法区分者，采用非同步电除颤。

⑧同步电复律通常遵医嘱选择稍低的起始能量，选择能量前按下"同步"键。

七、维护和保养

（1）电极板的清洁与擦拭　每次使用结束后都要对电极板进行清洁与擦拭。常通过以下三步来完成：

① 检查仪器是否关闭，如未关闭则须关闭。

②用湿润的抹布擦净电极板。

③ 干燥后，可靠地置于卡槽中。在对电极板进行清洁与擦拭时，应注意不要损伤电极板。

（2）电池的充电与更换　电池需要日常或定期的维护与保养，有助于延长电池的使用寿命。充电时间15小时达到100％，由LED指示。约3小时达到90％，由LED指示。电池容量为可进行100分钟ECG监护或50次全能量放电，或在起搏时75分钟的ECG监护。

（3）仪器工作状态的判断　将仪器与交流电源断开，打开仪器开关，在仪器完成自检后，即可判断仪器的工作状态。

（4）电容维护　电路结构包括充电电路、放电电路及其控制电路，在使用频次较低的情况下，电容需要定期维护。

第十二节　血糖仪的使用

一、定义
用于监测血糖的仪器叫做血糖仪。

二、目的
准确检测出患者当前的血糖水平。

三、基本原理

血糖测试都是以酶学反应为基础的，主要原理分为电化学和光化学。

四、基本结构

主机（显示屏、开关测试口、记忆键）、针、测试纸。

五、操作标准

（一）操作前准备

（1）个人准备　仪表端正，服装整洁，洗手，戴口罩。

（2）用物准备　治疗盘内放75%乙醇、血糖仪、血糖试纸、密码牌、采血笔和（或）采血针、无菌棉签、弯盘、记录本、笔、洗手液、病历（以稳步血糖仪为例）。

（3）评估仪器

① 检查试纸条和质控品储存是否恰当。

② 检查试纸条的有效期及条码是否符合。

③ 清洁血糖仪。

④ 检查质控品有效期。

（4）患者准备　评估患者身体状况及确认患者是否空腹或餐后2小时血糖测定的要求。向患者解释末梢血糖监测目的及注意事项，取得配合。评估穿刺部位无皮疹、瘢痕、破溃及硬结。

（二）操作步骤

见表29-14。

表29-14　血糖仪操作步骤

操作步骤	要点说明
1. 核对 医嘱及患者	确认患者
2. 体位 舒适体位	患者彻底清洁双手，采血手臂下垂10～15分钟，利于采血
3. 开机自检	显示屏依次显示"88.8"、上次血糖值、代码并显示采血标志

续表

操作步骤	要点说明
4. 核对血糖仪与试纸密码	血糖仪代码必须与试纸密码一致，否则影响结果准确性
5. 选择穿刺部位 指尖、手臂、耳垂	手指尽量选择环指
6. 备采血针（笔）	检查采血笔功能是否正常
7. 再次查对，消毒待干	待酒精干透以后再取血，以免酒精混入血液，影响血糖值
8. 采血 棉签按压1分钟	（1）采血针对手指指尖两侧采血 （2）将血滴和试纸黄色反应区的前沿相接触，试纸就会自动吸收血样 （3）屏幕中沙漏标志闪烁，说明试纸中的血样已足够 （4）不要涂血，以免手上的油脂影响测定结果 （5）不要触摸试纸条的测试区和滴血区
9. 血糖仪保持平稳 勿移动倾斜	稳步血糖仪中将血样滴在试纸橘红色的测试区中央，待纸条背面"血量确认圆点"完全变蓝，将试纸重新插入血糖仪，约10秒后显示监测结果
10. 读取血糖值	结果告知，再次核对，向患者交代注意事项。结果如有疑问进行复测或更换血糖仪监测
11. 整理用药	患者舒适卧位，分类处理用物，仪器清洁备用
12. 洗手、记录	记录血糖值，根据结果进行相应处理

六、常见报警及处理

测量范围1.1 ～ 33.3mmol/L。过高时显示屏会显示"Hi"过低时显示屏会显示"Lo"。如果血糖监测结果异常，重新进行检测（更换血糖仪并检查电源是否充足，避开输液侧，血滴是否合适）。血糖仪具有存储功能，便于查询记录。

七、注意事项

① 必须配合同一品牌的试纸，使用时手不要碰触试纸条的测试区，并注明开瓶日期。不用过期（有效期3个月）的试纸条。

② 将试纸条储存在原装盒内，不能在其他容器中盛放。

③ 试纸要放在干燥、避光的地方密闭保存。

④ 用酒精消毒，待酒精干透以后再取血，以免引起误差。

⑤ 采血量必须足以完全覆盖试纸测试区。

八、储存、维护和保养规程

① 血糖仪检测结果与本机构实验室生化方法检测结果的比对与评估，每6个月不少于1次。

② 每台血糖仪均应当有质控记录，包括测试日期、时间、仪器的校准、试纸条批号及有效期、仪器编号及质控结果。

③ 每天血糖检测前，都应当在每台仪器上先进行质控品检测。当更换新批号试纸条、血糖仪更换电池或仪器及试纸条可能未处于最佳状态时，应当重新进行追加质控品的检测。

④ 失控分析与处理，如果质控结果超出范围，则不能进行血糖标本测定。应当找出失控原因并及时纠正，重新进行质控测定，直至获得正确结果。

⑤ 同一医疗单元原则上应当选用同一型号的血糖仪，避免不同血糖仪带来的检测结果偏差。

⑥ 血糖仪应当配有一次性采血器进行采血，试纸条应当采用机外取血的方式，避免交叉感染。

⑦ 对测试区的清洁要注意不要使用酒精等有机溶剂，以免损坏光学部分，可使用棉签或软布蘸清水擦拭，定期对血糖仪进行校准和比对，确保血糖仪准确性。

第十三节 血氧饱和度仪的使用与保养

一、结构与原理

血氧饱和度监护仪根据血红蛋白和氧合血红蛋白对光的吸收特性不同的特点，将红外线探头放置于患者指（趾）端，用可以穿透血液的红光（波长660nm）和红外光（波长940nm）分别照射组织（指或趾），并以光敏二极管接受照射后的光信号，为了排除动脉血以外其他组织的影响，只取搏动的信号，经计算机采样分析处理氧合血红蛋白占总血红蛋白的百分数。同时还可测出脉率。

二、应用范围及影响因素

（1）应用范围 适用于需要测定血氧饱和度的患者，如新生儿、婴幼儿、高危患者、麻醉患者、气管内插管患者及手术中需监测血氧饱和度的患者。

（2）影响因素

① 使用时应固定好探头，尽量使患者安静，以免报警及不显示结果。

② 传感器的位置应安放正确、固定良好，如寒颤、躁动和传感器移位等均会影响结果。

③ 指（趾）脉搏波幅显示良好，若波幅低说明传感器的位置不好，应予调整。

④ 低温（<35℃）、低血压（<50mmHg）、心排血量减少和贫血，以及使用血管收缩剂等均可影响结果。

⑤ 肠源性发绀、高铁血红蛋白等情况不能正确地反映SaO_2。

⑥ 长期吸烟、皮肤变厚变黄者的监测结果低于实际水平。

⑦ 需定时（6～8小时）更换探测部位。

三、保养

保持仪器清洁、干燥，定期检查、更换电池、探头等零备件。

第三十章　其他操作

第一节　氧　气　疗　法

一、定义

氧气疗法（简称氧疗），是指通过给氧，提高动脉血氧分压（PaO_2）和动脉血氧饱和度（SaO_2），增加动脉血氧含量（CaO_2），纠正各种原因造成的缺氧状态，促进组织的新陈代谢，维持机体生命活动的一种治疗方法。

二、缺氧的分类和氧疗的适应证

（1）低张性缺氧　主要特点为动脉血氧分压降低，动脉血氧含量减少，组织供氧不足。由于吸入氧分压过低，外呼吸功能障碍，静脉血分流入动脉血引起。常见于高山病、慢性阻塞性肺疾病、先天性心脏病等。

（2）血液性缺氧　由于血红蛋白数量减少或性质改变，造成血氧含量降低或血红蛋白结合的氧不易释放所致。常见于贫血、一氧化碳中毒、高铁血红蛋白血症等。

（3）循环型缺氧　由于组织血流量减少使组织供氧量减少所致。其原因为全身性循环性缺氧和局部性循环性缺氧。常见于休克、心力衰竭、大动脉栓塞等。

（4）组织性缺氧　由于组织细胞利用氧异常所致。其原因为组织中毒、细胞损伤、呼吸酶合成障碍。常见于氰化物中毒、大量放射线照射等。

三、缺氧或低氧血症的程度判断

（1）临床上缺氧与低氧血症并不是完全等同的定义，患者可能有缺氧但不一定有低氧血症。当血红蛋白正常时，可根据 PaO_2 和 SaO_2 来判断缺氧的程度，将缺氧分为轻、中、重三度。

① 轻度缺氧：可无发绀。$PaO_2 > 50mmHg$（6.67kPa），$SaO_2 > 80\%$，无发绀，一般不需要氧疗。如有呼吸困难，可给予低流量低浓度（氧流量 $1 \sim 2L/min$）氧气。

② 中度缺氧：PaO_2 30 $\sim$ 50mmHg（4 $\sim$ 6.67kPa），SaO_2 60% $\sim$ 80%，有发绀、呼吸困难，需氧疗。

③ 重度缺氧：$PaO_2 < 30mmHg$（4kPa），$SaO_2 < 60\%$，显著发绀、呼吸极度困难、出现三凹征，是氧疗的绝对适应证。

（2）临床上习惯用：PaO_2 和 SaO_2 来判断缺氧的程度，但并不能准确反映组织缺氧情况，混合静脉血氧分压（PvO_2）和外周血乳酸盐浓度可评估组织缺氧。PvO_2 正常值为 $37 \sim 42mmHg$。$PvO_2 < 20mmHg$ 出现细胞功能障碍，低于 12mmHg 的患者数分钟内死亡。正常人血乳酸含量为 $0.6 \sim 1.8mmol/L$，如持续在 5mmol-L 以上，即可作为组织缺氧的指标。

四、氧疗的禁忌证

无特殊禁忌证，百草枯中毒及使用博来霉素者应慎用，因前者使用高浓度氧会增加其毒性作用，后者可加重其肺炎样症状及肺纤维化副作用。

五、缺氧对机体的影响

正常健康人的 PaO_2 高于 90mmHg，60 岁的老年人不低于 80mmHg。当 $PaO_2 < 60mmHg$ 时即诊断为呼吸衰竭。$PaO_2 < 50mmHg$ 时可出现发绀。$PaO_2 < 40mmHg$ 时，即相当于混合静脉血氧分压，氧向组织的弥散发生困难。$PaO_2 < 30mmHg$ 时，则导致细胞膜、线粒体和溶酶体受损，心、脑、肾等重要脏器细

胞内的正常氧化代谢就发生严重障碍。若不立即纠正，必将导致器官组织细胞严重损害，甚至危及生命。

六、氧疗的种类

① 控制性氧疗：指吸入氧浓度控制在24%～35%之间，故称低浓度氧疗。适用于缺氧伴二氧化碳潴留的呼吸衰竭患者。其原理如下，此类患者由于其呼吸中枢对血中二氧化碳浓度变化的敏感性降低，其呼吸主要靠低氧血症对外周化学感受器反射性的兴奋呼吸中枢增加通气。当吸氧使血氧分压增加而对化学感受器的兴奋作用减弱时，患者的自主呼吸将受到抑制，使肺泡通气量降低，导致二氧化碳潴留。

② 非控制性氧疗：对给氧的浓度无严格的限制，主要根据病情来调节，适用于缺氧而不伴有二氧化碳潴留的患者，如心功能不全、休克、贫血等患者，是临床上常用的给氧方法。一般吸入氧浓度在35%～60%之间，又称中浓度氧疗。

③ 高浓度氧疗：指吸入氧浓度＞60%的氧疗。适用于弥散障碍、严重V/Q比例失调、右向左分流、急性呼吸心跳骤停、一氧化碳中毒等所致的严重缺氧但不伴有二氧化碳潴留患者。对于限制性通气障碍患者，如重症肌无力、大量胸腔积液等，也可吸入高浓度氧来解除严重低氧血症以改善缺氧。此类患者可短时间吸入高浓度氧，以便使PaO_2和SaO_2分别提升至60mmHg和90%，避免组织细胞发生不可逆的改变。病情稳定后，应将吸入氧浓度降至40%以下，以防止氧中毒。

④ 高压氧疗法。

⑤ 长期家庭氧疗。

⑥ 体外膜肺氧合。

七、给氧方法

一般将给氧方法分为有创伤性和无创伤性两大类。

（一）无创给氧

见表30-1

表30-1 无创给氧的方法

方法	原理	优点	缺点
鼻导管或鼻塞给氧	氧气通过鼻塞或鼻导管，经由上呼吸道直接进入肺内，可用公式计算：FiO_2（%）=21+4×氧流量（L/min），常用氧流量为2～3L/min	简单、经济、安全，多数患者易于接受	FiO_2 不恒定，易于堵塞。局部刺激作用，使鼻黏膜干燥痰液黏稠。氧流量大于7L/min时，患者多不能耐受
简单面罩	简单给氧面罩盖在口鼻之上，一侧注入氧气，呼气则从面罩的两侧逸出，面罩的容量宜小，以减少重复呼吸气量。FiO_2取决于氧流量和患者的通气量，常用氧流量为5L/min，超过8L/min时，因储备腔未变，FiO_2增加很少	适用于严重缺氧而无二氧化碳潴留的患者，能提供较好的湿化	影响患者进食和咳嗽，面罩易移位和脱落，呼出气体易积聚在面罩内被重复吸入，导致二氧化碳蓄积
附贮气袋的面罩	在简单面罩的基础上装一个贮气袋，用时将面罩系紧，保持贮气袋内有适当的氧。在呼气或呼吸间歇期间，氧气进入贮气袋，当吸气时主要由贮气袋供氧	与简单面罩相比其优点是用较低浓度的氧为患者提供较高的FiO_2	

续表

方法	原理	优点	缺点
Venturi 面罩	面罩是根据Venturi 原理制成，即氧气 通过狭窄的孔道进 入面罩时，在喷射 气流的周围产生负 压，携带一定量的 空气从面罩侧面开 口处或喷射器开口 处进入，是一种能 控制氧浓度的面罩	无重复呼吸，耗氧 量小，不需要湿化。 吸入氧浓度恒定，不 受患者张口呼吸的影响	Venturi 面罩 虽也可以提供 40％以上的吸 入氧浓度，但 不如低FiO_2时 准确

（二）有创给氧方法——经气管给氧

见表30-2。

表30-2 经气管插管给氧

方法	适应证	优点	缺点
经气管插管 或气管切开给 氧	主要适用于肺 部感染严重、呼 吸道分泌物多或 黏稠不易排出的 患者；也可用于 昏迷或意识障碍 不能主动排痰的 患者	氧疗效果好，有利 于呼吸道分泌物的排 除，保持呼吸道通畅	对患者 损 伤 大， 给患者带 来痛苦
呼吸机给氧	适用于需要机 械通气装置的缺 氧患者	高档呼吸机均设有 空氧混合器，提供准 确、稳定、温度及湿 度合适的氧，任何通 气模式均可供氧。最 大限度提高FiO_2，纠 正多种类型的缺氧	少数患 者出现人 机对抗

八、氧疗的不良反应

（1）二氧化碳潴留　COPD 合并呼吸衰竭的患者，由于长期 $PaCO_2$ 升高，呼吸中枢对二氧化碳刺激的敏感性降低。呼吸主要靠低氧血症对颈动脉窦和主动脉体的化学感受器的刺激作用，高浓度氧的吸入，使 PaO_2 升高，失去对外周化学感受器的刺激作用，患者呼吸受到抑制，进一步加重二氧化碳潴留。对这类患者应严格低流量持续长期给氧。

（2）吸收性肺不张　正常人呼吸空气时，肺内含有大量不被血液吸收的氮气，肺泡内的氧被吸收后留下氮气以维持肺泡不致萎陷。当吸入高浓度的氧后，肺泡内的氮气被氧稀释，肺泡内氧分压升高。当呼吸道不完全阻塞时，在吸入较高浓度氧后，局部肺泡内的氧被吸收后，易出现肺泡萎陷发生肺不张。预防措施主要包括：FiO_2 尽量小于 60％；应用机械通气可适当加用 PEEP；鼓励患者排痰，保持呼吸道通畅。

（3）氧中毒

① 氧中毒是氧疗最主要的副作用，是指在常压下较长时间吸入高浓度氧（＞60％）或在高压下（＞1个大气压）呼吸 100％氧所引起的一系列中毒反应的总称。这些中毒反应随着 FiO_2 升高和持续时间的延长而增加。

② 氧中毒的临床表现：肺部出现急性气管、支气管炎、急性肺损伤乃至 ARDS，表现为胸痛、咳嗽、极度呼吸困难，即使高浓度吸氧也不能缓解，并伴有发绀、面色潮红、PaO_2 下降等症状；中枢神经系统主要表现为口唇、肌肉抽搐、惊厥、癫痫样发作、出汗等；眼部晶状体纤维增生（仅见于新生儿）。

九、氧疗的撤离

（1）氧疗的目的在于提高 PaO_2，纠正低氧血症，保证组织细胞得到适度的氧供，以维持和恢复其功能。从氧解离曲线上可知，一般只要 PaO_2 达到并稳定在 60mmHg，SaO_2 就能达到90％以上而满足机体的生理需要，因此呼吸空气时，$PaO_2 >$ 60mmHg 即可停止吸氧。

（2）适应证

① 神志清楚，病情稳定，精神状态良好。

② 发绀消失。

③ 血气分析结果满意，$PaO_2 > 60mmHg$，$PaCO_2 < 50mmHg$，并保持稳定。

④ 呼吸平稳，无呼吸困难症状。

⑤ 心率较前减慢，循环稳定。

⑥ 慢性疾病急性加重期基本控制，转为临床缓解期。

十、氧疗的监护技术

（1）控制氧浓度和流量　根据实际情况选择合适的给氧装置，正确操作，保证给氧浓度正确。其中保持气道通畅是氧疗的关键。还应根据病情调整氧流量或浓度，不能随意更改，并在氧疗过程中严密监测，防止意外误调。

（2）防止并发症　严密观察患者面部皮肤和鼻黏膜情况，防止面部压伤和鼻黏膜出血等。观察患者有无氧疗并发症。面罩吸氧患者应保持呼吸通畅，防止窒息。

（3）健康指导　氧疗场所禁止明火、吸烟等，保证用氧安全。告知患者合理用氧的重要性，指导患者正确处理面罩吸氧与进食之间的矛盾，可采取交替进行或进食时以经鼻吸氧代替。

第二节　气 道 湿 化

一、气道湿化的重要性

（1）气道湿化不足

① 气道纤毛和黏液腺破坏。

② 假复层柱状上皮和立方上皮的破坏和扁平化。

③ 基膜破坏。

④ 气管、支气管黏膜细胞膜和细胞质变性。

⑤ 细胞脱落、黏膜溃疡、气道损伤后反应性充血。

⑥ 最终会导致黏膜纤毛清除功能受损，小气道塌陷、肺不张，损伤的程度与无湿化气体通气时间成正比。

（2）过度湿化　湿化器温度过高可引起气道黏膜温度过高或烧伤，导致肺水肿和气道狭窄。

二、理想的湿化器应当具有以下特点

① 吸入气管的气体温度为 $32 \sim 36℃$，含水量 $33 \sim 43g/m^3$（$43g/m^3$ 即 $37℃$ 时湿度为 100%）。

② 在较大范围的气体流量内，气体的湿度和温度不受影响，特别是高流量气体通气时。

③ 容易使用和保养。

④ 多种成分混合的气体都可以湿化。

⑤ 自主呼吸和控制通气都可以使用。

⑥ 具有自身安全机制和报警装置，防止温度过高、过度脱水和触电。

⑦ 本身的阻力、顺应性和死腔不会对自主呼吸造成负面影响。

⑧ 吸入的气体能保持无菌。

三、湿化液的选择

① 半张盐水 250ml+氨溴索　无抗生素是为了减少患者的耐药情况，用半张盐水湿化使之接近生理盐水，对气道无刺激作用，特别是气道高反应状态。而生理盐水浓缩后形成高渗状态，引起支气管肺水肿，不利于气体交换。

② 半张盐水+氨溴索+利多卡因　主要适用于支气管哮喘和COPD的气道高反应状态，应用利多卡因局部麻醉作用，达到松弛血管、支气管平滑肌，从而改善痉挛状态。

③ 气管内有鲜血者可用 1% 肾上腺素湿化达到止血的目的。

④ 1.25% SB（蒸馏水 +5% SB 50ml）　确定患者确实是真菌感染（有细菌培养为证）应用碱性湿化。

四、气道湿化

（1）湿化的前提 保证充足的液体入量。液体入量随病情不同而不同，机械通气时，液体入量保持2500～3000ml。

（2）痰液黏稠度的判断及处理

Ⅰ度（稀痰）：如米汤/泡沫样，吸痰后玻璃接头上无痰液附着。提示感染轻，如痰液量过多，需减少滴入量或湿化。

Ⅱ（中度）：较Ⅰ度黏稠，吸痰后玻璃接头上有少许痰液附着，易冲洗干净。提示感染重，如白色黏稠加强湿化。

Ⅲ（重度）：外观明显黏稠，带黄色，吸痰后玻璃接头内滞留大量黏痰，不易冲洗干净。提示感染严重，加强抗感染。极黏稠痰液，提示气道过干或肌体脱水加强湿化或补充水分。

（3）湿化方法

① 电热恒温湿化器：电热恒温湿化器可以加温湿化吸入管道的气体，预防气道水分丢失过多所致的分泌物黏稠和排出障碍。

② 气道内间断推注法：临床常用注射器取湿化液3～5ml，取下针头后将湿化液直接滴入人工气道，常在吸痰前推注。

③ 气道内持续滴注法：传统持续法是以输液管持续滴注，目前临床应用微量注射泵或输液泵持续注入较多见，因为二者具有定时定量持续湿化的作用，成本低、操作简单，能有效防止痰痂的形成。

④ 雾化吸入：通过文丘里效应将药物水溶液雾化送入气道后在局部发挥药物作用。

⑤ 人工鼻：人工鼻又称温-湿交换过滤器，是利用人体呼出气体的温度与水分来加温湿化吸入的气体，同时对细菌有一定的过滤作用。

第三节　呼吸机雾化吸入使用（SAVINA）

一、定义

应用呼吸机使经雾化装置的液体变成微小的雾粒或雾滴悬浮

吸入气道中，使气体湿化和药物吸入呼吸道达到治疗的目的。

二、目的

① 治疗呼吸道感染，消除炎症和水肿。

② 解痉。

③ 稀释痰液，帮助祛痰。

三、基本原理

雾化吸入疗法是利用射流原理，将水滴撞出为微小雾滴悬浮于气体中，形成气雾剂输入呼吸道内。气雾作用主要取决于气体的流速和雾化颗粒大小。

四、适应证

① 气管内插管或气管切开术后，通过雾化吸入以湿化气道，加入适当抗菌药物预防或控制肺部感染。

② 上呼吸道急慢性炎症，如咽喉炎、气管炎。

③ 肺气肿、肺心病合并感染、痰液黏稠、排痰困难或有支气管痉挛呼吸困难者。

④ 支气管哮喘急性发作者。

⑤ 支气管及肺部化脓性感染，如支气管扩张症、感染、肺脓肿等痰液黏稠不易咯出者。

五、操作标准

（一）操作前准备

（1）评估　患者神志、生命体征，呼吸机模式及参数，听诊双肺呼吸音。

（2）环境准备　整洁、安静、舒适

（3）操作者准备　仪表端庄，着装整齐，洗手戴口罩。

（4）用物准备　呼吸机雾化吸入装置1套（雾化药液罐、管道）、注射器、治疗巾或患者毛巾、听诊器、可控式吸痰管、洗手液、护理记录单、笔、按医嘱准备药液。

（5）患者准备　向清醒患者解释目的、注意事项，以取得配合。

（二）操作步骤

见表30-3。

表30-3　呼吸机雾化吸入操作步骤

步骤	要点说明
1. 检查雾化吸入装置，遵医嘱将药液稀释，注入雾化器的药杯内	使用前检查雾化吸入器连接是否完好，有无漏气，呼吸机雾化功能是否良好
2. 核对　携用物至患者床旁，核对医嘱及患者	确认患者
3. 连接　一端连接呼吸机雾化口，一端连接呼吸机管路Y形口	避免雾化罐倾斜、倒转、防止药液漏出
4. 调节呼吸机　在【配置】菜单中（2/4）调节FLOW MONTORING为OFF，撤除流量传感器	FLOW MONITORING 为（流量监测），注意保护
5. 开始雾化　按【雾化键】开始，呼吸机面板上雾化灯亮	雾化时间为20分钟以上，观察患者生命体征变化及雾化效果
6. 结束雾化　按静音键撤除雾化罐	呼吸机面板雾化灯灭
7. 调节呼吸机　在【配置】菜单中（2/4）调节FLOW MONTORING为ON，安装流量传感器	打开流量监测，屏幕显示流量传感器标定通过
8. 翻身拍背　用大小鱼际由下向上，由外向内拍	叩背时严格掌握操作手法，使痰液有效排出
9. 吸痰　经人工气道、口鼻腔将呼吸道的分泌物吸出，以保持呼吸道通畅	吸痰前在呼吸机面板按吸痰键，吸纯氧3分钟，吸痰过程中掌握无菌、无创、快速、有效原则
10. 肺部听诊　肺部情况有明显改善，痰鸣音减少	观察患者呼吸参数及血氧饱和度变化确认患者
11. 整理床单位、整理用物	帮助者取舒适体位
12. 记录　洗手，记录	记录患者生命体征情况、痰液性质、量

六、注意事项

① 所需雾化罐须与呼吸管道相配套。

② 雾化装置须接在患者吸气端。

③ 注意保护流量传感器（价格昂贵、内置导丝易断）。

④ 一次雾化呼吸机大约为20分钟，若药液仍有剩余，可再一次按【雾化键】开始。

⑤ 雾化过程中观察有无气雾及呼吸机有无工作。

七、其他呼吸机与SAVINA比较

① EVITA 2在【标定预设置】中【流量】调节FLOW为OFF。

② EVITA 4在【报警限值】中【监测】调节FLOW为OFF。

③ 西门子与PB840无雾化功能，须接氧驱雾化。

第四节　人工鼻的应用

一、定义

人工鼻又称温-湿交换过滤器（HME），是由数层吸水材料及亲水化合物制成的细孔网纱结构的过滤装置，它能模拟鼻的功能，将呼出气体中的热和水气收集和保留下来，吸气时气体经过人工鼻，以温热、湿化的状态带入气道内，保证气道获得有效、适当的湿化。同时，人工鼻对细菌有一定的过滤作用，能降低管路被细菌污染的危险性，减轻了患者痛苦和护理工作量。

二、适应证

① 急诊、麻醉、转运和ICU短期通气的患者。

② 结核、传染性非典型肺炎等呼吸道传染病。

三、禁忌证

① 体温过高（>39℃）或过低（<35℃）。

② 脱水、呼吸道分泌物黏稠。

③ 潮气量较小的患者（如婴幼儿、应用保护性通气策略的 ARDS 患者）。

④ 撤机困难的患者。

⑤ 气道分泌物过多。

四、护理

① 严格执行无菌操作，人工鼻应24小时更换。被痰液污染或阻塞者应随时更换。不能重复使用。

② 检查呼吸道是否通畅，人工鼻易造成分泌物的附着。当人工鼻阻塞时，则会引起气道内压上升，导致肺顺应性降低，检查呼吸道是否通畅和气道抵抗的上升。因此在应用人工鼻中，应加强气道管理与监测。监测呼吸节律、频率、血氧饱和度、心率的变化，注意缺氧及窒息表现。出现异常时，应检查是否通畅，及时更换阻塞的人工鼻。

③ 保持人工鼻与气管导管连接紧密，防止脱落和漏气。

④ 观察患者痰液的量和性状。如患者气道内出现大量分泌物时，应暂时停止使用人工鼻。

⑤ 监测湿化效果，检查呼吸道是否通畅，人工鼻内壁可见的水珠越多，证明湿气产出量高，湿化效果好。

⑥ 人工鼻只是利用患者呼出气体来温热和湿化吸入气体，并不能额外提供热量和水分，不适宜气道分泌物多而稀薄，且咳嗽反射强烈的患者，因其气道阻力增加。对小儿、严重肺功能不全等不能耐受通路中阻力增加者禁用。

五、优点

① 提供适宜的温湿度：人工鼻作为被动型湿热交换器，能模拟人体解剖湿化系统，补偿了机体内热和水的丧失。

② 提供有效的滤过：吸入气体经过过滤网滤过后吸入，阻挡了大颗粒尘埃，增加了吸入气体的洁净度，减少了外部细菌的侵入，以降低肺部感染的发生。

③ 降低并发症的发生：由于吸入气体的洁净度、温度、湿

度接近生理需求，痰液分泌量减少。湿化不足、湿化过度、呼吸道刺激征等并发症减少。

④ 降低医院感染发生率：人工鼻与气管切开的套管衔接紧密，翻身、咳嗽不易脱落。患者痰液不会外溢，减少了对环境的污染。同时由于吸痰管直接从人工鼻的吸痰孔插入，不用将人工鼻反复拔出，既不会中断供氧，又不增加污染的机会。

⑤ 减少护理时数：应用人工鼻湿化后，痰量和吸痰次数减少。同时由于人工鼻直接接在气切套管上，减少了湿化、滴液、更换纱布、更换导管等工作量，减轻了护理工作量。

第五节　气囊管理

人工气道经口、鼻或气管切开建立。机械通气时，人工气道的气囊需合理充气以封闭气道，固定导管，保证潮气量的供给；还可预防口咽分泌物进入肺部，防止误吸，从而减少肺部感染。但若气囊充气量过大，即使使用高容低压气囊导管，过久压迫气管黏膜也会影响该处的血液循环，导致气管黏膜缺血性损伤甚至坏死，随后瘢痕形成而致气管狭窄，严重时可发生穿孔；相反充气不足，则导致气道漏气，而致潮气量损失、误吸等并发症。因此合理的气囊管理至关重要。

一、气囊压力

理想的气囊压力为保持有效封闭气囊与气管间隙的最小压力，又可防止气囊对黏膜的压迫性损伤。最适宜的气囊压力为 $18.4 \sim 21.8$ mmHg。

二、气囊充气操作

临床气囊充气采用最小容量闭合技术和最小漏气技术，在一定的程度上可将气囊对气管壁的损伤降至最小，且不易发生误吸和影响潮气量，不必定时放松气囊。

三、最小闭合容量技术（MOV)与最小漏气技术（MLT)区别

见表30-4。

表30-4　MOV与MLT区别

区别点	MOV	MLT
定义	套囊充气后吸气时无气体漏出	套囊充气后在吸气高峰允许有小量气体漏出
操作方法	①将听诊器放于甲状腺侧，同时向气囊缓慢注气，听不到漏气为止；②抽出0.5ml气体又可闻及漏气声；③再从0.1ml开始注气，直到吸气时听不到漏气声为止	①同MOV①；②抽出气体以0.1ml开始，同时观察患者的通气量，直到吸气高峰听到有少量气体漏出而患者的通气量无明显改变为止，防止过量漏气触发低通气量报警
特点	①不易发生误吸；②不影响潮气量	①避免套囊上产生滞留物，在套囊周围有一向上气流将流向肺内的痰液咯出；②与MOV比，减少了潜在气道损伤
缺点	比MLT易发生气道损伤	易发生误吸，可降低潮气量

四、气囊的放气

目前认为气囊定期放气是不需要的。主要理论依据是：①气囊放气后1小时内气囊压迫区的黏膜毛细血管血流难以恢复；②气囊放气时容易导致气囊上方积液流入下呼吸道造成肺部感染或窒息，影响有效通气效果；③气囊充气采用最小漏气技术和最小闭合技术，对气道黏膜不会造成损伤。在维持VT和SaO_2稳定方面优于定时放气，但必须定时监测气囊压力，采用有双套囊的导管，交替使用可以减少对气管黏膜的局部压迫。

五、气囊漏气的判断

① 听：有无漏气声、发音。

② 看：口、鼻有无气体溢出。

③ 试：气囊放气量与充气量是否相等。

④ 查：套管位置有无改变致漏气、潮气量、压力改变。

第六节　气囊上方吸引

一、目的

气囊上方吸引能有效减少气囊上滞留物的量，能起到对气囊上区域的清洁，阻止和减少细菌向下呼吸道的移行，从而对VAP的发生起到一定的预防作用。

二、护理操作标准

（1）操作前准备

① 评估患者：病情、意识状态及气道情况，对清醒患者，告知气囊上方吸引目的及方法，取得患者合作。

② 评估仪器：负压吸引装置各功能是否良好。

③ 个人准备：仪表端正、服装整洁、洗手。

④ 用物准备：一次性负压吸引装置、手套、弯盘、笔、记录卡、洗手液。

⑤ 环境准备：室内空气流通。

（2）操作步骤

① 核对：医嘱及患者。确认患者。

② 体位：患者体位无禁忌证的情况下，抬高床头30°～45°。

③ 负压调节：调节引流负压，一般保持在100～150mmHg。负压过大会引起出血及吸住组织黏膜造成引流不畅。

④ 连接装置：保持管路无菌密闭，妥善固定。防止脱落、扭曲与堵塞。

⑤ 监测压力：插管气囊压力维持在25～35cmH$_2$O。每8小时用气囊压力检测仪测定压力1次。

⑥ 连接患者：监测患者生命体征变化，以确保患者安全。患者出现呼吸困难、血氧饱和度下降，心率、心律或血压明显变化，应立即停止操作。

⑦ 再次核对：床号、姓名。告知患者或家属注意事项。

⑧ 记录：引流液的性质及量。出现痰液性质及量的变化，及时通知医生。

⑨ 停止：向患者告知，取得合作。断开吸引连接，关闭负压，协助患者取舒适体位。整理用物、床单位，整理管道消毒。记录停止气囊上方吸引时间。

三、护理

① 操作前后洗手，每天更换敷料1～2次。

② 每4小时听诊双肺呼吸音是否对称，有无湿啰音。

③ 密切观察引流是否通畅，遇有吸引不畅时可用生理盐水5ml缓慢冲洗。

④ 观察引流液性质及量，每班记录，必要时取标本送检。

⑤ 持续吸引期间，如出现咽喉部发干、疼痛等不适，在保证充分引流的前提下，适当调整吸引负压或选择间歇吸引。

⑥ 保持管路无菌密闭且妥善固定，经常检查引流装置各连接处，确定其连接紧密，防止漏气。引流管及引流瓶每天更换消毒，尽量做到一次性使用。

第七节　胸部物理治疗

一、定义

根据患者的情况采取某些物理的方法，如体位引流、胸壁震动或叩拍，并帮助和指导患者进行有效的咳嗽、排痰和深呼吸，借以清除呼吸道分泌物，扩张肺，预防肺不张和肺部感染等肺部并发症，是改善气体交换的一类治疗方法。

二、物理治疗的目标

① 保持肺泡充气。

② 矫正肺不张。

③ 清除痰液。

④ 改善通气血流比例。

⑤ 加强呼吸肌力。

三、胸部物理治疗技术

1. 体位引流

（1）适应证

① 支气管扩张症，囊性肺纤维化患者伴咳痰增加。

② 长期卧床患者。

③ 外科术后患者，疼痛引起深呼吸、咳嗽困难患者。

④ 机械通气患者。

⑤ 肺炎、肺不张、肺部感染、COPD。

⑥ 年老体弱患者。

（2）禁忌证

① 肋骨骨折、脊柱疾病、骨质疏松、胸部开放性损伤、胸壁疼痛。

② 脑压控制不理想者。

③ 肺栓塞。

④ 出血倾向患者。

⑤ 心律失常、不稳定性心绞痛。

（3）原则

① 病变部位在上，引流支气管开口在下。

② 肺上叶引流可取坐位或半卧位，中下叶各肺段的引流取头低脚高位。

③ 根据肺段位置的不同转动身体角度。

（4）注意事项

① 每天进行2～3次，每次0.5～1小时。

② 夜间分泌物容易潴留，故在清晨醒后行体位引流效果最好。

③ 引流后有意识的咳嗽或运用用力呼气技术，可将分泌物更好地从大气道排出。

④ 不宜在餐后、胃潴留时进行体位引流。

2. 胸部叩拍

① 将手掌微曲成弓形，五指并拢，有节奏地拍打患者胸部。可以使用机械叩拍器，频率3～5次/秒。

② 重点叩击需引流部位，沿着气管走向由外周向中央叩击，利用腕关节活动，力量适中，重复叩击时间1～5分钟。

3. 挤压胸廓排痰法

① 操作者的双手手掌尽量张开，放在患者胸廓上，手指放于肋间部，与患者肋骨解剖走行一致并与患者胸廓紧密接触，尽量增大与患者胸廓的接触面积，通过手掌的感觉，确定胸廓的运动方向。

② 患者呼气时，操作者双手挤压其胸廓，挤压方向与胸廓的运动方向一致。挤压上部胸廓时，从前方向后方用力。挤压下部胸廓时，从前侧方向内下方用力。

③ 挤压时不仅双上肢用力，还要利用操作者上半身的重量，用肘关节的弯曲度来调节挤压力度。

④ 吸气时停止挤压，但手掌仍要与胸廓密切接触，以感觉胸廓的运动和呼吸形态的变化，注意不要妨碍患者的自然吸气。

⑤ 沿着胸廓的运动方向做下次呼气时的挤压。

4. 机械吸引　适用于咳嗽反射减弱或消失者，意识不清及分泌物黏稠无力咳出者。

5. 咳嗽　首先指导患者用力呼气技术，大量吸气，快速用力呼气。震动，术后呼吸练习，可促进有效咳嗽。吸引，刺激口咽部，产生咳嗽，可用于痰多不易咳出者。

6. 膈肌呼吸　鼓励患者深呼吸，术后患者取坐位，头后给予支持，并放松体位，操作者应观察患者呼吸形式、腹部、上胸部、侧肋，并将手放在患者的剑突下，鼓励患者吸气，并支撑腰部，吸气时推操作者的手，鼓励患者放松上胸部和肩膀，执行操作时患者的手放在上腹部，重复练习，直到完成足够的胸部扩张。

第八节　膨　肺　吸　痰

一、定义

膨肺吸痰是用简易呼吸器连接患者人工气道进行人工呼吸，吸气时深而缓慢，随即有 $10\sim30$ 秒的呼吸暂停，然后快速呼气。

二、目的

① 膨肺吸痰时，缓慢吸气使通气量增加扩张小气道，使原有塌陷萎缩的肺泡扩张，肺泡充分开放，增加了肺泡的稳定性和肺的顺应性，随着参与气体交换的肺泡增加，通气血流比例增加。

② 机械通气患者使用膨肺吸痰能有效清除痰液、防止肺不张、预防低氧血症。

三、适应证

① 预防治疗肺不张、肺部感染。

② 适用于呼吸频率浅快、潮气量小、小气道和肺泡陷闭但肺功能好的患者。

四、禁忌证

① 颅内压高的患者＞200cmH_2O。

② 肺大疱、肺气肿、气胸、COPD等肺功能差的患者。

五、方法

① 简易呼吸器膨肺吸痰。

② 呼吸机膨肺吸痰。

六、操作标准

（1）操作前准备

① 评估患者：神志、生命体征，呼吸机模式及参数，听诊双肺呼吸音。

② 环境准备整洁、安静、舒适。

③ 操作者准备：仪表端庄、着装整齐、洗手、戴口罩。

④ 用物准备：中心负压吸引或电动吸引器、无菌治疗巾、无菌吸痰管（内有手套）数个、剪刀、弯盘、吸痰生理盐水、听诊器、无菌纱布2块、洗手液、乙醇棉片、护理记录单、笔、简易呼吸器、湿化液。

⑤ 患者准备：向清醒患者解释目的、注意事项，以取得配合。

（2）操作步骤

① 核对：医嘱及患者，确认患者。

② 体位：抬高床头15°～30°，停肠内营养，取合适卧位。观察患者生命体征，操作前半小时禁食，防止操作中患者反流、误吸。

③ 听诊：双肺呼吸音，了解肺部情况。

④ 吸痰：经人工气道、口鼻腔将呼吸道的分泌物吸出，以保持呼吸道通畅。掌握无菌、无创、快速、有效原则，膨肺前需彻底吸净呼吸道分泌物，以免将分泌物挤进远端小支气管。

⑤ 膨肺方法

a. 无呼吸机应用：封闭气囊，调氧流量8～10L，双手用力挤压，呼吸频率6～10次/分，时间2分钟，随患者呼吸，吸呼比1∶2。

b. 应用呼吸机：调节呼吸机参数，呼吸平稳者，应用模式PSV+PEEP，PS 20～25cmH$_2$O，潮气量能否达750～1000ml；呼吸不平稳者，应用模式SIMV＋PSV+PEEP，调VT达到原始VT 1.5～2倍，呼吸6～10次/分，呼吸比1∶2，吸纯氧。膨肺时在气管插管内注入湿化液，可使痰液稀释，加上叩背与有效吸痰，使排痰较彻底，预防肺不张，减少了肺部并发症的发生。膨肺时间为2分钟，膨肺吸痰过程中严密监测生命体征变化，如患者出现不适，应立即停止操作。

⑥ 翻身拍背：用大小鱼际由下向上、由外向内拍。叩背时严格掌握操作手法，使痰液有效排出。

⑦ 吸痰：不上机患者放开气囊，防止气道黏膜损伤。吸痰前给患者吸入高浓度氧气以增加患者体内的氧储备，提高机体对缺氧的耐受性。吸痰完毕再次给予高浓度氧气吸入2～3分钟，恢复患者在吸痰过程中氧的消耗。

⑧ 肺部听诊：不满意，重复上述操作。肺部情况有明显改善，痰鸣音减少，并观察患者呼吸机参数及血氧饱和度变化。

⑨ 整理床单位：整理用药，协助患者取舒适体位。

⑩ 记录：洗手，记录患者生命体征情况、痰液。

第九节　封闭式吸痰

一、定义

封闭式吸痰是指不脱开呼吸机和停止机械通气的吸痰操作，吸痰管外套有透明薄膜，整个吸痰过程都在封闭式情况下完成，操作者不需戴手套即可操作。

二、目的及适应证

① 高PEEP患者，防止肺泡塌陷萎缩。

② 低氧血症的患者，防止低氧血症的发生。

③ 有传染性的患者，可防止交叉感染。

④ 减少不适，促进舒适。

三、操作标准

（1）操作前准备

① 个人准备：仪表端庄，服装整洁，洗手，戴口罩。

② 用物准备：中心负压吸引、吸痰用盐、封闭式吸痰装置、吸痰管、纱布、听诊器、30ml空针、压舌板、口咽通气管。

③ 评估设备：检查中心负压吸引及管道连接是否正确，调节负压。

④ 评估患者：评估生命体征，听诊呼吸音，评估呼吸机参数设置情况及痰液分泌情况。评估患者口鼻腔黏膜情况，有假牙者取下，清醒者做好解释工作。

（2）操作步骤

① 核对：医嘱及患者，确认患者。

② 体位：协助患者取仰卧位，头偏向一侧。防止分泌物反流，便于观察与吸痰。

③ 备盐水：用30ml空针抽取吸痰盐水20ml，便于冲管。

④ 调节呼吸机：至"吸痰"及"消音"状态，吸入纯氧2分钟，吸氧患者给予调高氧流量，调节负压。以利于提高氧和，减轻不适。负压一般成人300～400mmHg，儿童小于300mmHg。

⑤ 气管内吸痰操作：操作者左手旋转封闭式吸痰管接头，使吸痰管与气管插管相通。右手将塑胶保护膜内吸痰管轻轻插入气管插管，注意无菌操作或气管切开套管内所需的深度。左手按下控制按钮，产生负压，右手持保护膜内吸痰管，边旋转边向外提拉，每次吸痰不超过15秒，两次吸痰时间大于3分钟。插管时不可有负压，以免引起呼吸道黏膜损伤，采取左右旋转并向上提管的手法，以利于痰液的充分吸引。当痰液黏稠时，可往注水口滴入少许无菌生理盐水稀释痰液后再操作。吸痰过程中密切观察患者病情变化。

⑥ 吸痰完毕：旋转接头，使吸痰管与气管插管分离，用已抽好无菌生理盐水的30ml空针与注水口接通，按下控制按钮，清洗导管内壁，以便下次使用。保持密闭状态，冲管彻底，防止堵塞，避免交叉感染。

⑦ 监测生命体征：观察患者生命体征平稳后，铺无菌治疗巾于患者头部一侧，另取一吸痰管，打开，戴手套，取吸痰管连接于负压管道，避免污染右手。动态监测评估患者，检查吸痰管是否通畅，同时润滑导管前端。

⑧ 口鼻腔内吸痰：左手折叠管道关闭负压，右手持吸痰管头端轻轻插入口腔或鼻腔，插入适宜深度后开放负压，左右旋转上提吸痰管，吸出痰液。操作轻柔，吸痰过程中密切观察患者生命体征变化，如出现病情变化，应停止操作。

⑨ 吸痰毕：用无菌生理盐水冲洗吸痰管，分离吸痰管，反脱手套，包裹吸痰管一并弃去。清洁口鼻，关闭吸痰盐水瓶盖，待患者生命体征平稳后，将氧流量调回原来水平。

⑩ 操作后：观察患者生命体征变化，听诊呼吸音，了解吸痰效果。协助患者取舒适卧位，洗手，记录。确保患者舒适，记录痰液的量及性质，观察吸痰效果。

第十节　俯卧位通气法

一、定义

俯卧位通气是利用翻身床、翻身器或徒手操作，使患者在俯卧位进行机械通气。主要用于ARDS患者的氧合。

二、俯卧位通气改善氧合的机制

① 通气血流改善，W/Q匹配。

② 背侧肺泡的复张是俯卧位通气改善氧合的可能机制。

③ 其他次要机制可能有气管内分泌物由于重力作用得到良好的引流，心脏和纵隔对下垂肺区的压迫减少。

三、俯卧位通气应用时机

① 无论任何原因的肺水肿，合理使用PEEP仍不能将FiO_2降至60%以下。

② 在ALI/ARDS早期，即使没有严重的氧合障碍，也可以使用。

四、操作标准

1. 操作前准备

（1）患者准备　①评估患者是否是俯卧位通气适应证，病情允许早期进行俯卧位治疗；②俯卧位之前停止肠内营养1小时，从而协助胃排空和降低翻身过程中误吸的危险；③身体前面的伤口敷料会由于俯卧位发生改变和移位，在翻身之前换药；④在翻身之前排空回肠/空肠造口袋。

（2）用物及人员准备　枕头或俯卧位垫，5名或6名工作人员。

（3）护士准备　着装整齐，洗手，戴口罩、帽子。

2. 操作步骤

（1）核对　医嘱及患者，确认患者，减轻恐惧。

（2）吸痰　严格无菌操作，监测生命体征，确保气道通畅，减少分泌物流出观察吸痰效果。

（3）正确放置管道　所有管道和有创管线防止扭曲、脱落。从前胸壁消除心电图贴，避免皮肤受压。记录此时患者的生命体征。翻身时接触身体上躯干的管线放置在肩的一旁，其余管道放在床头（除腹外管道），腹部管道和下躯干的管道放在腿的一边，延伸到床尾，将多余的呼吸机管道盘绕在患者头部。

（4）操作者站位　床两边各2名工作人员，其余在床头。

（5）俯卧位操作

① 拉着单子将患者移到床边远离呼吸机，准备翻至俯卧位（为患者翻身180°提供足够的空间）。

② 患者面向呼吸机转动45°。

③ 腿交叉靠近床沿放在另一腿的踝部。

④ 在呼吸机一侧的两名工作人员分别托住患者的胸、骨盆和腿等部位。

⑤ 在另一侧的工作人员托住相同的部位，在头部的工作人员护住头部同时确保所有管道线路安全。

⑥ 大家一起翻身将患者抬起翻至俯卧位。

⑦ 轻柔的转动胳膊使之与身体平行然后弯曲至一个舒适的体位，胳膊靠近头部。轻微调整患者的身体，使患者俯卧位时有正确的合适轴线。

说明：使用半步技术，翻至俯卧位，确保气管插管或气管切开的寸带干净和安全，最好用双胶带固定，因为俯卧位增加唾液排除，使胶带黏合度降低确保舌头在患者口内，如果突出和肿胀，插入一个压舌板支垫的放法要正确得当，应在患者双肩下垫20cm厚海绵垫各1块，跨双侧髋部垫15cm厚枕头1只，以保证胸腹部有一定活动度。俯卧位通气时间要适宜，最短半小时，最长3小时，平均1.5～2小时，每天2～3次严密观察病情变化，及时吸痰，护士不能离开患者，及时准确记录患者生命体征。

（6）回返仰卧位

① 消除后背心电图贴。

② 使患者与床垫边缘成直线靠近呼吸机。

③ 调整呼吸机管道有足够的活动度和长度，翻身过程中防止拉出。

④ 在床头的工作人员负责监管呼吸机管道的位置、线路和各种管道。

⑤ 把患者的胳膊从一个固定位置伸直，放在头的一边，移走脚踝和腿部的枕头。

⑥ 把靠近床边的腿交叉到另一腿的踝部。

⑦ 将患者翻至45°角，然后翻患者仰卧位。

⑧ 将胳膊放置于身体平行。注意：分工明确，密切配合。整理管线，确保安全促进舒适。

说明：分工明确，密切配合；整理管线、确保安全，促进舒适；记录此时患者生命体征。

（7）再次吸痰　清除呼吸道分泌物，保证呼吸道的通畅。

（8）洗手、记录　记录患者的生命体征观察俯卧位通气的效果。

五、护理

① 评估患者对俯卧位的反应。

② 血氧饱和度不作为翻身过程中耐受力评估的标准，患者如果侧卧位时氧饱和度下降，俯卧位稳定后氧会很快稳定，如

果在翻身 10 分钟后呼吸频率和力度、心率和血压不能恢复正常，则患者不能耐受该体位。

③ 在俯卧位时每小时调整患者头部体位，防止面部溃疡，当一名护士抬起患者头部，另一名护士移动头部支撑软垫。

④ 经常评估患者发红和破溃部位的皮肤，放干燥敷料在容易发生剪切力和摩擦力的部位（如胸、骨盆、肘部和膝盖），大于 2 小时不变换体位会增加皮肤破溃的危险。

⑤ 给予按需吸痰，体位引流使分泌物排除增加。

⑥ 根据耐受度提供肠内营养，在俯卧位时误吸的危险性最小，因为患者处在头低位、侧卧位重力作用使呕吐减少。

六、禁忌证

① 血流动力学不稳定。

② 颅内高压。

③ 急性出血。

④ 脊柱损伤。

⑤ 骨科手术。

⑥ 近期腹部手术。

⑦ 妊娠。

七、并发症

① 皮肤压伤、水肿、坏死。

② 外周神经损伤。

③ 肌肉损伤。

④ 角膜溃疡。

⑤ 低血压。

⑥ 插管和其他引流管的压迫和移位。

⑦ 少见心律失常、视网膜损伤等。

八、注意事项

① 每次翻身前要夹闭胸腔引流管、腹腔引流管、导尿管等

以防反流，翻身后及时开放导管并妥善固定，检查各种导线连接是否完好。

② 注意患者选择，对不稳定型脊柱损伤及骨盆骨折、胸骨骨折、蛛网膜下腔出血的患者，俯卧位可能会导致严重后果，属相对禁忌证。其次，实施俯卧位通气要给予镇静和肌松。对治疗过程中患者出现的躁动不安、挣扎等，要适当地给予肢体约束和固定，防止管道拉脱。观察是否有心率加快、血压上升等趋势，必要时报告医生，追加镇静药。

第十一节　呼吸机患者吸痰术

一、定义

吸痰指经口腔、鼻腔、人工气道（气管切开术）将呼吸道的分泌物吸出，以保持呼吸道通畅，预防吸入性肺炎、肺不张、窒息等并发症的一种方法。

二、目的

保持患者呼吸道通畅，保证有效的通气。

三、适应证

昏迷患者；痰液特别多有窒息可能；需气管内给药，注入造影剂或稀释痰液的患者。

四、禁忌证

大多数禁忌证与患者发生不良反应的危险和操作引起的临床情况恶化有关。颅底骨折患者禁用鼻导管吸痰。

五、患者评估

（1）患者生命体征及病情

① 生命体征：呼吸、血压、心率、血氧饱和度和血气分析值等。

②病情：诊断、手术、治疗、X线片。

③患者一般情况：意识、体位。

（2）患者排痰情况

①患者痰液黏稠度。

②患者有无咳痰能力。

③患者血氧饱和度下降程度。

（3）患者合作程度　有意识的患者是否有紧张、害怕等情绪反应。

（4）患者体位是否有利于痰液的咳出或吸出。

六、操作前准备

①护士准备洗手，戴口罩。

②环境准备：病房内安静，充足照明，保暖，清洁（紫外线每日消毒两次，每周空气培养一次）。

③物品准备：负压吸引器，一次性吸痰管、吸引器、治疗盘、治疗巾、手套、无菌生理盐水、无菌弯盘、注射器、按医嘱备稀释痰液的药液、听诊器、无菌棉签、安尔碘、记录单。

④患者准备：患者充足供氧，保证安全与舒适。

七、操作过程

①连接电源，检查吸引器，检查管道有无漏气，调节负压150mmHg（0.02MPa）。

②向患者解释，摆好体位（为去枕平卧位或30°半卧位）。

③吸痰前，将呼吸机的吸入氧浓度调至100%，或增大氧气吸入量至10L/min，2分钟后待血氧饱和度升至96%以上。

④戴手套，关闭负压，将吸引器与吸痰管连接，将呼吸机与气管插管处打开，用秃头注射器直接向气管内导管注入生理盐水，每次用量5～10ml，或者根据医嘱给予药物。无菌盐水开启后注明开启时间，24小时后过期。用镊子将吸痰管迅速并轻轻送入气道内，直到遇到阻力再退出0.5cm。

⑤开启负压，边旋转边吸引，吸净痰液，慢慢拔出吸痰管，每次吸引时间不超过15秒。吸痰间隔将呼吸机与气管插管处连

接好，没有气道低压报警提示不漏气。每吸痰1次后，将吸痰管扔至黄色污物袋内。如需再次吸痰，应重新换取吸痰管。吸痰后，用无菌盐水冲洗吸痰管道。

⑥ 吸痰后将气管套管处与呼吸机连接好。1～2分钟，待血氧饱和度升至正常水平＞96％后，再将氧浓度调至原来水平。

⑦ 用听诊器听患者双侧肺部有无痰鸣音，如有痰鸣音应继续吸痰。

八、操作后护理

① 检查呼吸机与气管插管连接是否紧密，以防脱落。呼吸机工作正常，无参数的改变。

② 安慰患者，并观察患者生命体征变化及患者感受，观察患者是否舒适，有无憋气、发绀、呼吸困难的症状，为患者摆好舒适卧位。

③ 将一次性吸痰管、手套、纱布等扔至黄色污染口袋里。

④ 记录痰量、颜色、性质。

⑤ 吸引器连接管盘好备用，关闭吸引器开关。

⑥ 患者生命体征正常，没有呼吸节律、心率、血压等改变，血氧饱和度升至正常，或有所升高。

⑦ 呼吸机工作正常，各参数没有改变，维持原来状态。

⑧ 患者舒适，没有呼吸困难、气憋等症状。

⑨ 操作轻柔、无菌，患者没有痛苦。

第十二节　气管切开换药

一、定义

气管切开是一种抢救危重患者的急救技术，即将颈段气管前壁切开，通过切口将气管套管插入气管，使患者直接经套管呼吸而形成人工气道。

二、目的

① 检查、观察伤口恢复情况。

② 使创面清洁，清除造口周围的分泌物，减少细菌及分泌物的刺激。

③ 促进创面愈合，使患者舒适。

三、操作标准

（1）操作前准备

① 评估患者：病情、意识、气管切开部位有无出血、痰液性质等。

② 个人准备：仪表端正，服装整洁，洗手，戴口罩。

③ 用物准备：治疗巾一块、弯盘一个、止血钳一把、镊子两把、无菌剪口纱布一块、75％聚维酮碘棉球若干、75％乙醇棉球若干、生理盐水棉球2～3块。

④ 环境准备：安静、整洁、舒适。

（2）操作标准

① 核对：医嘱及患者，确认患者。

② 解释：向清醒患者解释，取得信任，减少恐惧心理。

③ 体位：摆好体位，以平卧位为宜。观察生命体征变化，防止反流误吸。

④ 吸痰：如痰液较多，气道反应明显者应先吸痰。吸痰遵循无菌、无创、快速、有效原则。

⑤ 用物准备：操作者站在患者右侧，铺治疗巾与患者颈下胸前，弯盘置于患者右侧，便于操作。

⑥ 取下污染敷料：左手固定患者的气管套管，右手拿血管钳轻轻将污染的敷料取下，放置弯盘内。

⑦ 聚维酮碘消毒：以双手持镊法，用聚维酮碘棉球消毒患者气管切开口周围皮肤。一个棉球用一次，进行半弧形消毒，消毒面积为切口周围15cm，第一遍由外到内，第二遍由内到外。

⑧ 乙醇消毒：用拧干的乙醇棉球消毒导管外表面。棉球不

能过湿。

⑨ 清洗：用生理盐水棉球清洗气管切开口及导管口。棉球不能过湿，同时注意观察切口周围有无感染迹象。

⑩ 妥善固定：置无菌开口纱布于气切口，调节套管系带松紧度，以伸进一手指为宜。

⑪ 整理床单位：整理用物，协助患者取舒适体位，并讲解注意事项。

⑫ 洗手，记录换药时间及切口的情况。

四、注意事项

① 严格执行无菌操作，防止感染。

② 保持双手持镊法，左手镊相对无菌，右手镊接触切口，接触患者的镊子不得直接接触敷料。

③ 换药过程中，固定好气管套管，以防脱出。

④ 动作需轻柔，以免因刺激而使患者出现咳嗽或其他不适感觉。

⑤ 注意观察切口周围有无红肿、脓性分泌物等感染迹象。如有及时报告医师进行相应处理。

第十三节　经口气管插管患者的口腔护理

一、目的

① 保持口腔清洁、湿润，预防口腔感染等并发症。

② 预防或减轻口腔异味，清除牙垢，增进食欲，确保患者舒适。

③ 观察口腔内的变化，提供病情变化的信息。

二、操作标准

（1）操作前准备

① 评估患者：神志及合作程度，清醒患者做好解释工作，烦躁患者予以适当镇静。

② 患者准备：向患者解释口腔护理的目的、方法、注意事项及配合要点，取舒适体位。

③ 护士准备：衣帽整洁，修剪指甲，洗手，戴口罩。

④ 用物准备：治疗碗2个、镊子、弯止血钳、弯盘、压舌板、纱布、吸水管、棉签、液状石蜡、手电筒、治疗巾、纱布3条（或寸带）、吸痰管、吸痰装置、漱口液、牙垫、5ml空针1只、听诊器、必要时备开口器。

⑤ 环境准备：宽敞，光线充足或有足够的照明。

（2）操作步骤

① 核对：医嘱及患者，确认患者。

② 体位：抬高床头15°～30°，头偏向一侧，面向护士。利于分泌物及多余水分从口腔内流出，防止反流造成误吸。

③ 铺治疗巾：围于患者颈下，置弯盘于口角。防止床单及患者的衣服被浸湿。

④ 吸痰：两名护士协作，分别站于患者两侧，增大氧流量，调节负压，右侧护士用吸痰管吸净气管内分泌物，换吸痰管后再吸净患者口鼻腔分泌物。吸痰前给予高浓度氧，利于提高氧饱和度。负压适宜，吸痰过程中观察生命体征的变化，吸痰要彻底。

⑤ 口腔评估：如有口唇干裂，应先湿润口唇，昏迷患者可用开口器协助张口。便于观察口腔内情况。防止口唇干裂者直接张口时破裂出血。

⑥ 管道的护理：揭开固定插管的胶布、牙垫，对侧护士的左手以小鱼际及环指、小指紧贴患者下颌部，示指、拇指、中指固定导管，右手放在患者额部以固定头部，观察插管至切牙的长度，嘱患者慢慢张口，将牙垫移向患者一侧磨牙，并将气管插管轻轻偏向牙垫。两人合作，妥善固定，观察插管深度。

⑦ 口腔护理：用压舌板轻轻撑开颊部，血管钳夹紧棉球清洁口腔及牙的各面（包括牙内外侧面、咬合面、牙龈、上腭、颊部、舌面、舌底、口腔底等）。取下牙垫，清洗牙垫后重新放入

口腔内。每次更换一个棉球，一个棉球擦洗一个部位。擦洗过程中动作应轻柔，特别是凝血功能差的患者，防止出血，保持牙垫的清洁。

⑧ 再次评估：口腔情况。确认口腔清洁是否有效。

⑨ 固定胶布：擦净面部胶布痕迹，口唇涂以液状石蜡，用胶布单独固定插管和牙垫，然后用2条胶布妥善固定气管插管。防止口唇干燥、破裂。固定牢靠，再次确认插管深度，听诊呼吸音。

⑩ 操作后：观察患者生命体征变化，协助患者取舒适卧位，整理用物，整理床单位。确保患者舒适、安全，洗手、记录，记录口腔的卫生状况并观察护理效果。

三、注意事项

① 昏迷患者禁止漱口，防止误吸。

② 观察口腔时，对长期使用抗生素的患者，应注意观察其口腔内有无真菌感染。

③ 擦拭过程中，应注意使用的棉球不能过湿，防止因水分过多造成误吸，注意勿将棉球遗留在口腔内。

④ 严防液体漏至气管。

⑤ 防止气管导管移位。

⑥ 密切观察患者生命体征。

⑦ 动作要轻柔，防止损伤。

第十四节　　鼻空肠管主动置入法

一、定义

鼻空肠管主动置入法是鼻肠管通过引导钢丝被伸直后，应用盲插直接将鼻空肠管管端送到幽门以下，到达十二指肠或空肠上段的置管方法。

二、适应证和禁忌证

（一）适应证

① 对较长时间不能经口进食且不耐受经胃营养的重症患者。

② 有反流和误吸高风险的重症患者（胃潴留、连续镇静或肌松、急性重型颅脑损伤、脊髓损伤、烧伤、MODS、肠道麻痹或需要经鼻胃管引流患者等）。

③ 急性重症胰腺炎患者。

（二）禁忌证

① 食管静脉曲张。

② 食管出血。

③ 肠道吸收障碍。

④ 肠梗阻。

⑤ 急腹症。

三、操作标准

（一）操作前准备

（1）评估患者　鼻腔黏膜有无充血水肿、炎症，鼻中隔是否弯曲或畸形，口腔有无假牙，了解既往有无鼻疾病。对清醒患者，告知留置鼻空肠管的目的及方法，取得合作。胃肠减压者通过胃管抽净胃内分泌物，肠内营养者禁食时间4～6小时以上。

（2）评估环境　安静、舒适、光线好。

（3）评估鼻肠管是否在有效期内，包装是否完整。

（4）个人准备　仪表端正，服装整洁，洗手，戴口罩。

（5）用物准备　治疗巾、口服药、治疗碗2个（放温开水适量、压舌板一个、纱布2块、止血钳）、复尔凯螺旋形鼻肠管、手套、呋喃西林/麻黄碱（呋麻）滴鼻液、弯盘、笔、治疗卡、灭菌注射用水、pH试纸、皮筋、棉棒、听诊器、胶布、60ml注射器、洗手液。

（二）操作步骤

见表30-5。

表30-5　鼻空肠管主动置入法操作步骤

步骤	要点说明
1. 核对 医嘱及患者，备齐用物，携至患者床旁	确认患者
2. 解释 向患者解释操作目的、过程及配合方法，取得配合	解除患者焦虑紧张情绪
3. 患者准备 吸净患者气管、口鼻腔内分泌物	患者若戴眼镜或义齿，应取下，防止脱落或误咽
4. 用物准备 胶布2条，打开空针放在治疗碗内备用，打开鼻空肠管包装，检查鼻空肠管通畅情况，腔内注满灭菌注射用水，将引导钢丝插入鼻空肠管内，使螺旋形的鼻空肠管头部伸直，湿润导管	用水激活引导钢丝及鼻肠管表面的润滑剂，减少插管时的摩擦阻力
5. 用药 鼻腔通畅的一侧，用棉签清洁后，将呋麻液滴入该侧鼻腔1～2滴	便于插管，减少不适，局部麻醉作用
6. 体位 根据病情取半坐卧位或坐位，昏迷者取右侧卧位，将治疗巾铺于患者颌下	减少胃管通过鼻咽部时引起呕吐反射，使胃管易插入
7. 长度测量 戴手套，将用物放于治疗巾上。测量鼻空肠管插入的长度（胃内标记和十二指肠标记），并在鼻空肠管上标记好	胃内长度为前额发迹至剑突的长度，十二指肠长度为胃内长度再加20～25cm
8. 置入胃内方法 一手托鼻空肠管，一手拿镊子夹住鼻空肠管缓慢轻轻插入，插至咽喉部时（15～20cm时）或感觉有阻力时，导管平面顺时针旋转180度，将患者的头部轻轻向前倾，继续缓慢下管到达预测的置管初始标记深度（胃内）	动作要轻柔，不应强行推进，注意避免勿插入气管，有吞咽功能且能配合的患者可饮用少量温开水，助胃管插入顺利。插管过程中若出现剧烈恶心、呕吐，应暂停插入，嘱患者深呼吸，稍休息后再插
9. 判断位置 确认鼻肠管是否在胃内	常用方法：听诊气过水声；回抽出胃内容物；胃管末端放入水中无气体冒出；pH试纸监测为酸性

续表

步骤	要点说明
10. 置入肠内方法 确定在胃内后，患者右侧半卧位，止血钳夹住鼻空肠管继续随患者呼吸缓慢边旋转边送入，直至标定刻度位置（十二指肠），再次确认插管的位置（插入至幽门后为成功），然后将引导钢丝取出	置管过程中，应感觉到轻度摩擦阻力。进管超过75cm时，如通过幽门，有一种突破感，应继续轻柔进管，遇阻力明显增加停止进入
11. 判断位置 确认鼻空肠管是否在肠内	常用方法：听诊胃—左上腹、十二指肠近端—右上腹、十二指肠远端空肠上端—左腹部有气过水声；pH试纸的酸碱度，排除反流后呈碱性；X线是金标准（插管24小时后行此检查）
12. 固定 确认成功后，用胶布固定于鼻翼及颊部，贴标签于鼻肠管上。将鼻肠管末端用纱布包好，橡皮筋固定	标签标记插管时间及长度，妥善固定防止脱出，防止反流，保持末端干净清洁
13. 护理 协助患者清洁口腔、鼻腔，整理床单位，患者取舒适体位	口腔护理一天4次
14. 整理用物 洗手，记录	记录插管长度、日期、时间

四、注意事项

① 操作过程中，患者如出现恶心、呕吐情况，需防止误吸。

② 操作方法正确，动作轻柔，防止黏膜损伤出血及其他并发症。

③ 插管时如遇阻力，要先检查管道是否盘曲在口腔或咽喉部，不宜强行插入，避免发生呼吸道置管错位或食管、十二指肠穿孔移位等并发症。

④ 若插管时患者出现咳嗽、呼吸困难、发绀等，表明插入气道，应立即拔出。对于神志或反应较差的患者，如鼻肠管插入呼吸道后并不一定有明显的呼吸道症状，应特别警惕并排除呼吸

道置管错位。

⑤ 预先告知患者插管过程中可能出现的不良反应及不适，减轻患者的紧张、焦虑、恐惧心理。

⑥ 置管后要妥善固定，每班交接，记录长度。保持通畅，确定位置，每6小时行"一抽、二听、三冲洗"。

第十五节　静脉营养液配制

一、定义

静脉营养指当患者被禁食或营养严重缺乏时，通过静脉途径提供人体代谢所需的营养物质。

全合一营养液（AIO）也叫全营养混合液（TNA），是临床上常用的肠外营养制剂，是将机体所需的糖类、氨基酸、脂肪乳、维生素、微量元素、电解质和水等七大营养要素按比例在严格无菌的环境下按要求配制于营养袋中，然后经外周静脉或中心静脉输入机体参与血循环。

二、目的

大手术后、严重营养不良、恶性肿瘤、禁食患者常采用静脉营养的方法。以维持全身营养，促进伤口愈合，增强患者抵抗力，提供给患者热量，维持正氮平衡，补充各种维生素和矿物质。

三、适应证

有营养支持指征，不能从胃肠道进食或胃肠道功能不能充分利用时。

四、操作标准

（一）操作前准备

（1）个人准备　仪表端正，服装整洁，洗手，戴口罩。

（2）用物准备　注射器（10ml、30ml、50ml）数个、1ml注射器1个、安尔碘消毒液或75%乙醇、弯盘、笔、输液卡、所需药液、静脉营养袋1个、棉签、医嘱执行单、洗手液、锐器盒、计算器。

（3）环境准备 单独房间，室内用品整洁，地板和工作台表面应用含氯消毒液湿布擦拭每天1次。

（二）操作步骤

见表30-6。

表30-6 静脉营养液配制操作步骤

步骤	要点说明
1. 核对 医嘱执行单和输液卡	确认医嘱执行正确
2. 查对药物 认真查对药液，检查所有药液瓶口（安瓿）、瓶体，瓶内（安瓿）液体	查药名、剂量、浓度、有效期、瓶盖有无松动，瓶身有无裂痕
3. 检查3L袋 有效期及外包装有无破损，注射器有效期，并打开备用	确保完好，在有效期内
4. 操作者准备 穿一次性无菌隔离衣，再用消毒凝胶消毒双手及手腕，戴无菌手套	注意手卫生，严格无菌操作
5. 加药顺序 ①微量元素、电解质可加入氨基酸中为A ②磷酸盐加在葡萄糖液中为B，将A和B先加入3L袋混匀 ③脂溶性和水溶性维生素加入脂肪乳中为C ④将C加入3L袋 ⑤轻轻摇动3L袋，使袋内的药液充分混合均匀，没有沉淀形成 卡文加药顺序 ①先将氨基酸和葡萄糖充分混合摇匀，无浑浊为A ②将脂肪乳混入A中，充分混匀药液 ③其他成分单独加入卡文中，每加入一种药后都要混匀药液一次	①安达美不能与维生素、磷酸盐直接混合 ②水乐维他、维他利匹特不能与安达美直接混合 ③钙与磷酸盐可形成沉淀，应分别加在葡萄糖液或氨基酸中 ④营养液中不要加入其他药物 ⑤高渗液体可破坏脂肪乳的完整性（如微量元素和电解质），不能直接加入脂肪乳中

续表

步骤	要点说明
6. 再次核对 输液卡、医嘱执行单和安瓿、药瓶是否一致	确保加药的名称、剂量、浓度准确无误
7. 计算标记 配好的营养液袋上写明床号、姓名、配置时间、并计算出营养液总量、算出（20～24小时输完）滴速	营养液应现配现用，应于24小时内持续均匀输完。暂不使用者，应置于4℃冰箱内保存，用前1小时取出
8. 分类整理用物 针头放入锐器盒内，含氯消毒液纱布擦拭加药台面	
9. 洗手、记录	

五、注意事项

① 需要严格遵守无菌操作，按规定顺序进行，注意药物的配伍禁忌，以保持液体的稳定性。

② 混合液中不能加入其他药物除已有资料报道或验证过。

③ 加入液体总量应不小于1500ml，混合液中的葡萄糖的最终浓度为0～23%，有利于混合液的稳定。

④ 电解质不应直接加到脂肪乳中。因为阳离子可中和脂肪乳颗粒上磷脂的负电荷，使脂肪颗粒相互靠近，发生聚合和融合，终致水油分层。一般控制阳离子浓度小于150mmol/L，镁离子浓度小于3.4mmol/L，钙离子浓度小于1.7mmol/L。

⑤ 混合液最好现配现用，如为PVC输液袋，应于24小时输完，最多不超过48小时，而且应放置4℃冰箱中保存。

⑥ 钙剂和磷酸盐应分别加入不同的溶液内稀释，以免发生磷酸钙沉淀，在加入氨基酸和葡萄糖混合液后，检查有无沉淀生成，如确认没有沉淀再加入脂肪乳。

第十六节 PICC、CVC换药

一、目的

① 保持伤口清洁。

② 预防和控制伤口感染。

二、操作标准

（1）操作前准备

① 评估患者：穿刺点有无红肿、渗血及渗液；导管有无移动，是否脱出或进入体内；评估贴膜有无潮湿、脱落、污染，是否到期。

② 个人准备：仪表端正，服装整洁，洗手，戴口罩。

③ 物品准备：常规输液车、换药包、弯盘、安尔碘、无菌棉签、75%乙醇、无菌生理盐水、无菌肝素盐水、无菌手套、无菌透明敷料、无菌免缝胶带、肝素帽或可来福接头、10ml注射器2个。

④ 环境准备：清洁、安静、舒适、无人员走动。

（2）操作步骤

① 核对：医嘱及患者，备齐用物，携至患者床旁，确认患者。

② 测量：PICC换药需肘窝上四指处测量上臂臂围并记录。

③ 敷料去除：先去除透明敷料外胶布，一手固定导管，另一手以零度角平行牵拉透明敷料，松动透明胶布边缘，逆导管方向180°角反折，去除透明敷料。

④ 确认：导管长度及有无感染迹象，观察局部有无红肿、渗出，导管体外部分长度。

⑤ 洗手：预防感染。

⑥ 用物准备：打开换药包建立无菌区，单手戴无菌手套，整理用物，将透明敷料、肝素帽、10ml注射器2个、无菌胶贴、治疗巾一块以无菌方式放入无菌包，倾倒乙醇，抽吸盐水和肝素

生理盐水备用。

⑦ 消毒：双手戴好无菌手套，铺治疗巾，置肝素帽于无菌纱布上，用乙醇棉球消毒以穿刺点为中心距刺点1cm以外直径20cm的皮肤；用聚维酮碘棉球消毒穿刺点及周围皮肤。消毒方法：顺时针→逆时针→消毒连接器→消毒肝素帽或可来福接头（自上而下，正反面），共用5块棉球。乙醇棉球消毒时用左手提起导管。棉球不能过湿，不能直接消毒导管；聚维酮碘同上。

⑧ 冲管：去除旧输液针头，接新输液针头并冲管，用乙醇棉球旋转擦拭导管接口，接好新输液接头，脉冲方式冲入10ml盐水，最后用肝素盐水正压封管。容积为导管加所有延长管容积的2倍。

⑨ 固定：用胶带、透明敷料"S"形固定导管。共用4块胶布，第1条固定连接器后覆盖透明敷料，第2条自连接器下向上蝶形交叉固定在透明敷料上，第3条覆盖在第1条与透明敷料接壤处，第4条固定于肝素帽或可来福接头上。

⑩ 妥善安置患者：整理用物，告知患者注意事项。

⑪ 记录："维护记录单"，便于观察是否脱出及下次换药。免缝胶带或透明敷料上注明换药者姓名、日期和时间，导管外露长度。

三、注意事项

① 严格无菌操作，防止感染。

② 换药时妥善固定导管，防止脱出。

③ 换药前先抽回血，换药后用10ml生理盐水再用10ml肝素水脉冲正压封管，速度宜慢。

④ 注意置管长度，导管脱出严禁部分人为地移入体内。

⑤ 注意观察穿刺点周围皮肤有无感染、肿胀、静脉炎和出血迹象。

⑥ 自下而上去除透明贴膜，注意切忌将导管带出体外。

⑦ 体外导管应完全覆盖在透明膜下，以防引起感染。

⑧ PICC冲管禁用小于10ml注射器。

⑨ 勿在消毒剂未干时贴透明贴膜，应无张力性粘贴，以免损伤导管和皮肤。

第十七节　　动脉血气标本采集

一、定义

重危患者常出现酸碱平衡与呼吸功能紊乱，故须经常用血气分析进行监护，血气分析是诊断与处理呼吸衰竭患者最重要的检测内容。

二、用物准备

皮肤消毒剂、5ml无菌注射器、肝素液、橡皮塞或软木塞、无菌棉签。

三、操作步骤

① 穿刺部位：一般穿刺时可选用股动脉、肱动脉、桡动脉、足背动脉。

② 穿刺方法：抽血用物准备后，选用5ml无菌注射器抽取生理盐水配制的1000U/ml肝素液约1ml，推拉针栓使肝素液湿润针管内壁，然后将肝素液全部推出，备好封闭针头的橡皮塞。在动脉穿刺部位消毒皮肤，术者左手中指与示指亦要消毒后再触摸动脉搏动，并用左手的中指与示指纵行将动脉固定于两指之间，以右手持针垂直将针头穿刺于动脉内，即见有动脉血自动的压回于注射器内（玻璃注射器密封效果最好，塑料空针须用力回吸），取1～2ml即可。抽出穿刺针后立即刺入橡皮塞内封闭针头使之与空气隔绝，同时用无菌棉签压迫穿刺点5分钟止血，以避免发生出血。血标本应立即送检。

四、护理注意事项

① 术前向患者说明此项检查的意义和注意事项，使其密切配合，保持情绪平稳，以便取得实际的血气结果。

② 常规血气分析最好在早晨与生化检查同步进行，将两者的结果结合起来进行分析则更有利于正确结果的判断。

③ 血标本取出后争取在20分钟内测定。如果不能立即测定，应放在4℃以下冰箱内保存，否则引起血细胞代谢会使PaO_2与pH降低，$PaCO_2$升高。

④ 血标本取出后要立即密封，以防止针尖处气体交换，一般将针尖刺入橡皮塞内即可达到密封目的。

⑤ 血取出后应摇动注射器使其与管壁肝素混匀，以防凝固。

第十八节　毒物分析标本采集

一、定义

不明原因的各种急性中毒，为了协助临床诊断和治疗必须要做毒物的实验室检查进行标本分析。

二、操作步骤

毒物分析的标本可以从容器、剩余毒物、可疑食物和水、染毒空气和中毒患者的呕吐物、第1次洗胃液、血、尿中取得。

三、护理注意事项

① 了解中毒史：生产性中毒，应询问职业史、工种、生产过程，接触的毒物种类和数量，中毒途径，同伴发病情况；非生产性中毒，要了解患者的生活、精神状态，本人或家人经常服用药物的情况。

② 注意调查了解中毒环境，收集患者身边可能盛放的毒物的容器、食物纸袋和剩余毒物。

③ 群体发生中毒时，了解现场情况，进一步核实毒物的种类，中毒途径。

④ 呼吸道中毒时，应了解发生中毒时空气中毒物的浓度、风向、风速，患者的位置及与毒源的距离。